越看
越想看的
科普
漫画书

身体运转的秘密

THE SECRETS OF HUMAN BODY

赵学强◎编著

❶ 神奇的铠甲

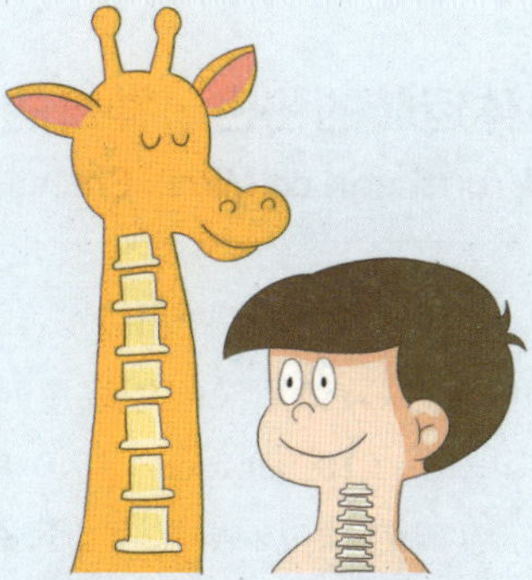

航空工业出版社
北京

内容提要

本书通过讲述达哥、雷顿、艾米、小胖、布丁等人帮助幽灵先生收集整理散落的人骨头的故事，详细介绍了人体骨骼与肌肉工作的原理。此外，还在雷顿帮助警察找到钻石失主的故事中，分析了人体指甲和毛发生长与变化的规律。全书用丰富生动的画面，幽默有趣的故事，向小读者揭示了骨骼、指甲与毛发的秘密。

图书在版编目（CIP）数据

身体运转的秘密．神奇的铠甲 / 赵学强编著．-- 北京 ：航空工业出版社，2022.1

ISBN 978-7-5165-2850-1

Ⅰ．①身… Ⅱ．①赵… Ⅲ．①人体—少儿读物 Ⅳ．①R32-49

中国版本图书馆 CIP 数据核字（2021）第 273684 号

身体运转的秘密·神奇的铠甲

Shenti Yunzhuan de Mimi. Shenqi de Kaijia

航空工业出版社出版发行

（北京市朝阳区京顺路5号曙光大厦C座四层　100028）

发行部电话：010-85672688　010-85672689

天津创先河普业印刷有限公司印刷　　全国各地新华书店经售

2022 年1 月第1 版　　2022 年1 月第1 次印刷

开本：889×1194　1/24　　字数：34千字

印张：3.5　　定价：120.00元（全4册）

前 言 PREFACE

我们跑步的时候偶尔会肚子疼，睡觉的时候可能会打呼噜，天冷的时候嘴唇会冻得发紫，明明用两只眼睛看到的却是一个东西……

这些到底是怎么回事？

我们天天看到的这个身体，你真的了解它吗？

你知道我们体内的 200 多块骨骼、600 多块肌肉，它们是怎样相互配合，才让我们能够又跑又跳，甚至做出一字马这种高难度动作吗？

你知道食物在进入嘴巴以后，在消化系统经历了哪些奇妙的旅程，才被分解、吸收，变成身体所需要的营养吗？

你知道身体里的每一滴血，每天都会流经全身几千次，执行各种紧急任务，来保证你身体的正常工作吗？

你知道我们的大脑和神经系统中，数十亿的神经细胞是如何接收来自身体传出的信息，并把相应的指令传达到身体各处的吗？

我们身体的秘密太多了！

它看似普通，其实每分每秒都在完成数不清的任务，里面的构造非常复杂，远远超过了你能想象到的最精密的机器。

这是一套关于身体的漫画故事书。书中的雷顿、艾米、小胖、布丁，是四个和你们一样，对自己的身体充满好奇心的小孩。

人体不光骨骼、肌肉、肠胃、血液、神经，就连眼睛、耳朵、鼻子、皮肤，甚至指甲和头发里，都藏着很多有趣的秘密，这些秘密在孩子们爆笑十足的故事中不断地被发现。

如果你也对自己身体的内部构造非常感兴趣却了解不多，这套书一定会带给你不一样的感受。

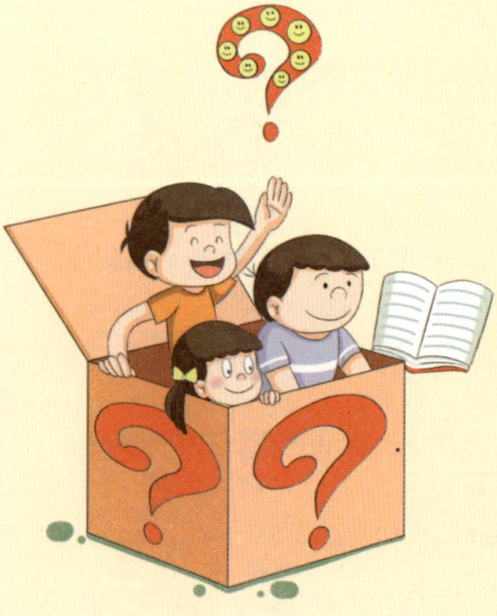

赵学强

2021 年 8 月 25 日

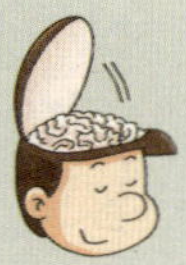

目 录 CONTENTS

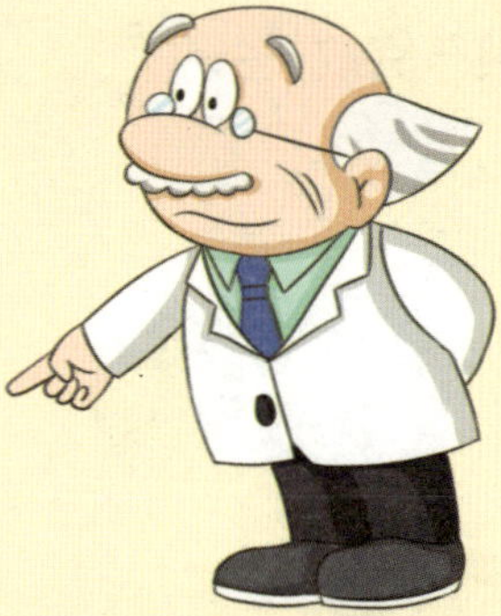

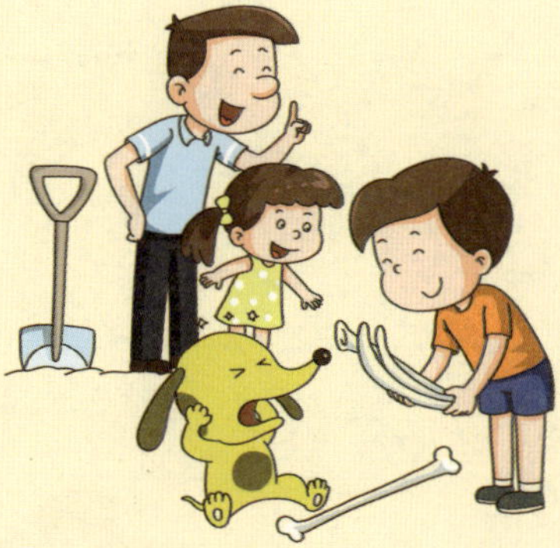

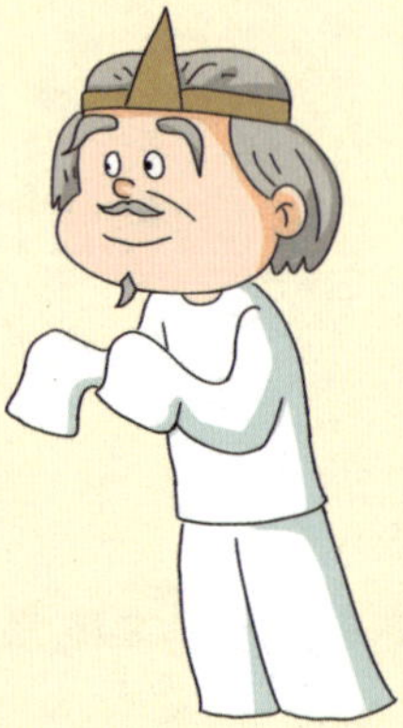

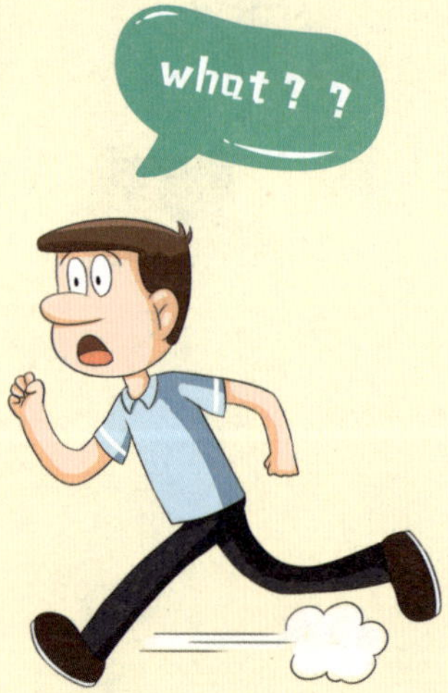
what ? ?

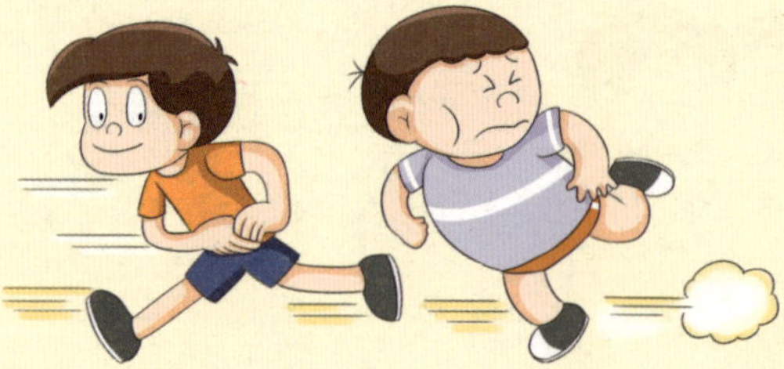

人物介绍

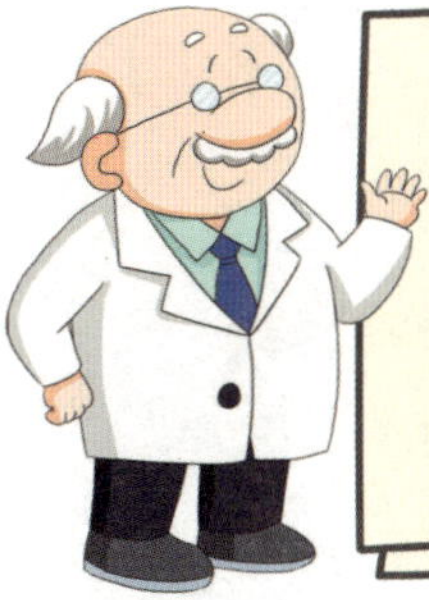

自称00后（00后退休）万能博士，年龄保密，科普网红达人，网络江湖人称“有事问博士”，有问必有答，有答偶有失。

博士

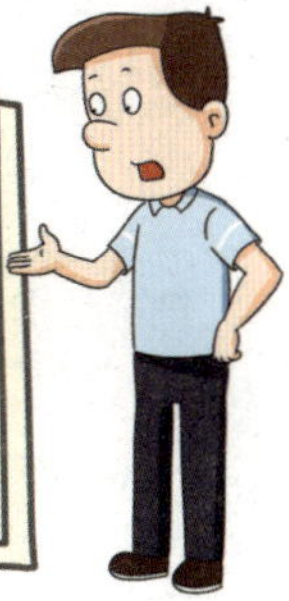

25岁，生物研究员，健身达人，户外爱好者，深受孩子们的崇拜。

达哥

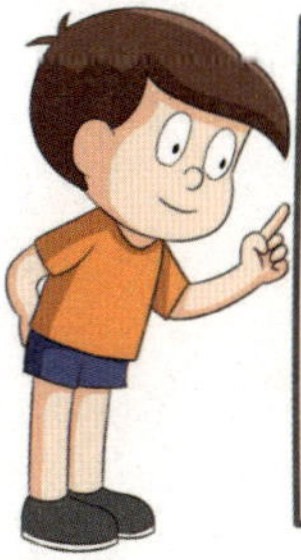

11岁，小学生，百科小达人，聪明调皮，好奇好问也好答，人送外号“牛小顿”。

雷顿

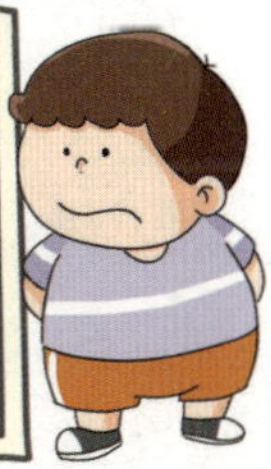

11岁，小学生，贪吃爱玩，反应总是慢半拍，食量如海牛，胆小如松鼠。

小胖

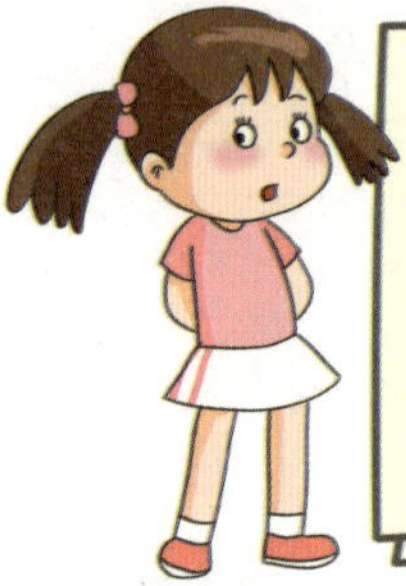

11岁，雷顿同班同学，神算小仙女，多事精，经常跟雷顿抬杠，雷顿背后称她“学霸掉点渣”。

艾米

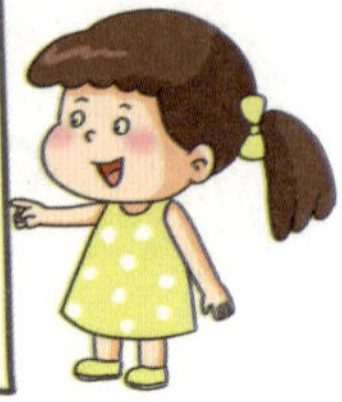

5岁，好奇心强，人小胆子大，是其他孩子的小跟班。

布丁

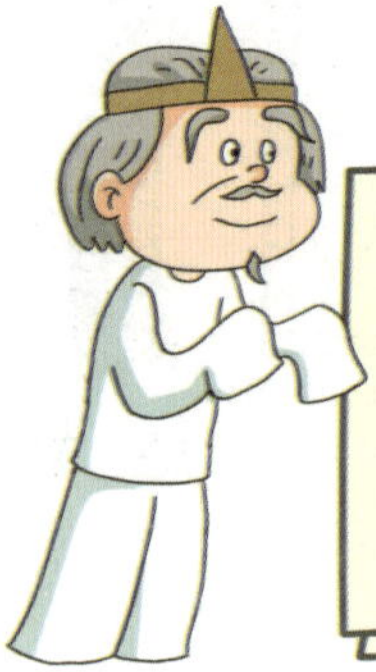

为了寻找祖父完整的骨骼，假装幽灵吓唬达哥、雷顿等人。

幽灵先生

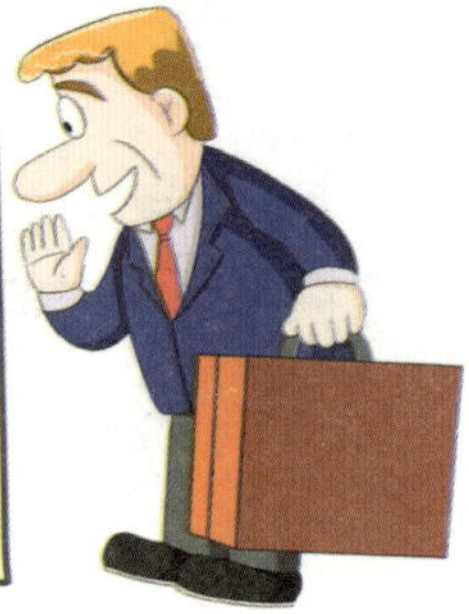

去国外出差的路上，遗失了珍贵的钻石，被雷顿捡到。

钻石失主

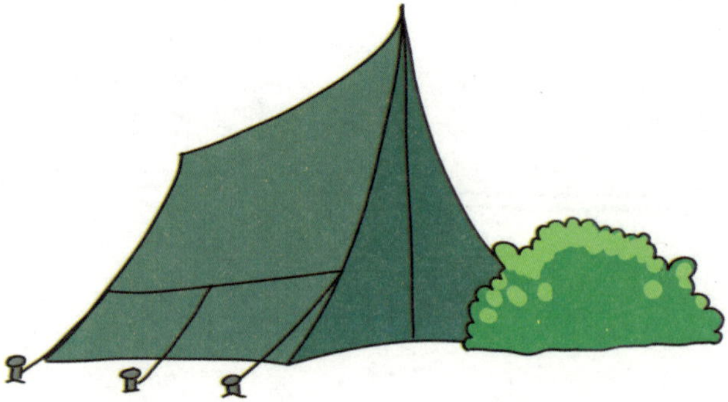

露营区发现神秘骨头

六一儿童节这天，达哥带大家一起到湖边露营。大家一起兴高采烈地搭宿营帐篷。

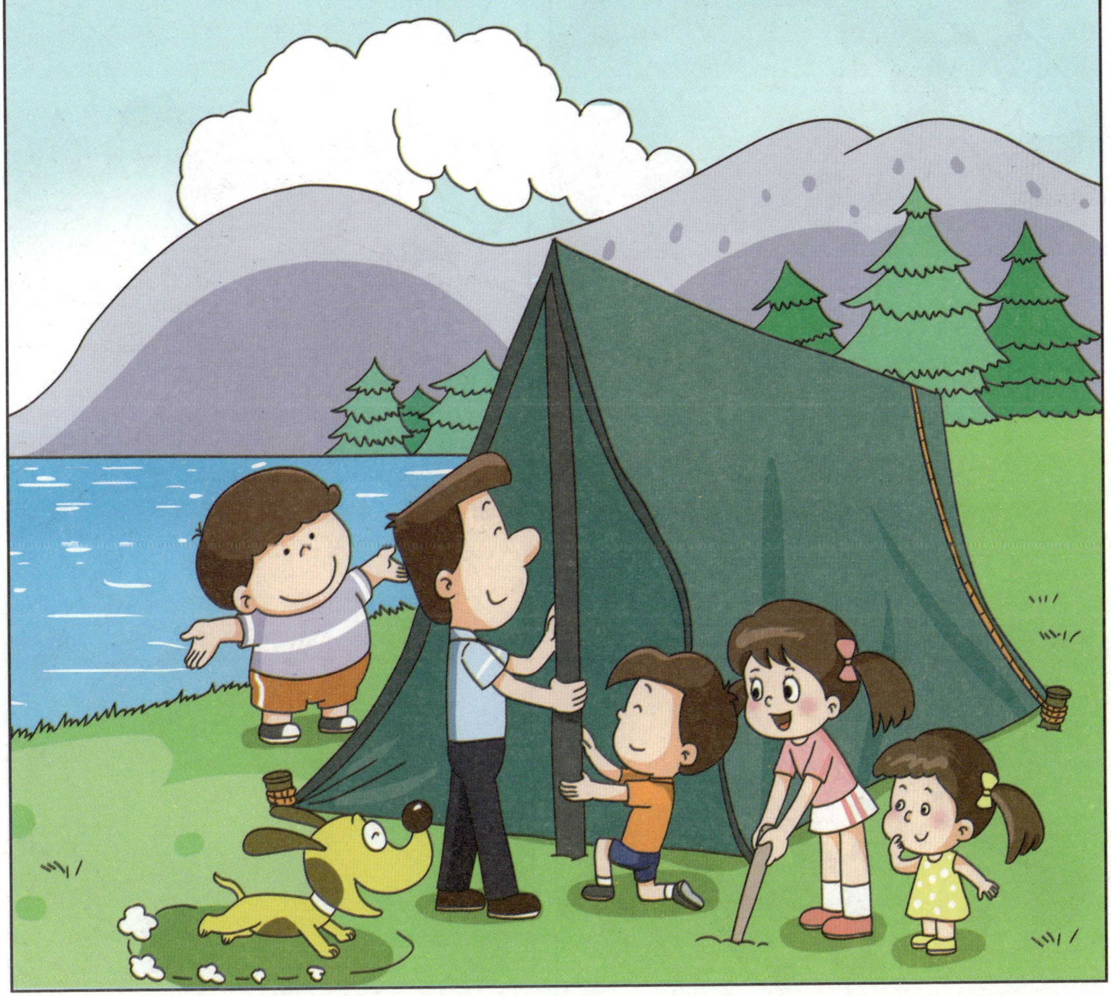

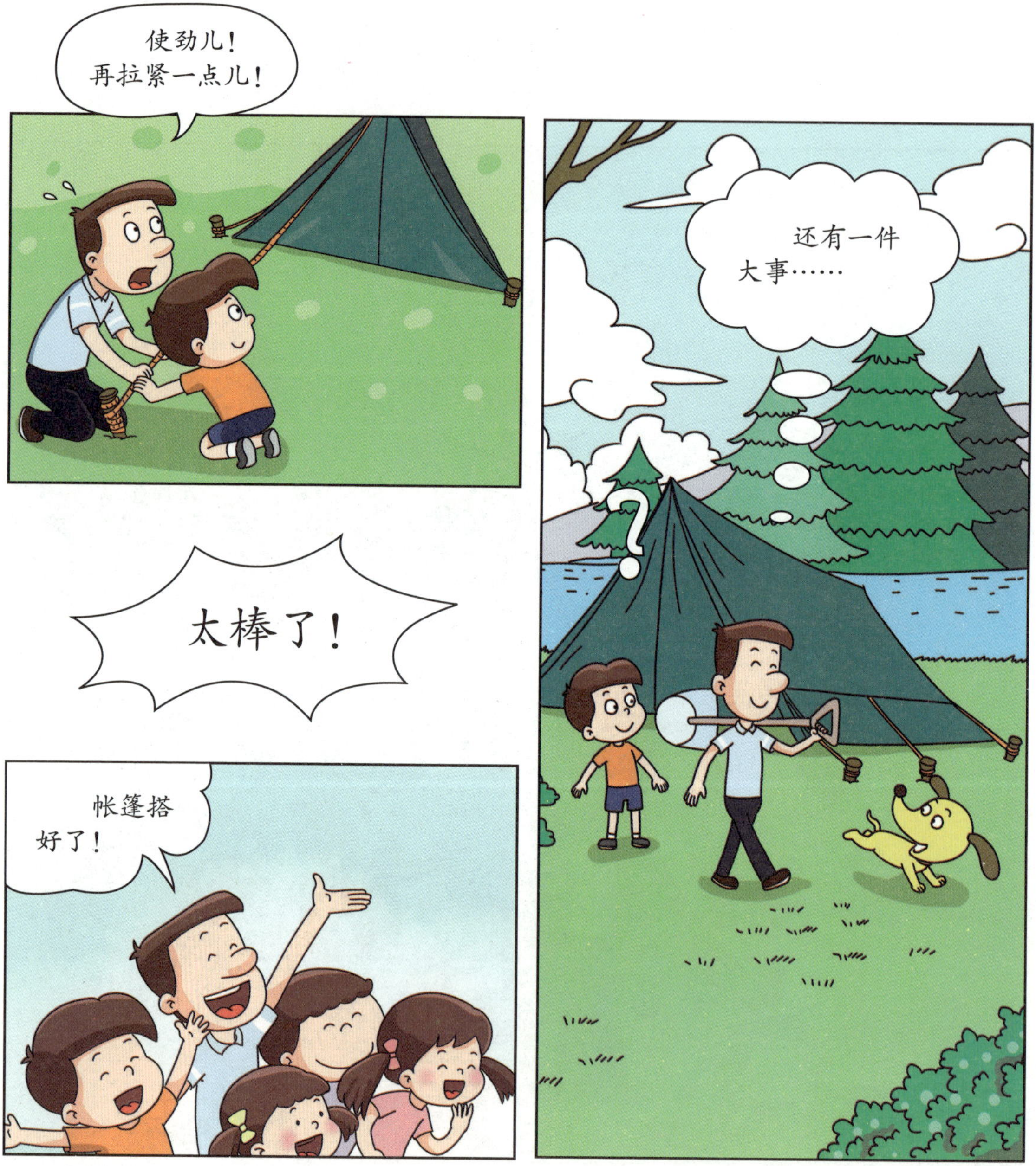
使劲儿！再拉紧一点儿！
太棒了！
帐篷搭好了！
还有一件大事……

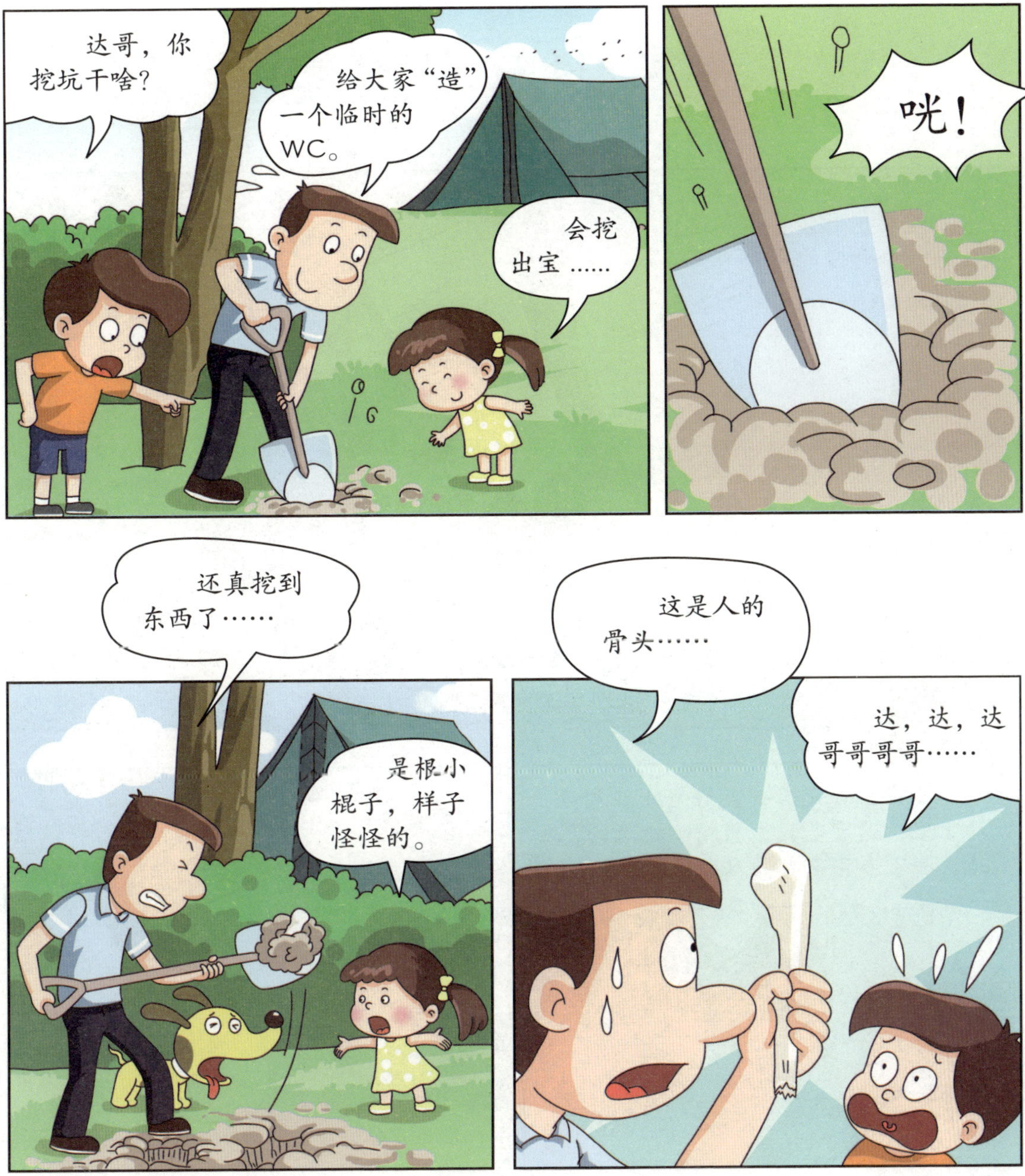
达哥，你挖坑干啥？
给大家“造”一个临时的WC。
会挖出宝……
咣！
还真挖到东西了……
是根小棍子，样子怪怪的。
这是人的骨头……
达，达，达哥哥哥哥……

幽灵先生的悲惨身世

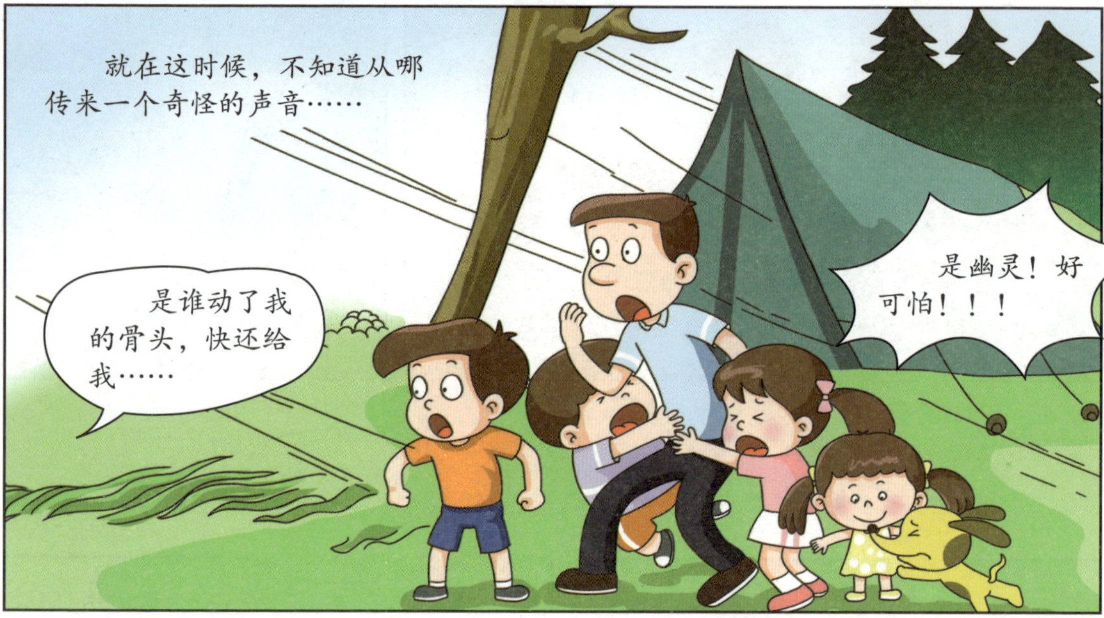
就在这时候，不知道从哪传来一个奇怪的声音……
是谁动了我的骨头，快还给我……
是幽灵！好可怕！！！

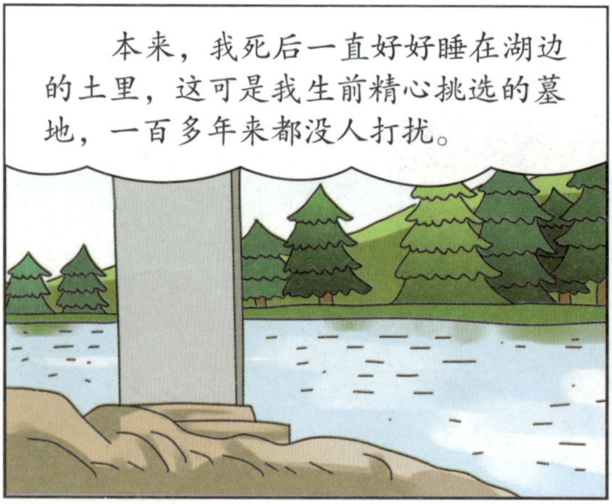
本来，我死后一直好好睡在湖边的土里，这可是我生前精心挑选的墓地，一百多年来都没人打扰。

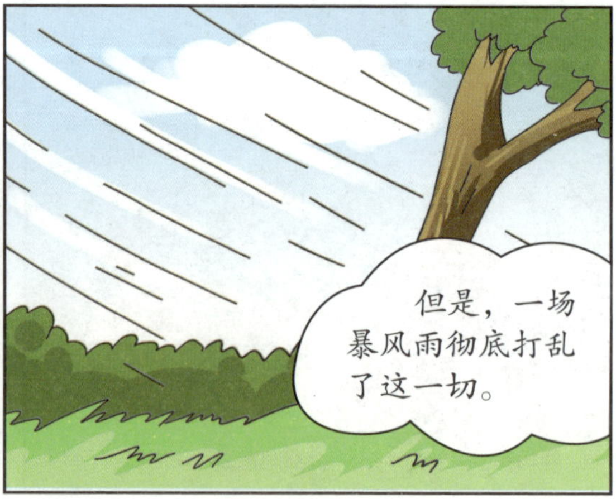
但是，一场暴风雨彻底打乱了这一切。

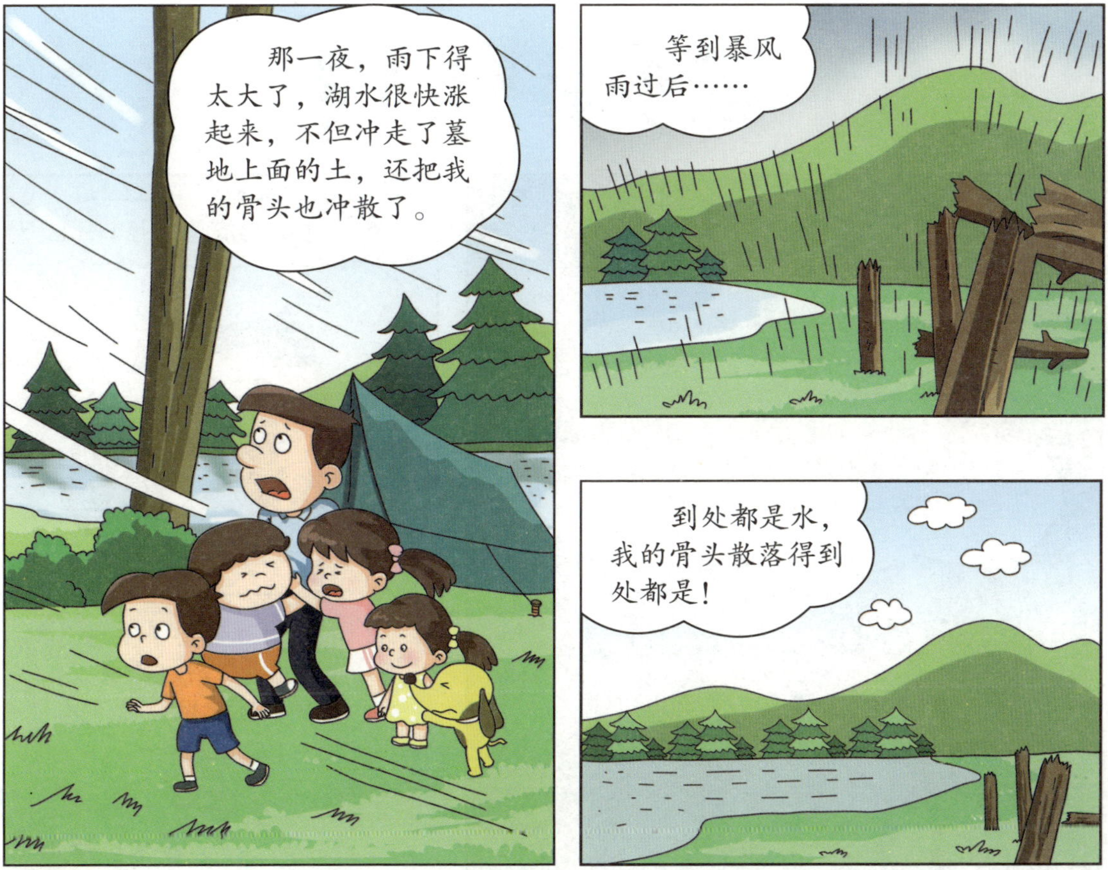

你知道吗

骨头在土里为什么长时间不被腐蚀？

人或动物死后，尸体埋在土里，会被微生物分解、吞噬，最终只剩下骨头。骨骼的主要成分有三种：有机物、磷酸钙和水分。其中磷和钙属于无机物，微生物没有能力完全分解，就会被长时间保存下来。

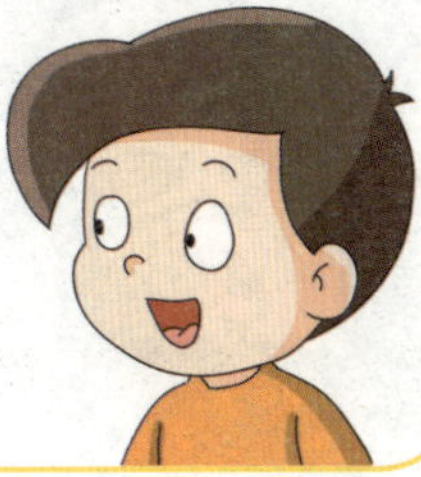

寻找丢失的骨头

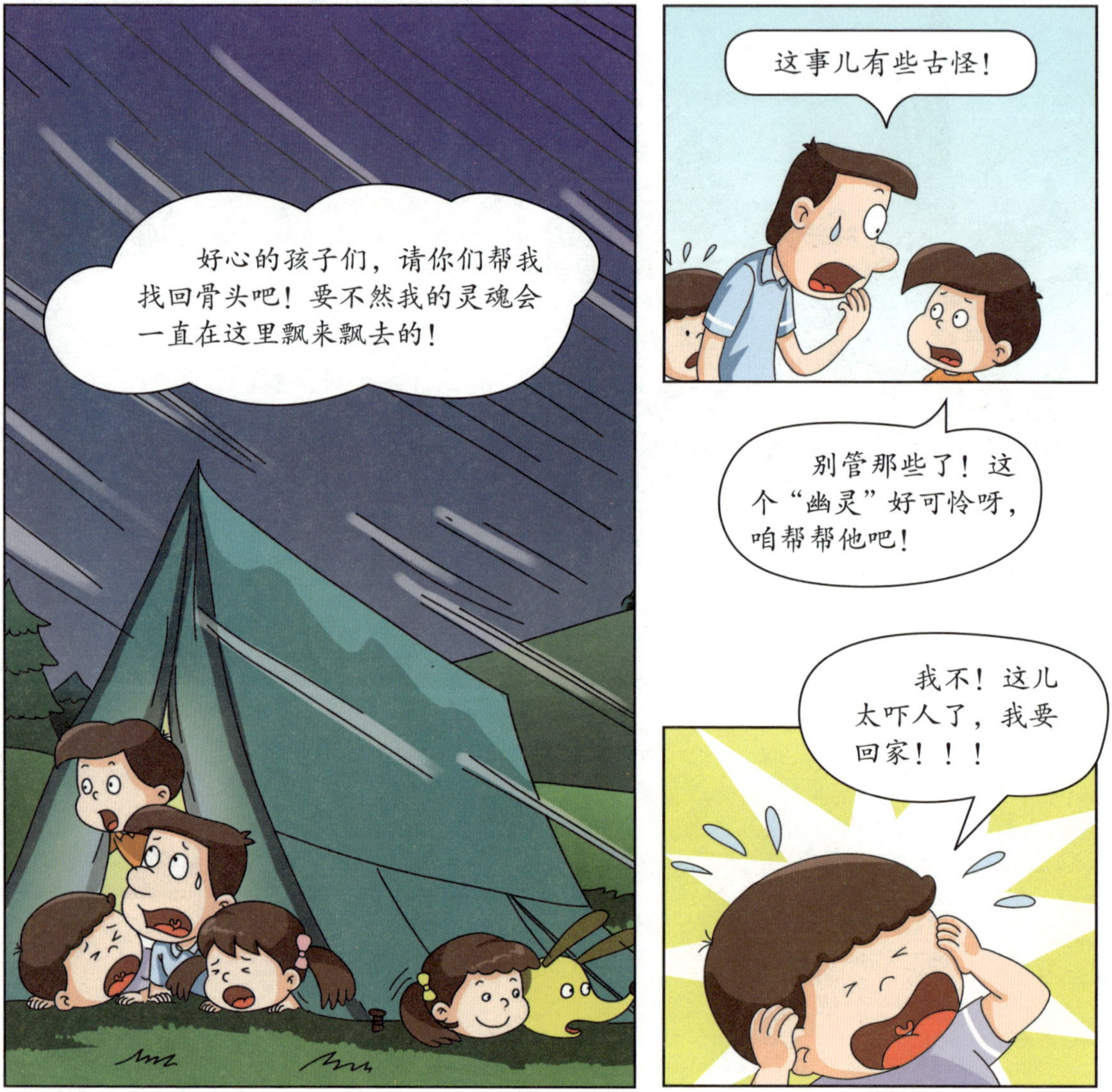

好心的孩子们，请你们帮我找回骨头吧！要不然我的灵魂会一直在这里飘来飘去的！
这事儿有些古怪！
别管那些了！这个“幽灵”好可怜呀，咱帮帮他吧！
我不！这儿太吓人了，我要回家！！！

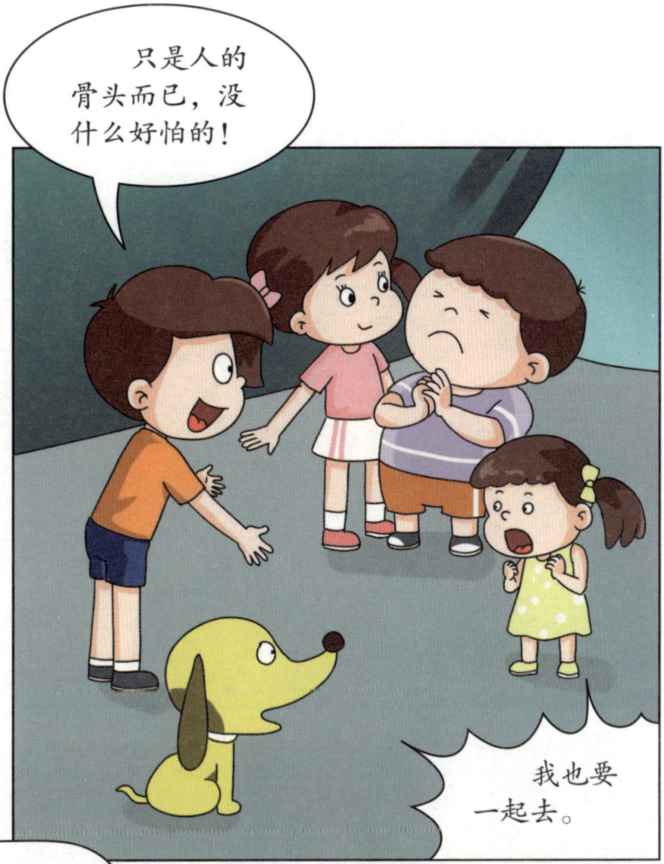

【人体冷知识】

大腿骨是人体最坚硬的骨头。

有德国学者曾做过实验：大腿骨约能够承受的重量是 642 千克，而钢管能承受的重量约为 225 千克。

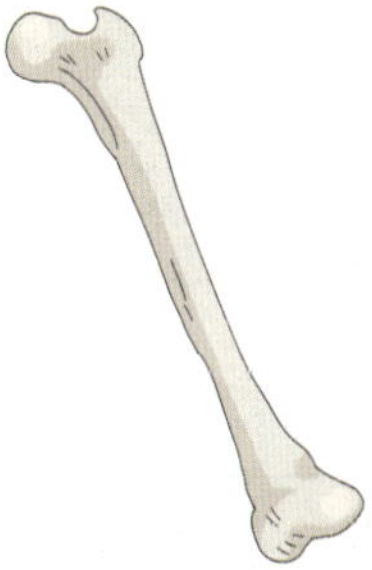

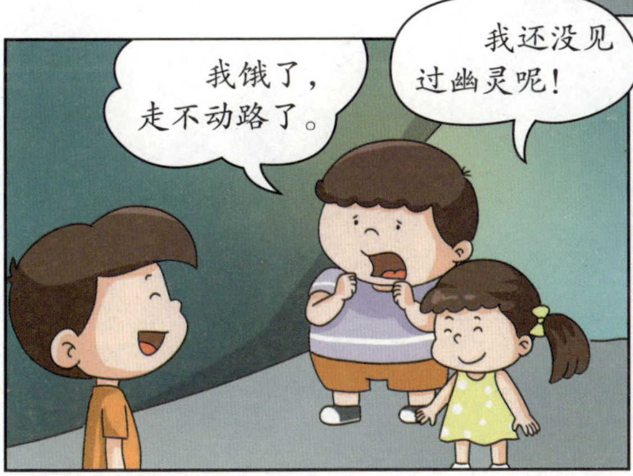

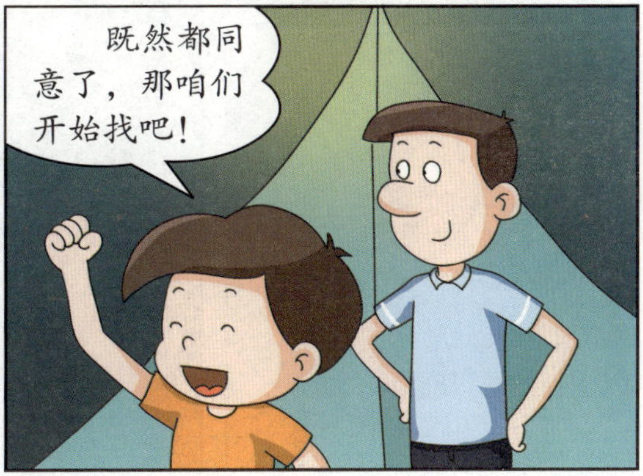

奇形怪状的骨骼

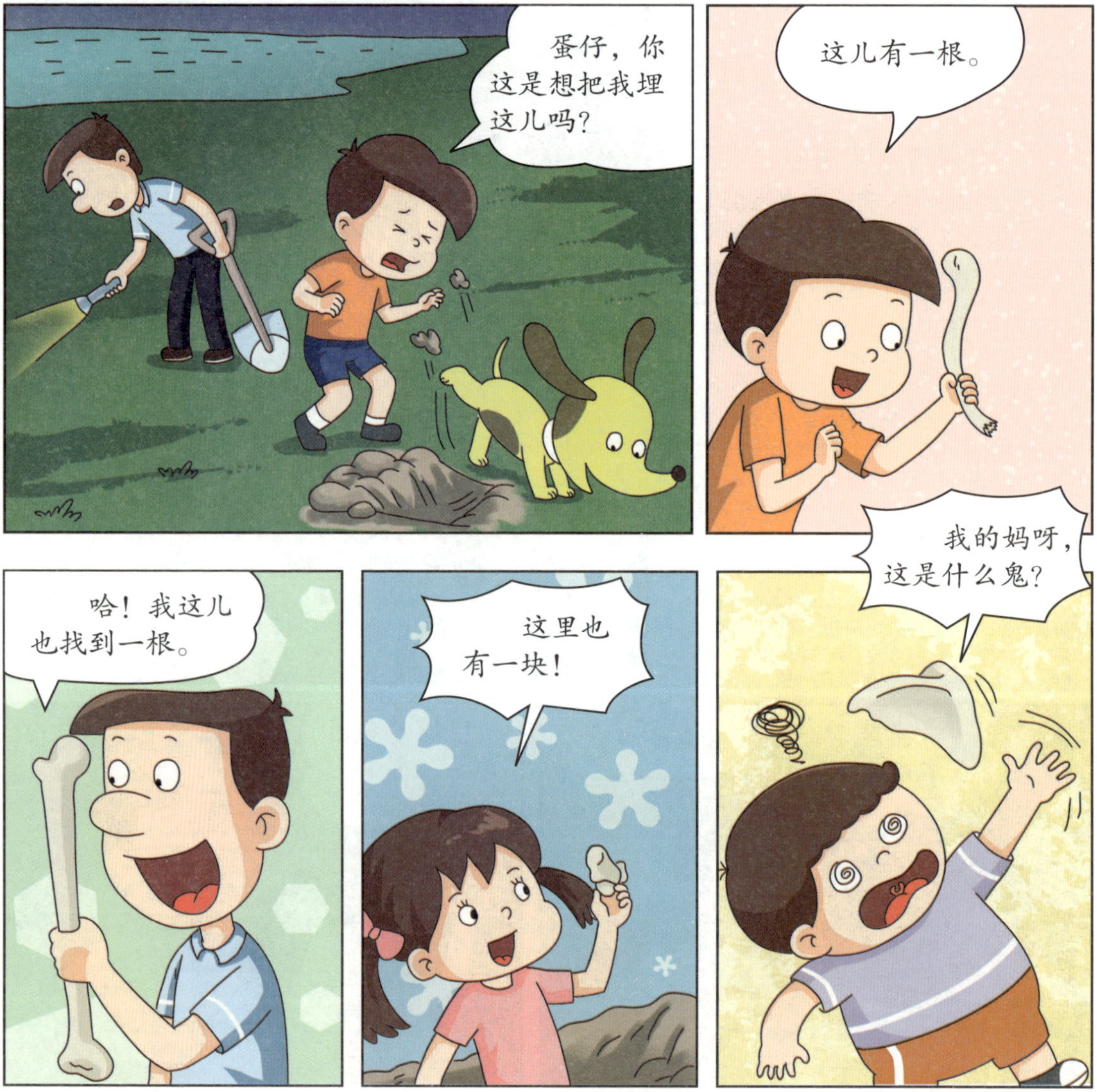

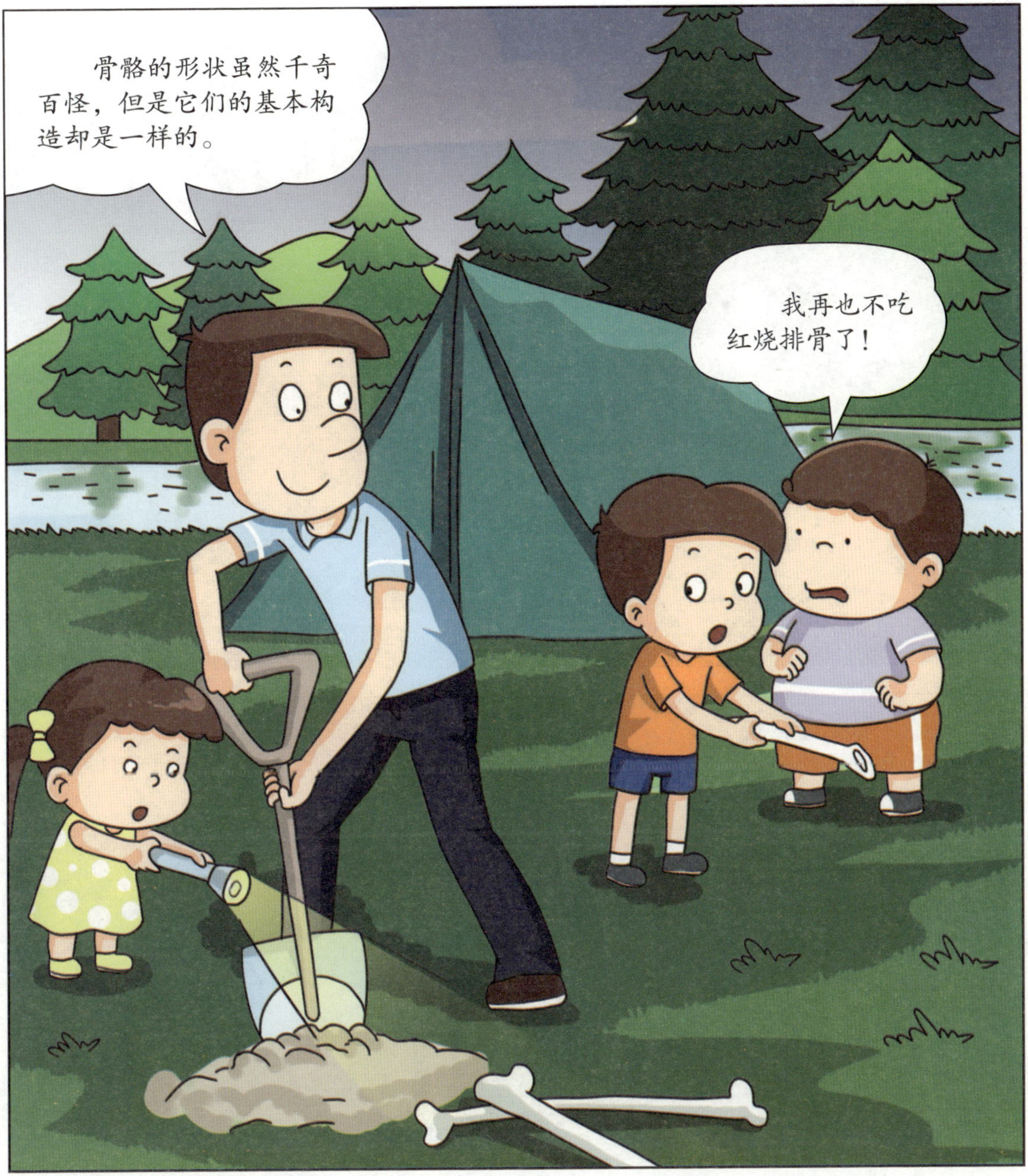
骨骼的形状虽然千奇百怪，但是它们的基本构造却是一样的。
我再也不吃红烧排骨了！

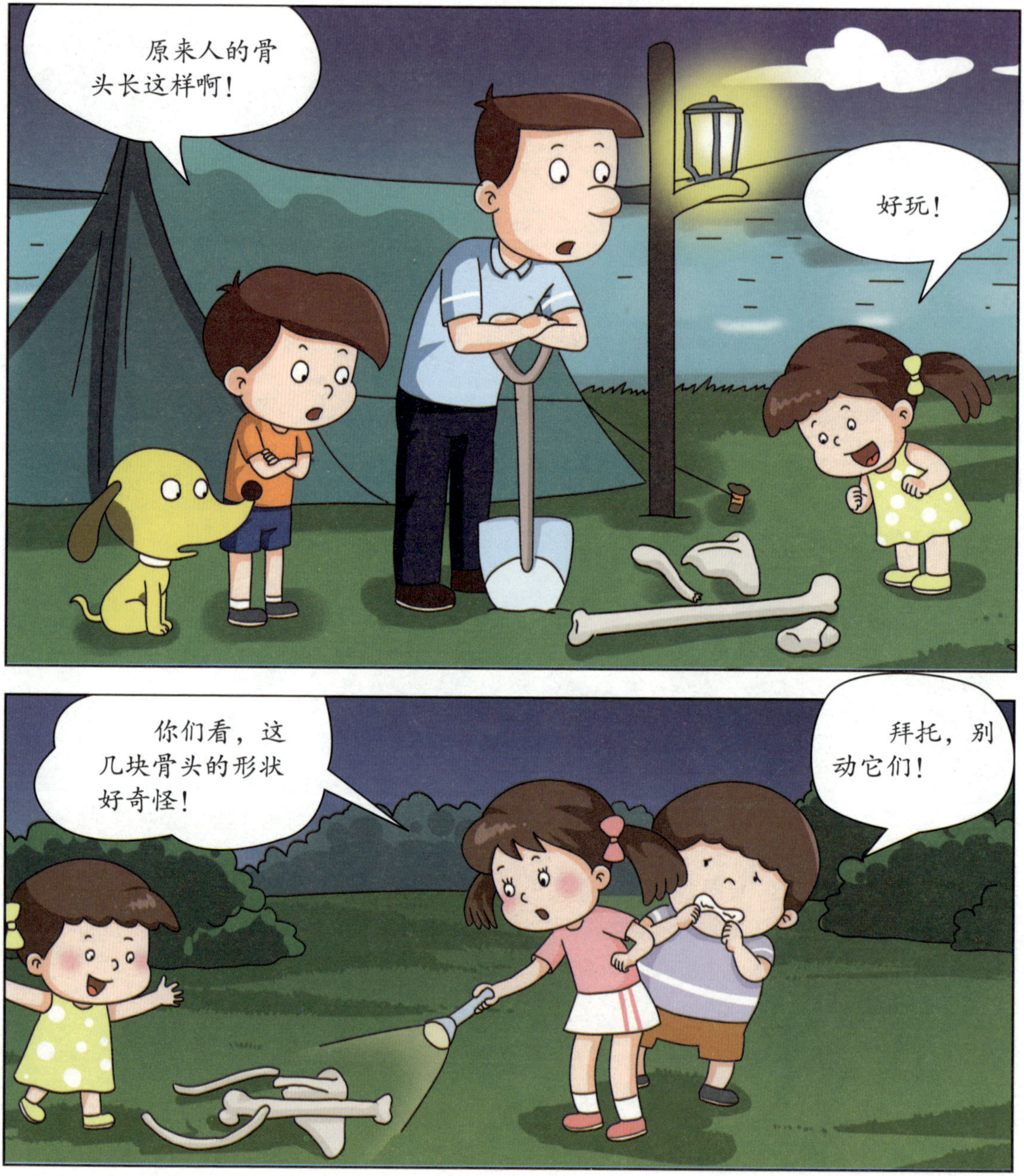
原来人的骨头长这样啊！
好玩！
你们看，这几块骨头的形状好奇怪！
拜托，别动它们！

骨头家谱

——锁骨、股骨、髌骨、肩胛骨

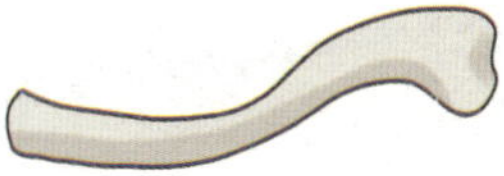

锁骨负责连接肩胛骨和胸骨，形状为S形。它们横架于胸腔的前上方，在颈部左右各一根，用手可以轻松摸得到。

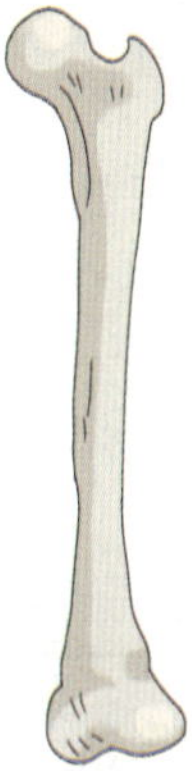

股骨又叫大腿骨，是人体最长的管状骨头。它最上面的股骨头与髋臼相连接组成髋关节，最下面和髌骨、胫骨构成膝关节。

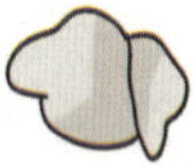

髌骨也叫膝盖骨，是全身最大的籽骨。形状像一个扁扁的板栗，对膝关节起保护作用。

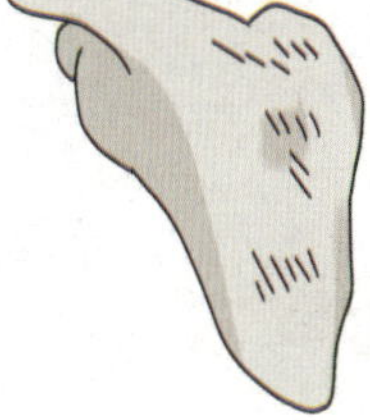

肩胛骨也叫琵琶骨，位于胸廓的外后面，左右各一块，形状像扁扁的三角形。

个子高的人骨头多吗

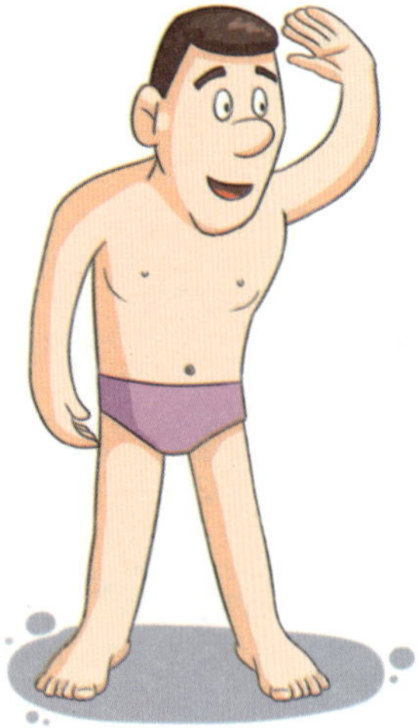

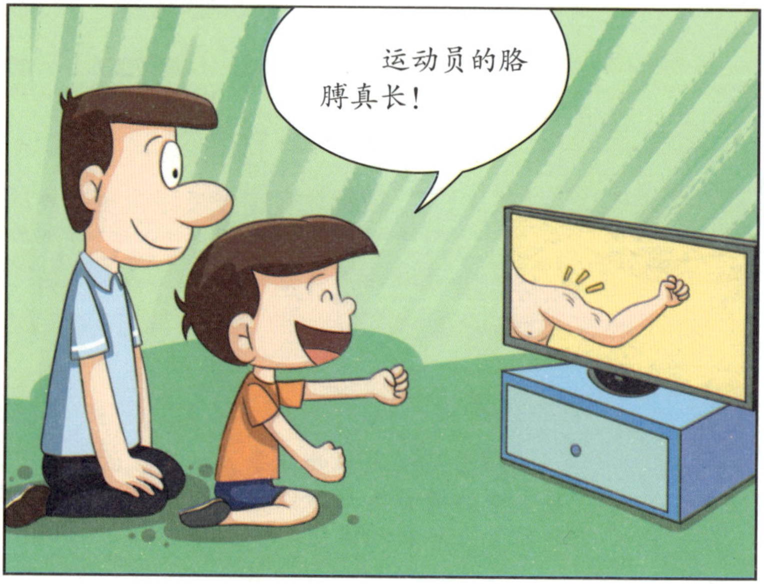
运动员的胳膊真长！

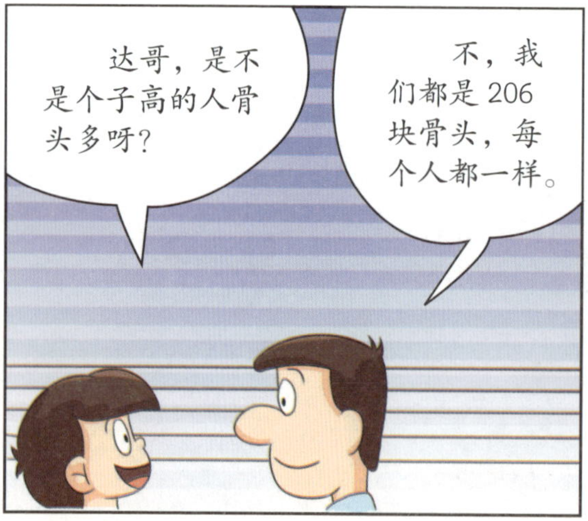
达哥，是不是个子高的人骨头多呀？
不，我们都是206块骨头，每个人都一样。

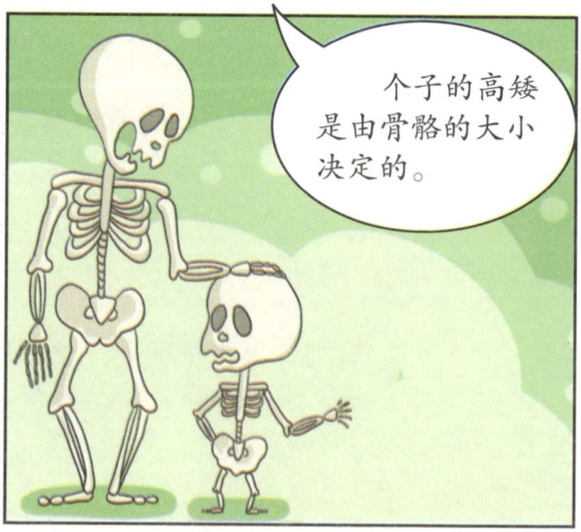
个子的高矮是由骨骼的大小决定的。

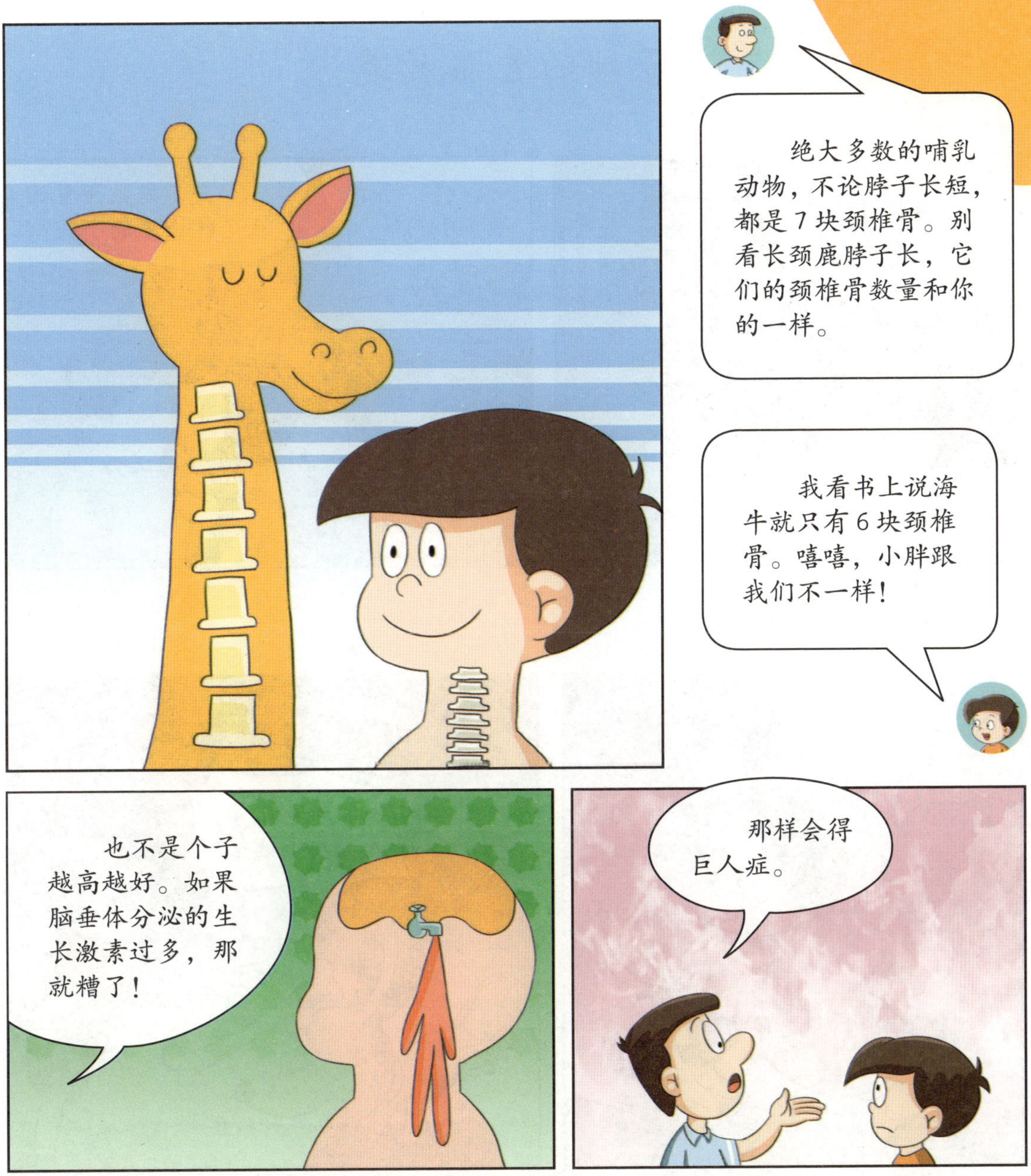
绝大多数的哺乳动物，不论脖子长短，都是7块颈椎骨。别看长颈鹿脖子长，它们的颈椎骨数量和你的一样。
我看书上说海牛就只有6块颈椎骨。嘻嘻，小胖跟我们不一样！
也不是个子越高越好。如果脑垂体分泌的生长激素过多，那就糟了！
那样会得巨人症。

奇妙的骨骼构造

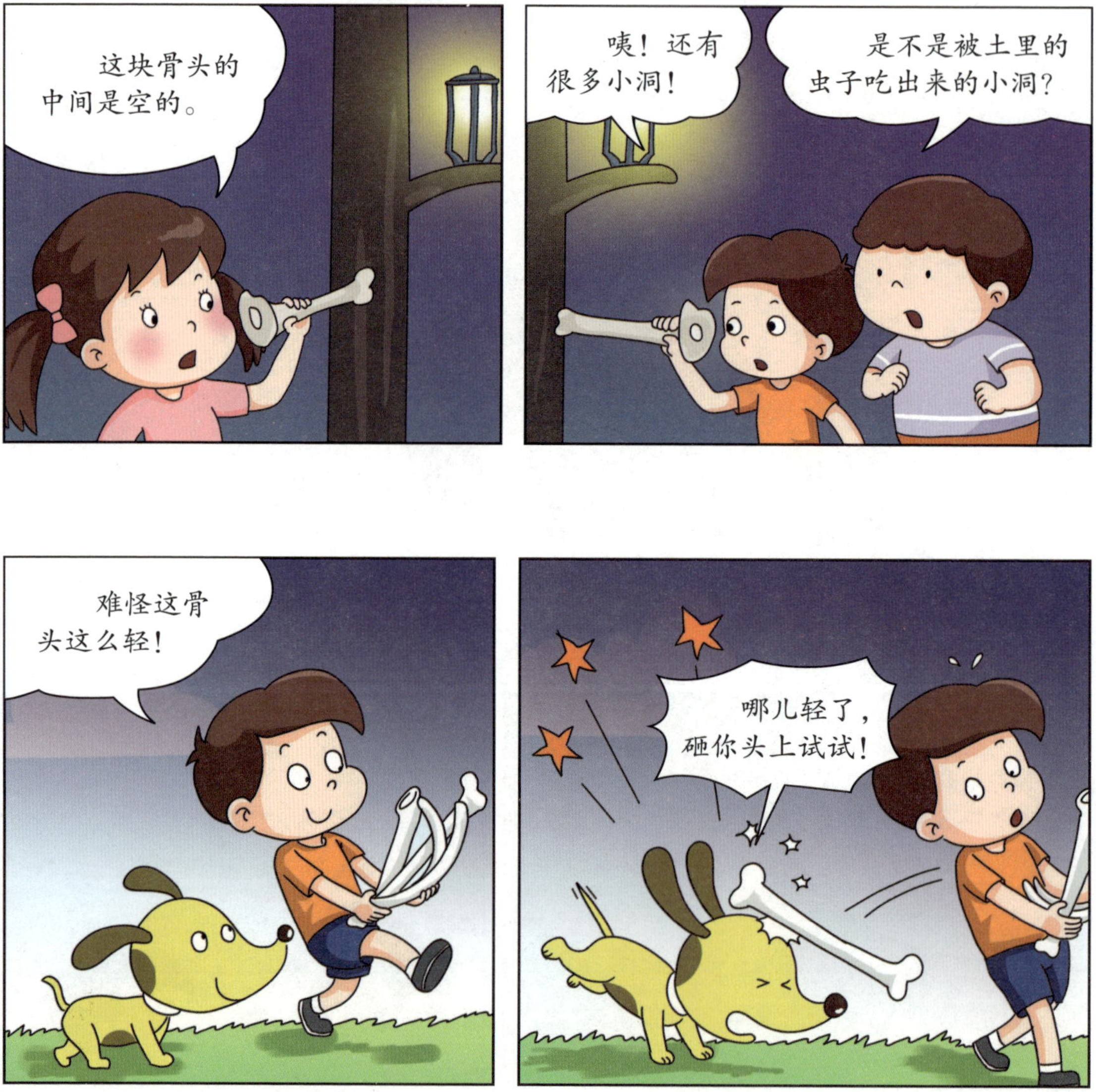
这块骨头的中间是空的。
咦！还有很多小洞！
是不是被土里的虫子吃出来的小洞？
难怪这骨头这么轻！
哪儿轻了，砸你头上试试！

骨骼的构造

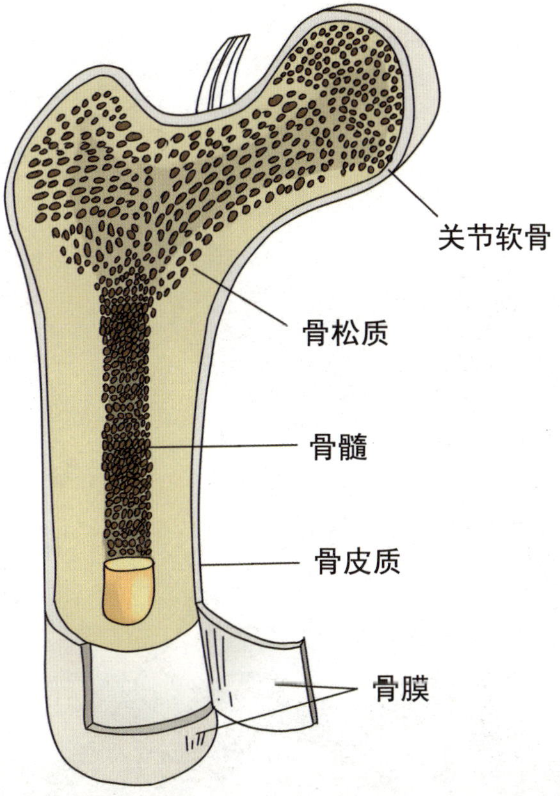

骨头外面的一层骨膜很光滑，从断开的切面能看到很多蜂窝状的结构。这是骨骼最主要的两个部分：骨皮质（骨密质）和骨松质（骨小梁）。

骨骼内部的骨松质就像海绵一样，由柱状或盘状结构的“骨小梁”支撑着这一结构。骨髓藏在骨松质腔隙和长骨骨髓腔内，是人体内的造血组织。在关节中相连骨的表面，覆有一层关节软骨，便于骨与骨之间的运动。

支撑身体的骨骼

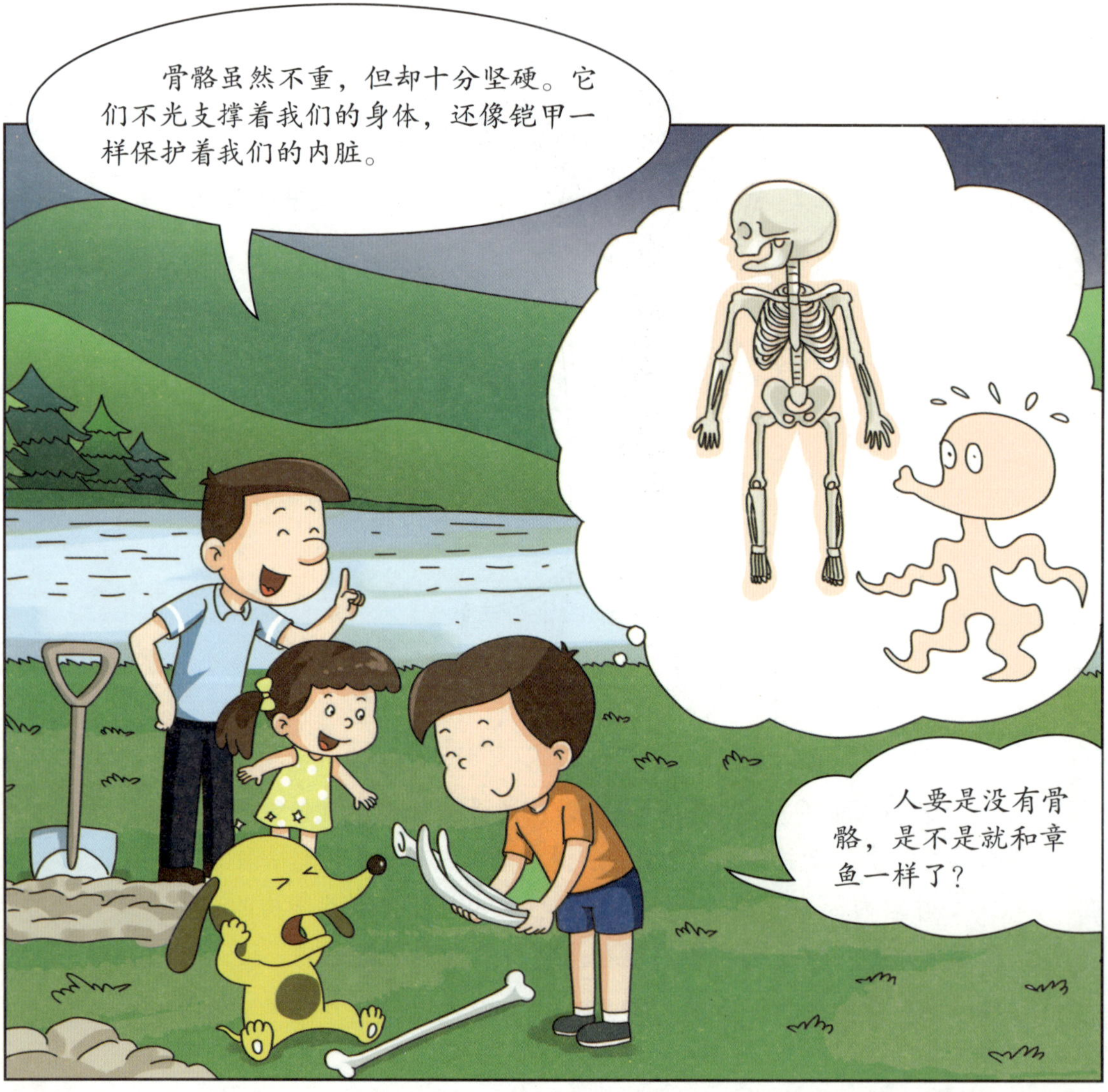
骨骼虽然不重，但却十分坚硬。它们不光支撑着我们的身体，还像铠甲一样保护着我们的内脏。
人要是没有骨骼，是不是就和章鱼一样了？

骨骼的断裂与愈合

人体小百科

骨骼不只支撑着我们的身体，它们还能自己生长，自我修复。骨骼里有血管、神经和各种骨细胞。小宝宝刚出生时，骨骼并没有完全成型，小宝宝的骨头数量会比成人多，因为有很多骨头和软骨混合物；随着年龄的增长，小宝宝的骨骼会慢慢融合，形成更大的骨骼，最终定格为206块。之后，骨骼也会一直生长，直到人20岁左右的时候才会停止。

当身体受伤时，骨骼会受损或折断，这个时候骨骼会进行自我修复。

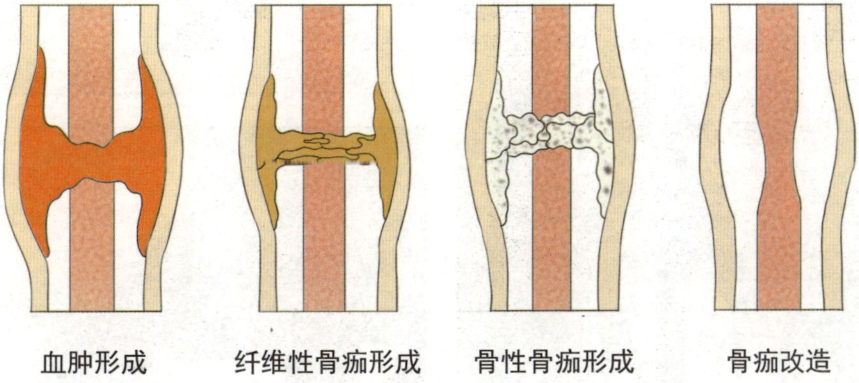

骨骼的愈合一般分为四个阶段：形成血肿、形成原始骨痂、形成骨性骨痂、骨痂重新塑形。

骨头归还记

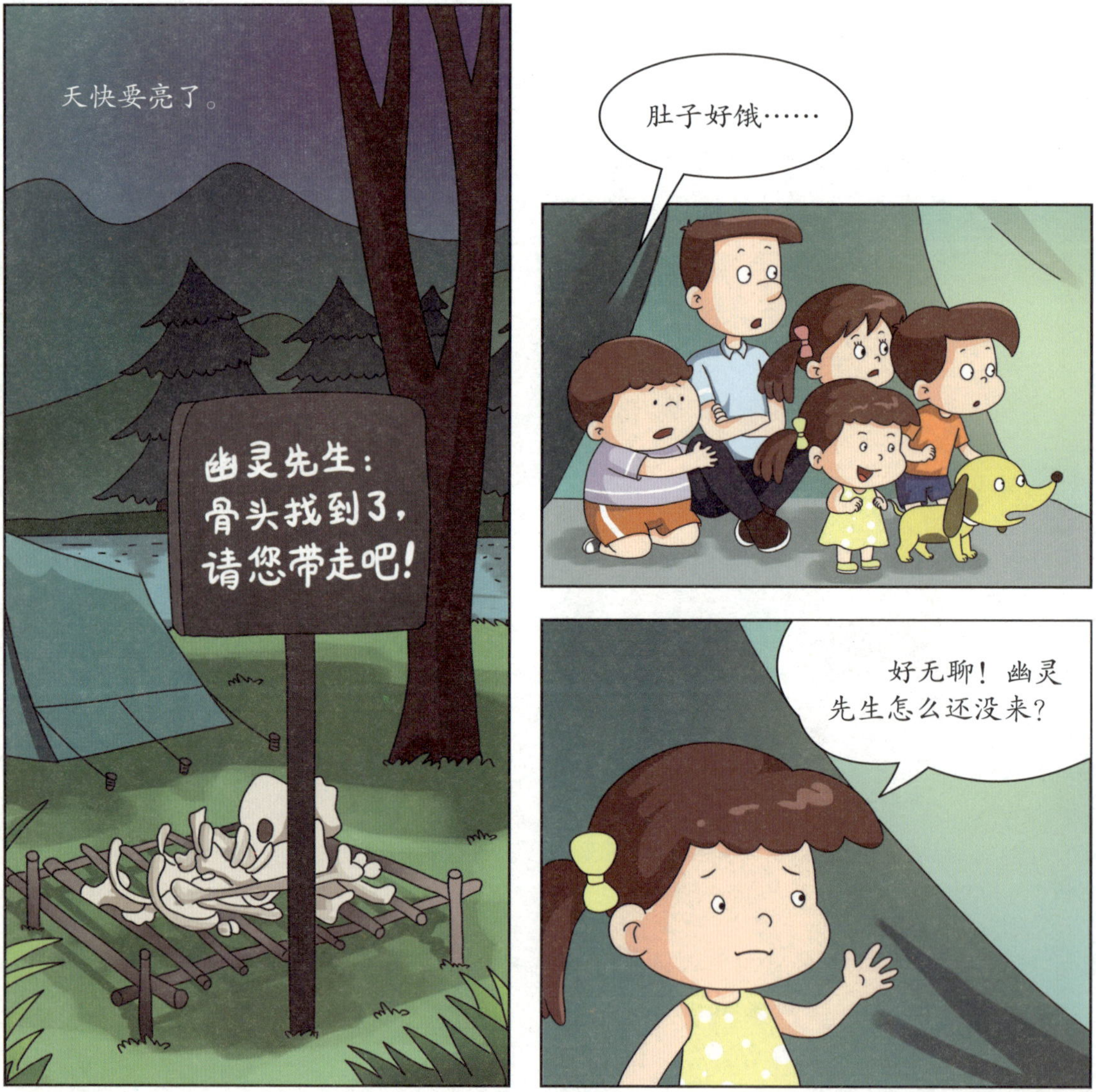

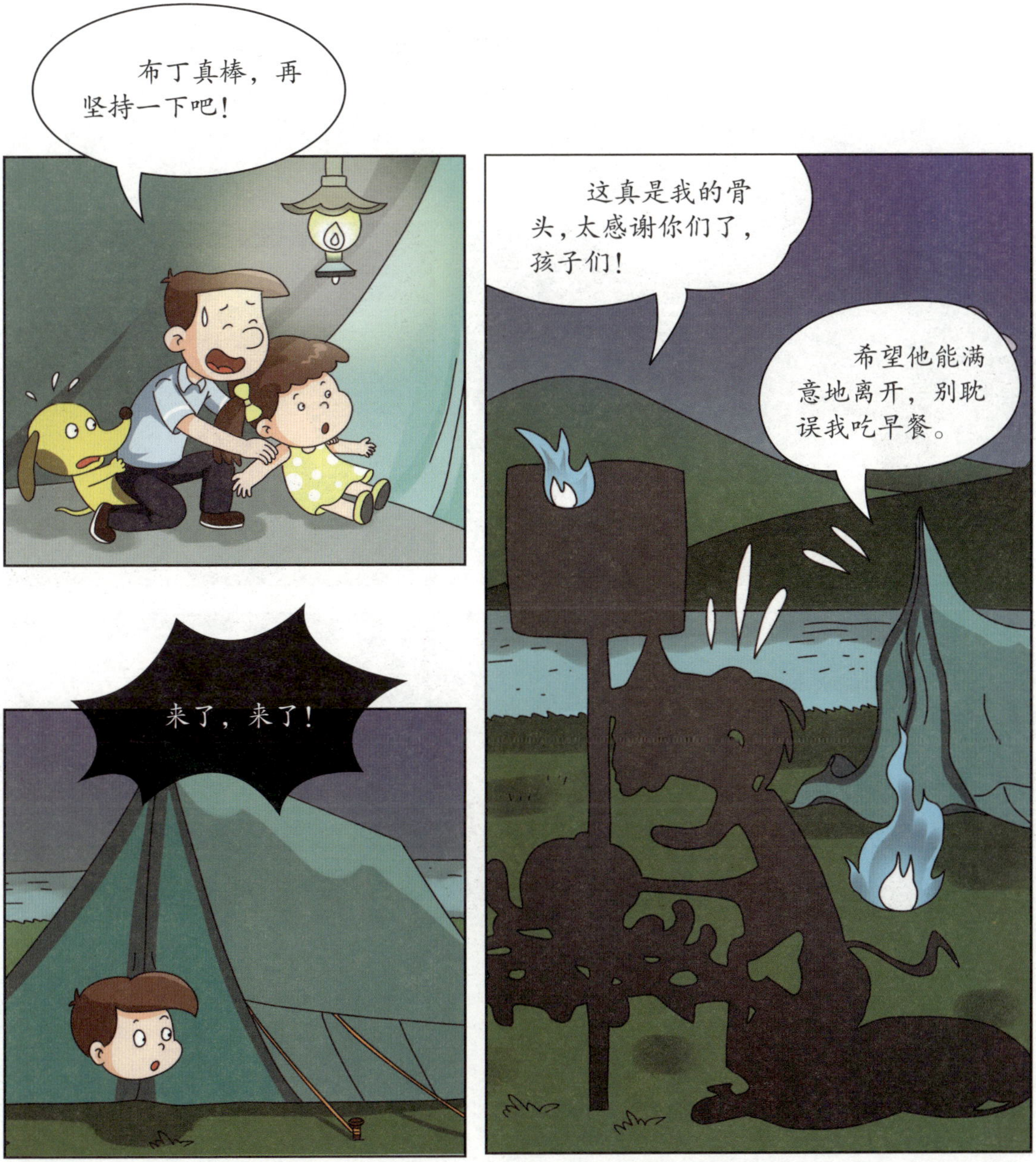
布丁真棒，再坚持一下吧！
来了，来了！
这真是我的骨头，太感谢你们了，孩子们！
希望他能满意地离开，别耽误我吃早餐。

难搞定的幽灵先生

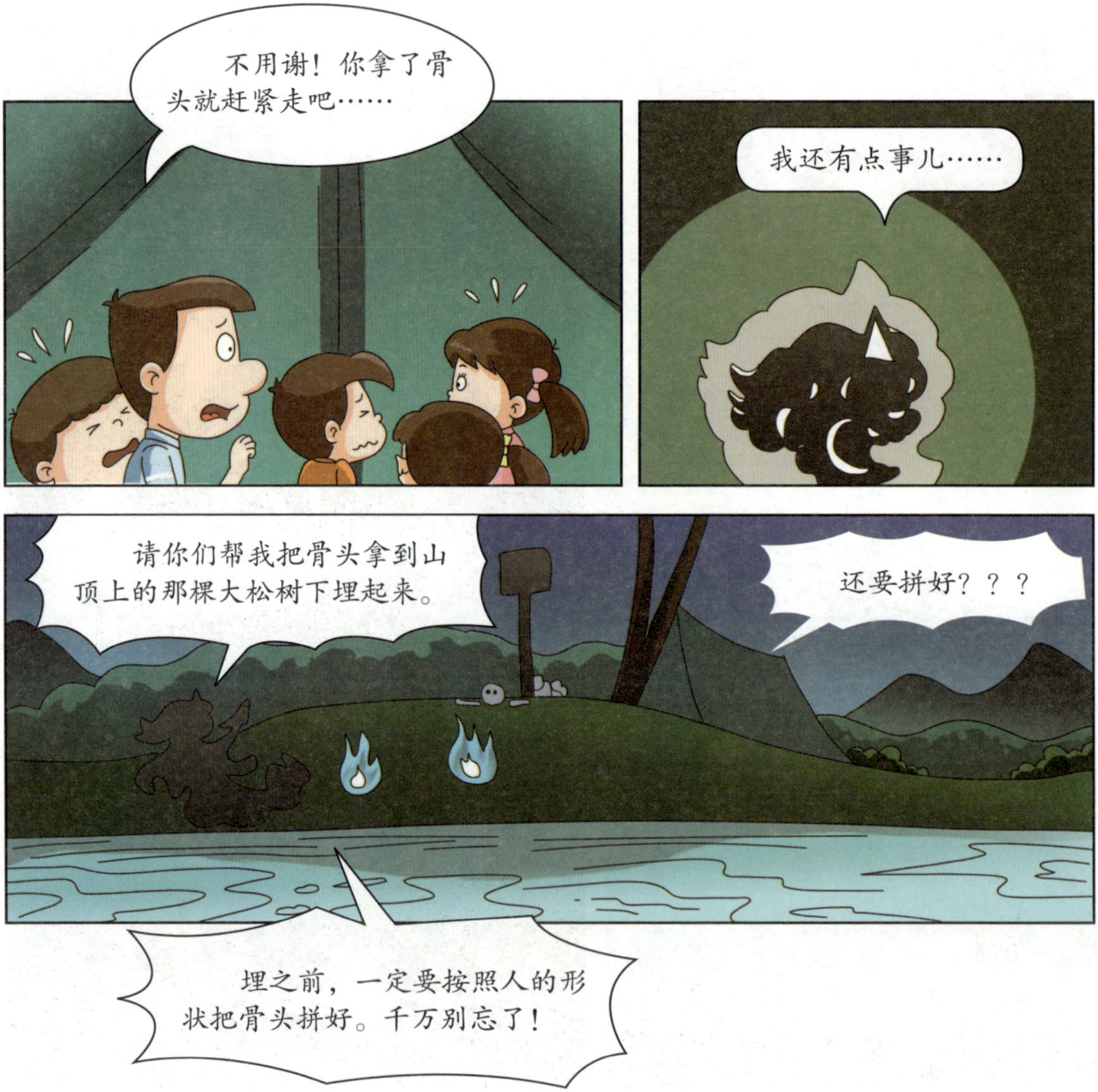
不用谢！你拿了骨头就赶紧走吧……
我还有点事儿……
请你们帮我把骨头拿到山顶上的那棵大松树下埋起来。
还要拼好？？？
埋之前，一定要按照人的形状把骨头拼好。千万别忘了！

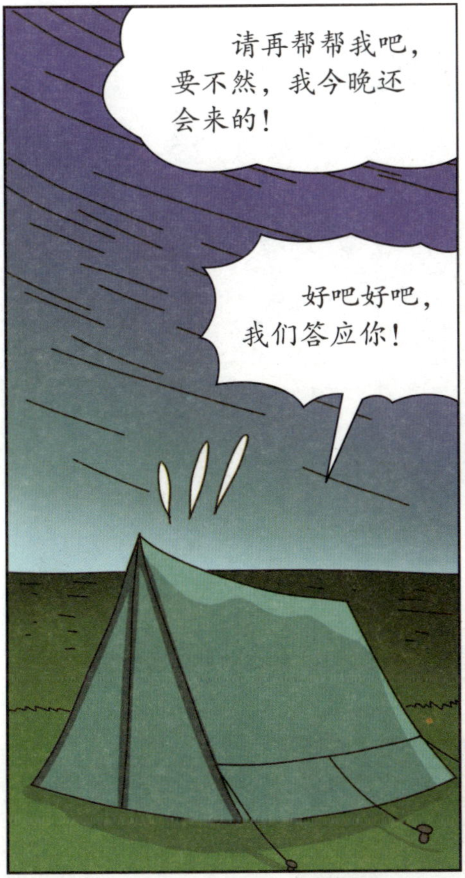

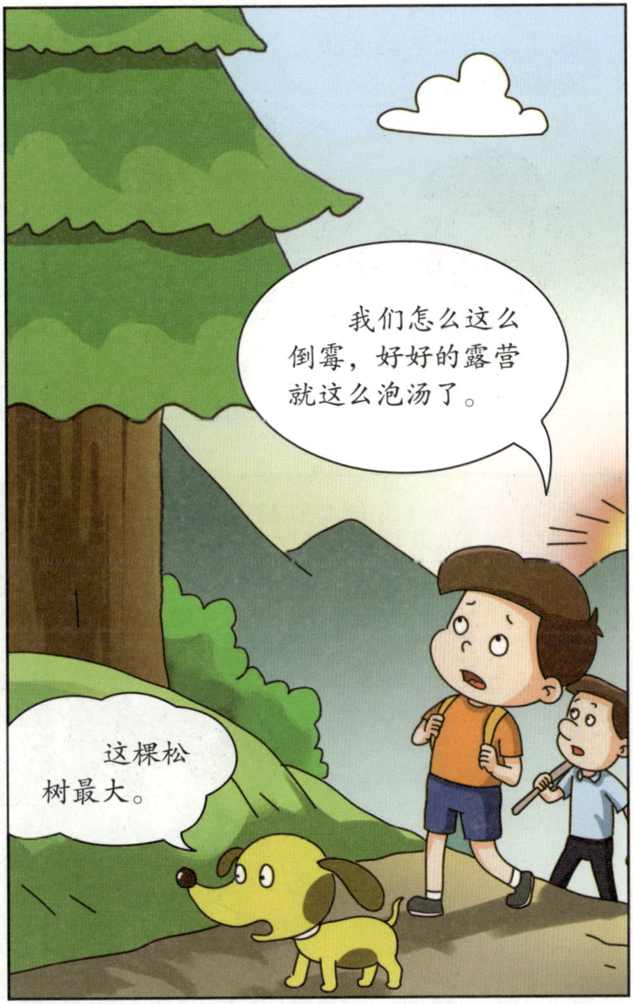

【人体冷知识】

大约每隔十年，我们全身的骨骼会自我更新一次。这期间，破骨细胞把老旧的骨头分解，造骨细胞负责制造新的骨组织。

骨骼拼接大作战

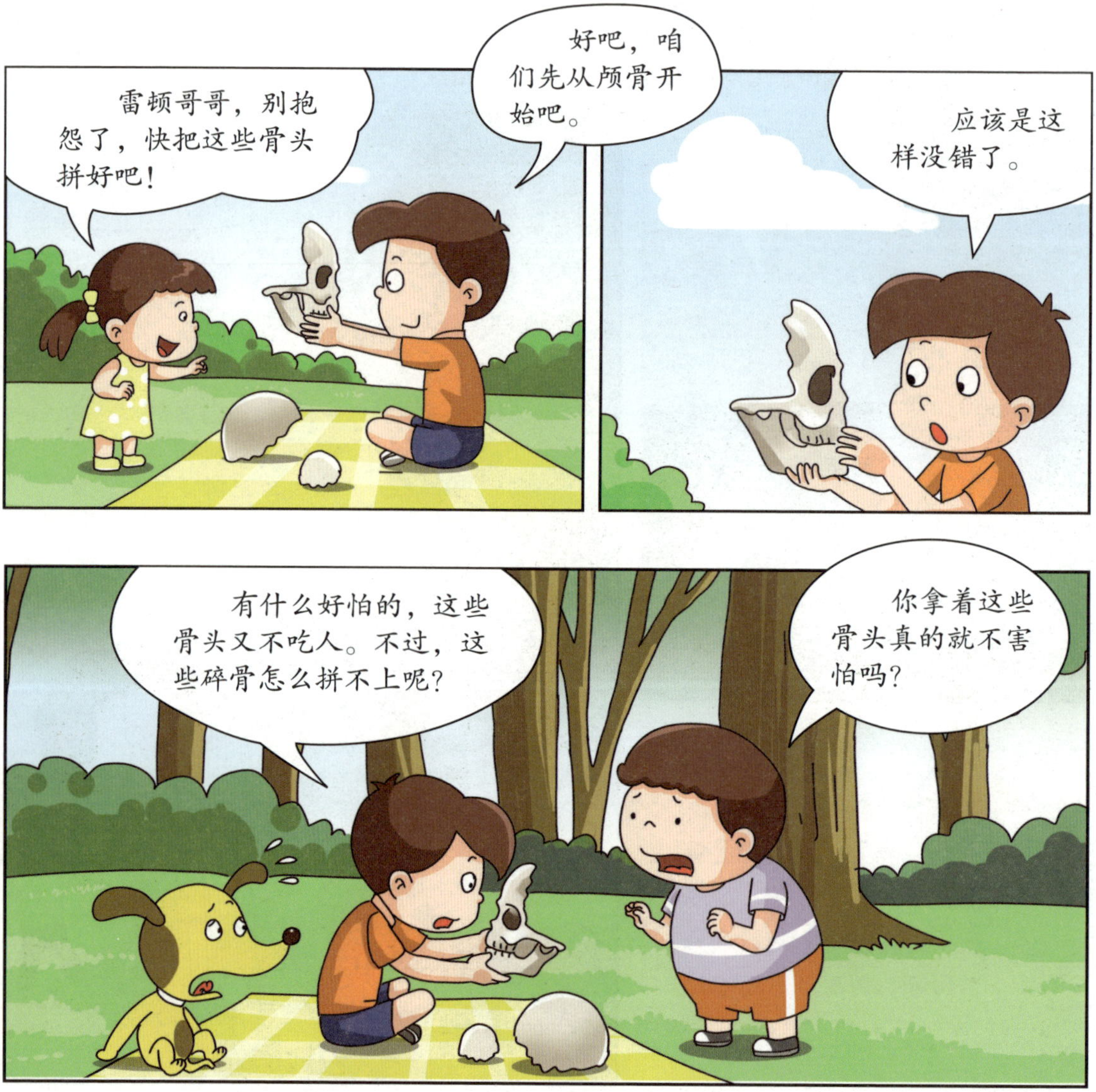
雷顿哥哥，别抱怨了，快把这些骨头拼好吧！
好吧，咱们先从颅骨开始吧。
应该是这样没错了。
你拿着这些骨头真的就不害怕吗？
有什么好怕的，这些骨头又不吃人。不过，这些碎骨怎么拼不上呢？

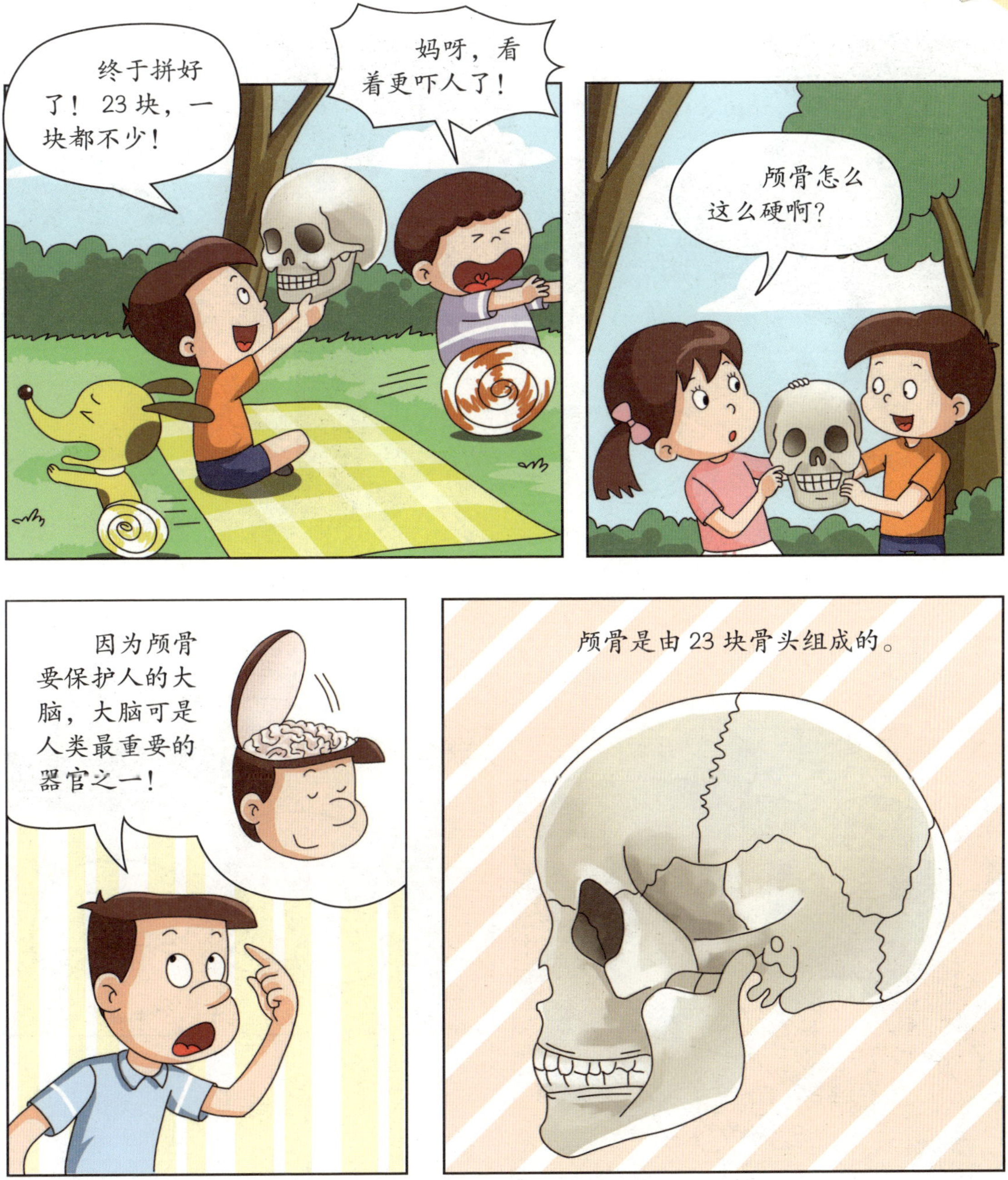
终于拼好了！23块，一块都不少！
妈呀，看着更吓人了！
颅骨怎么这么硬啊？
因为颅骨要保护人的大脑，大脑可是人类最重要的器官之一！
颅骨是由23块骨头组成的。

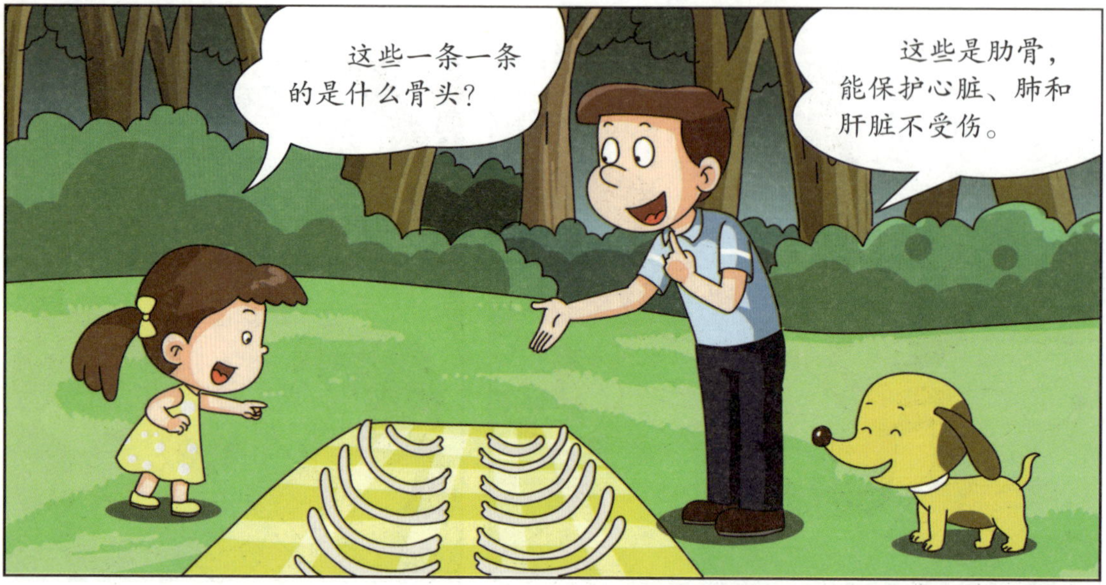
这些一条一条的是什么骨头?
这些是肋骨,能保护心脏、肺和肝脏不受伤。

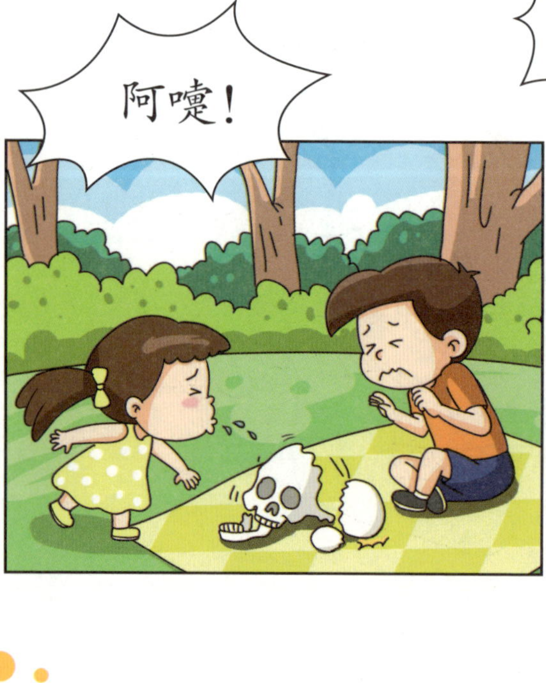
阿嚏!

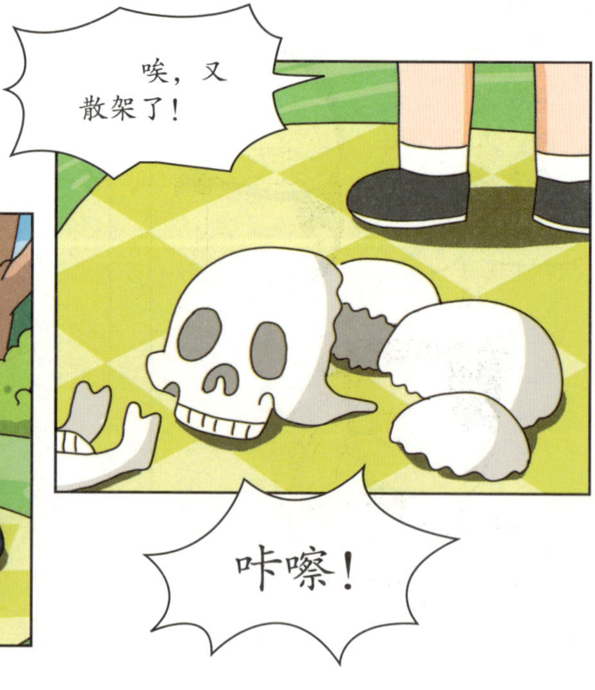
唉,又散架了!
咔嚓!

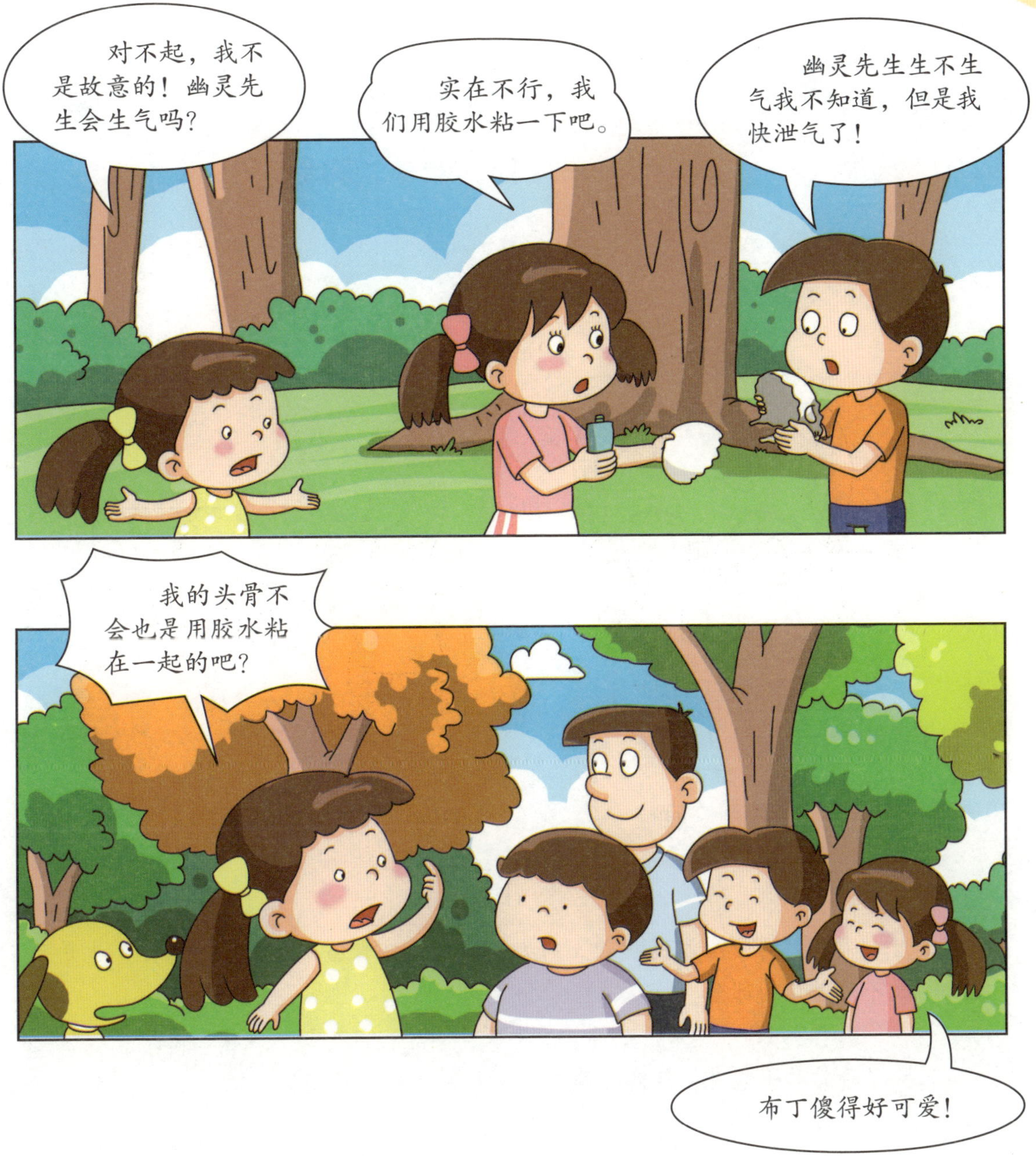
对不起，我不是故意的！幽灵先生会生气吗？
实在不行，我们用胶水粘一下吧。
幽灵先生生不生气我不知道，但是我快泄气了！
我的头骨不会也是用胶水粘在一起的吧？
布丁傻得好可爱！

骨头家谱

——颅骨、肋骨、胸骨

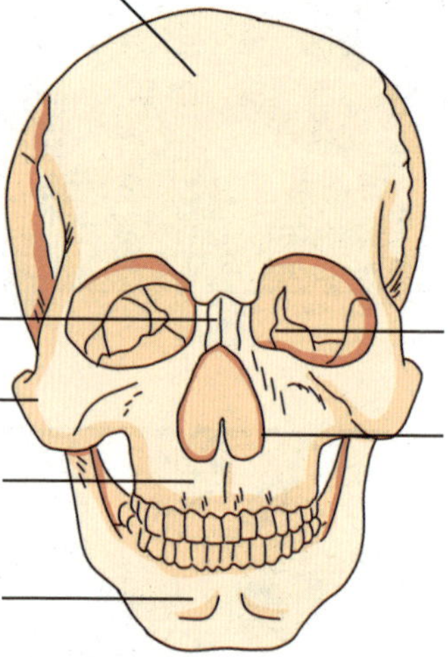

颅骨正面

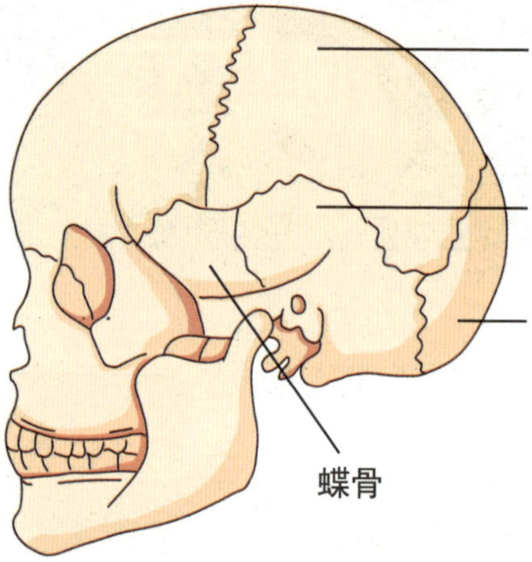

颅骨侧面

人的颅骨支撑和保护着人的大脑，是人体骨骼中最复杂的部分，也是最不可思议的部分。

颅骨共23块（未计中耳的3对听小骨），其中脑颅8块，面颅15块。除了舌骨和下颌骨，其他的颅骨都紧紧咬合在一起。

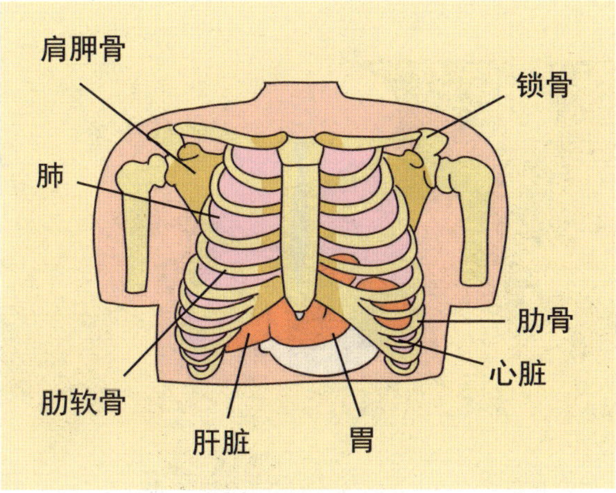

肋骨

肋骨是一种弧形小骨，人体肋骨有12对，左右对称分布。

胸骨和肋骨组合在一起，像一个骨笼，保护着里面的内脏器官。

胸骨是一根长形扁骨，上宽下窄，位于胸部正中央。胸骨的上部和两侧，分别与锁骨、肋软骨相连接。

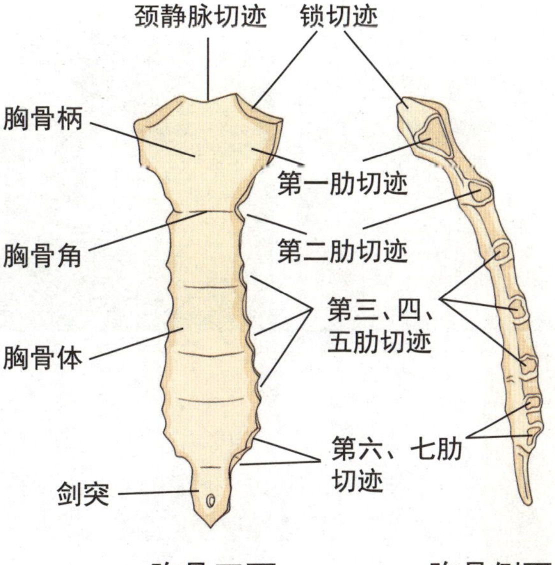

胸骨正面　　胸骨侧面

第一次完成任务

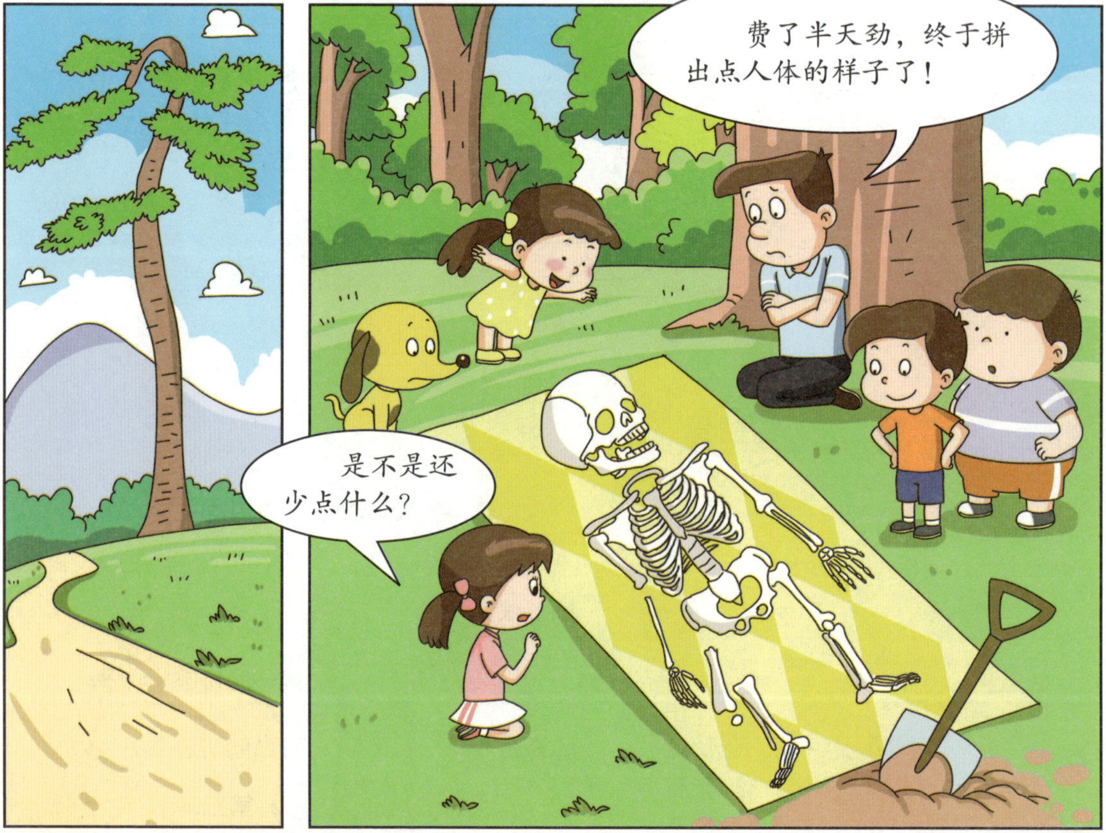

你知道吗

可以看到骨骼的 X 射线

1895 年，德国物理学家伦琴在研究阴极射线时，发现了 X 射线。这种射线可以穿透人的肌肉照出骨骼的轮廓，并可以显影在照片上。现在 X 射线被广泛应用于医学检查中。

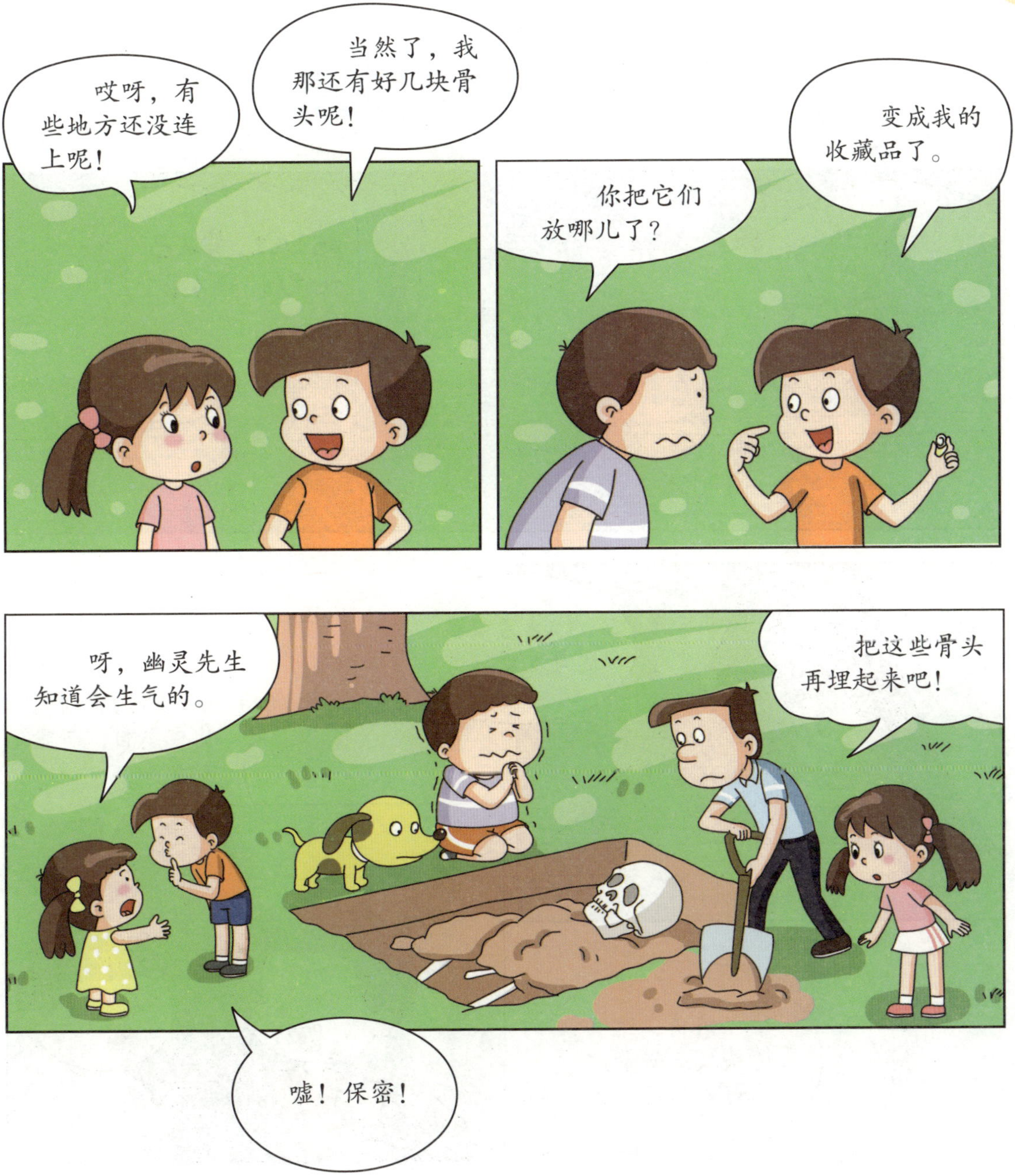
哎呀，有些地方还没连上呢！
当然了，我那还有好几块骨头呢！
你把它们放哪儿了？
变成我的收藏品了。
呀，幽灵先生知道会生气的。
嘘！保密！
把这些骨头再埋起来吧！

“作弊”被发现了

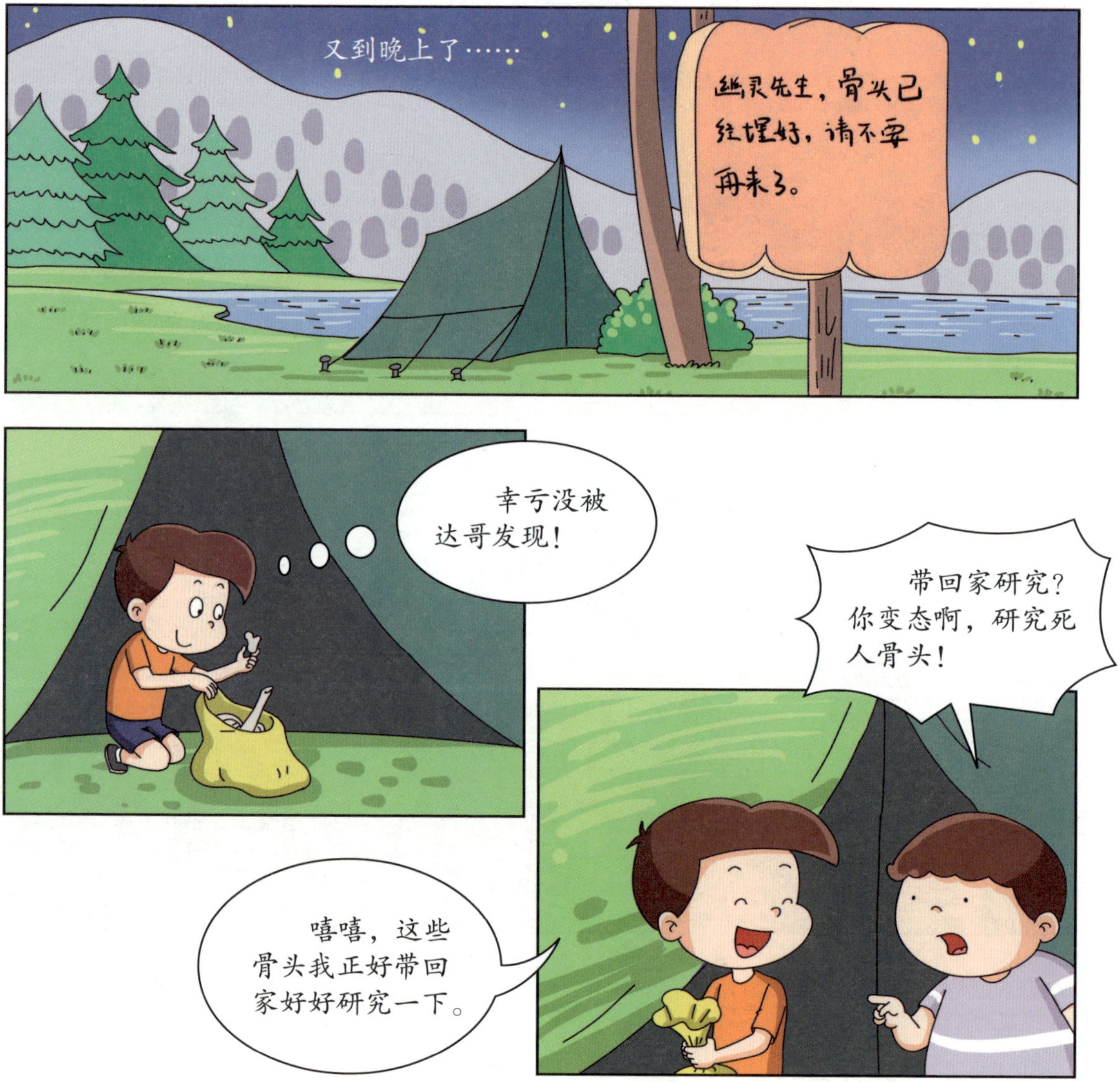
又到晚上了……
幽灵先生，骨头已经埋好，请不要再来了。
幸亏没被达哥发现！
嘻嘻，这些骨头我正好带回家好好研究一下。
带回家研究？你变态啊，研究死人骨头！

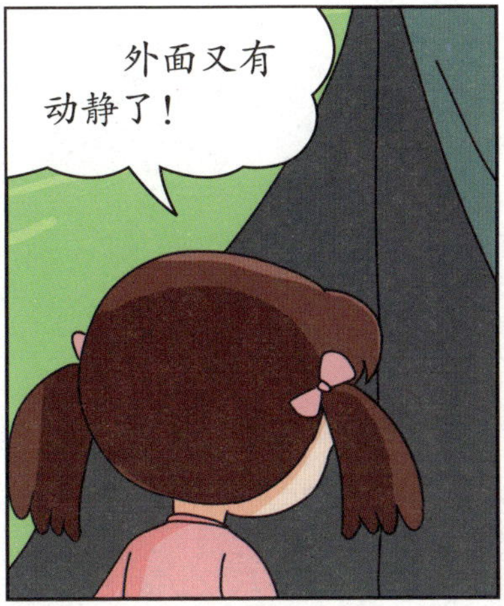
外面又有动静了！

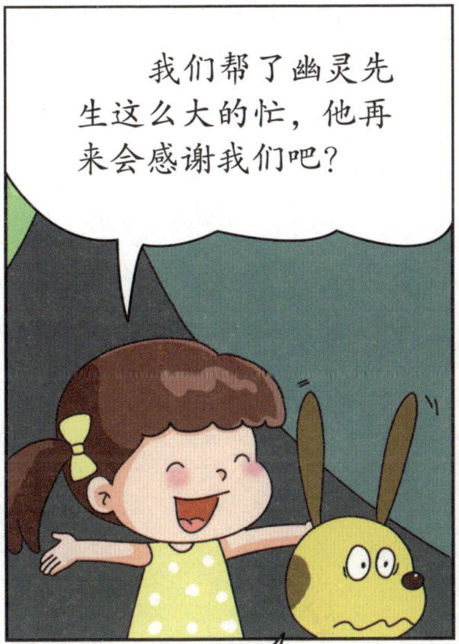
我们帮了幽灵先生这么大的忙，他再来会感谢我们吧？
千万不要，我的狗毛都竖起来啦！

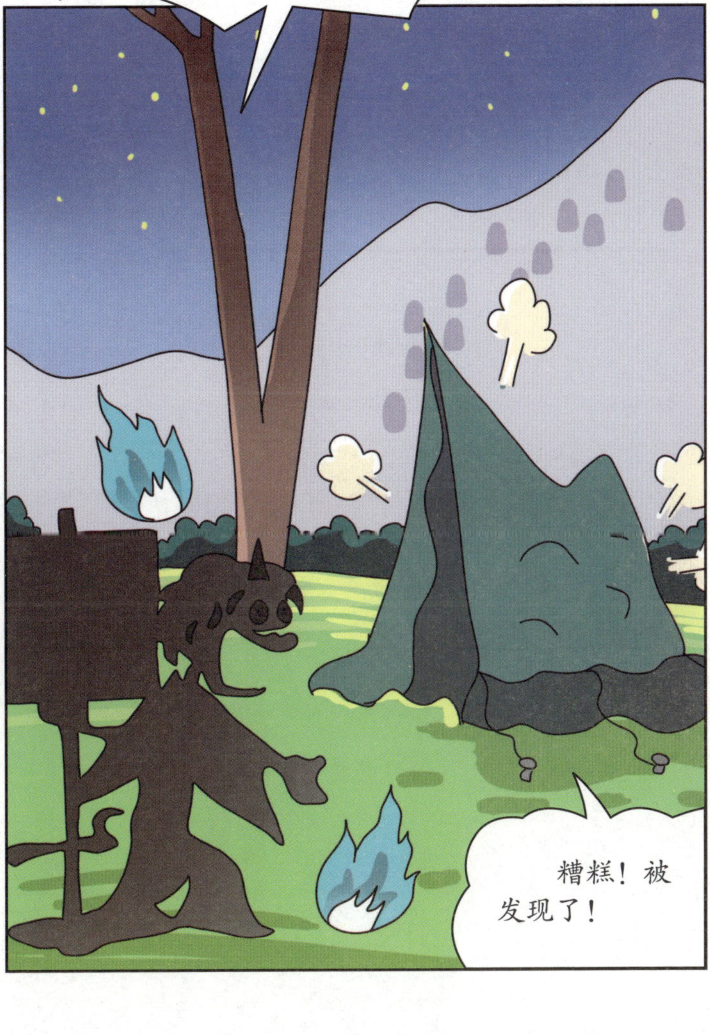
怎么回事？这骨头不够呀！是谁给藏起来了？说！
糟糕！被发现了！

人体影像馆

人体的骨骼

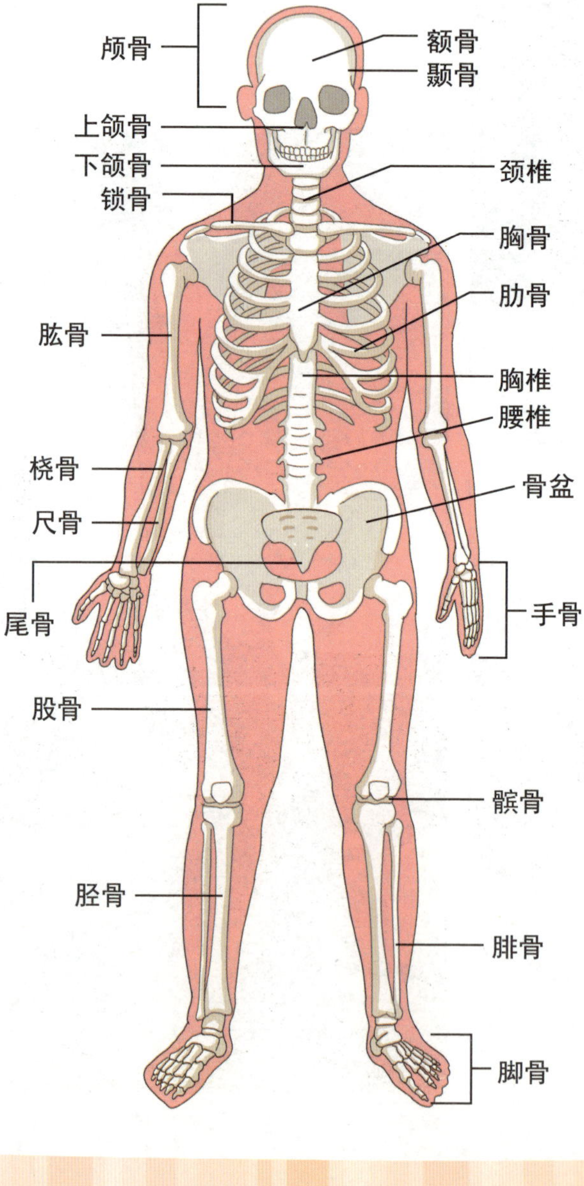

人体共有206块骨头，它们相互连接，构成了人体的骨架——骨骼。

哇！没想到我们的身体里面藏着这么多的骨头！

对呀，它们不仅大小不同，形状也不同，大致可以分为长骨、短骨、扁骨、不规则骨4种。

我看书上讲，骨骼是在不停地生长的。

没错！骨骼是“活”的。与你们身高增长关系最密切的是四肢的长骨。我们通常把长骨两端膨大的部分叫作骨骺。青少年时期，长骨骨干和骨骺之间有一层骺软骨，它能不断地产生新的骨组织，使骨骼不断生长。

那人老了为什么又变矮了？

我们的骨骼一般长到20岁左右的时候，就不再增长了。但随着年龄的增长，关节软骨细胞中的水分越来越少，脊柱中的纤维软骨盘也慢慢变薄，脊柱的总长度变短，人的身高也就变矮了。

骨头大猜想

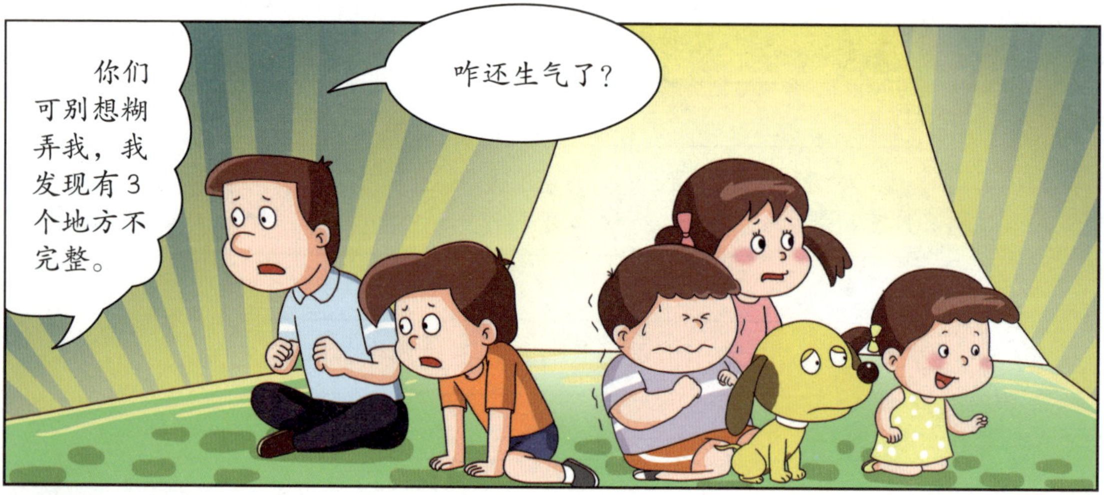

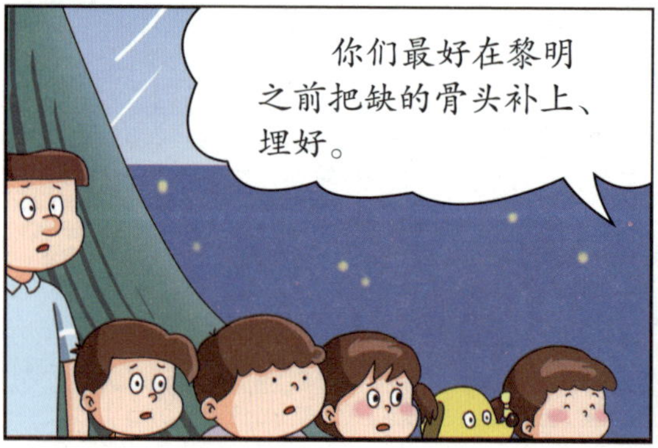

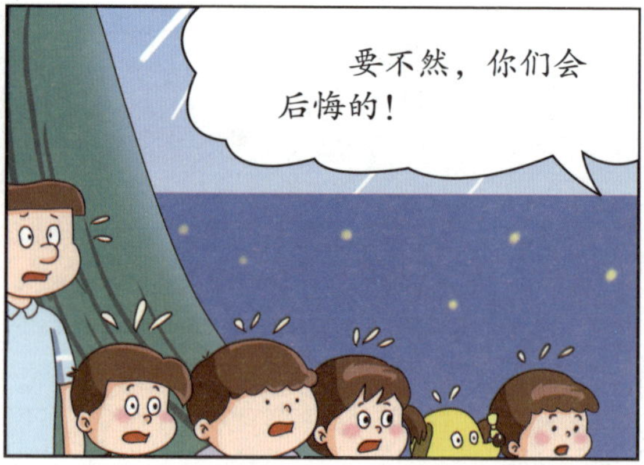

【人体冷知识】

人双手和双脚的骨骼共 106 块，占人体骨骼数量的一半以上。

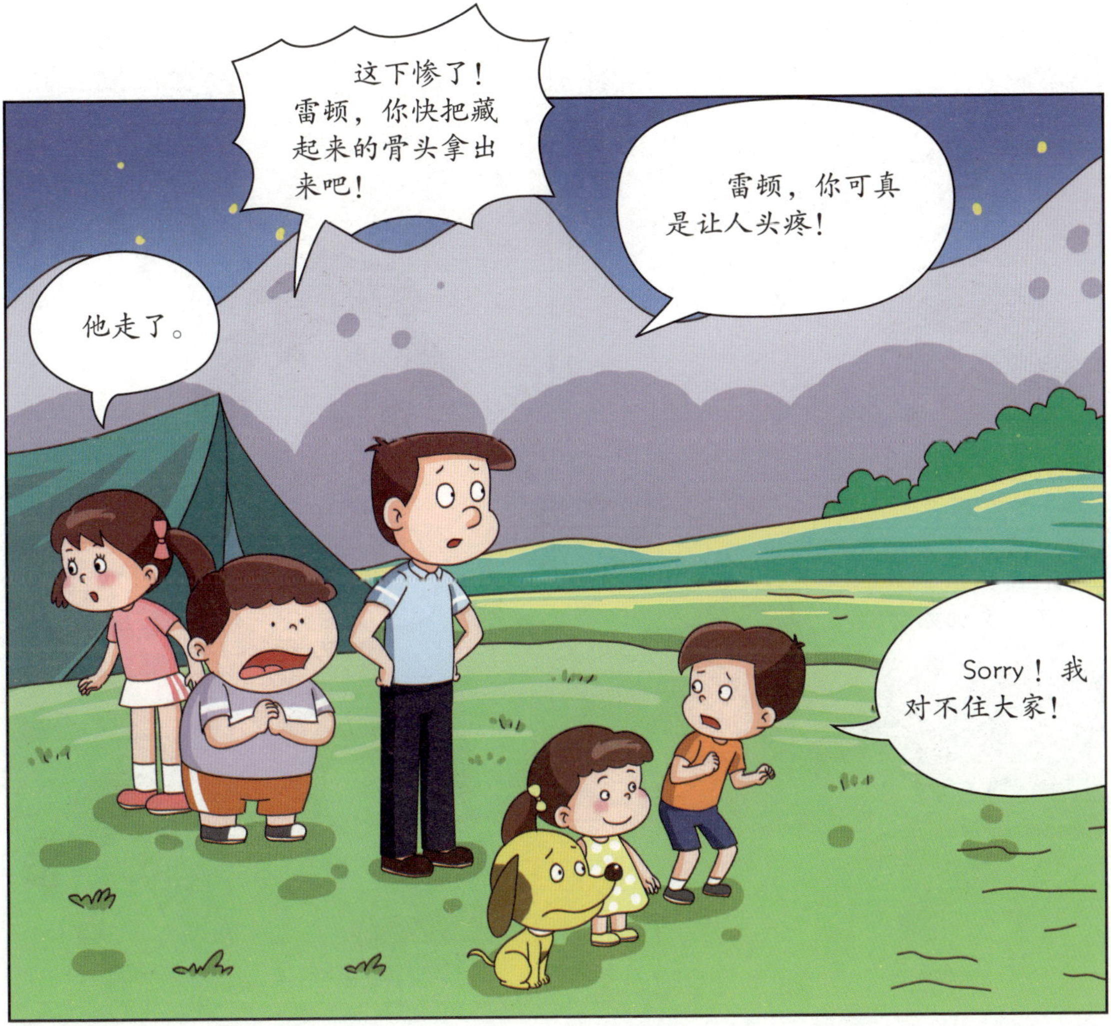
这下惨了！雷顿，你快把藏起来的骨头拿出来吧！
雷顿，你可真是让人头疼！
他走了。
Sorry！我对不住大家！

关节处的骨头

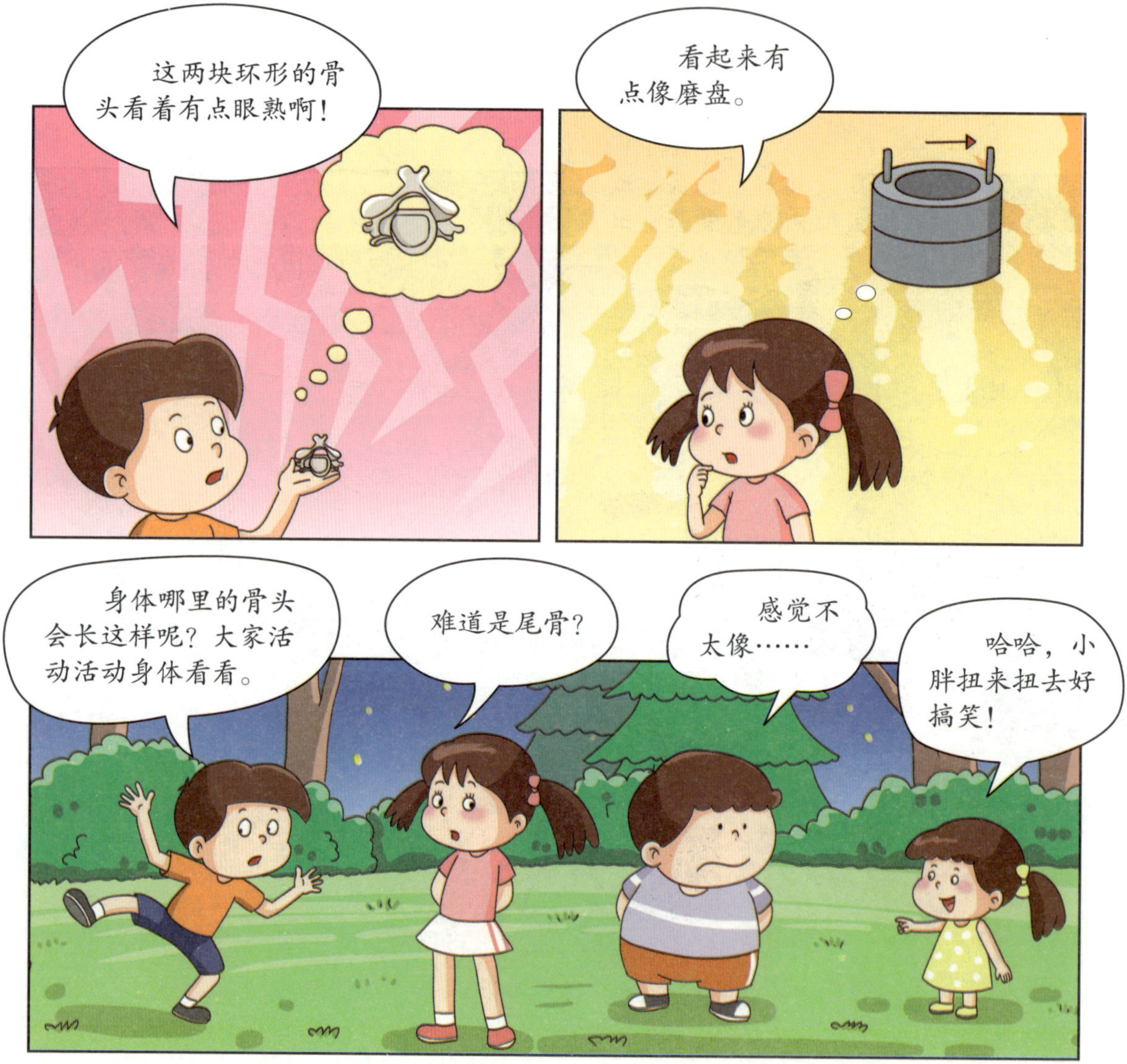
这两块环形的骨头看着有点眼熟啊！
看起来有点像磨盘。
身体哪里的骨头会长这样呢？大家活动活动身体看看。
难道是尾骨？
感觉不太像……
哈哈，小胖扭来扭去好搞笑！

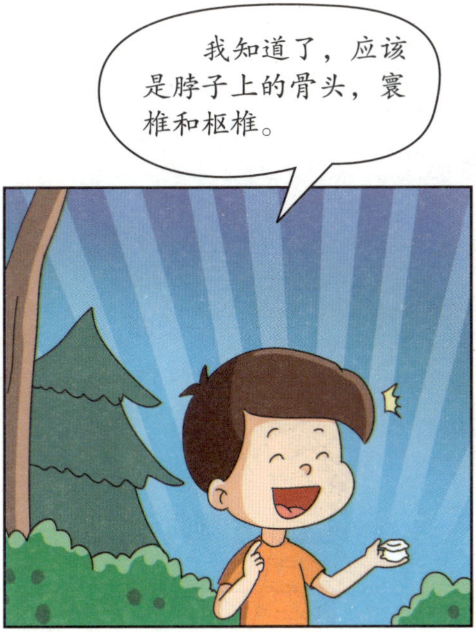

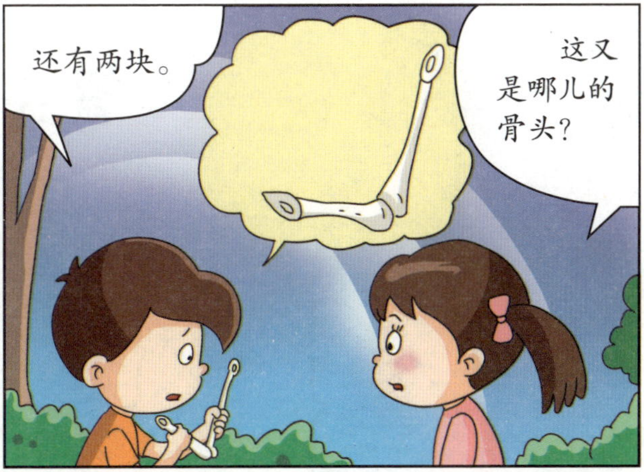

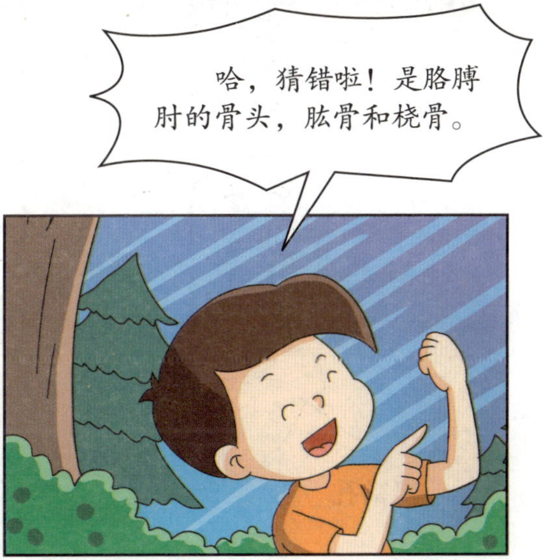

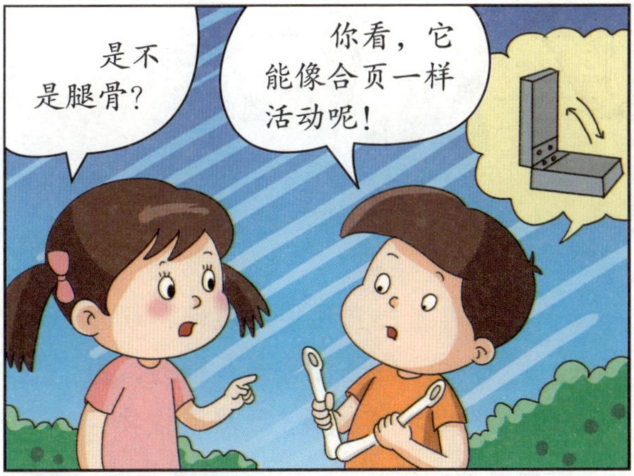

【人体冷知识】

有了寰椎，我们才能点头；有了枢椎，我们的头才能左右转动。

人体
影像馆

骨头家谱

——脊柱

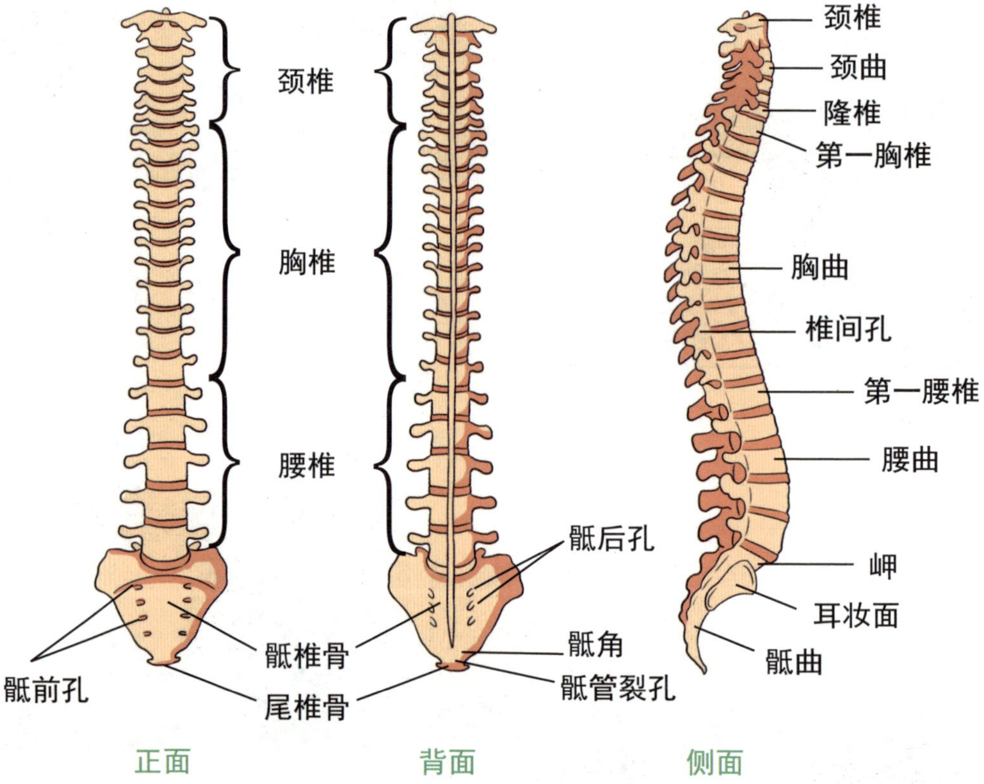

人的脊柱像一个长长的骨头柱子，从头部一直延伸到髋部，起着支持躯干、保护内脏和脊髓的作用。侧面看，整个脊柱是S形的，由26块脊椎骨组成。其中，有7块颈椎骨、12块胸椎股、5块腰椎骨、1块骶椎骨和1块尾椎骨。这些骨头由韧带、关节和椎间盘连接而成。

椎间盘就是两个相邻椎骨的椎体之间的软骨连接。

青少年中常见的脊柱弯曲，就是多种不良习惯造成的，及早发现和纠正，在骨骼发育定型前，是可以恢复正常的。

脊柱弯曲，医学上称为“脊柱侧凸”。

脊柱侧凸是危害青少年和儿童的常见病。学龄儿童应注意保持良好的坐姿和站姿，加强肌肉锻炼。防治脊柱侧凸最关键的是早发现、早诊断、早治疗，定期进行脊柱侧凸的筛查。

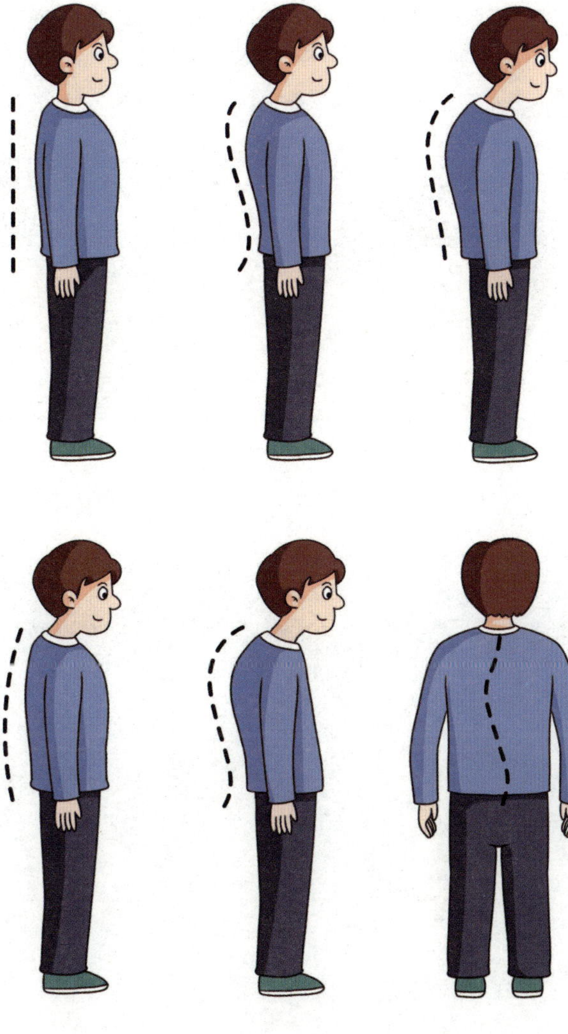

常见的脊柱侧凸状态

灵活的关节

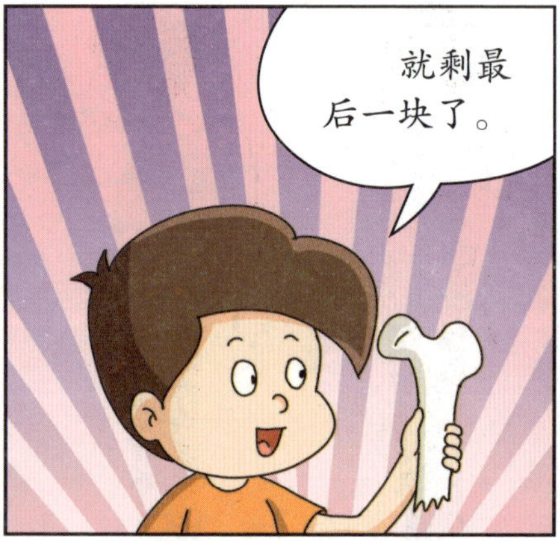

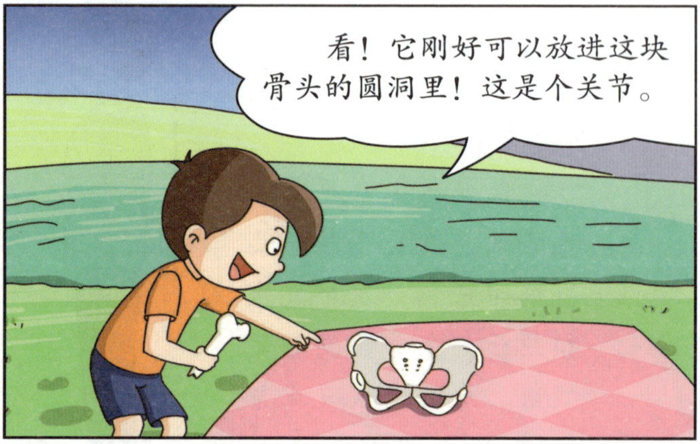

各种关节

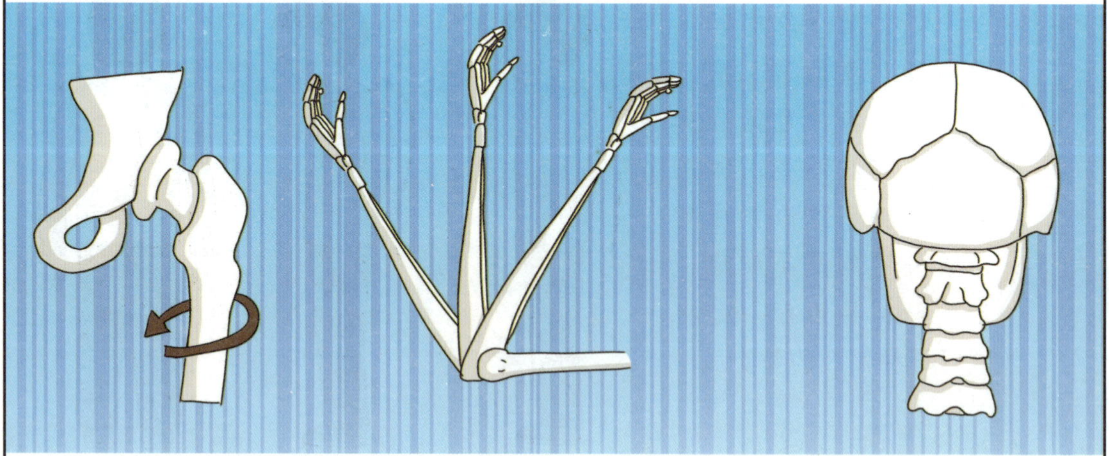

髋关节可以转动　　肘关节像门轴　　颈部的关节可以水平转动

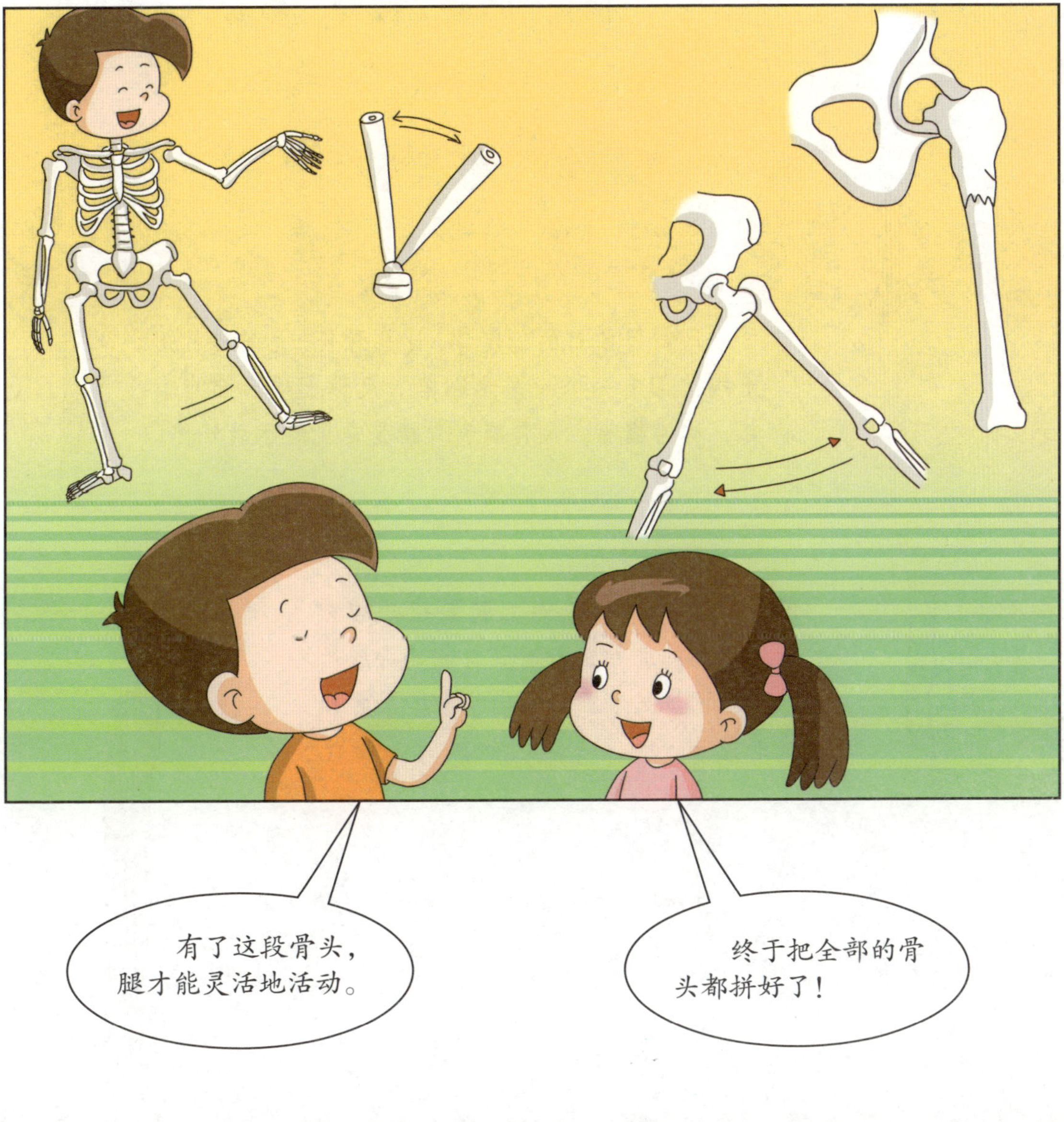
有了这段骨头，腿才能灵活地活动。
终于把全部的骨头都拼好了！

骨头家谱

——桡骨、尺骨、肱骨、骨盆

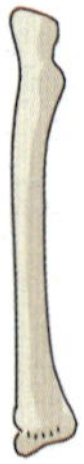

桡（ráo）骨位于前臂外侧，上端膨大，下端前凹后凸。

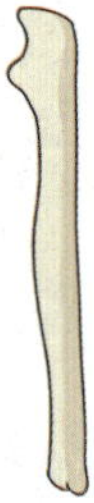

尺骨是前臂的稳定骨，比桡骨长，呈三棱柱形。上端前部有一个半月形凹陷。尺骨上端后部有个凸起，称为鹰嘴。尺骨鹰嘴骨折是常见的运动外伤。

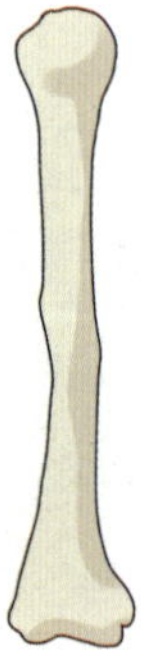

肱（gōng）骨是我们上肢最粗壮的骨头，上端球形的肱骨头与肩胛骨相连形成肩关节，下端两个关节面分别与桡骨和尺骨相连形成肘关节。

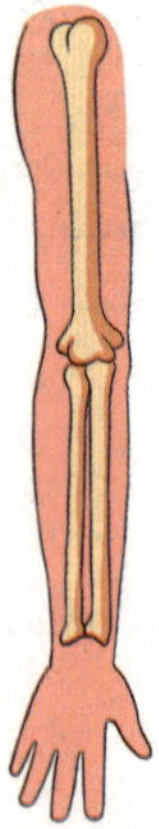

护肘可以起到一定保护肘关节的作用。

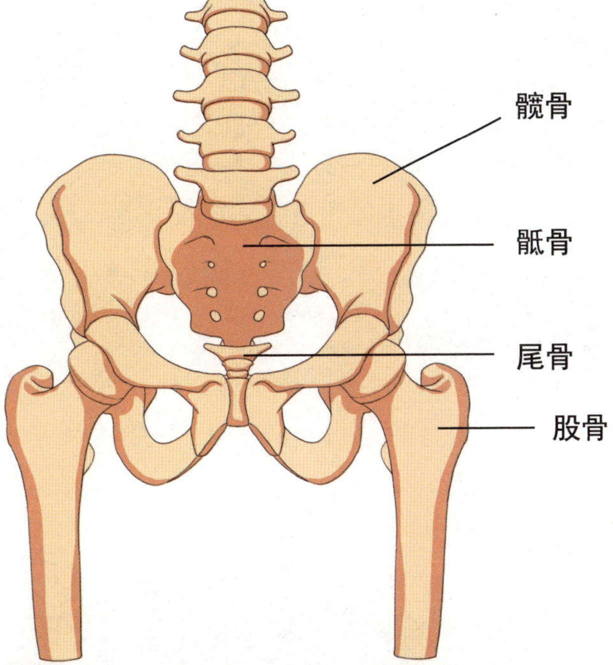

骨盆是连接脊柱和下肢之间的盆状骨架，由后方的骶（dǐ）骨、尾骨和左右两髋（kuān）骨连接而成的完整骨环。

髋骨也叫胯骨，由髂骨、坐骨和耻骨三部分组成。我们刚出生时，这三部分被透明的软骨分开，25岁以后逐渐硬化为一整块骨头。每个髋骨通过大的球窝关节连接到相应的股骨（大腿骨）。

刚才雷顿拿到的就是与髋骨连接的半段股骨头。

人体
小百科

骨骼的连接方式

人体内有这么多骨头，人却能随意自如地活动，这都是关节的功劳。根据骨头连接组织的不同，关节被分为三种。

关节（滑膜关节）

这种关节最多，连接也最灵活，膝、肘、手的骨骼就是由这种关节连接的。滑膜关节的结构比较复杂，下图是肩关节的结构简图。

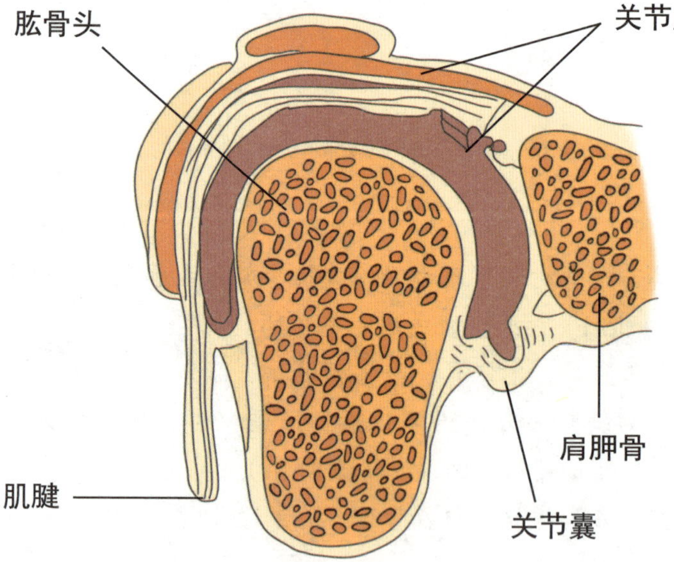

软骨连接（软骨关节）

两块骨头通过软骨连接在一起，就是软骨关节。这种连接方式比较稳固，但是也只能做有限的活动。

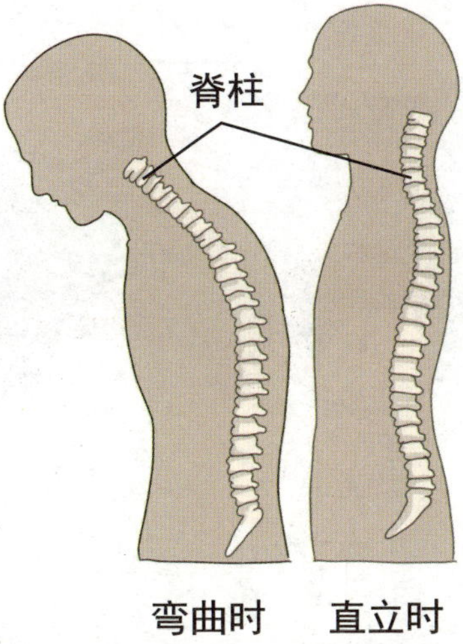

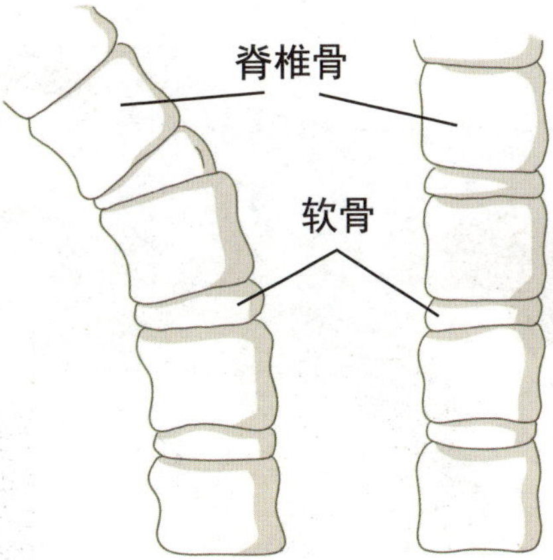

缝隙连接（纤维性关节）

缝隙连接是两块骨头直接对合，边缘的锯齿互相交错，十分牢固。连接这些骨头的就是致密的纤维结缔组织，最典型的纤维性关节是头颅骨关节。头颅骨是由八块扁骨组成，边缘嵌合，中间以骨膜相隔。

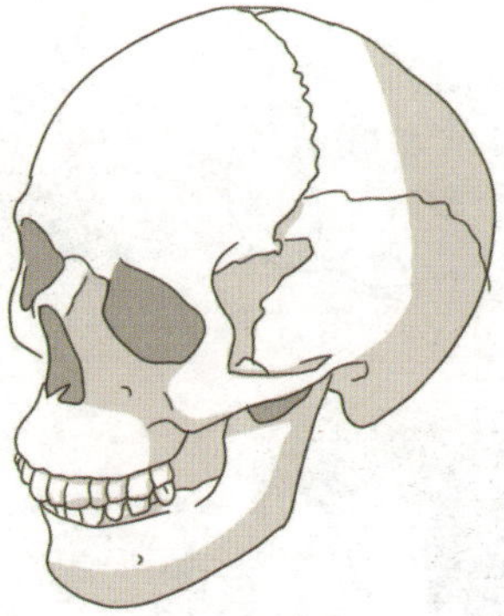

强有力的肌肉

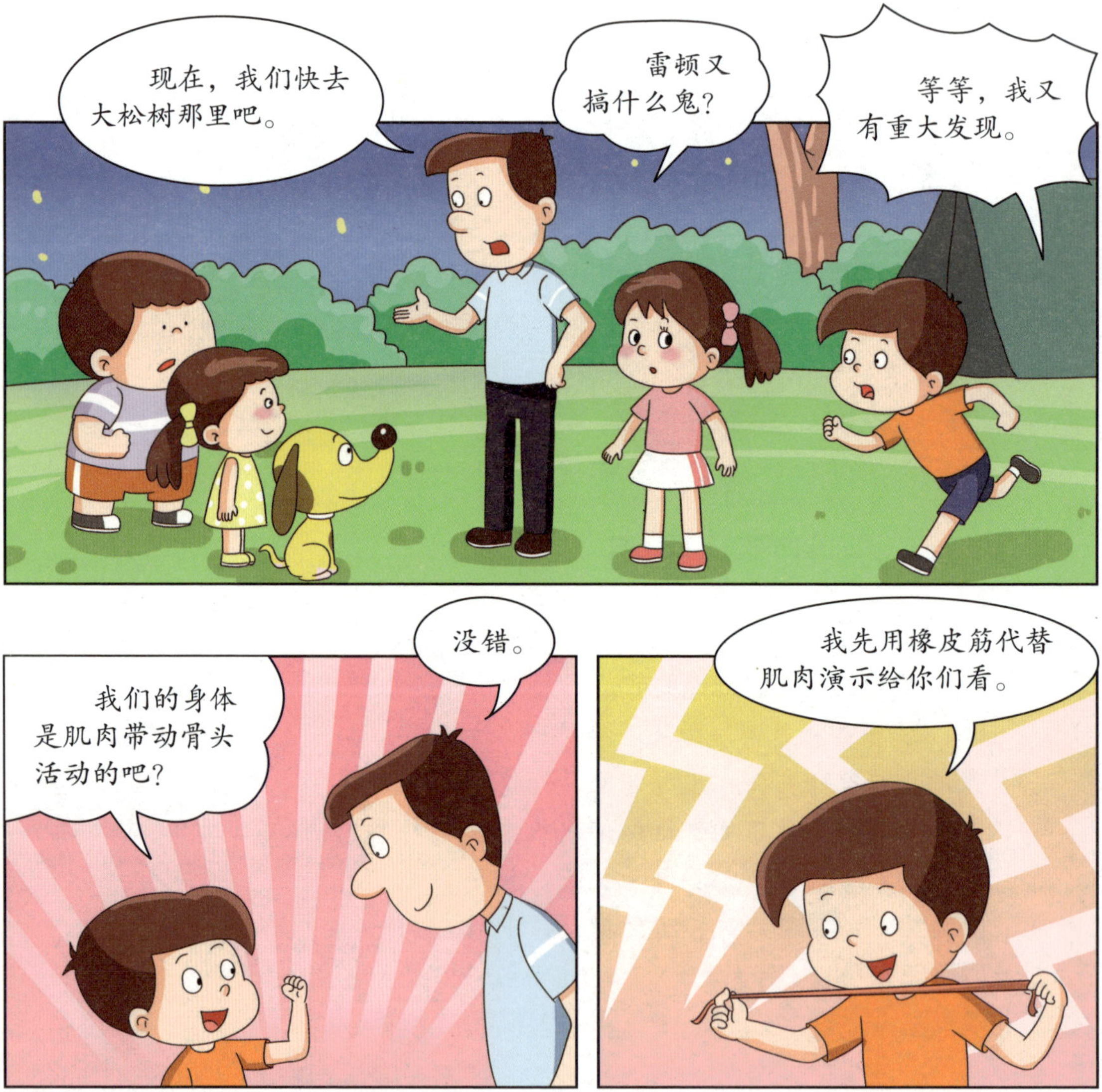
现在，我们快去大松树那里吧。
雷顿又搞什么鬼？
等等，我又有重大发现。
我们的身体是肌肉带动骨头活动的吧？
没错。
我先用橡皮筋代替肌肉演示给你们看。

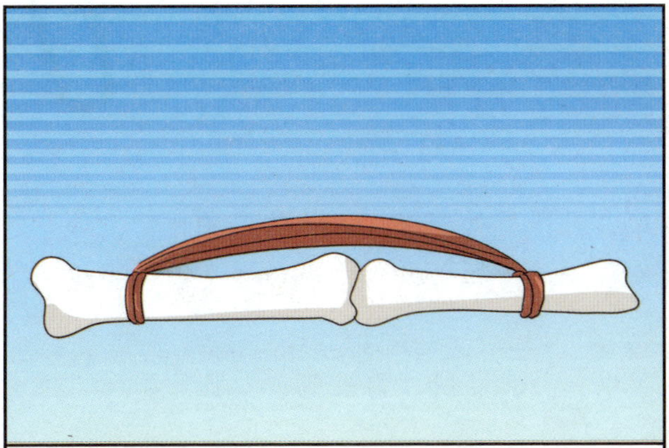

橡皮筋拉长，两个骨头平直。

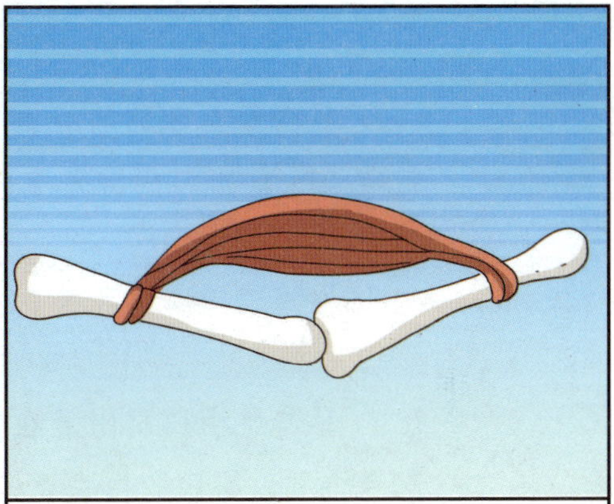

橡皮筋收缩，两个骨头之间形成角度。

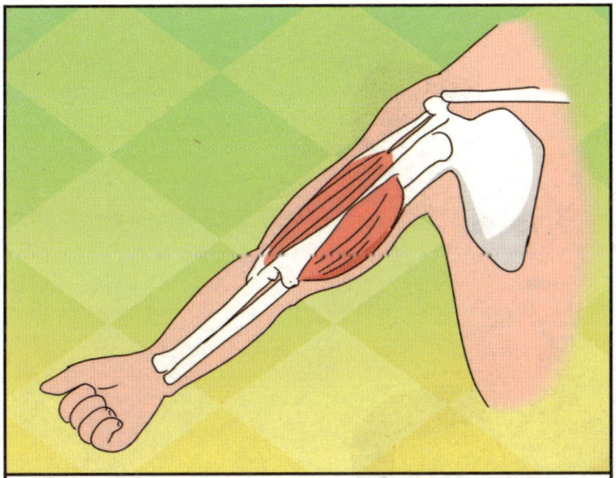

如果这是肌肉的话，当肌肉拉长时，骨头平直，手臂伸直。

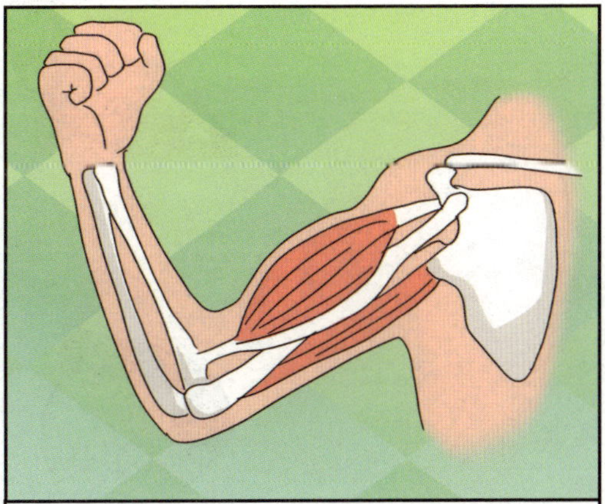

当肌肉收缩时，带动小臂骨头和上臂形成角度，手臂弯曲。

肌肉的分类

肌肉在人体内的分布很广，几乎到处都有。身体的各种运动，如行走、吃东西，内脏器官的各种活动，如呼吸、排泄，都是由肌肉运动完成的。

根据不同肌肉的特点，可以分为骨骼肌、内脏肌、心肌三类。

骨骼肌

骨骼肌由肌腱附着在骨胳上，全身共有600多条。骨骼肌和骨骼配合运动，肌肉收缩会使关节转动，并带动骨骼做一定方向上的运动。

骨骼肌的肌肉纤维在显微镜下能看到明暗相间的横纹，所以也叫横纹肌。

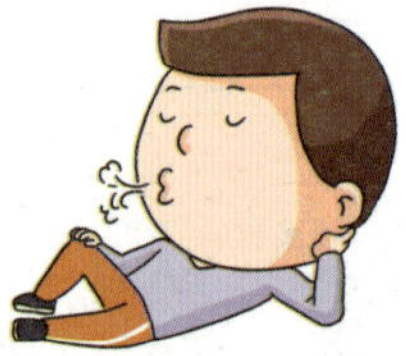

呼吸

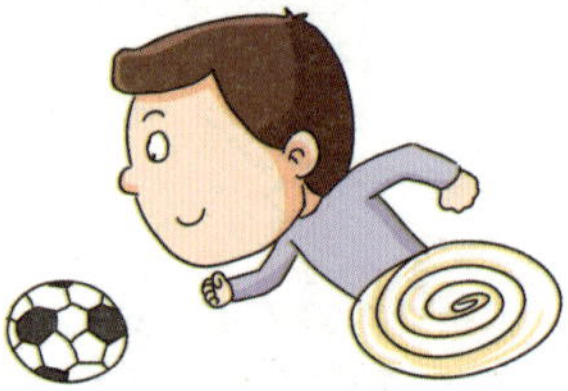

运动

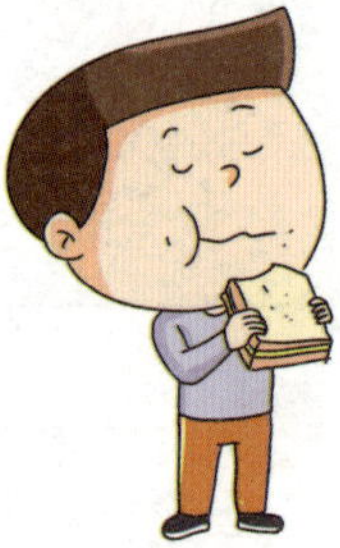

吃东西

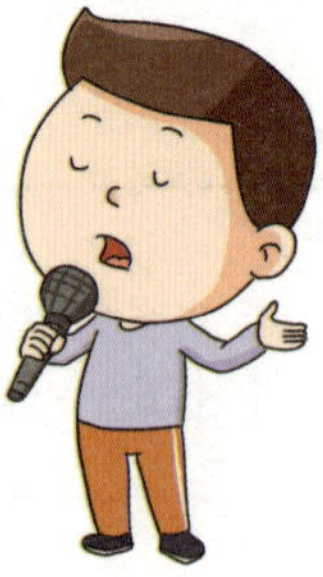

唱歌

内脏肌

胃壁、肠壁和血管壁等处的肌肉叫内脏肌。它们能带动胃肠动作，使血管伸缩自如。

这种肌肉纤维整齐平滑，所以也叫平滑肌。内脏肌和骨骼肌不同，它们不受大脑的支配，不是你想让它动它就会动的。

眼睛里的虹膜也是平滑肌。

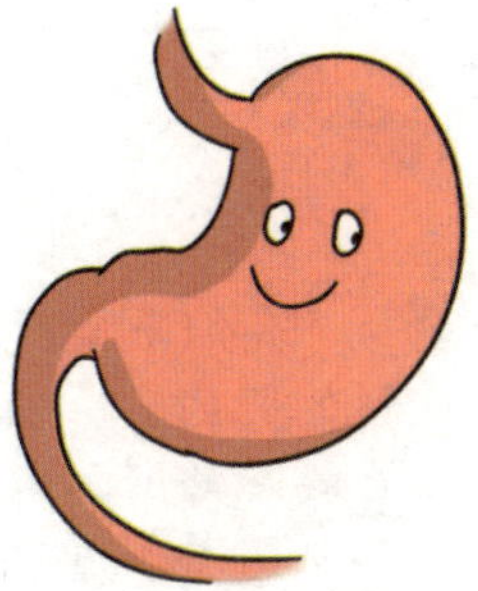

肠胃的蠕动

心肌

构成心脏壁的肌肉就是心肌。心肌也有横纹，它能自行收缩，与内脏肌一样不受大脑的指令支配。

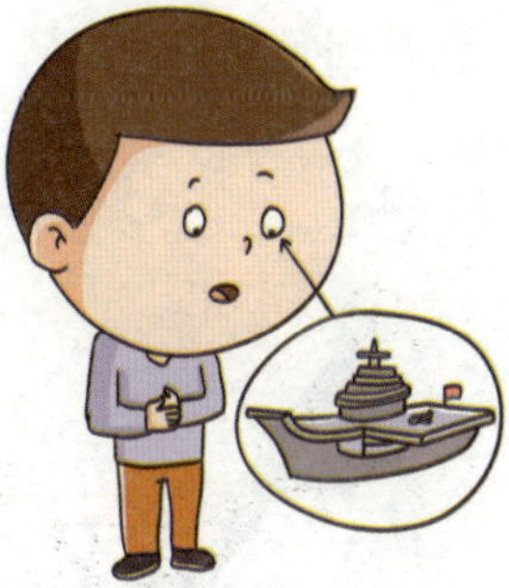

瞳孔的变化

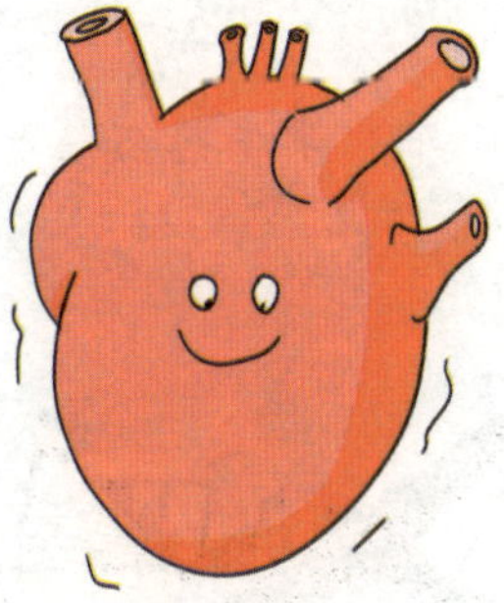

心肌

人体小百科

神奇的身体“引擎”

我们平常所说的肌肉，一般是指骨骼肌。骨骼肌附着在骨骼上，肌肉收缩，带动骨骼的关节运动，就像图中挖掘机的动作一样。

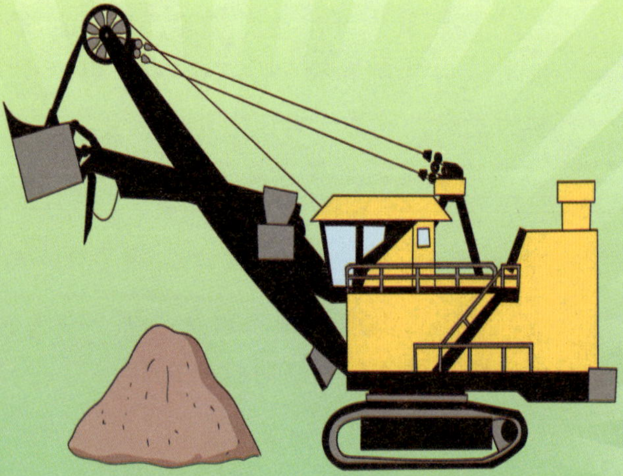

收紧或放松钢索，挖土机梁臂和铲子都会做相应的运动。

刚刚雷顿用橡皮筋演示的，跟这个挖掘机工作过程相似。

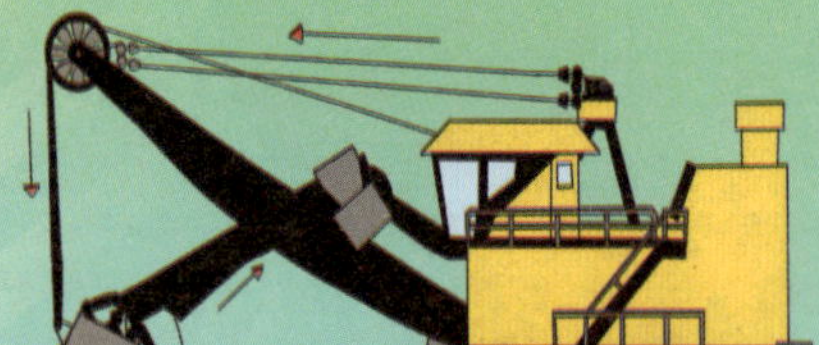

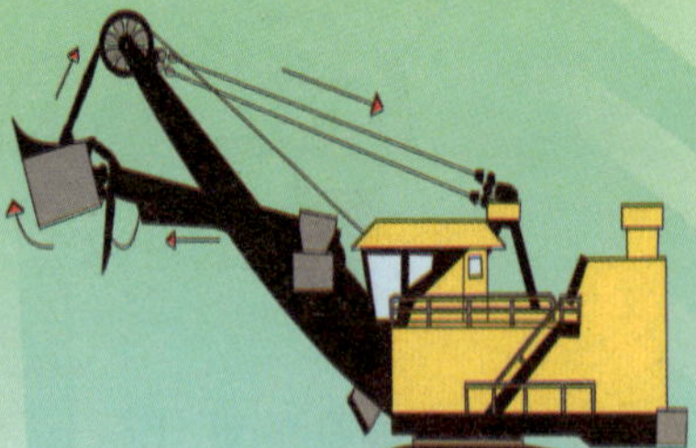

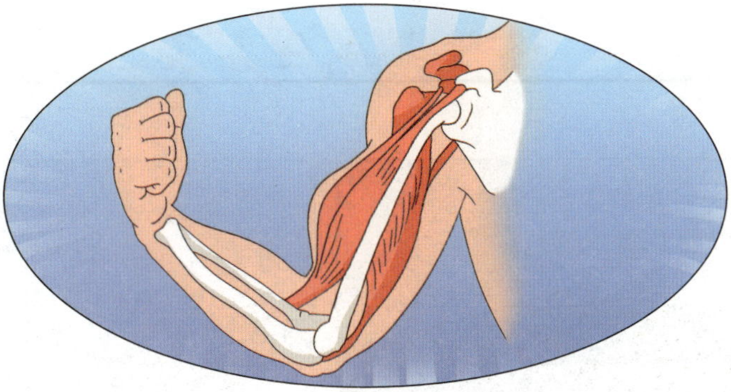

上肢运动

当我们要弯曲胳膊时，肌肉就开始运动，肱二头肌收缩，桡骨被牵引向上，与它们相配合的肱三头肌要伸长，这样，弯曲动作就完成了。

当你做踢腿的动作时，腘绳肌群把你的大腿向后拉，并使膝关节弯曲；然后，股四头肌把你的膝关节伸直。这样，踢腿动作就完成了。

腘绳肌是大腿后侧一系列肌群的统称，是主要的屈膝肌群之一。腘绳肌，由股二头肌、半腱肌、半膜肌组成。

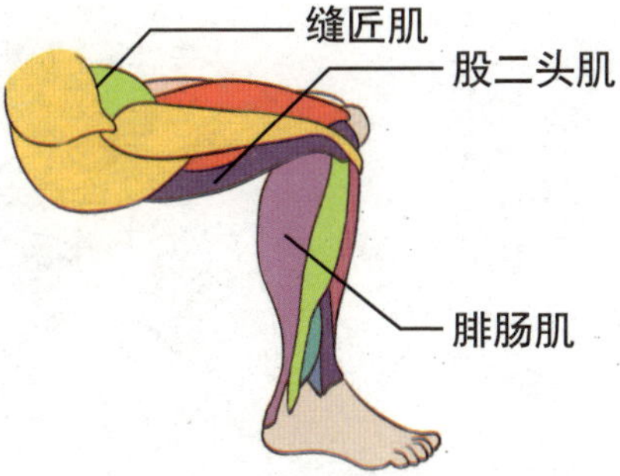

屈腿

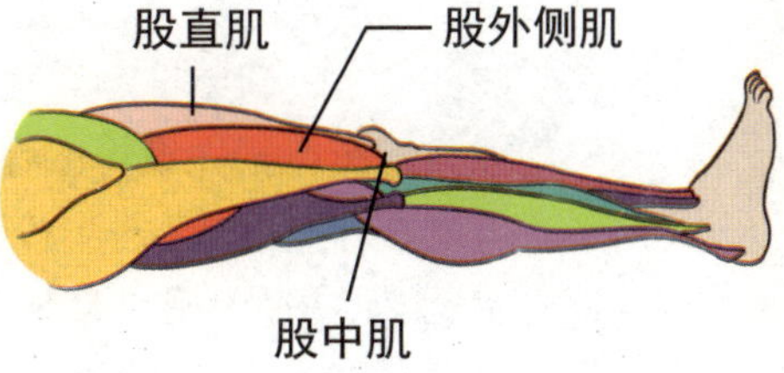

伸腿

终于完成任务了

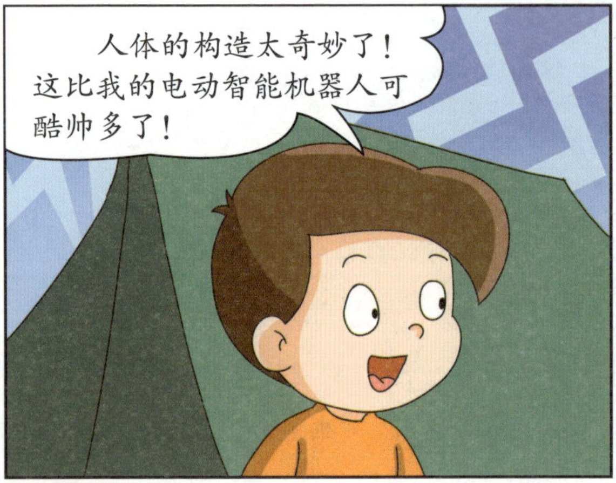

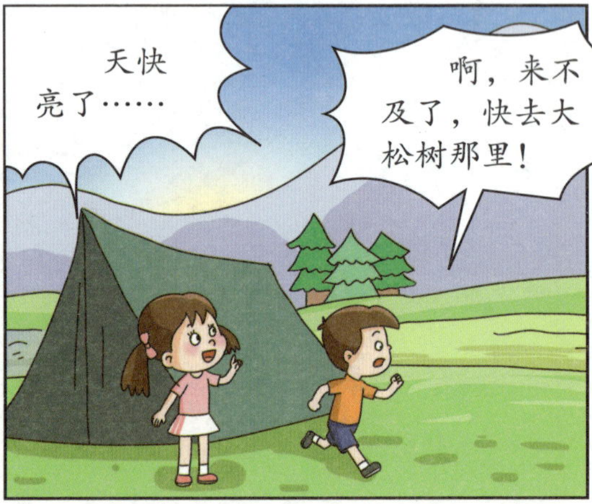

你知道吗

机器人与人类的区别

机器人是指能够半自主或全自主工作的智能机器。一般情况下，机器人包含执行装置、驱动装置、检测装置、控制系统等组成部分，既可以按照人类的语音指令，又可以通过运行预先编排的程序进行活动。

人类的身体系统则比较复杂，思想和行为会因周围的环境、文化等影响而发生变化，身体的组织和器官的功能也会随着年龄的增长而衰退。

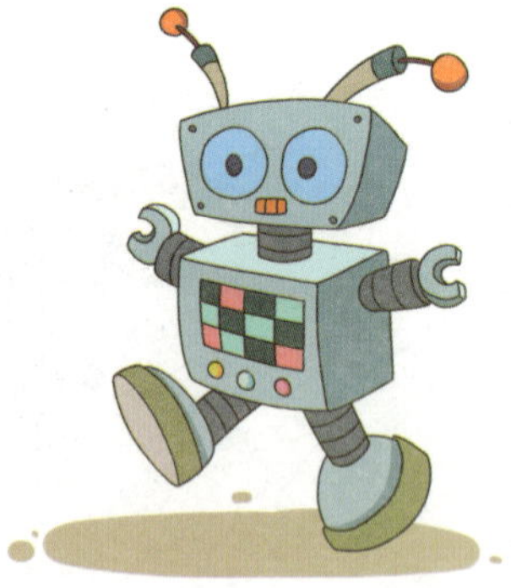

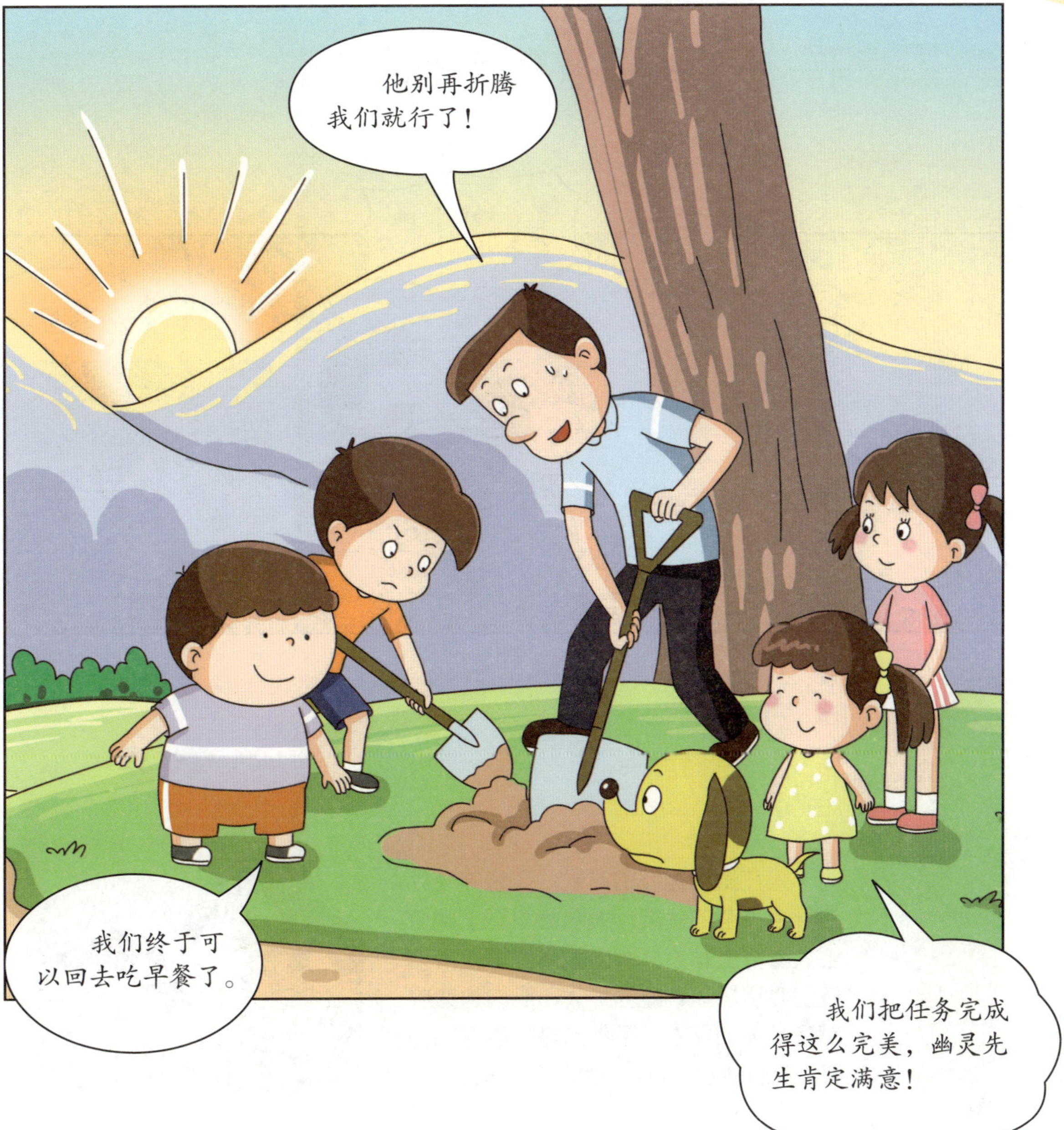
他别再折腾我们就行了！
我们终于可以回去吃早餐了。
我们把任务完成得这么完美，幽灵先生肯定满意！

幽灵事件真相大白

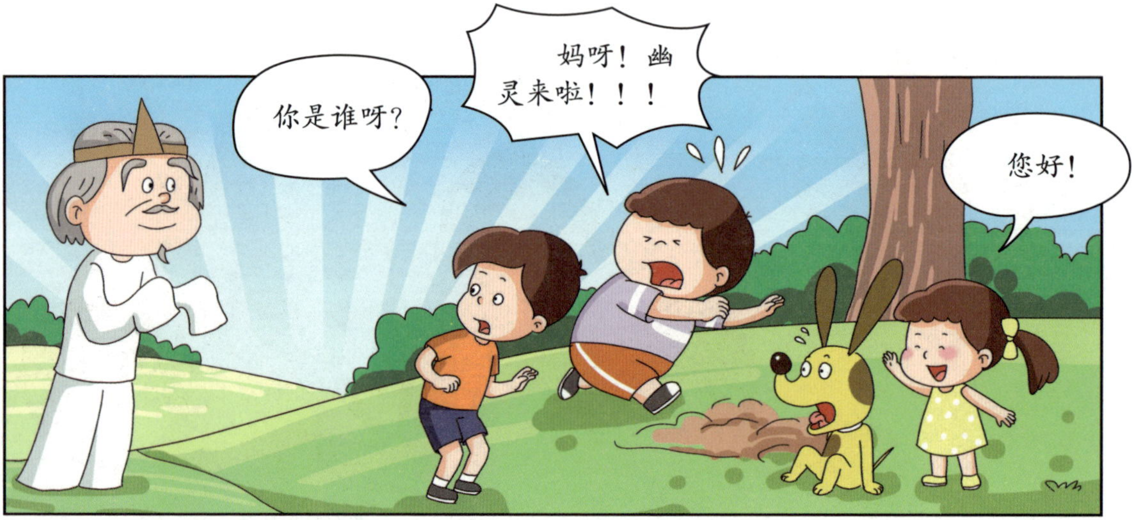

你知道吗

人在受到惊吓的时候为什么会心跳加速？

人在受到惊吓的时候，交感神经处在异常兴奋的状态，大脑命令肾上腺分泌大量肾上腺素。肾上腺素能够使身体做出心跳加速、瞳孔扩大、肌肉快速收缩等相关的反应，聚集起身体的全部力量，让身体快速进入一种防御状态。

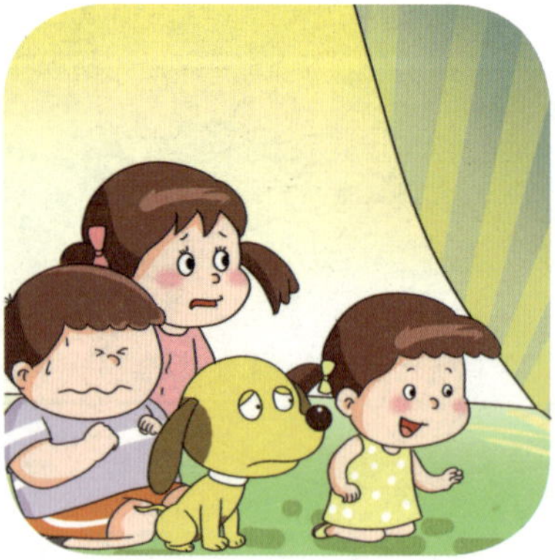

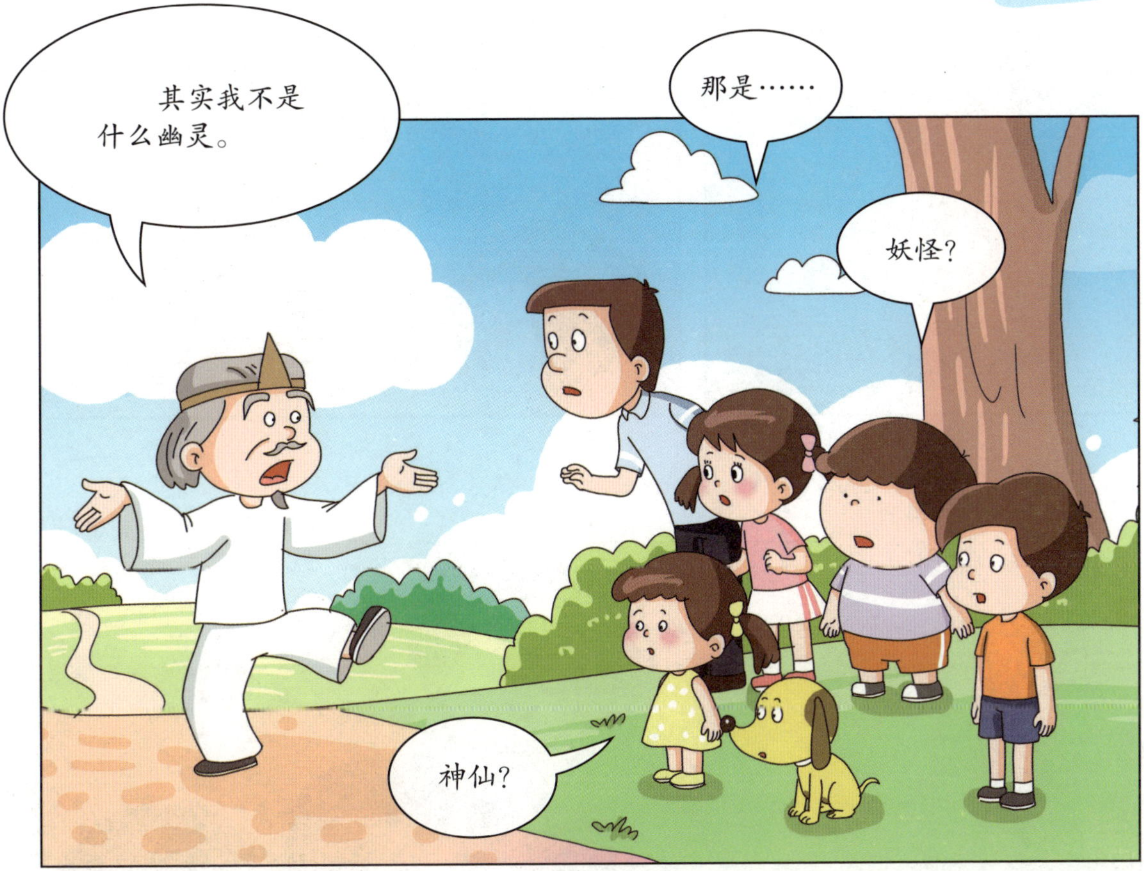

【人体冷知识】

我们对人微笑的时候大约需要动用 12 块面部肌肉，对人皱眉的时候大约需要动用 42 块。如此看来，还是多对人微笑省力气哦！

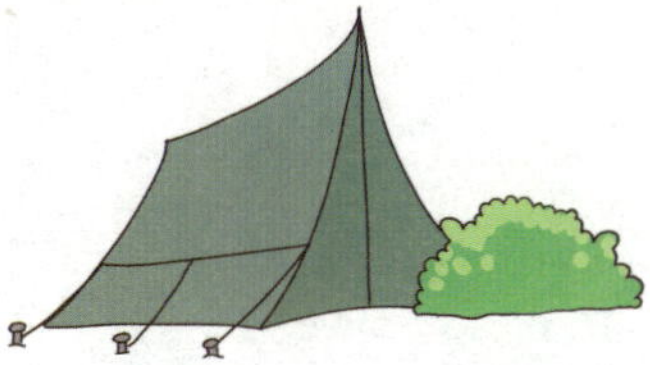

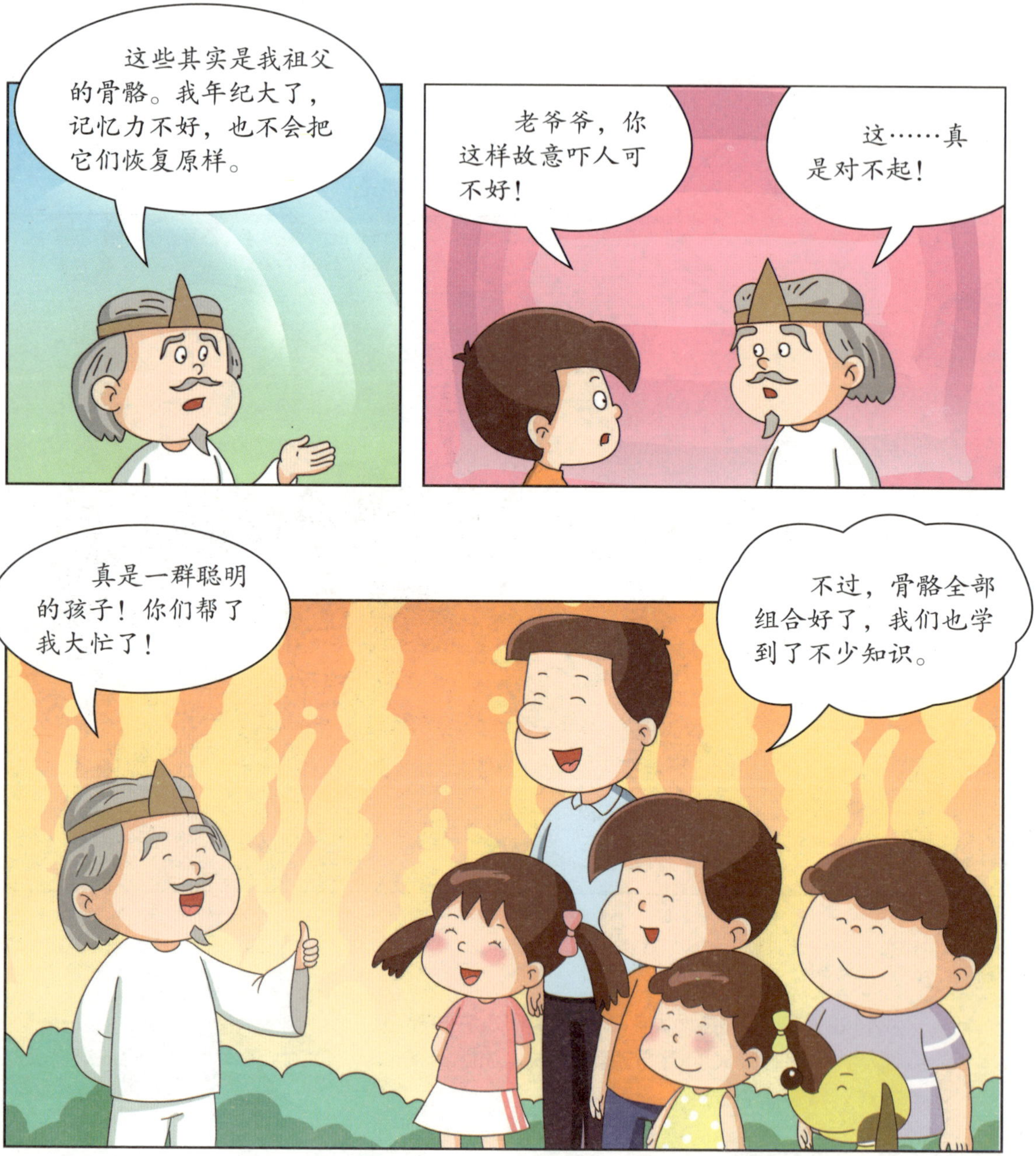
这些其实是我祖父的骨骼。我年纪大了，记忆力不好，也不会把它们恢复原样。
老爷爷，你这样故意吓人可不好！
这……真是对不起！
真是一群聪明的孩子！你们帮了我大忙了！
不过，骨骼全部组合好了，我们也学到了不少知识。

肌肉放大看的样子

如果我们变成细胞那么小，可以随意进入人体，那么当我们来到肌肉群中，就会发现肌肉是由一条一条像线缆一样的肌纤维捆扎起来的。当肌肉用力的时候，它们就像弹力绳一样一伸一缩。在那些较粗的“线缆”内部，有肌纤维、神经、血管以及结缔组织。

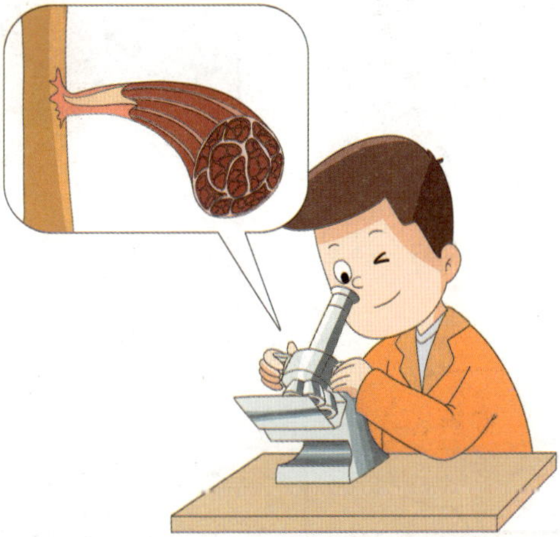

随着人的年龄增长，附着在骨骼上的肌肉纤维弹性变差，伸缩力没那么强。当人老了以后，肌肉的力量也就逐渐衰退了。所以我们常常听爷爷说“人老了，没力气了”。

小孩力气小又是为什么呢？那是他们的肌肉还没有完全发育到位，肌肉群中还是一根根细细的“线缆”，肌纤维长度也短。

有些少年，个头长得快，身高已经跟成年人差不多，但是身材显得单薄，力气也小，就是因为他们的肌纤维还不够粗壮。当身高的增长速度缓慢下来以后，肌肉的横断面才开始逐年增大，全身的肌肉也开始变得健壮、结实、有力。

另外，通过体育锻炼，也可以增加肌肉的厚度，提升力量。

人体小剧场

为什么跑步时会肚子疼

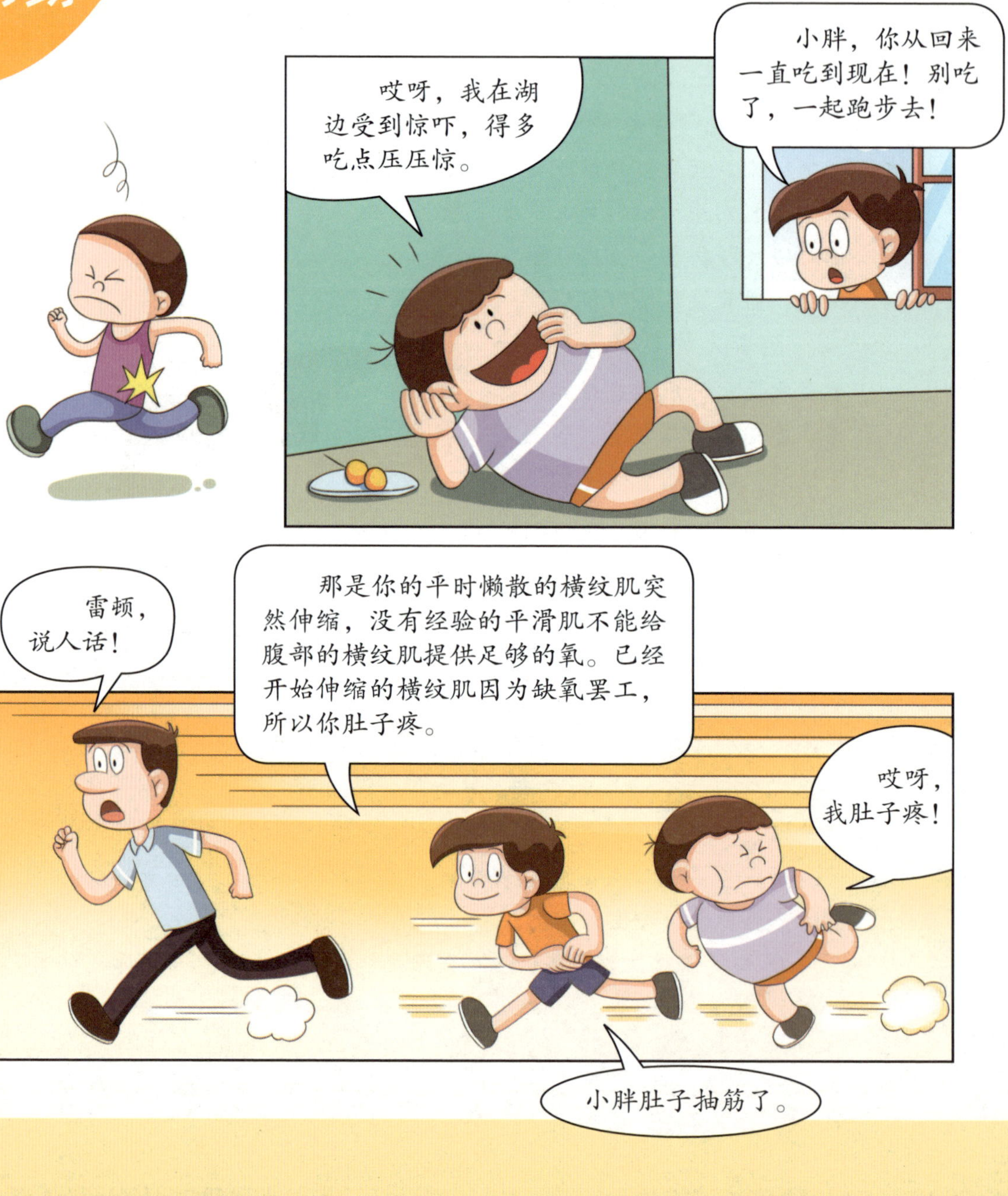

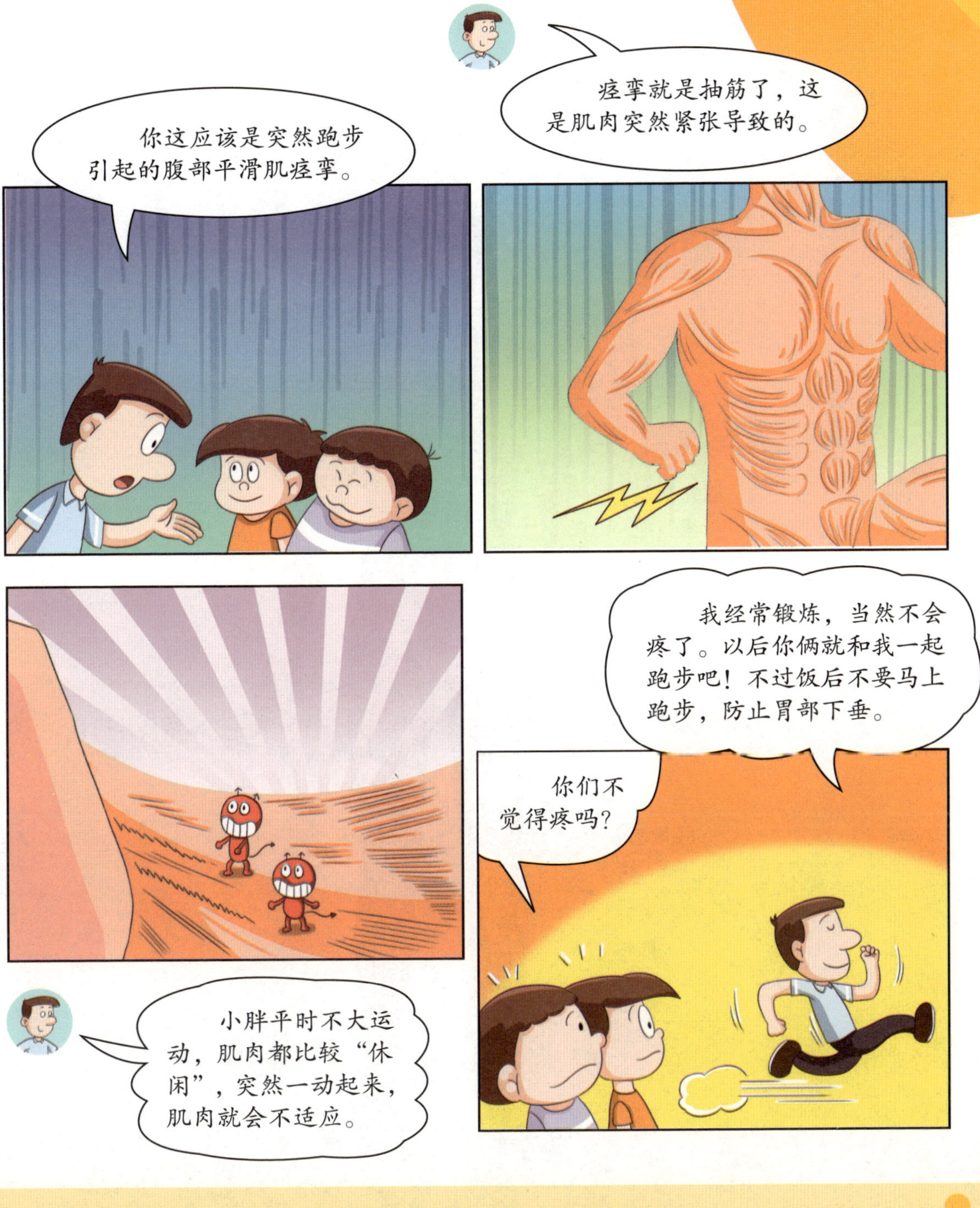
你这应该是突然跑步引起的腹部平滑肌痉挛。
痉挛就是抽筋了，这是肌肉突然紧张导致的。
小胖平时不大运动，肌肉都比较“休闲”，突然一动起来，肌肉就会不适应。
你们不觉得疼吗？
我经常锻炼，当然不会疼了。以后你俩就和我一起跑步吧！不过饭后不要马上跑步，防止胃部下垂。

人体的骨骼肌

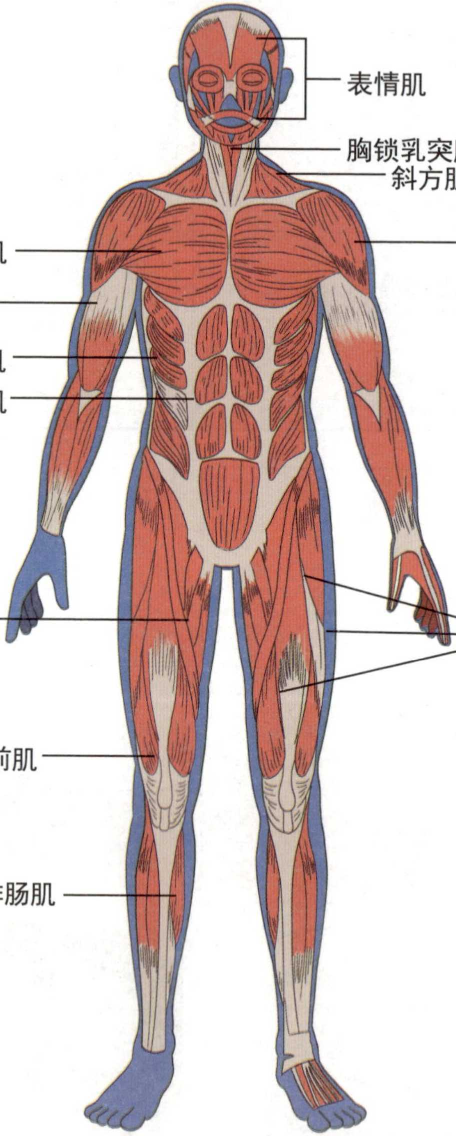

人体肌肉约有639块，占体重的35%~40%，可分为骨骼肌、内脏肌和心肌三类。其中，骨骼肌是我们能够看到和感觉到的类型。

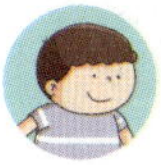

达哥，你总去健身房练肌肉，练的就是骨骼肌吗？

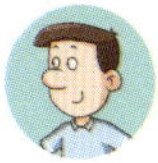

哈哈，被你们发现了！没错，骨骼肌就是那些附着在骨骼上的肌肉，它们呈束状排列，收缩受意识支配。我们可以通过锻炼让它们变得更强壮。

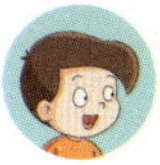

那我也要去锻炼肌肉！

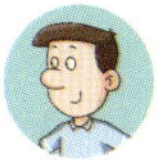

你们现在的肌肉力量很弱，还没进入生长的高峰期。过早进行肌肉负重的力量练习，不仅会影响身体的匀称发育，还会给心脏造成过重的负担。

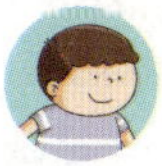

看吧，以后你们可别逼着我跑步了，我的小心脏可受不了！

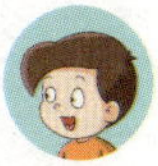

第一次听到有人把偷懒说得这么清新脱俗的！

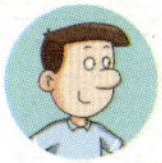

你俩别着急，我还没说完呢！虽然你们现在还不能进行肌肉锻炼，但经常进行适当的运动，也能提高身体骨骼肌的韧性。

雷顿的意外“发现”

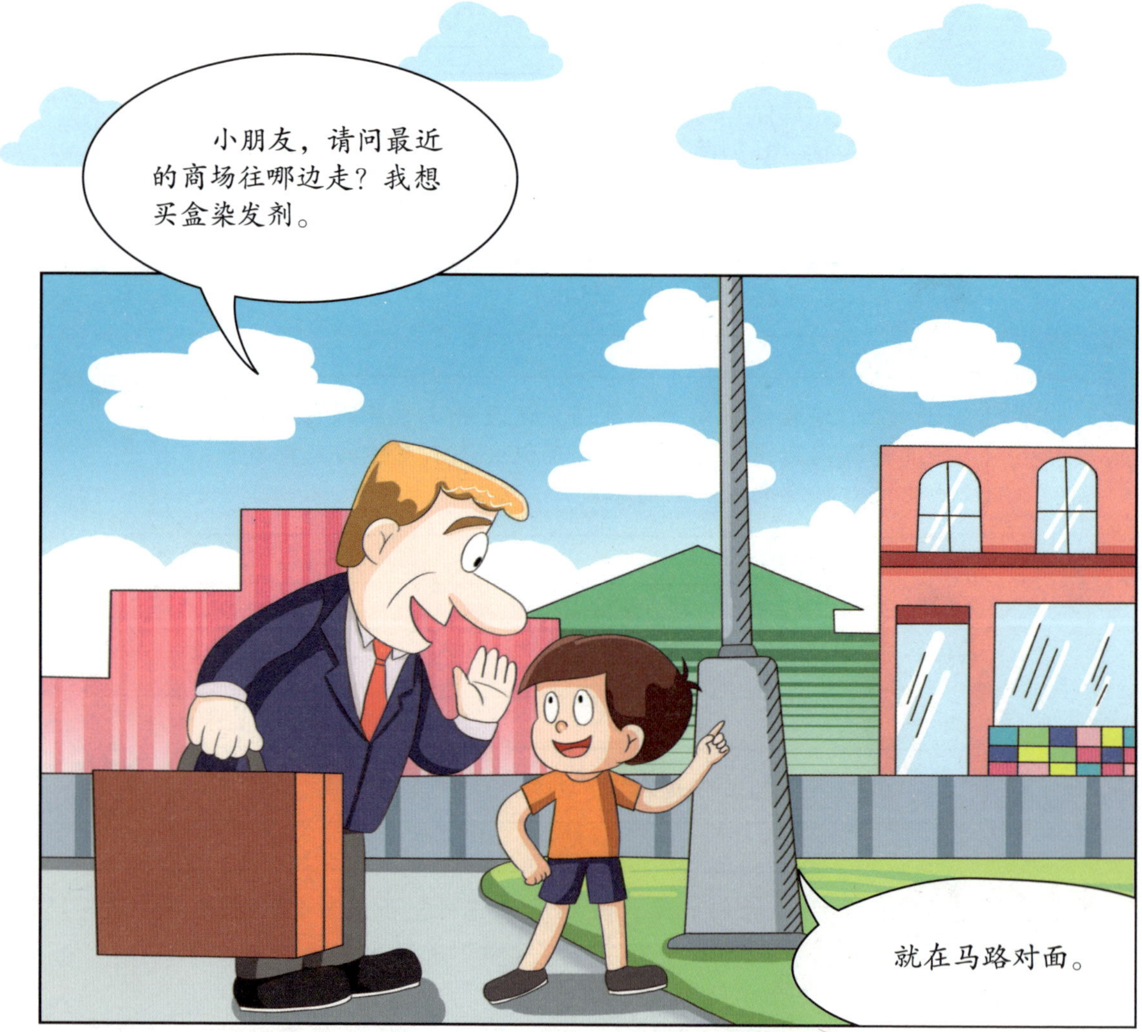

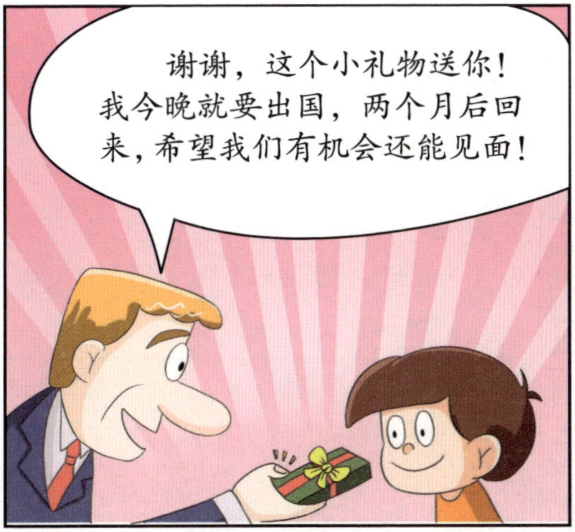
谢谢，这个小礼物送你！我今晚就要出国，两个月后回来，希望我们有机会还能见面！

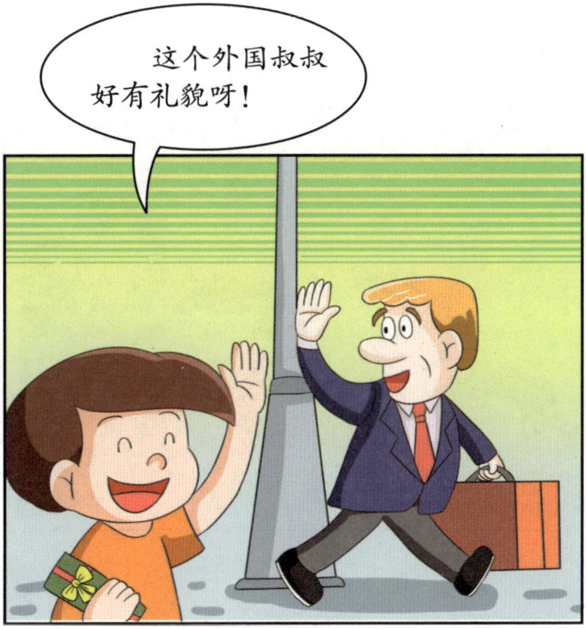
这个外国叔叔好有礼貌呀！

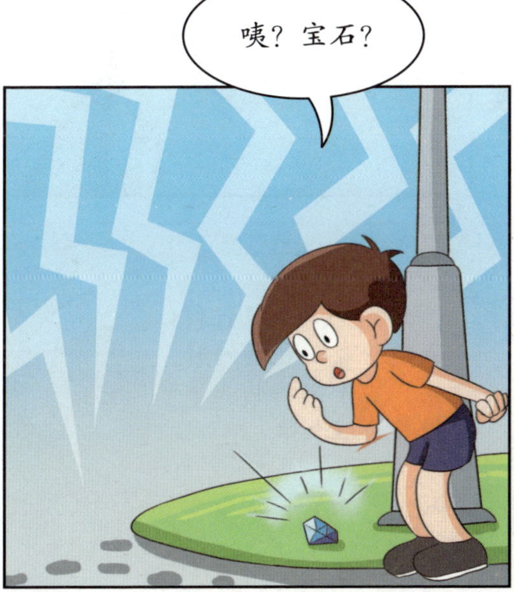
咦？宝石？

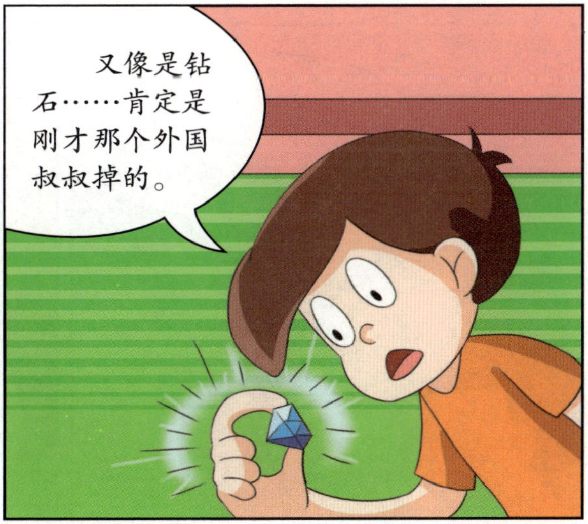
又像是钻石……肯定是刚才那个外国叔叔掉的。

寻找钻石的主人

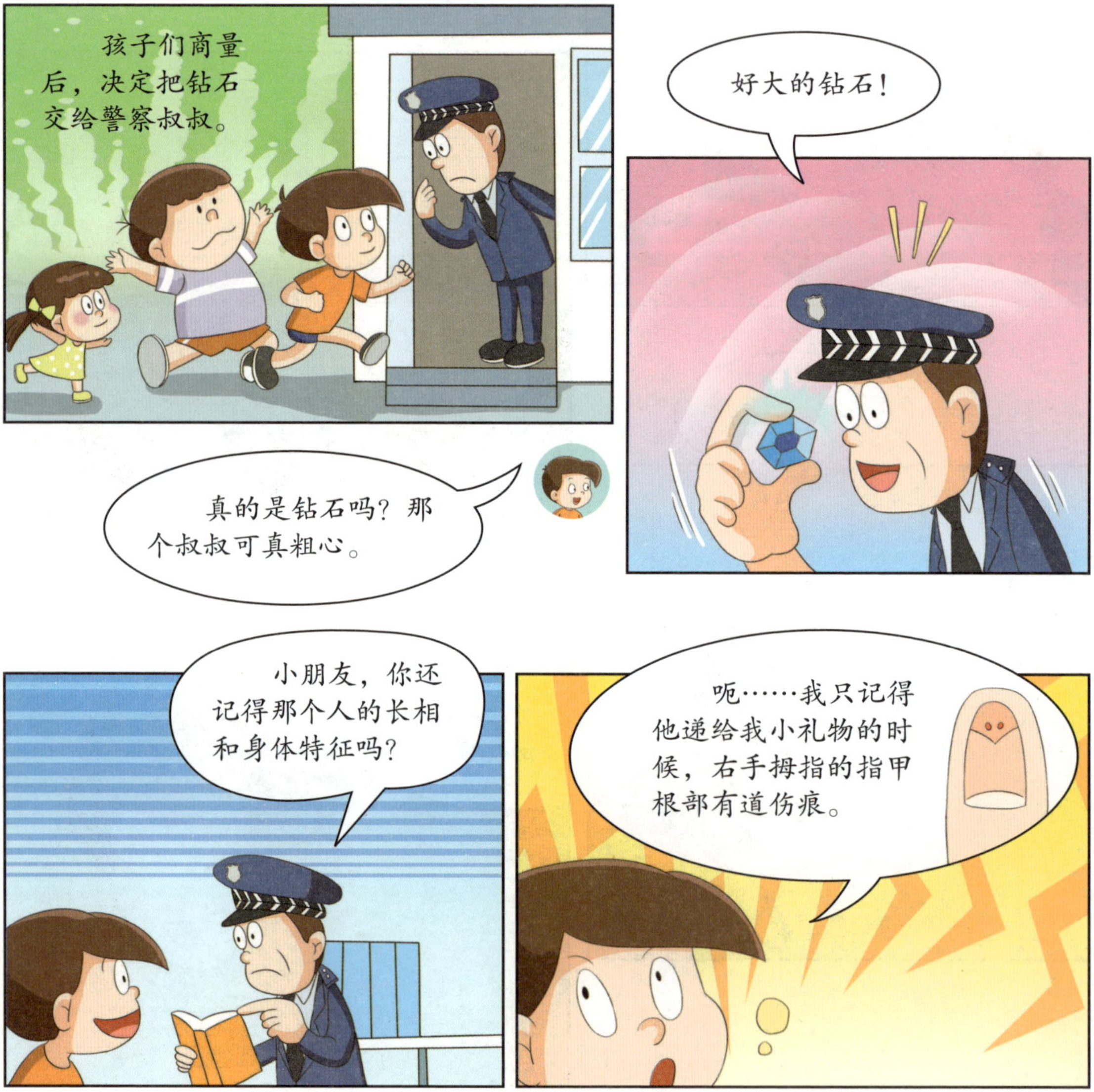
孩子们商量后，决定把钻石交给警察叔叔。
好大的钻石！
真的是钻石吗？那个叔叔可真粗心。
小朋友，你还记得那个人的长相和身体特征吗？
呃……我只记得他递给我小礼物的时候，右手拇指的指甲根部有道伤痕。

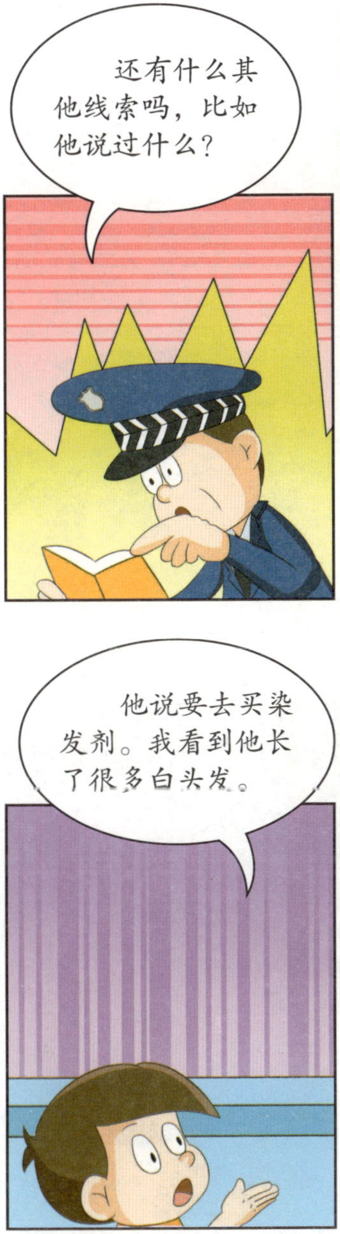

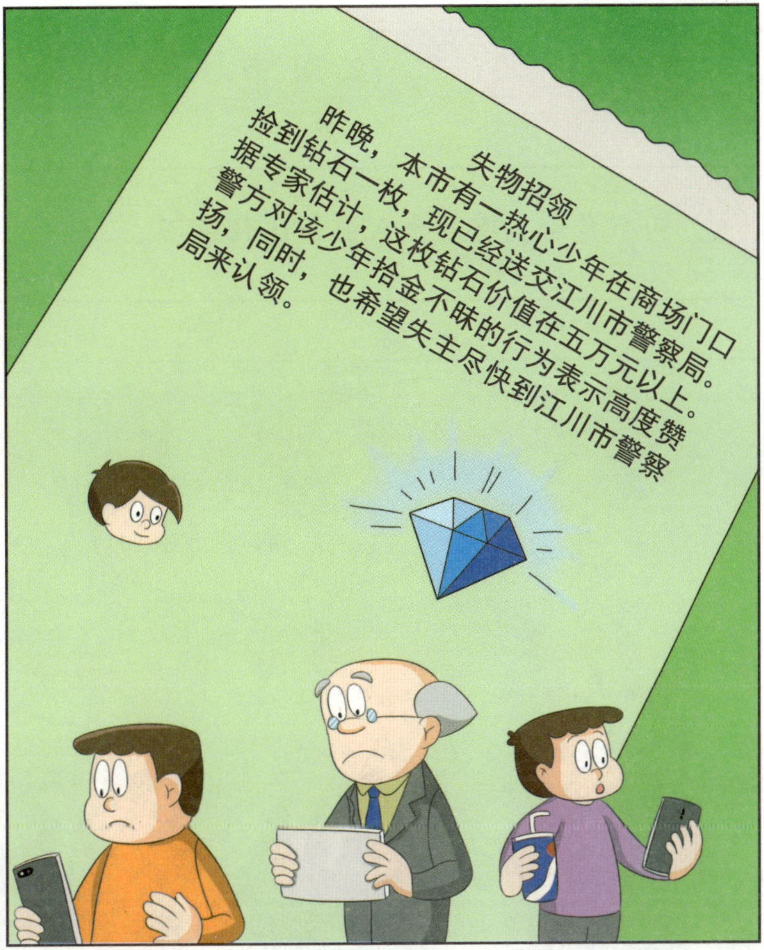

【人体冷知识】

胡须是人体生长速度最快的毛发。如果一名男子从不剃须，终其一生他将蓄出 9 米多长的胡须。

江川市“柯南”

两个月后，有 3 个人前来认领钻石。

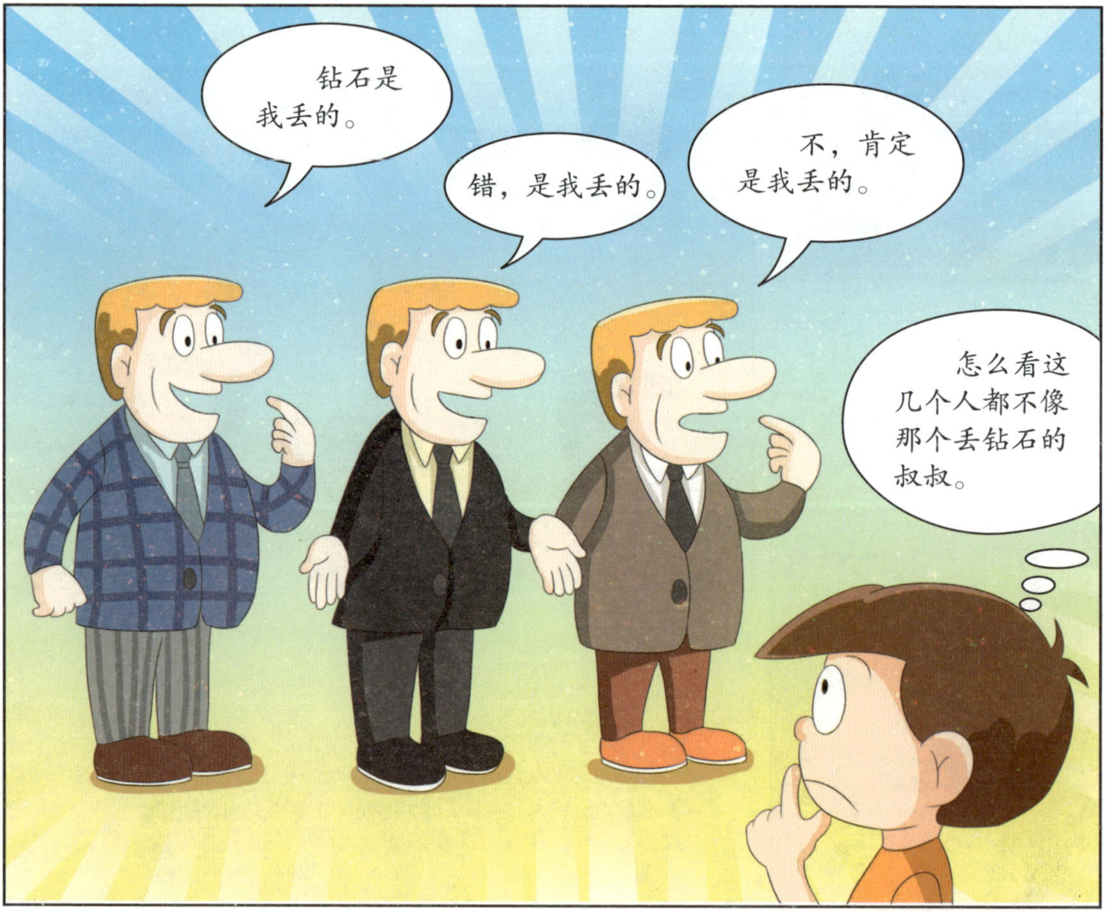

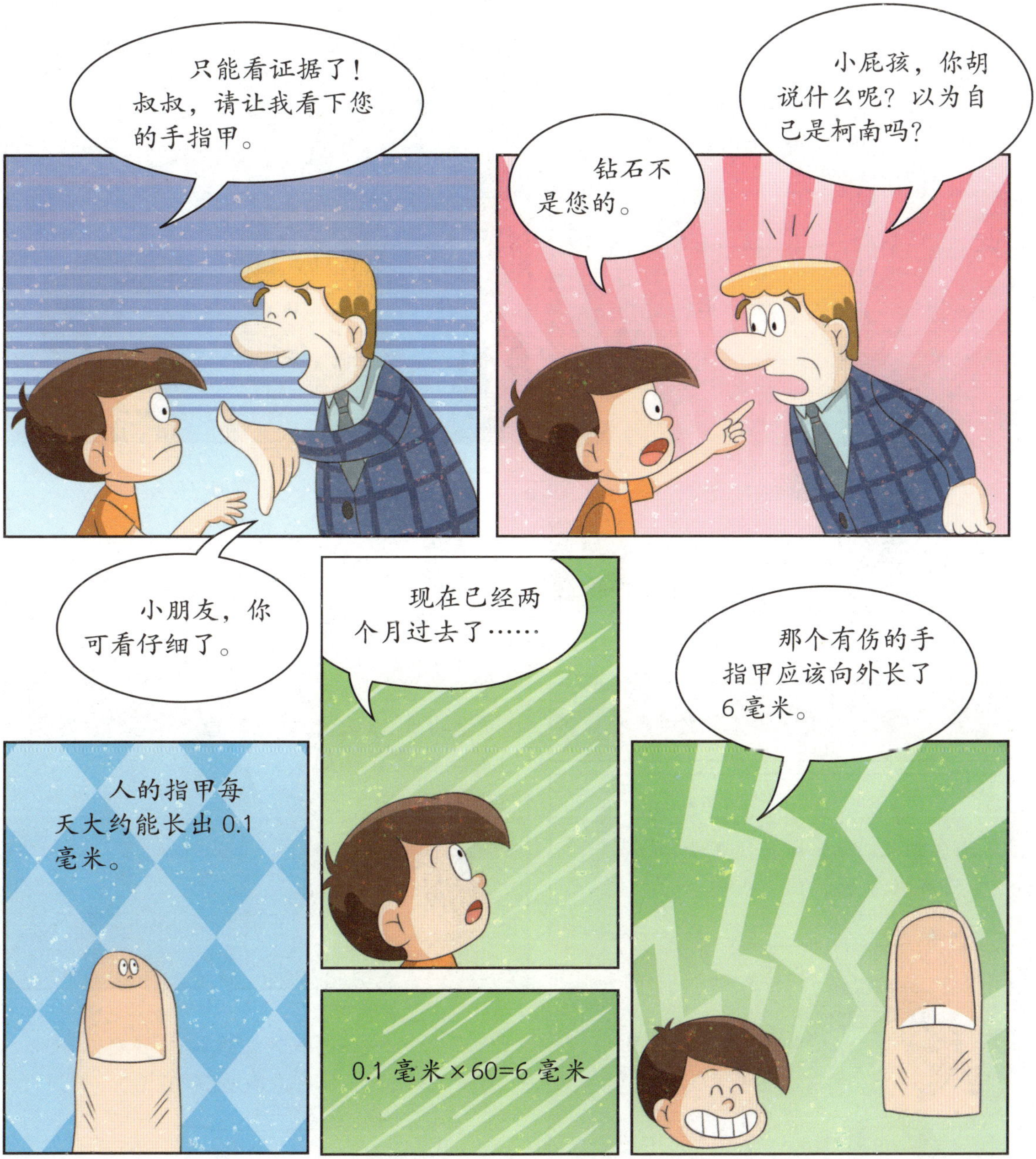
只能看证据了！叔叔，请让我看下您的手指甲。
小屁孩，你胡说什么呢？以为自己是柯南吗？
钻石不是您的。
小朋友，你可看仔细了。
现在已经两个月过去了……
那个有伤的手指甲应该向外长了6毫米。
人的指甲每天大约能长出0.1毫米。
0.1毫米×60=6毫米

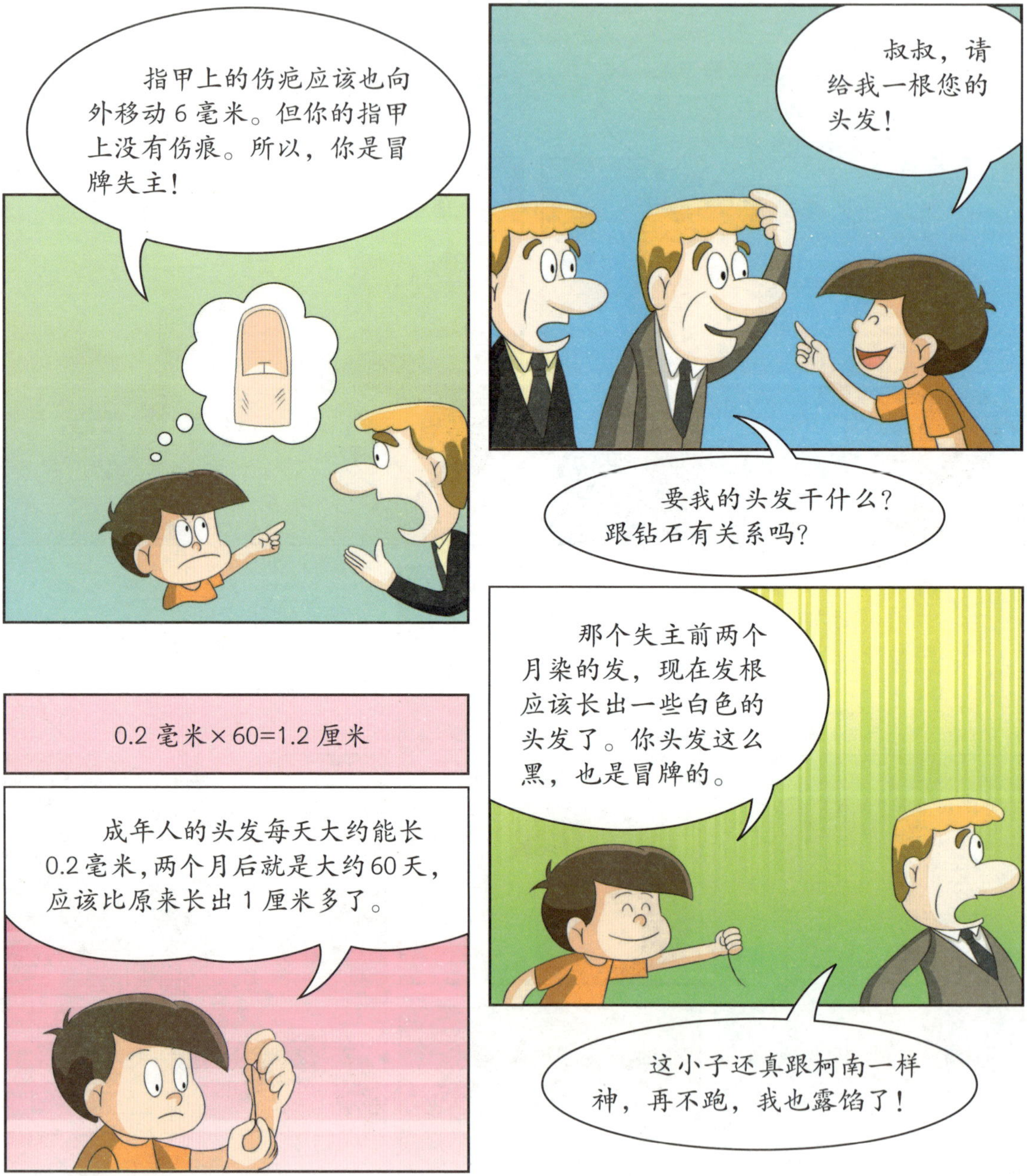
指甲上的伤疤应该也向外移动6毫米。但你的指甲上没有伤痕。所以，你是冒牌失主！
叔叔，请给我一根您的头发！
要我的头发干什么？跟钻石有关系吗？
成年人的头发每天大约能长0.2毫米，两个月后就是大约60天，应该比原来长出1厘米多了。
0.2毫米×60=1.2厘米
那个失主前两个月染的发，现在发根应该长出一些白色的头发了。你头发这么黑，也是冒牌的。
这小子还真跟柯南一样神，再不跑，我也露馅了！

指甲的构造

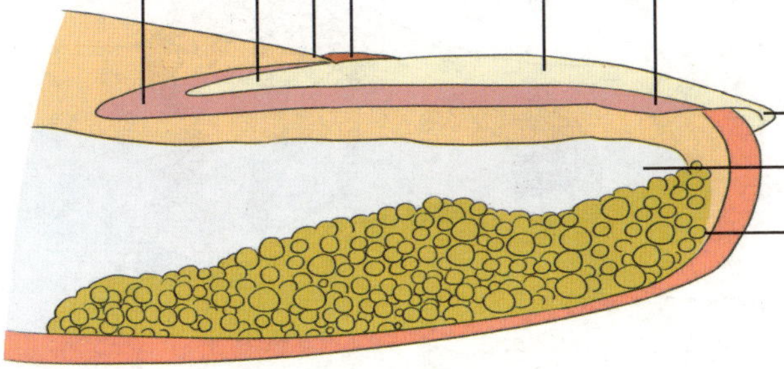

人体不仅有坚硬的骨骼，还有坚硬的指甲。指甲主要成分是角蛋白。

我们的指甲是由甲根的地方长出来的。刚长出来的指甲比较软，后来才逐渐变硬。我们指甲根部半圆形发白的地方，就是新长出来的指甲。

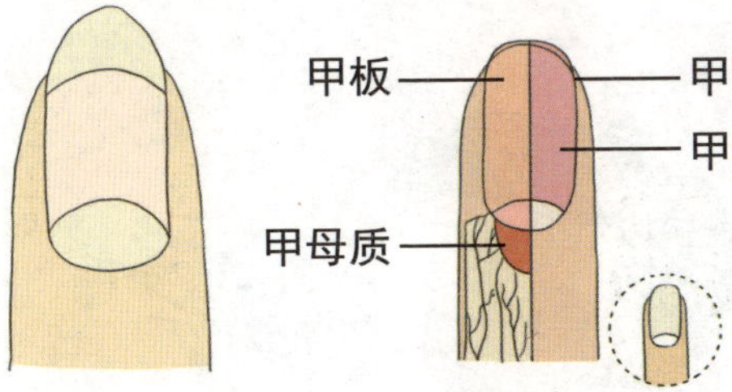

甲板，就是我们常说的指甲盖儿，是最坚硬的部分。

甲母质，在甲板的下层，产生新的指甲，从外表看不到。

甲周皮肤，起保护作用，它跟甲板之间的间隙叫作甲沟。

人体小剧场

年纪大了头发为什么会变白

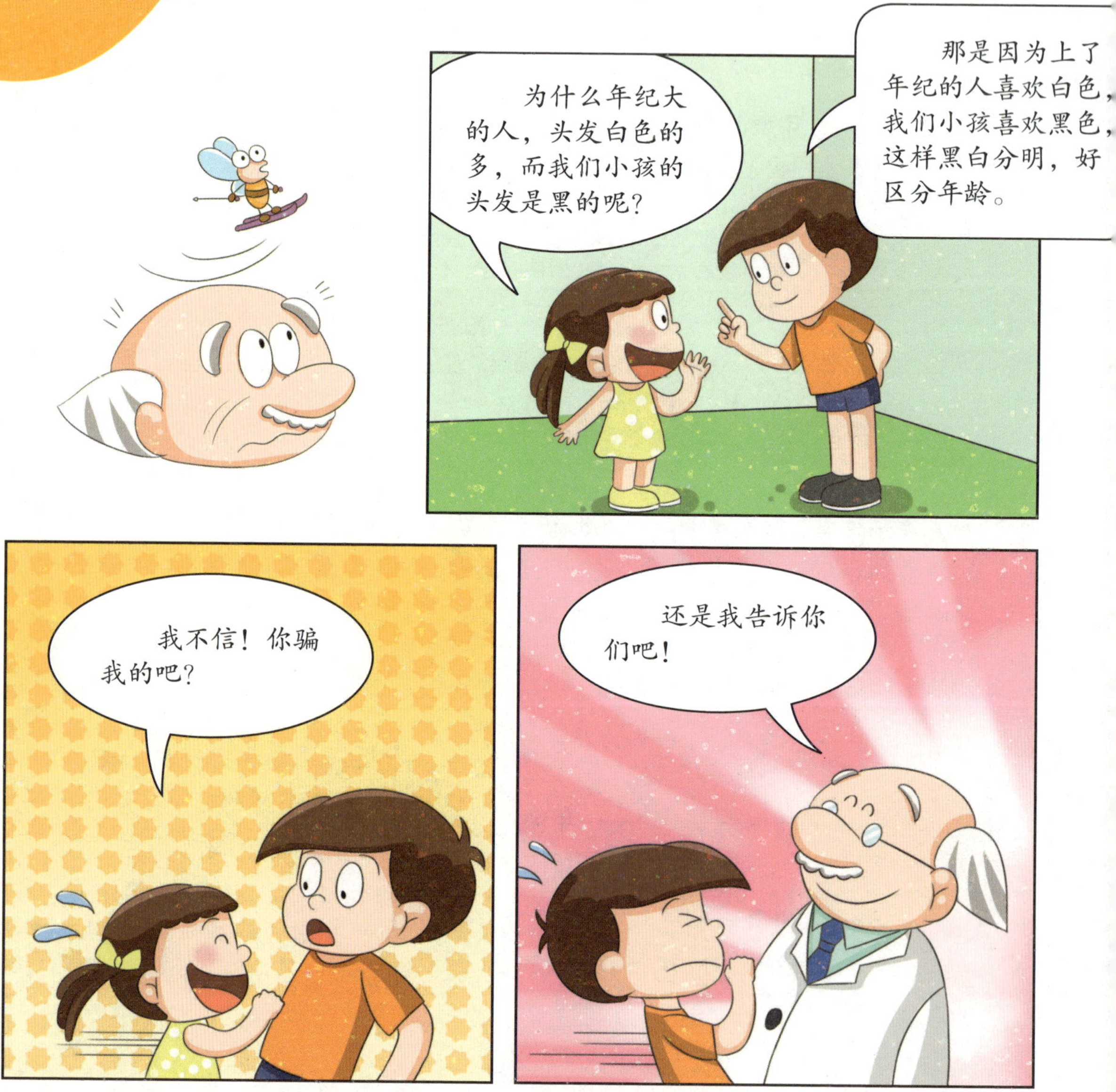

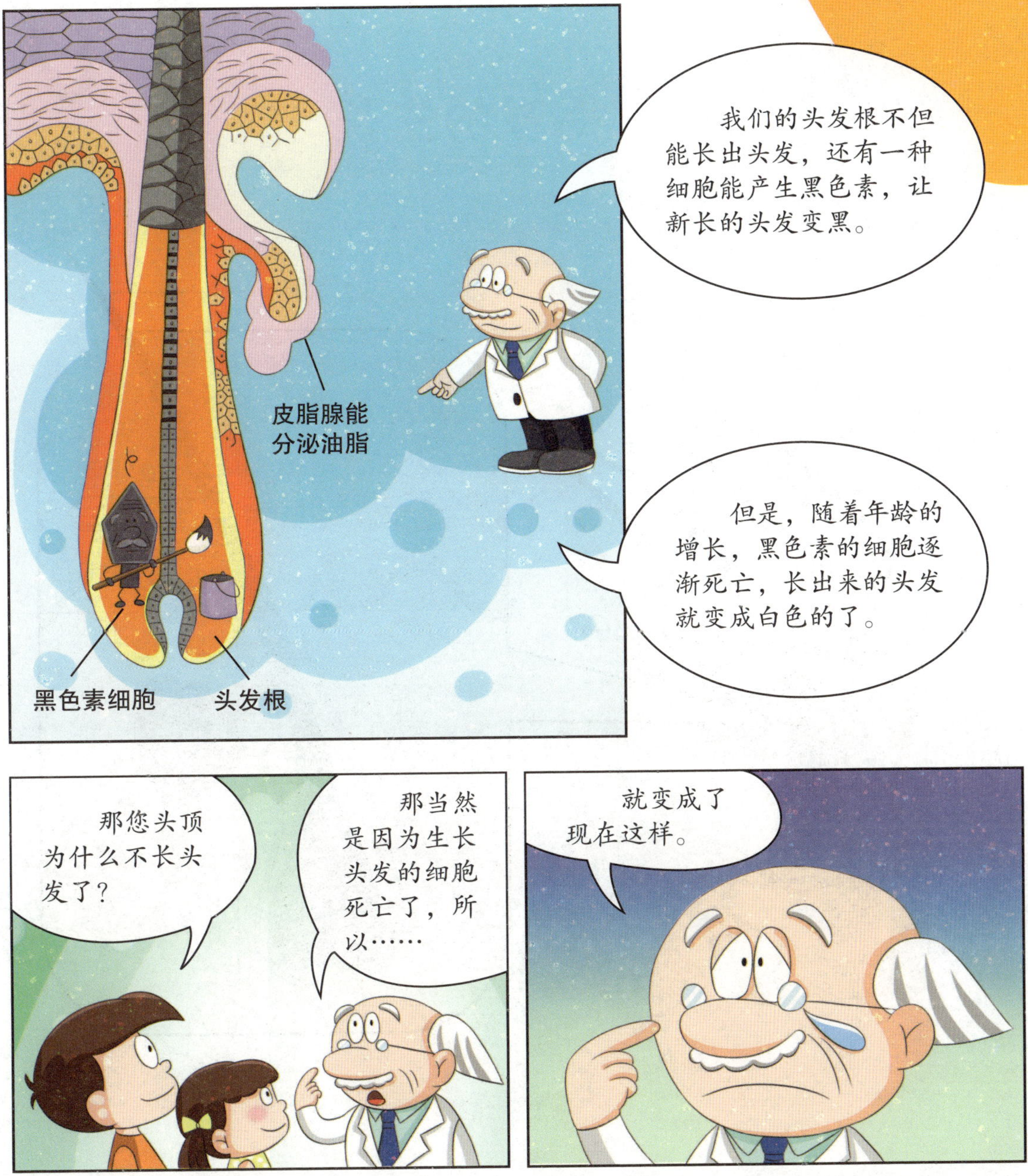
我们的头发根不但能长出头发，还有一种细胞能产生黑色素，让新长的头发变黑。
皮脂腺能分泌油脂
黑色素细胞
头发根
但是，随着年龄的增长，黑色素的细胞逐渐死亡，长出来的头发就变成白色的了。
那您头顶为什么不长头发了？
那当然是因为生长头发的细胞死亡了，所以……
就变成了现在这样。

毛发的生长

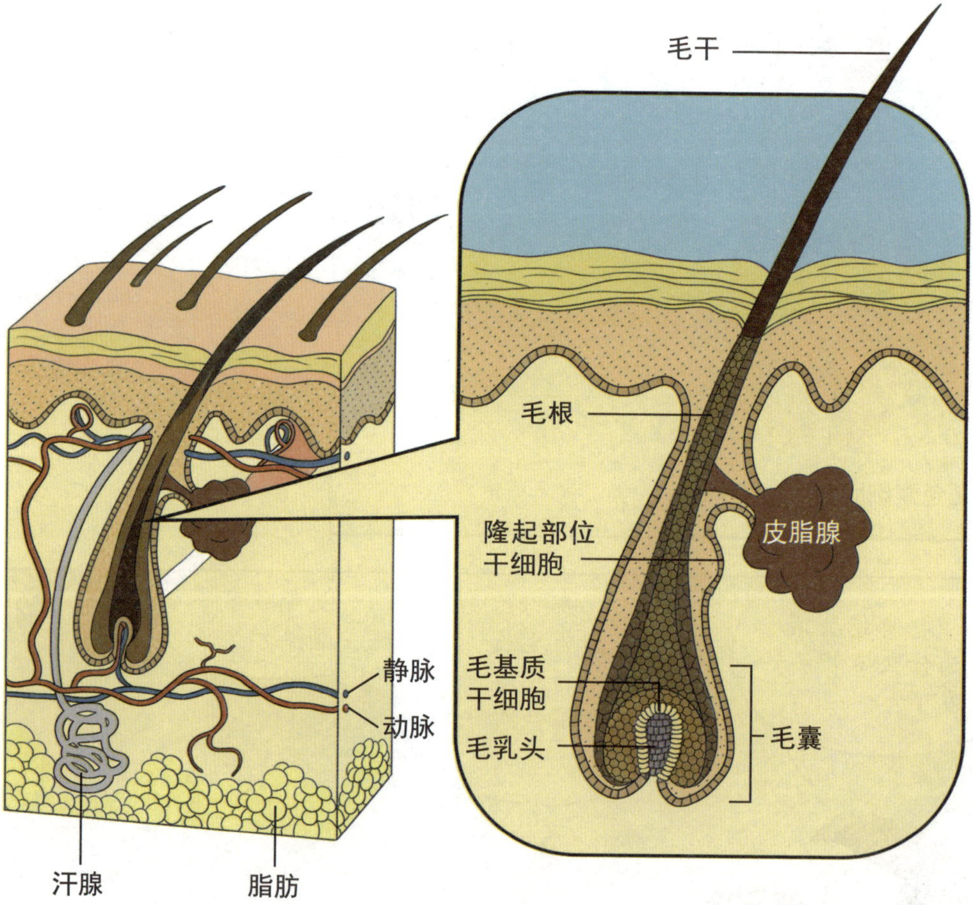

毛发的结构图

毛发生长周期分为三个阶段：生长期、退行期和休止期。

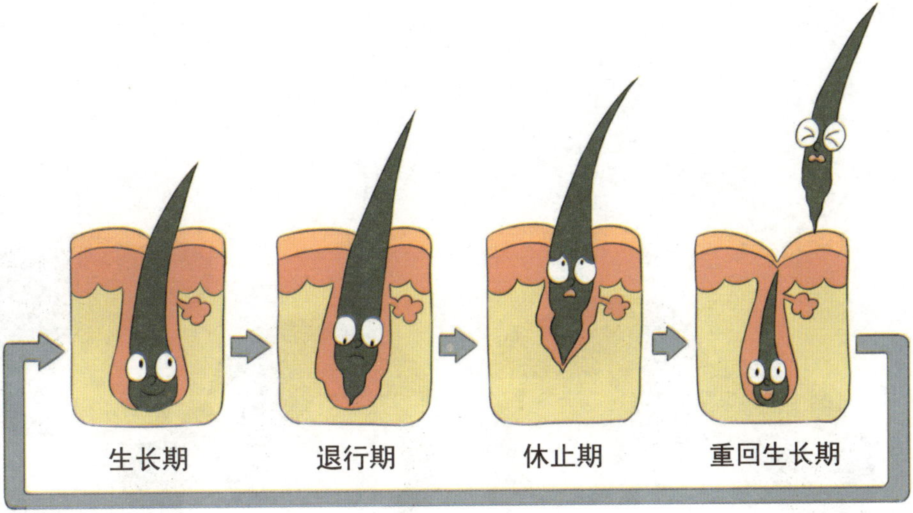

头发有 2～6 年的生长期，退行期约 2～3 周，休止期 2～3 个月后脱落，新的毛发在毛囊内再生，开始了新的周期。

一般来说，我们头皮的毛囊有 85% 处于生长期，有 14% 处于休止期，还有 1% 处于退行期（具体的比例会受到年龄、体质、季节等因素的影响）。因而，正常情况下，每天有 70～100 根头发处于退行期并脱落。

博士上了年纪，他头上生长期的毛囊越来越少，退行期的越来越多，所以掉头发就越来越多，最后快掉光了。

人的毛发遍布全身，包括头发和身体各处的汗毛和体毛。它们生长在不同的部位，起到不同的保护作用。比如头发保护头皮，睫毛能遮蔽阳光、遮挡灰尘。

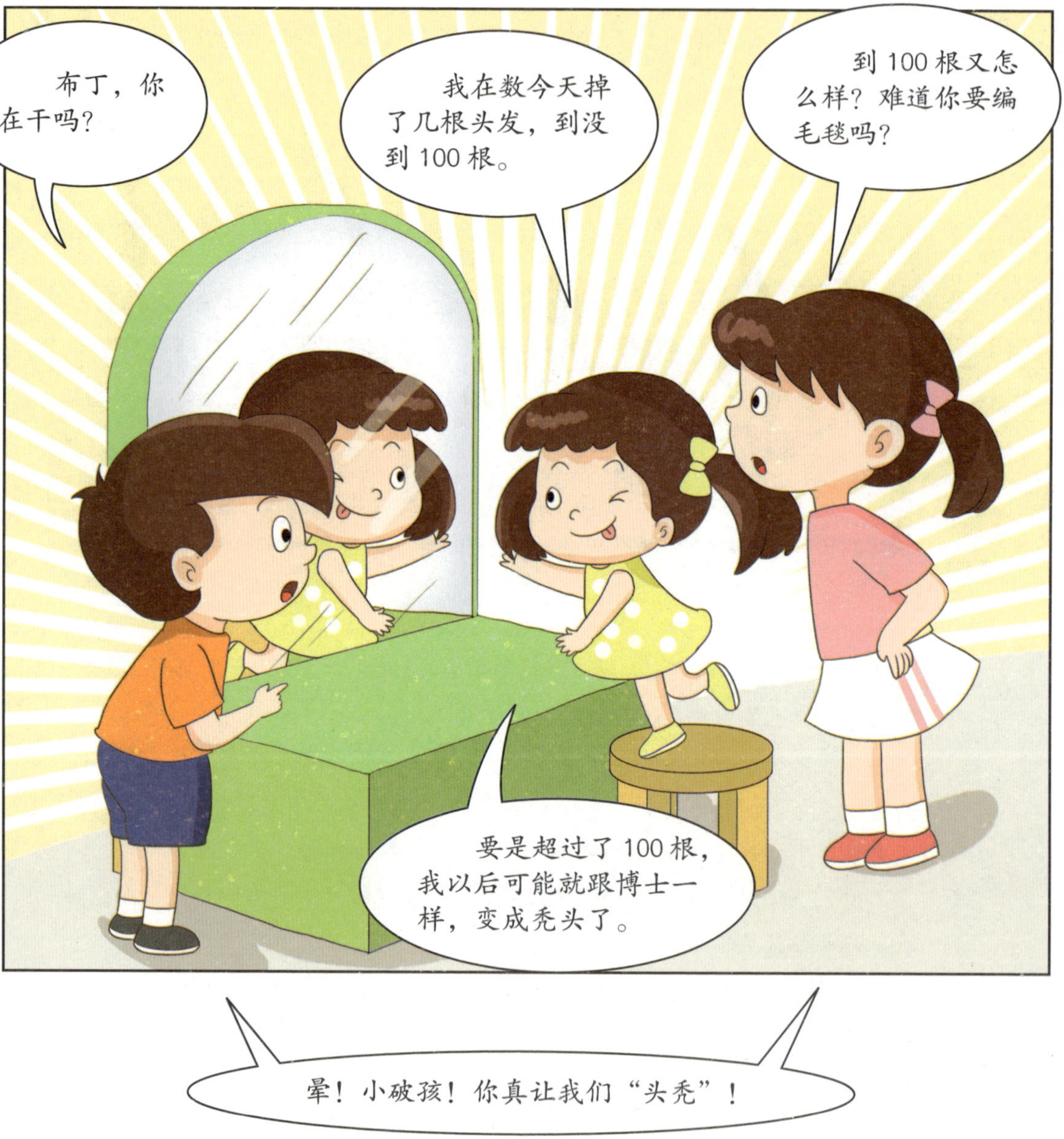
布丁，你在干吗？
我在数今天掉了几根头发，到没到100根。
到100根又怎么样？难道你要编毛毯吗？
要是超过了100根，我以后可能就跟博士一样，变成秃头了。
晕！小破孩！你真让我们“头秃”！

赵学强 遗传学博士，毕业于中国科学院，芬兰赫尔辛基大学博士后，现为中国科学院遗传与发育生物学研究所副研究员，中国遗传学会会员。长期从事植物分子遗传学方面相关科研工作，先后主持或参与多项国家自然科学基金、国家重点研发计划及国家重点专项等省部级项目，在国内外核心期刊发表学术论文 20 余篇，授权国家专利 10 件。

身体运转的秘密

全案策划：杨丽丽
责任编辑：张世昌
执行编辑：秦锦霞
封面设计：周　飞

彩虹糖童书馆
Rainbow Candy Kids' Book House

越看
越想看的
科普
漫画书

身体运转的秘密

THE SECRETS OF HUMAN BODY

赵学强◎编著

② 人体补给站

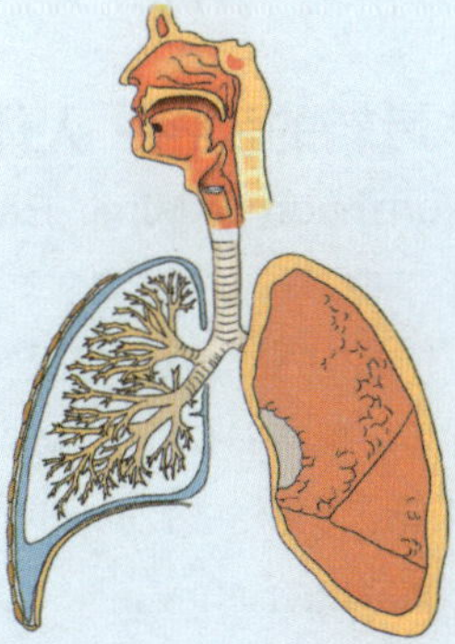

航空工业出版社
北京

内容提要

本书通过讲述雷顿在梦境中和达哥、艾米、布丁寻找小胖肚子里定时炸弹的故事，借小矮人的视角，详细介绍了人体消化系统的工作原理。小伙伴们还在研究博士发明的仿生呼吸器的过程中，逐渐了解了人体呼吸系统运转的过程。小读者们会在他们惊险搞笑的故事中，不知不觉了解身体这个补给站如何为我们提供能量的秘密。

图书在版编目（CIP）数据

身体运转的秘密．人体补给站 / 赵学强编著．　北京：航空工业出版社，2022.1
ISBN 978-7-5165-2850-1

Ⅰ．①身…　Ⅱ．①赵…　Ⅲ．①人体－少儿读物　Ⅳ．①R32-49

中国版本图书馆 CIP 数据核字（2021）第 273682 号

身体运转的秘密·人体补给站

Shenti Yunzhuan de Mimi. Renti Bujizhan

航空工业出版社出版发行
（北京市朝阳区京顺路5号曙光大厦C座四层　100028）
发行部电话：010-85672688　010-85672689

天津创先河普业印刷有限公司印刷　　全国各地新华书店经售
2022 年1 月第1 版　　2022 年1 月第1 次印刷
开本：889×1194　1/24　　字数：34千字
印张：3.5　　定价：120.00元（全4册）

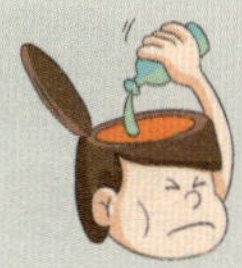

目录 CONTENTS

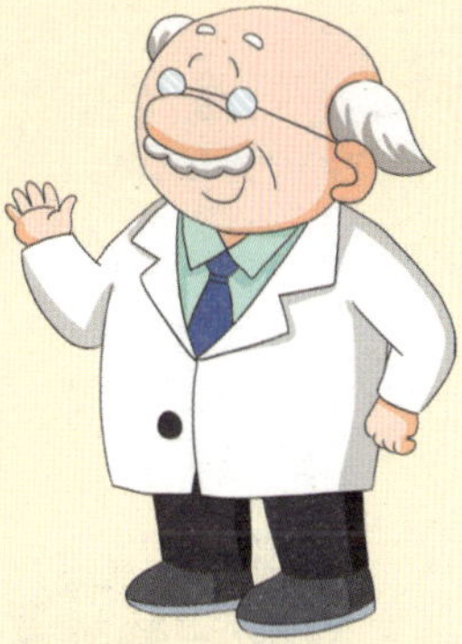

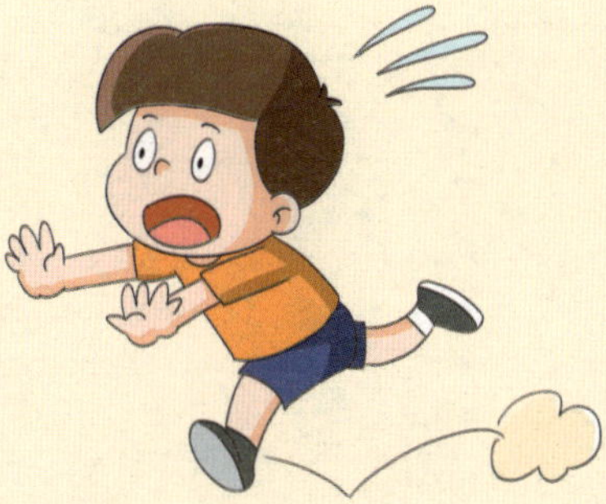

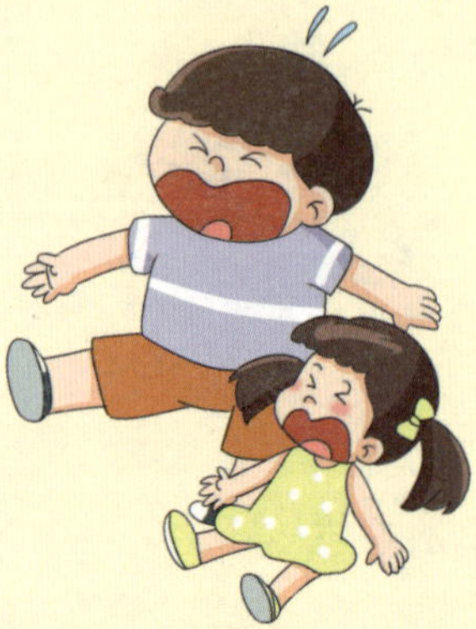

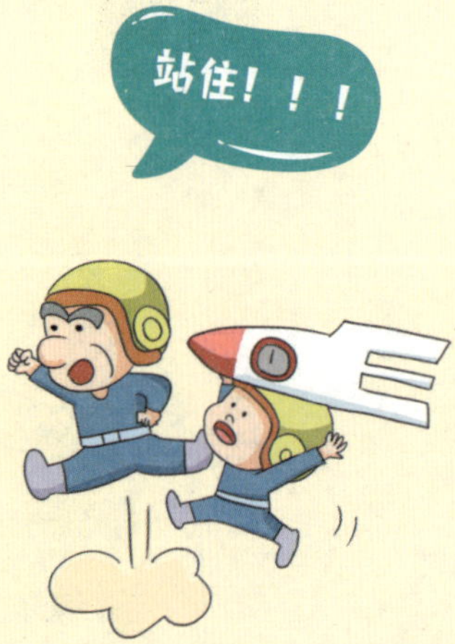
站住！！！

人物介绍

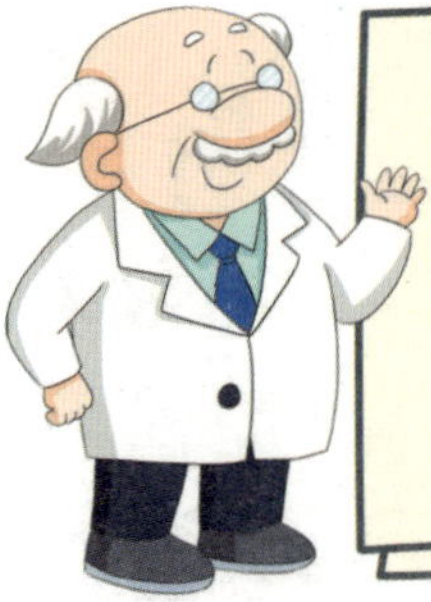

博 士

自称00后（00后退休）万能博士，年龄保密，科普网红达人，网络江湖人称“有事问博士”，有问必有答，有答偶有失。

25岁，生物研究员，健身达人，户外爱好者，深受孩子们的崇拜。

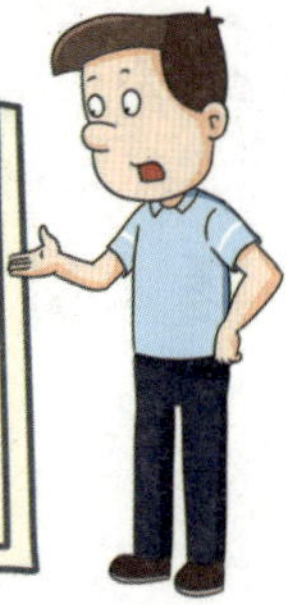

达 哥

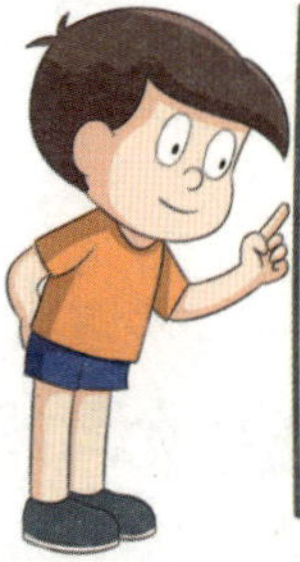

雷 顿

11岁，小学生，百科小达人，聪明调皮，好奇好问也好答，人送外号“牛小顿”。

11岁，小学生，贪吃爱玩，反应总是慢半拍，食量如海牛，胆小如松鼠。

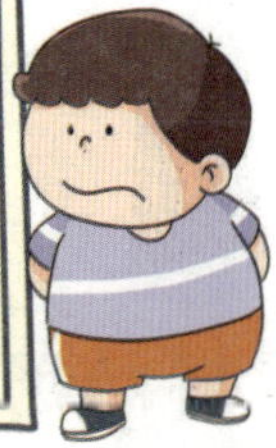

小 胖

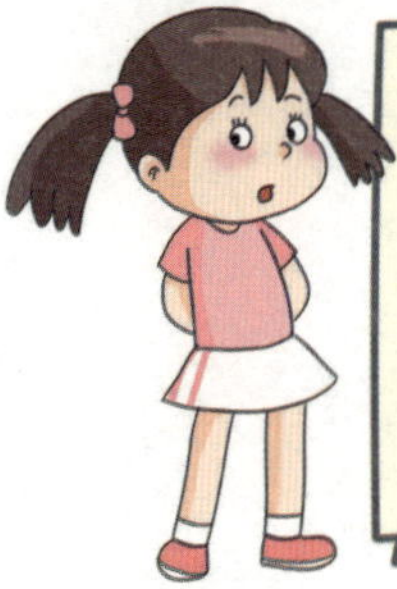

艾 米

11岁，雷顿同班同学，神算小仙女，多事精，经常跟雷顿抬杠，雷顿背后称她“学霸掉点渣”。

5岁，好奇心强，人小胆子大，是其他孩子的小跟班。

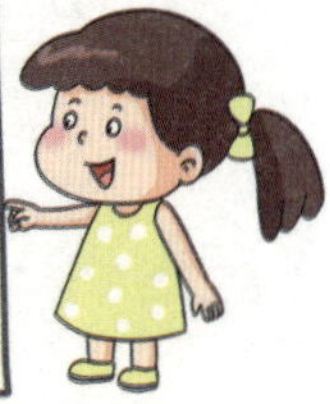

布 丁

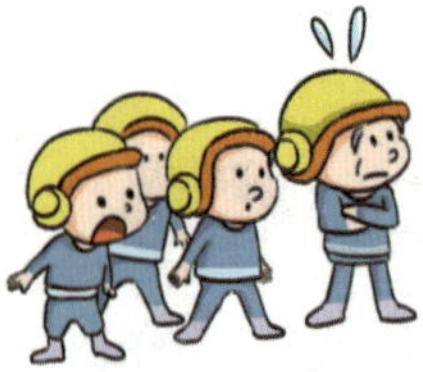

忠实的地球守卫者。后来出现在雷顿的梦中，帮助小胖寻找定时炸弹。

小矮人战士

博士发明的仿生机器人。借助仿生器官，可以实现人体的部分功能。

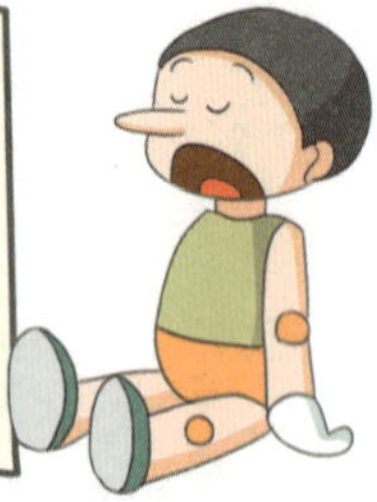

机器人

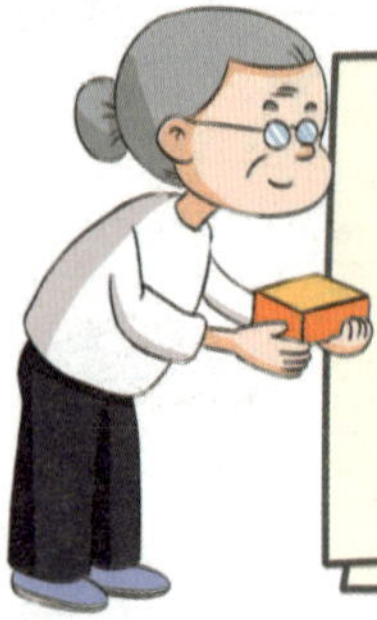

65岁，退休老教师。和雷顿一家住在一起，爱给家人普及养生保健知识。

雷顿奶奶

32岁，爱美、爱逛街。对雷顿的态度：除了学习，其他都好说。

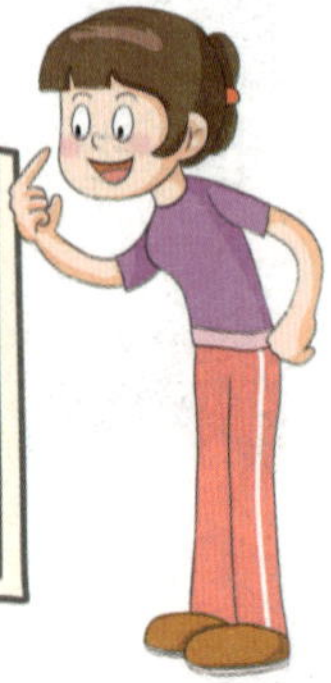

雷顿妈妈

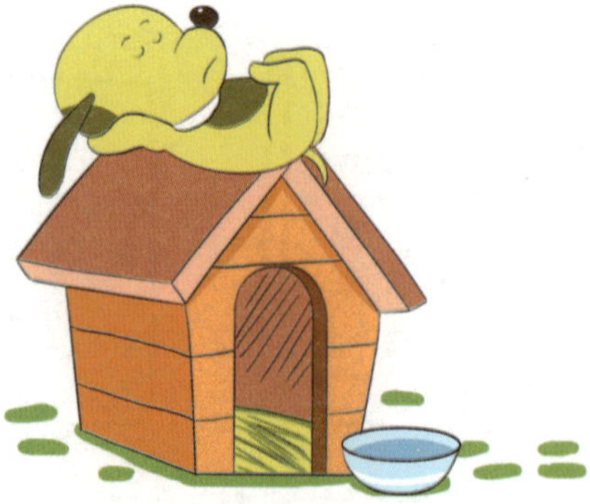

巨人来袭

在长达几个世纪的放逐之后，巨人第一次重回地球，他们发誓要夺回被人类占领的领土。

人类的反抗在巨人面前不堪一击。

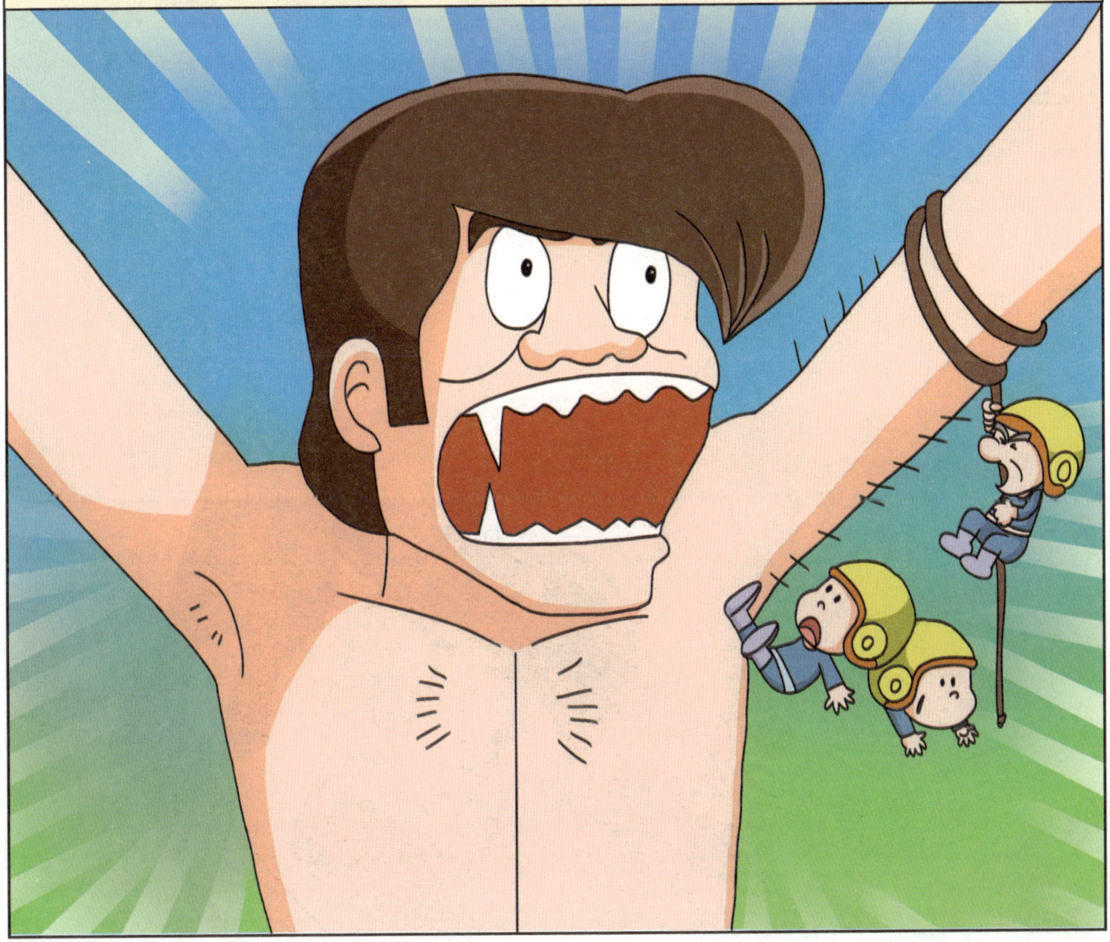

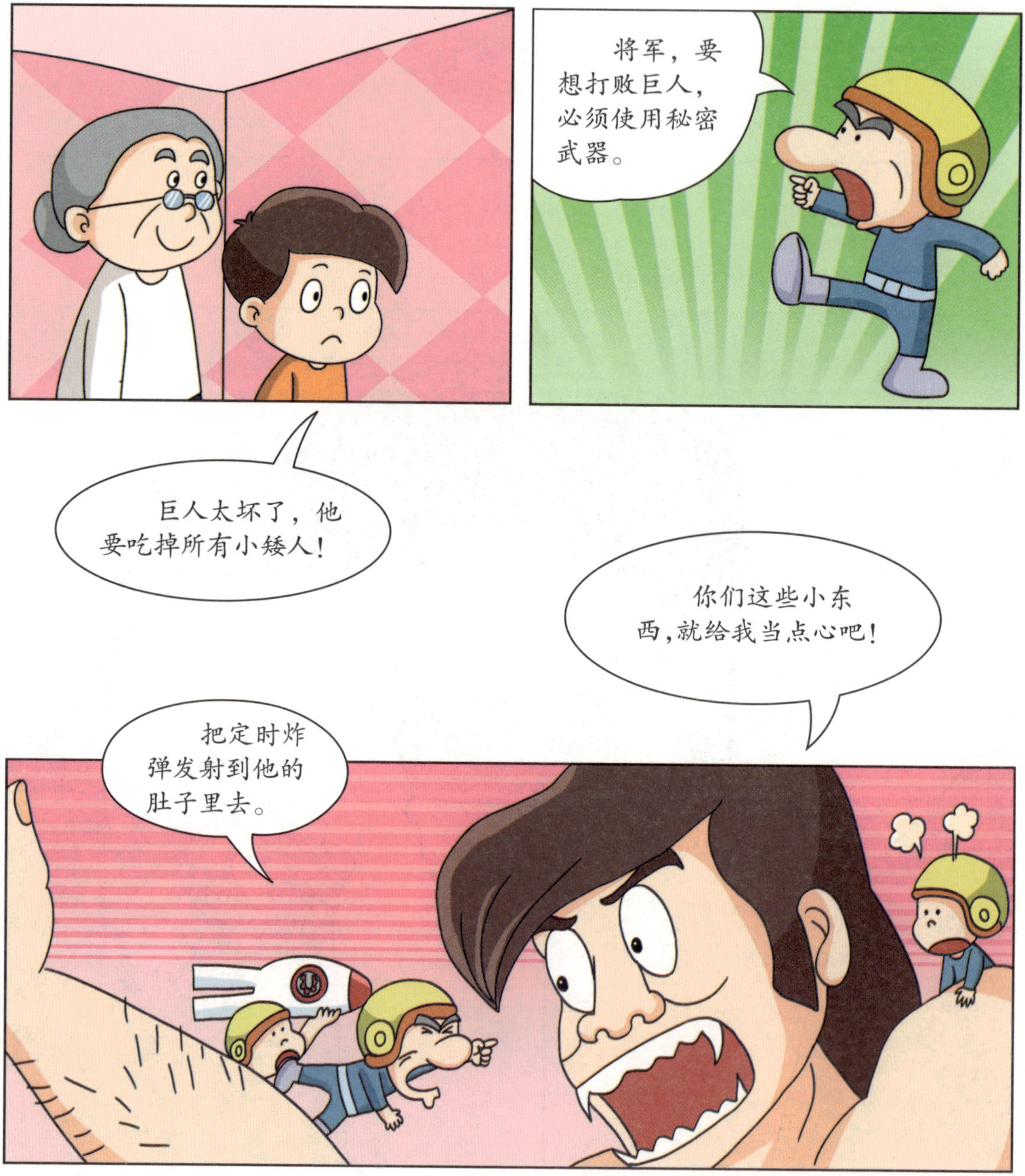
将军，要想打败巨人，必须使用秘密武器。
巨人太坏了，他要吃掉所有小矮人！
你们这些小东西，就给我当点心吧！
把定时炸弹发射到他的肚子里去。

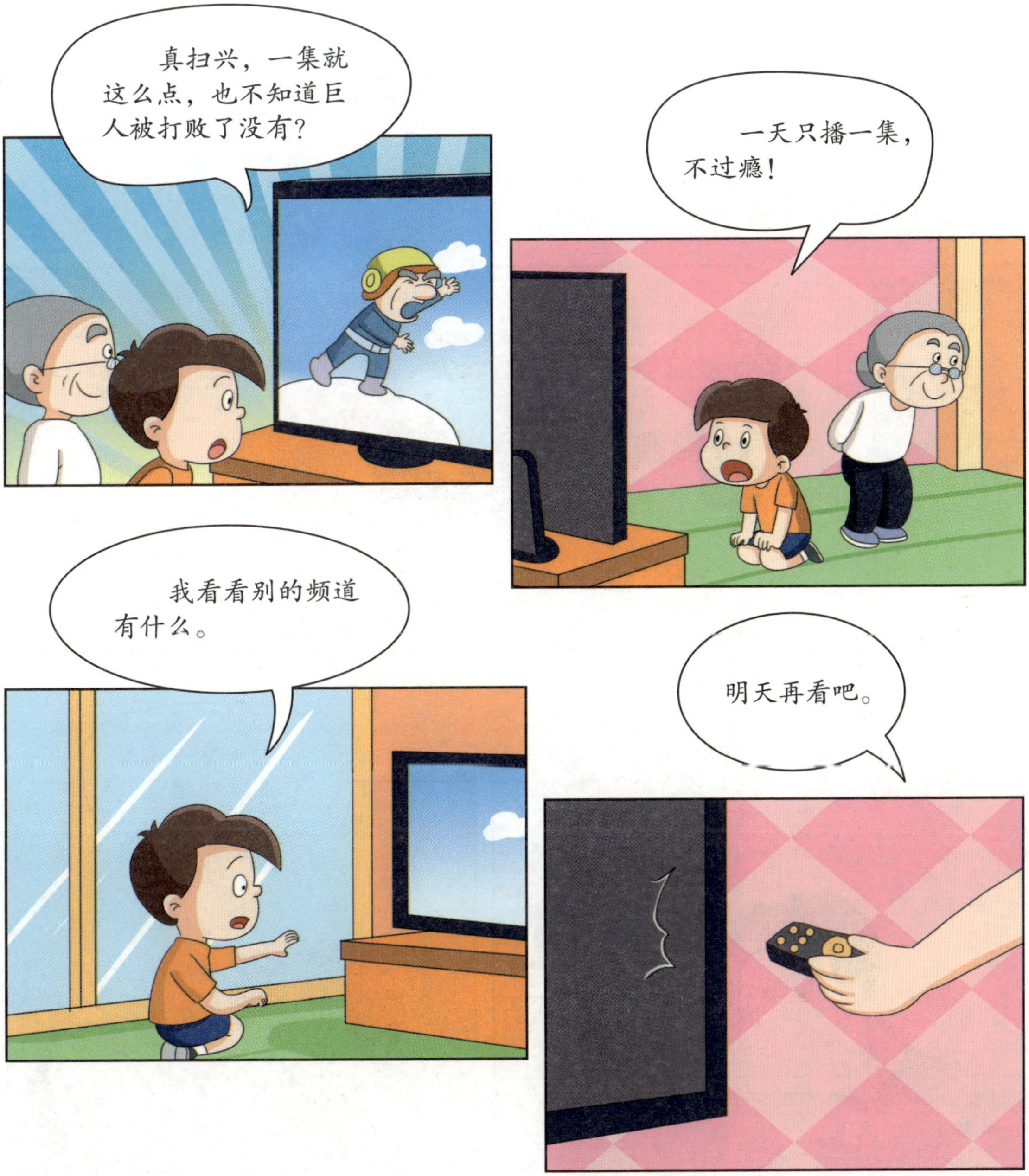
真扫兴，一集就这么点，也不知道巨人被打败了没有？
一天只播一集，不过瘾！
我看看别的频道有什么。
明天再看吧。

睡梦奇遇的开始

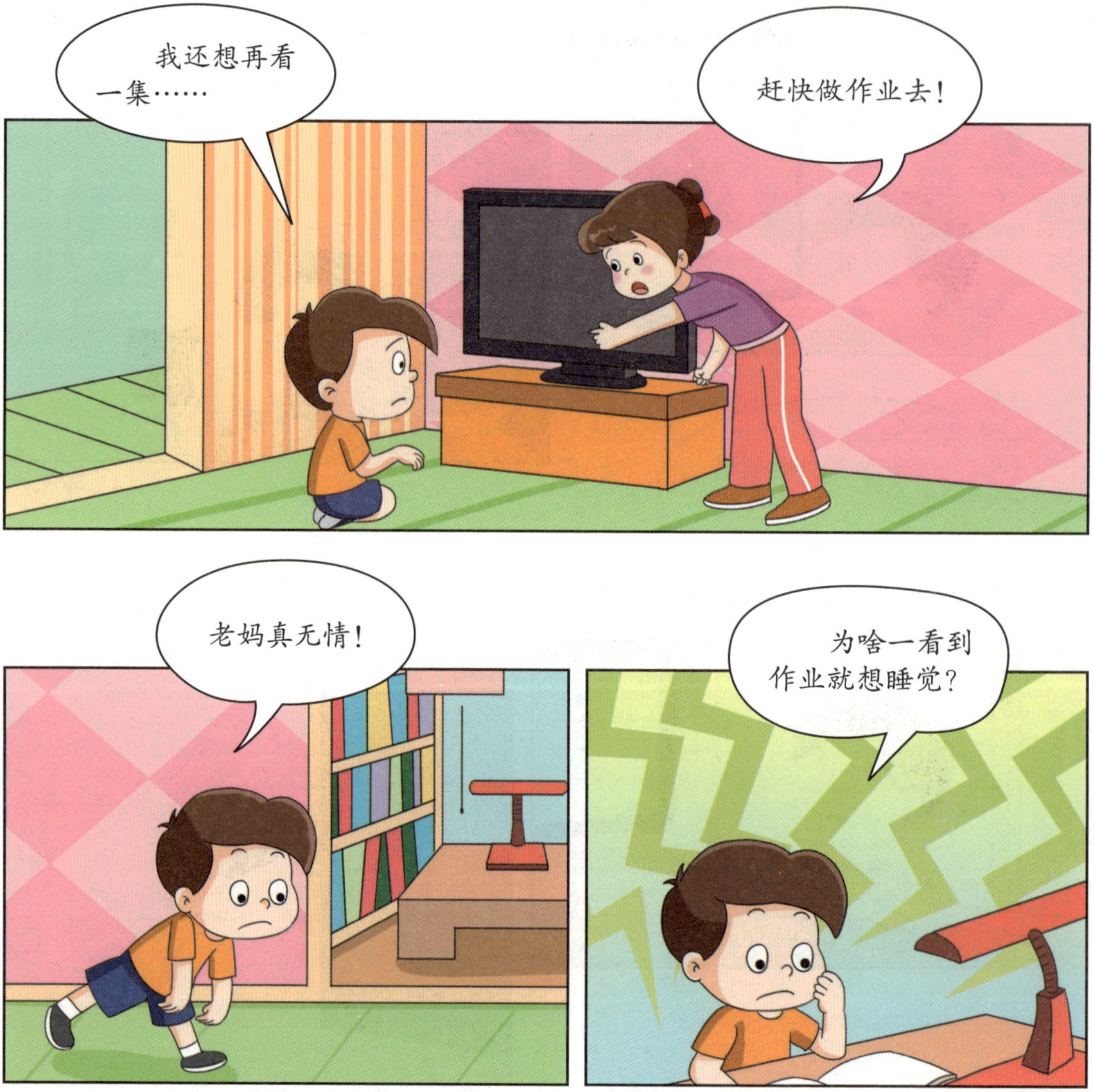

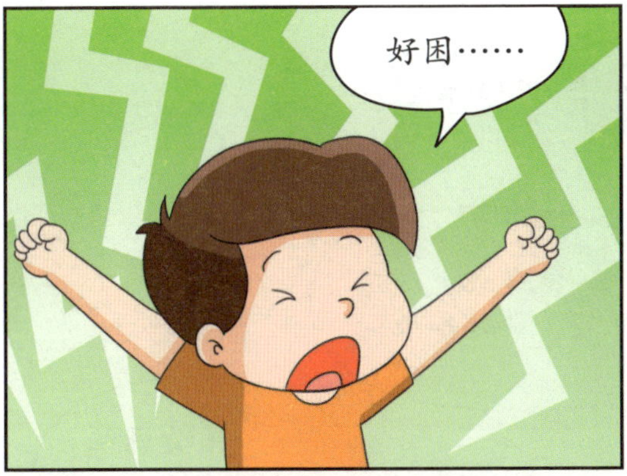

就在雷顿困得睁不开眼时，奇妙的事情发生了……

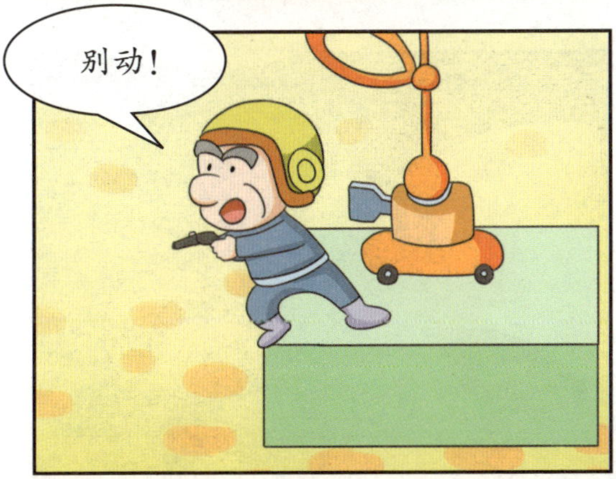

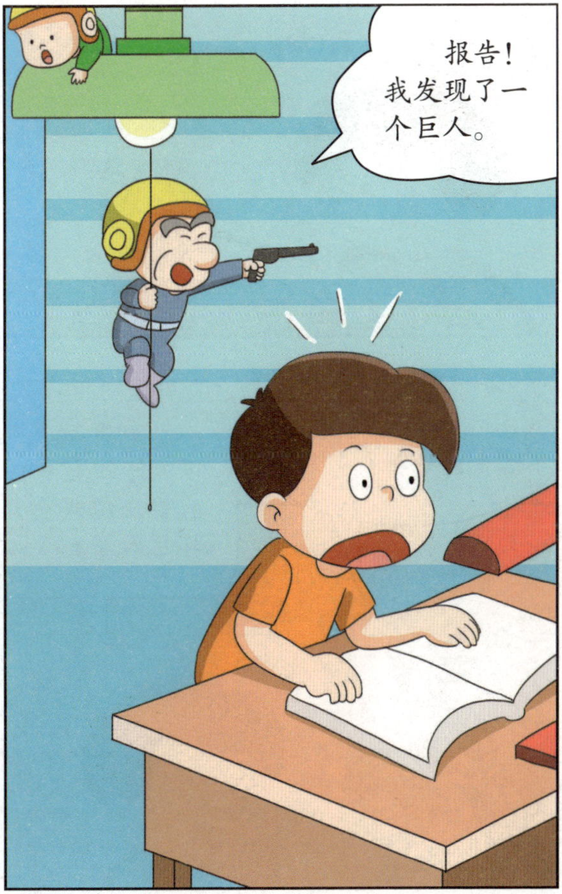

你知道吗

吃完饭为什么会犯困？

吃完饭后犯困，是因为食物进入肠道后，身体需要大量的血液来参与消化食物，导致大脑供血不足。大脑处于缺血和缺氧的状态，就会表现出头晕、犯困、打哈欠。

被误认的巨人

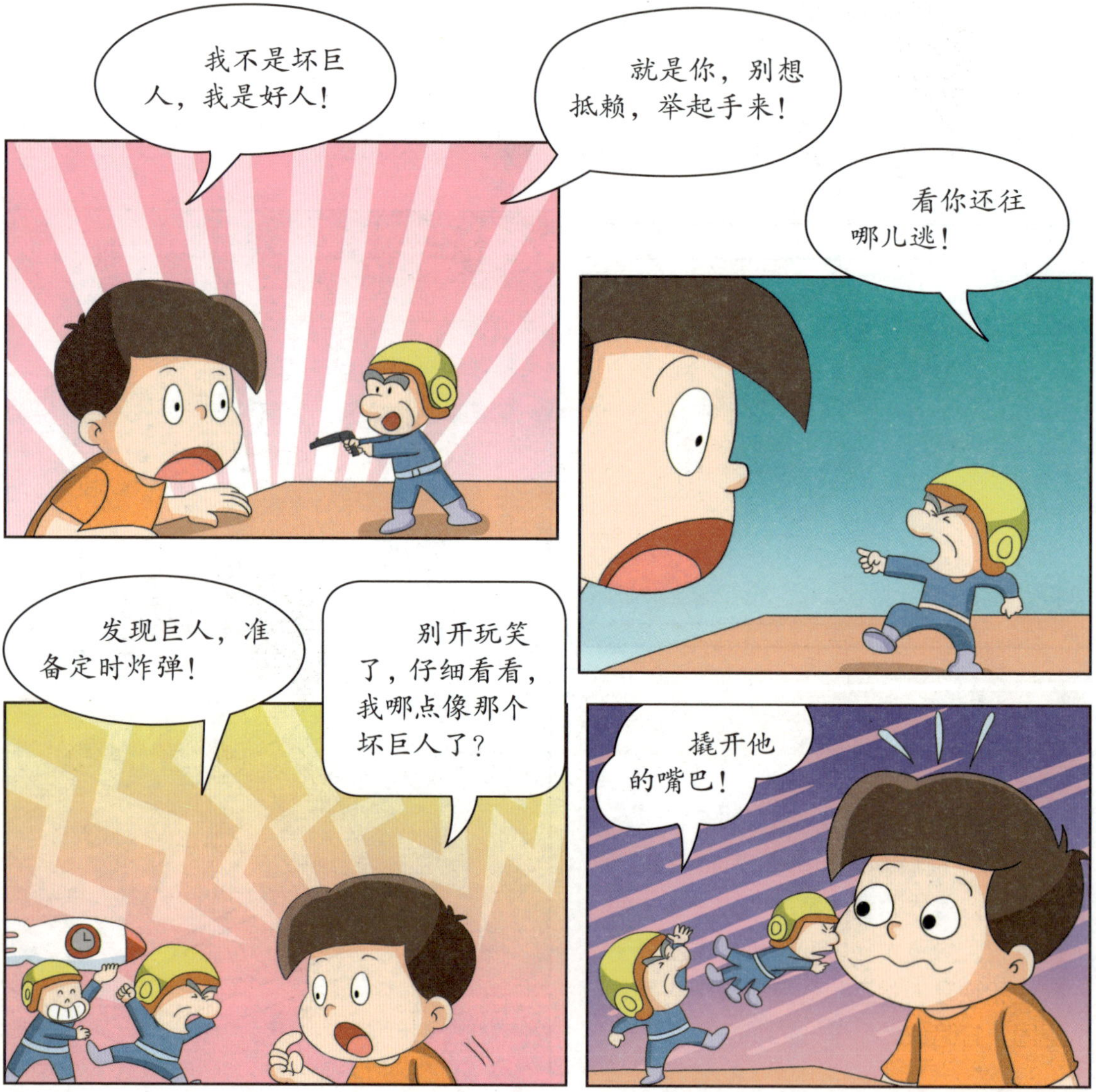
我不是坏巨人，我是好人！
就是你，别想抵赖，举起手来！
看你还往哪儿逃！
发现巨人，准备定时炸弹！
别开玩笑了，仔细看看，我哪点像那个坏巨人了？
撬开他的嘴巴！

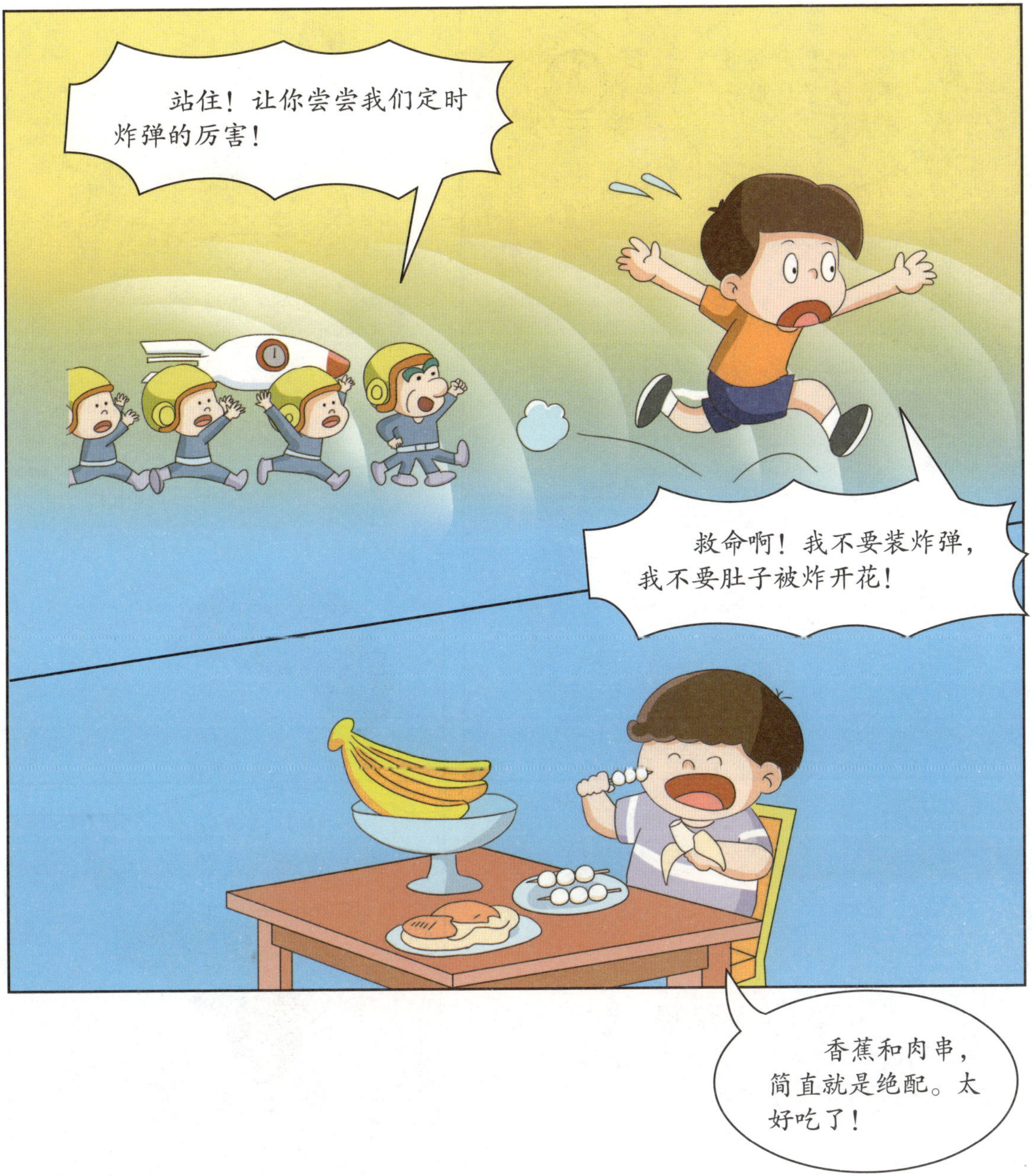
站住！让你尝尝我们定时炸弹的厉害！
救命啊！我不要装炸弹，我不要肚子被炸开花！
香蕉和肉串，简直就是绝配。太好吃了！

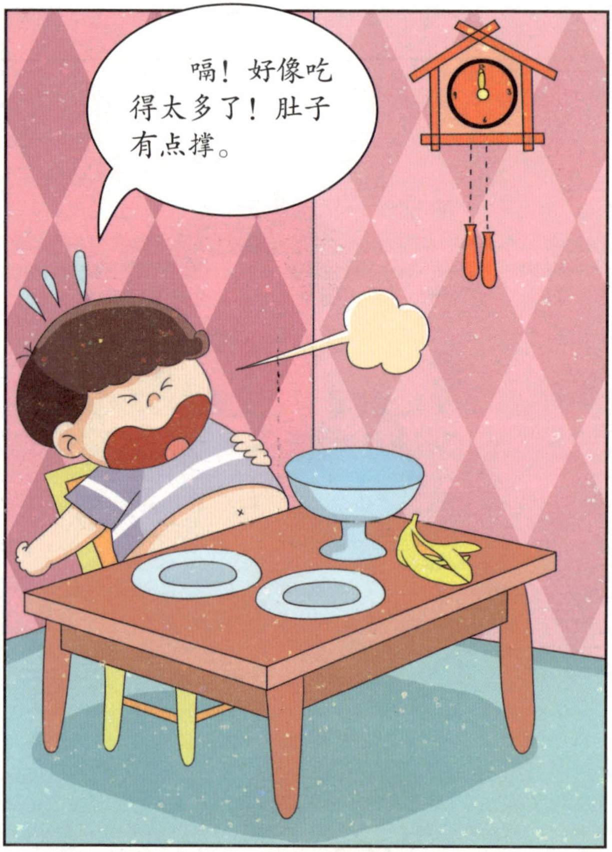

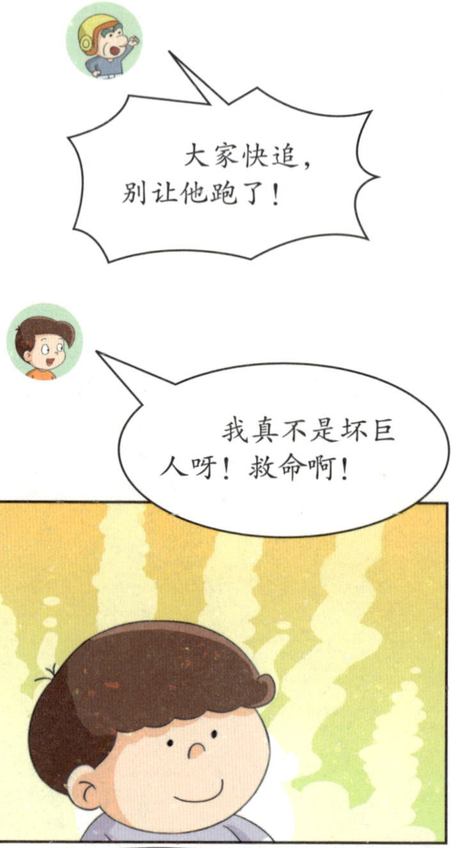

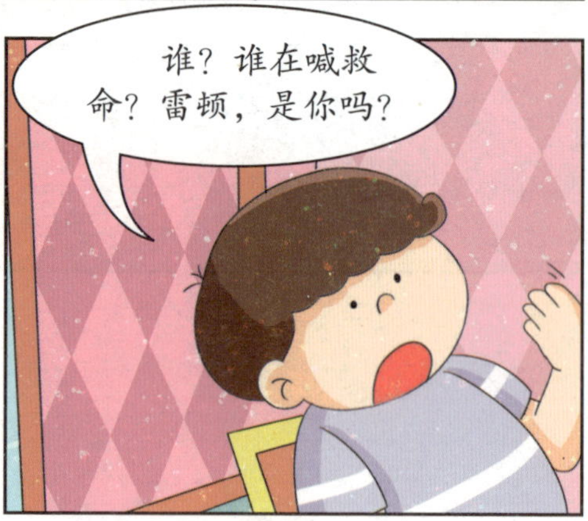

你知道吗

饥饿让我们更聪明？

人在饥饿状态下，胃粘膜会产生一种激素，它是影响人类食欲的重要因素。这种激素被证明对大脑中负责学习那块区域的神经有影响。

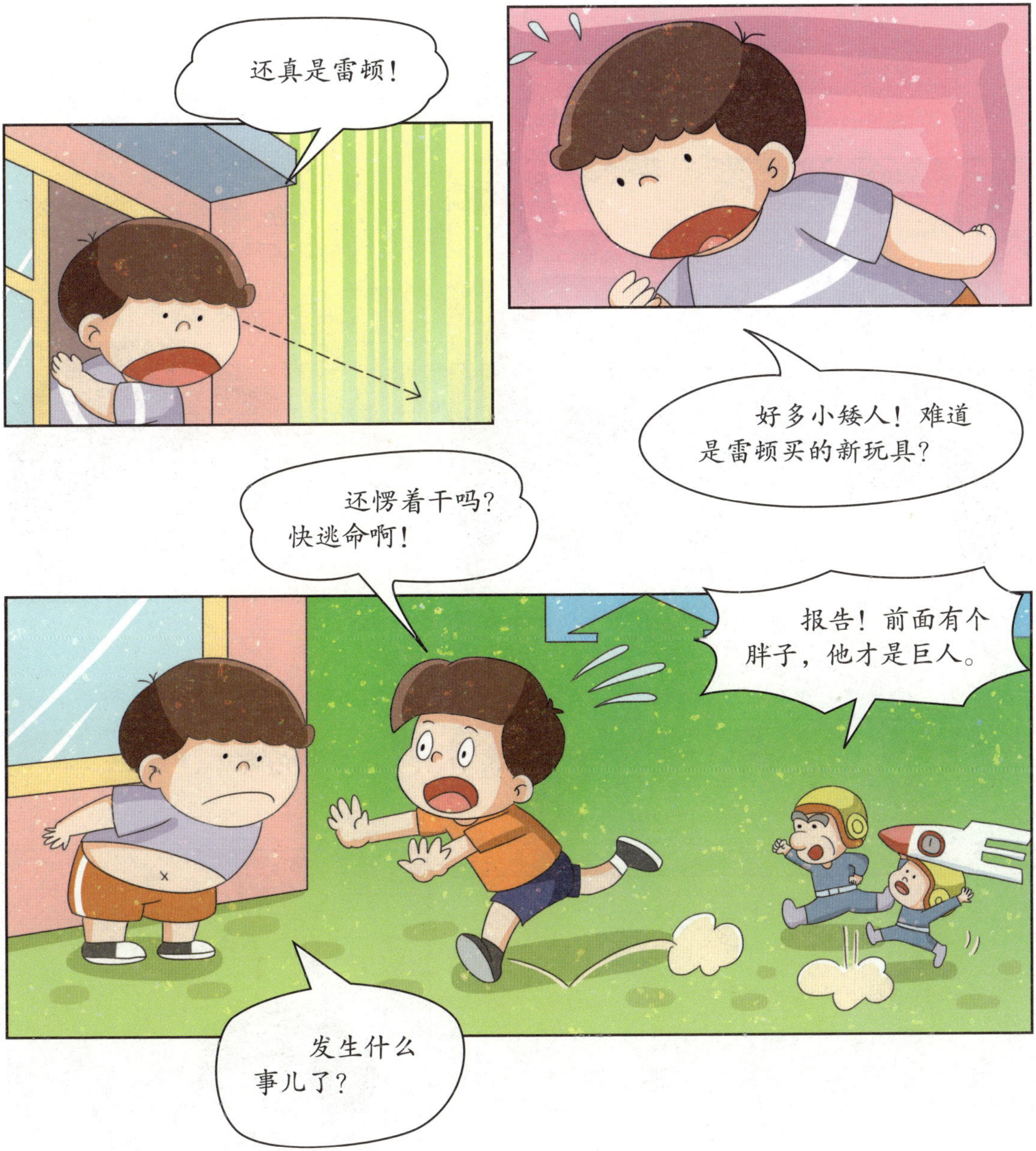
还真是雷顿！
好多小矮人！难道是雷顿买的新玩具？
还愣着干吗？快逃命啊！
报告！前面有个胖子，他才是巨人。
发生什么事儿了？

小胖“中弹”了

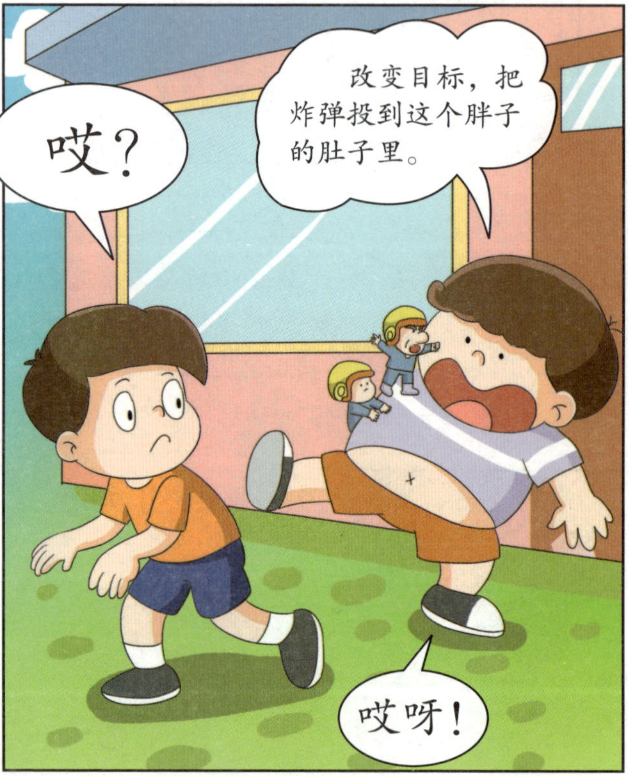

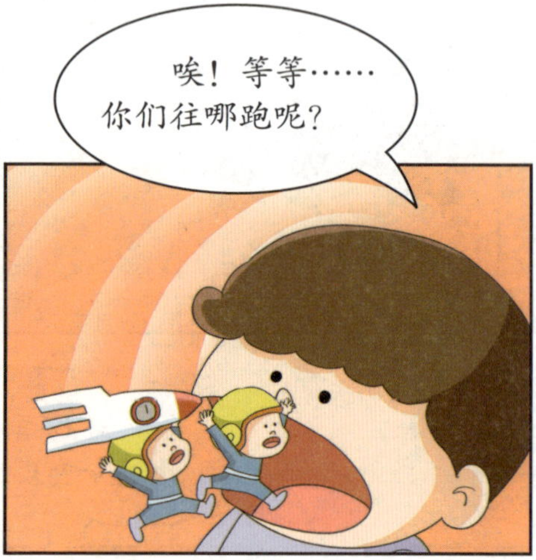

没等小胖反应过来，小矮人已经带着炸弹钻进了小胖的嘴里。

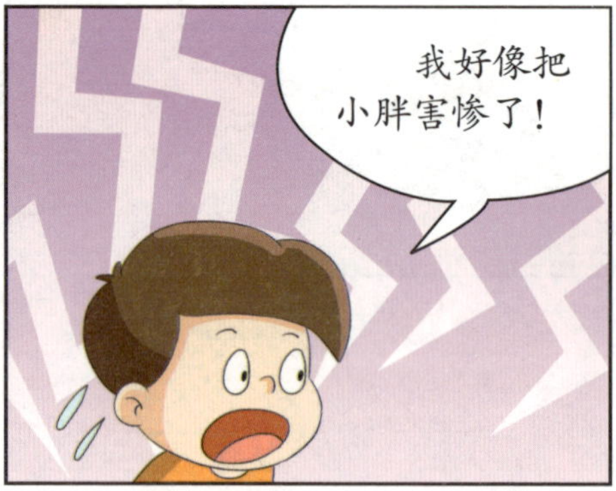

【人体冷知识】

小肠肠道是食物消化吸收的主要部位，展开面积大约有 1 个网球场的大小。

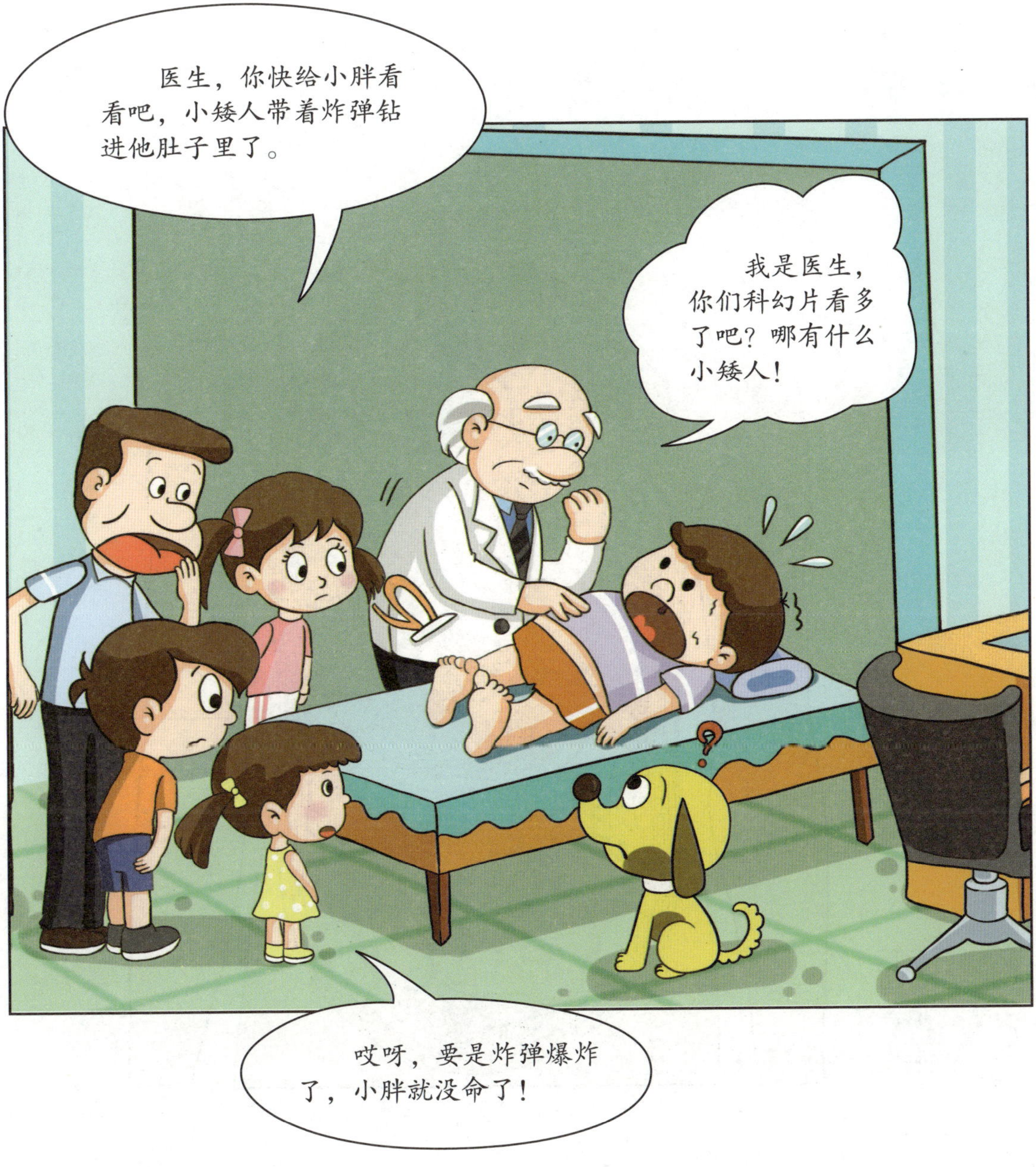
医生，你快给小胖看看吧，小矮人带着炸弹钻进他肚子里了。
我是医生，你们科幻片看多了吧？哪有什么小矮人！
哎呀，要是炸弹爆炸了，小胖就没命了！

人体影像馆

身体里面的器官（1）

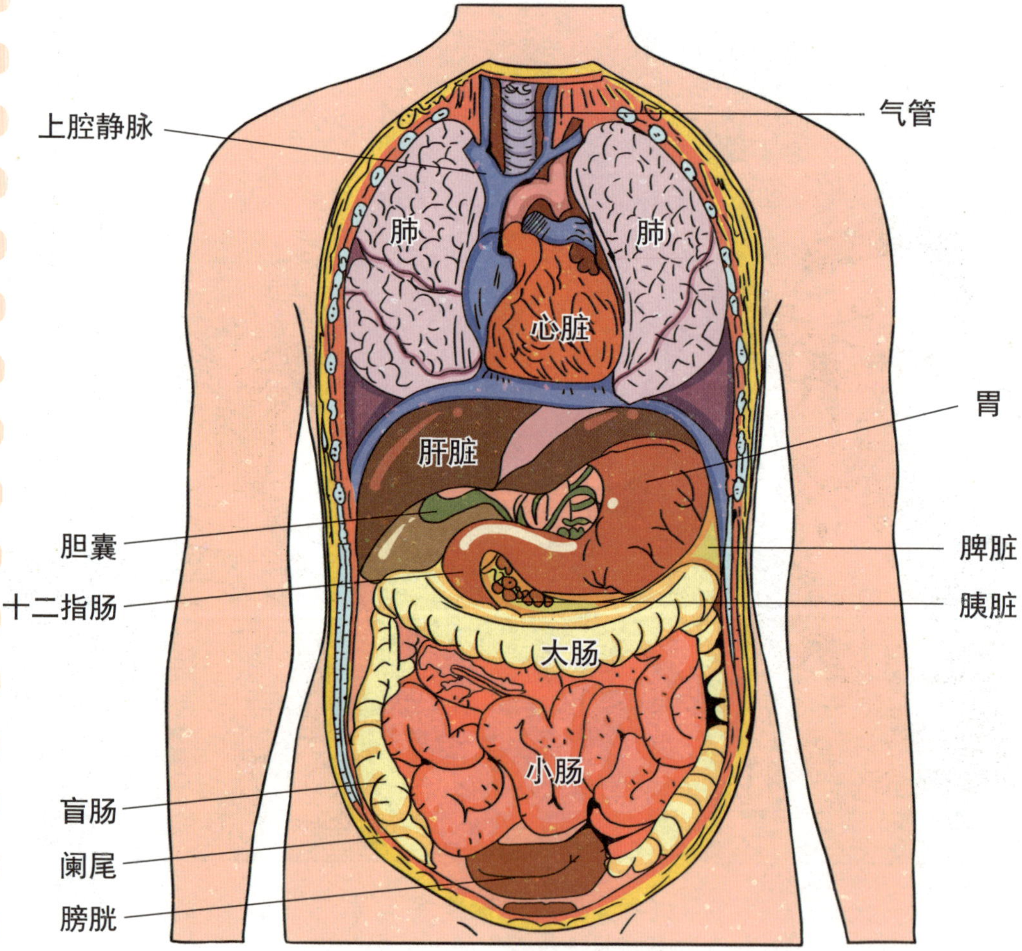

小矮人带着炸弹跑到了小胖的肚子里。要想找到炸弹，就必须先了解人体里面是什么样的。

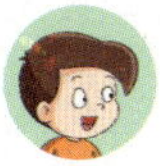

人身体表面的器官，基本都是对称的，如有两只眼睛，左手和右手。

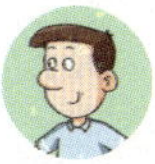

是啊，所以很多小朋友以为身体里面的器官也是左右对称的。其实，不全是这样的。

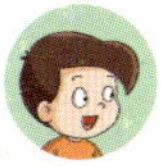

对，我们的右肺有三叶，左肺只有两叶。

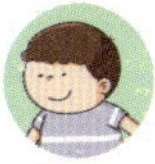

我们的胃、脾和肝都是只有一个，而且也不长在中间。

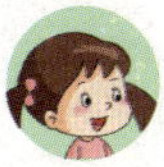

心脏倒是几乎居中，但是并不对称，一般略偏左一些。

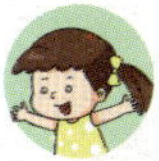

大肠和小肠是弯弯曲曲地待在身体里面的。

身体里面的器官（2）

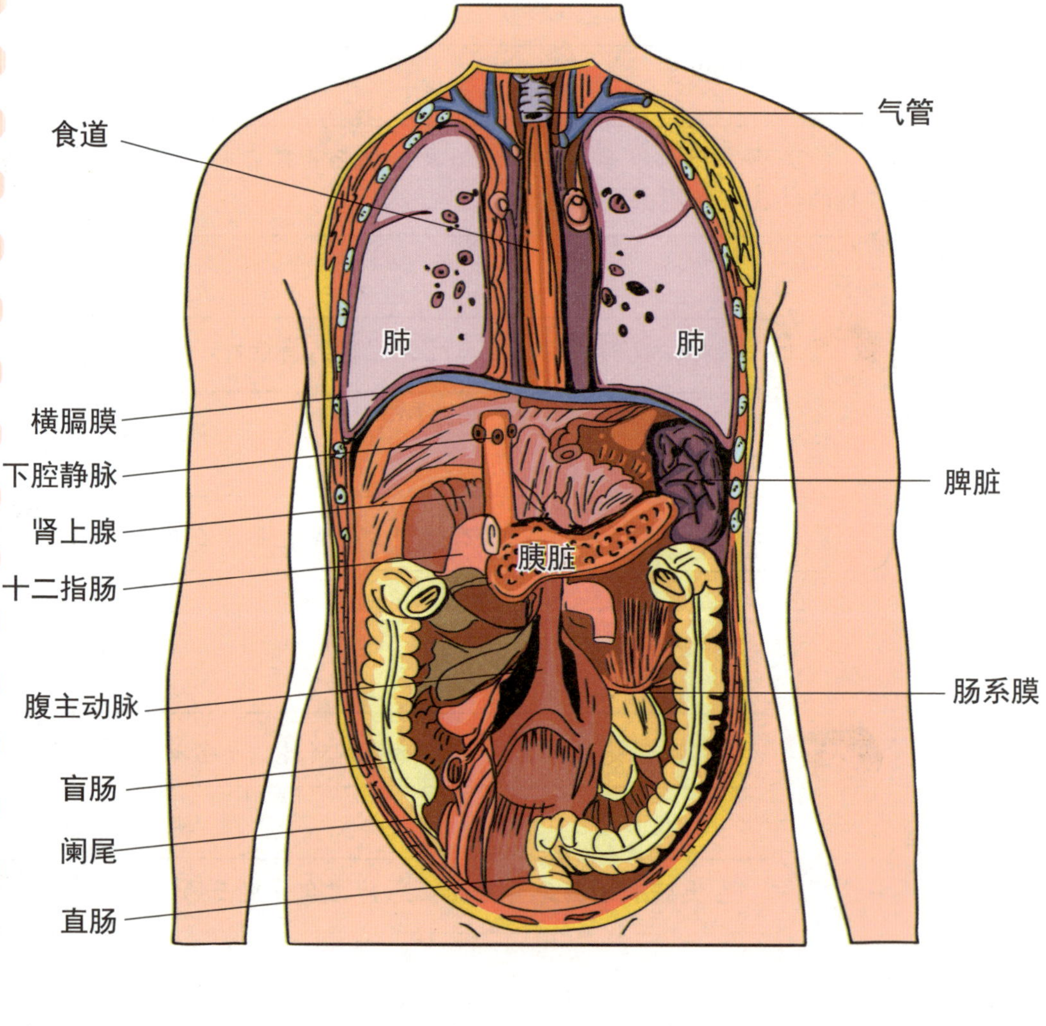

继续深入，就会看到另一番景象。

在这张图里，你会发现一个熟悉的名字——食道。

原来食道是在气管的后面！

我以为身体的内脏都是随便堆放在肚子里的……

看来，内脏在身体里都是有固定位置的。

对啊，我们身体的横膈膜负责把我们的胸腔和腹腔隔开，胸腔里的胸膜贴着纵隔和肺，心包膜包裹心脏和大血管的根部。肠系膜是悬吊、固定肠管的腹膜的一部分。

哈哈，这下我可以放心地跑和跳了！

身体里面的器官（3）

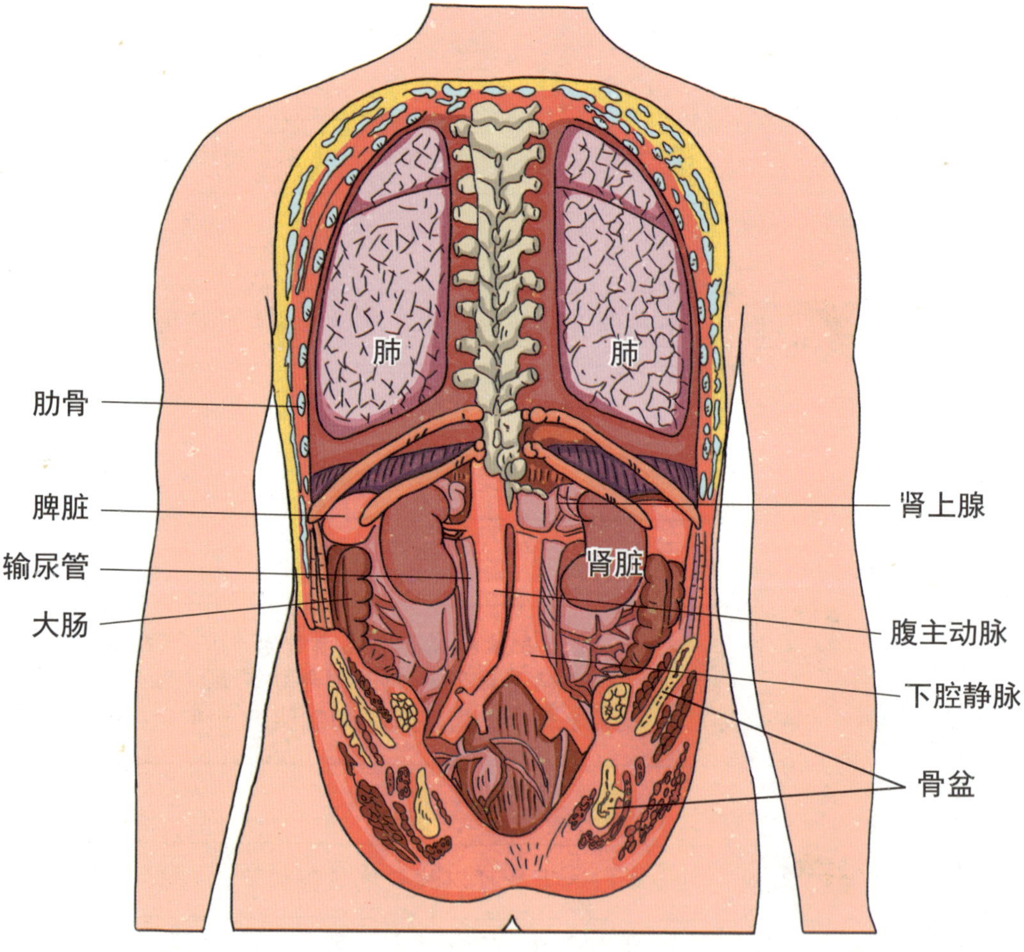

再往后就离后背很近了，我们直接从后背的角度看看吧。

中间这个我知道，是脊柱！如果我们平时坐姿不正确，脊柱就会变形。

哈哈，这次小胖学会抢答了！

脊柱下面两侧这一对左右对称的器官，我知道，是肾脏，我们小便排出的尿就是它们制造的。

这两根最粗的血管是腹主动脉和下腔静脉。腹主动脉是人体的大动脉，主要负责腹腔脏器和腹壁的血液供应。下腔静脉是人体内最大的静脉干，负责收集下半身的静脉血回右心房。

虽然我听不太懂，但是感觉好有趣！

现在，请你们找找小矮人和炸弹在哪里吧，要记得他们是从嘴巴进入小胖身体里的。

找医生帮忙

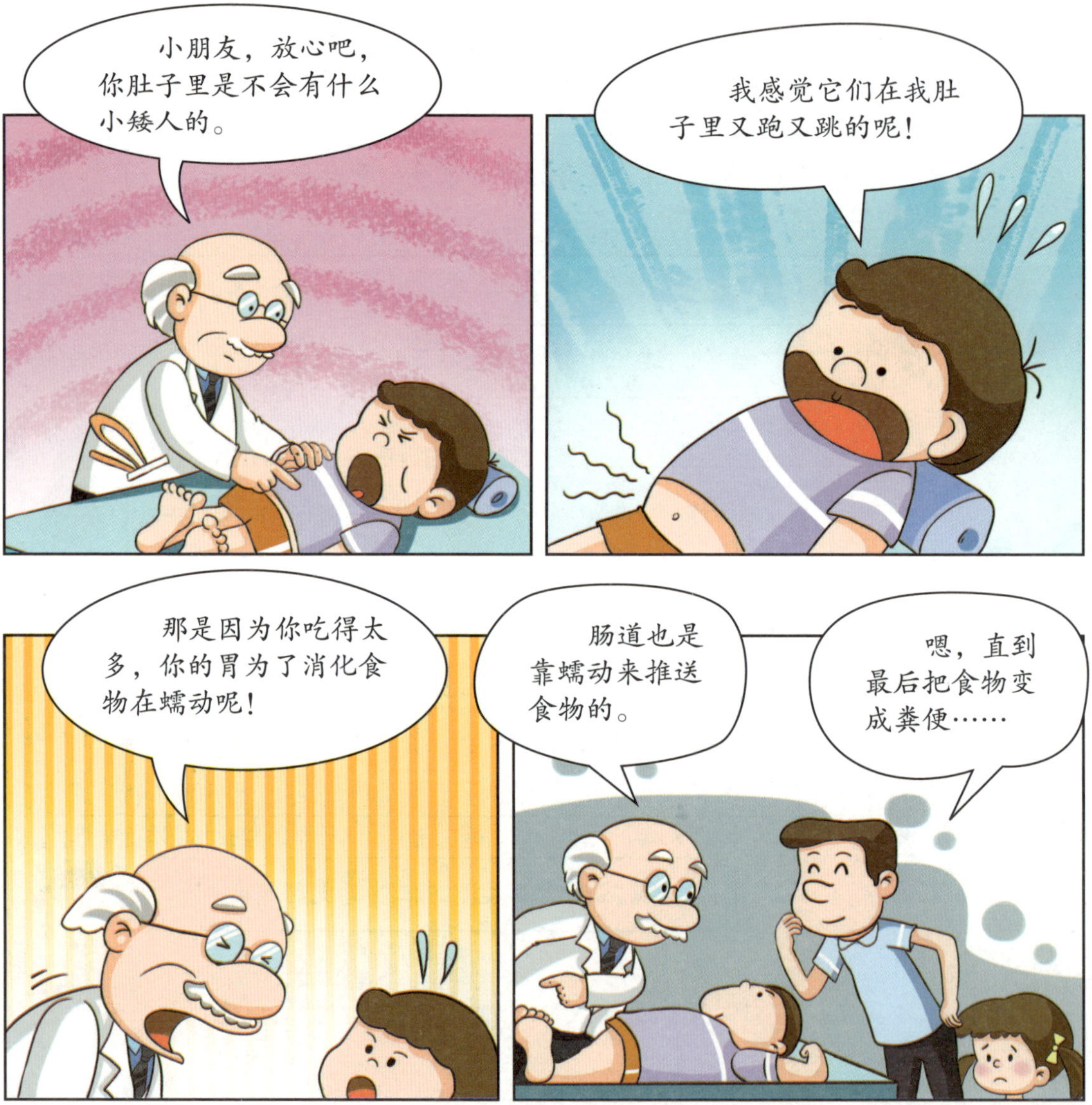
小朋友，放心吧，你肚子里是不会有什么小矮人的。
我感觉它们在我肚子里又跑又跳的呢！
那是因为你吃得太多，你的胃为了消化食物在蠕动呢！
肠道也是靠蠕动来推送食物的。
嗯，直到最后把食物变成粪便……

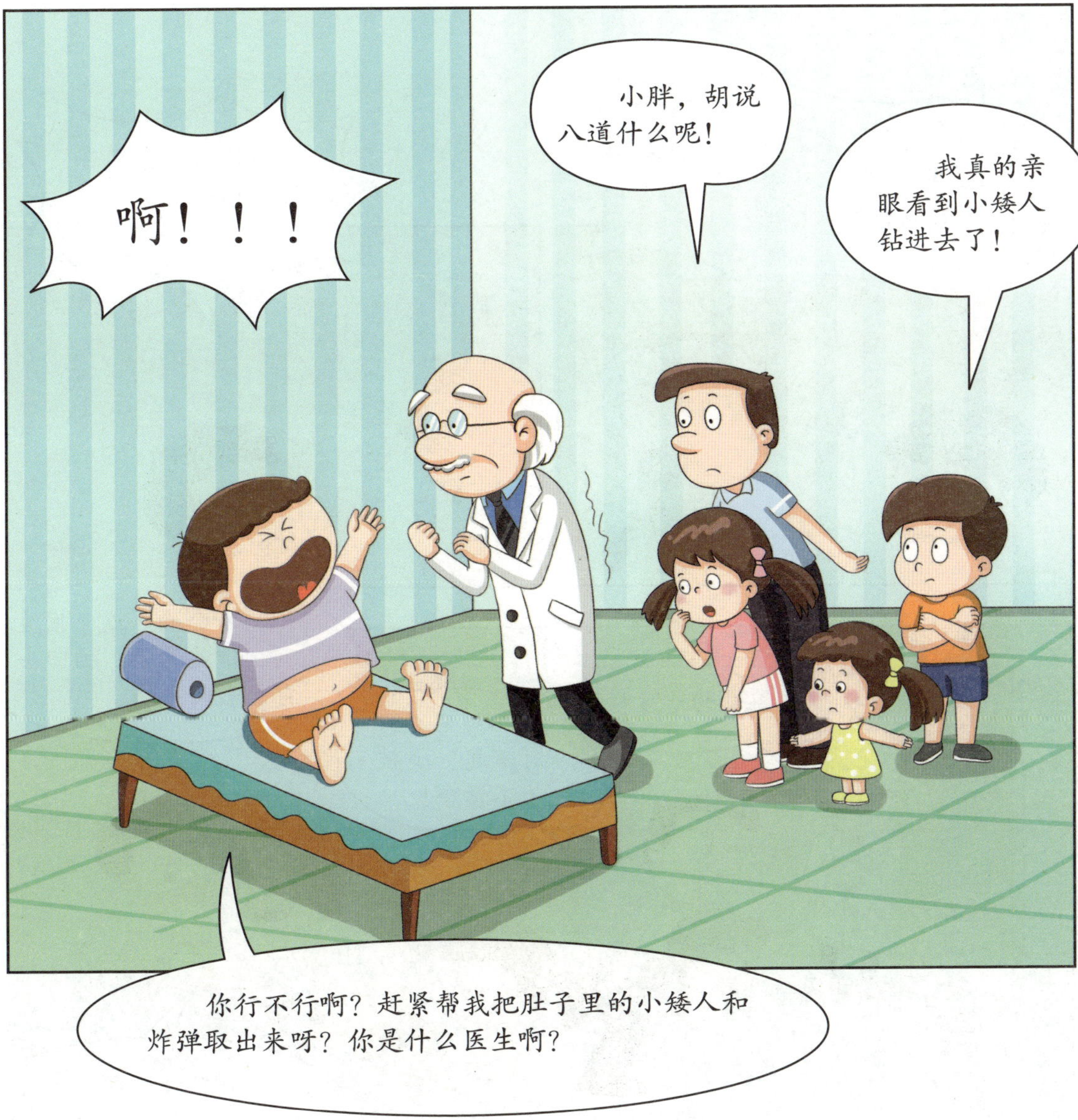
啊！！！
你行不行啊？赶紧帮我把肚子里的小矮人和炸弹取出来呀？你是什么医生啊？
小胖，胡说八道什么呢！
我真的亲眼看到小矮人钻进去了！

不好意思，搞错了

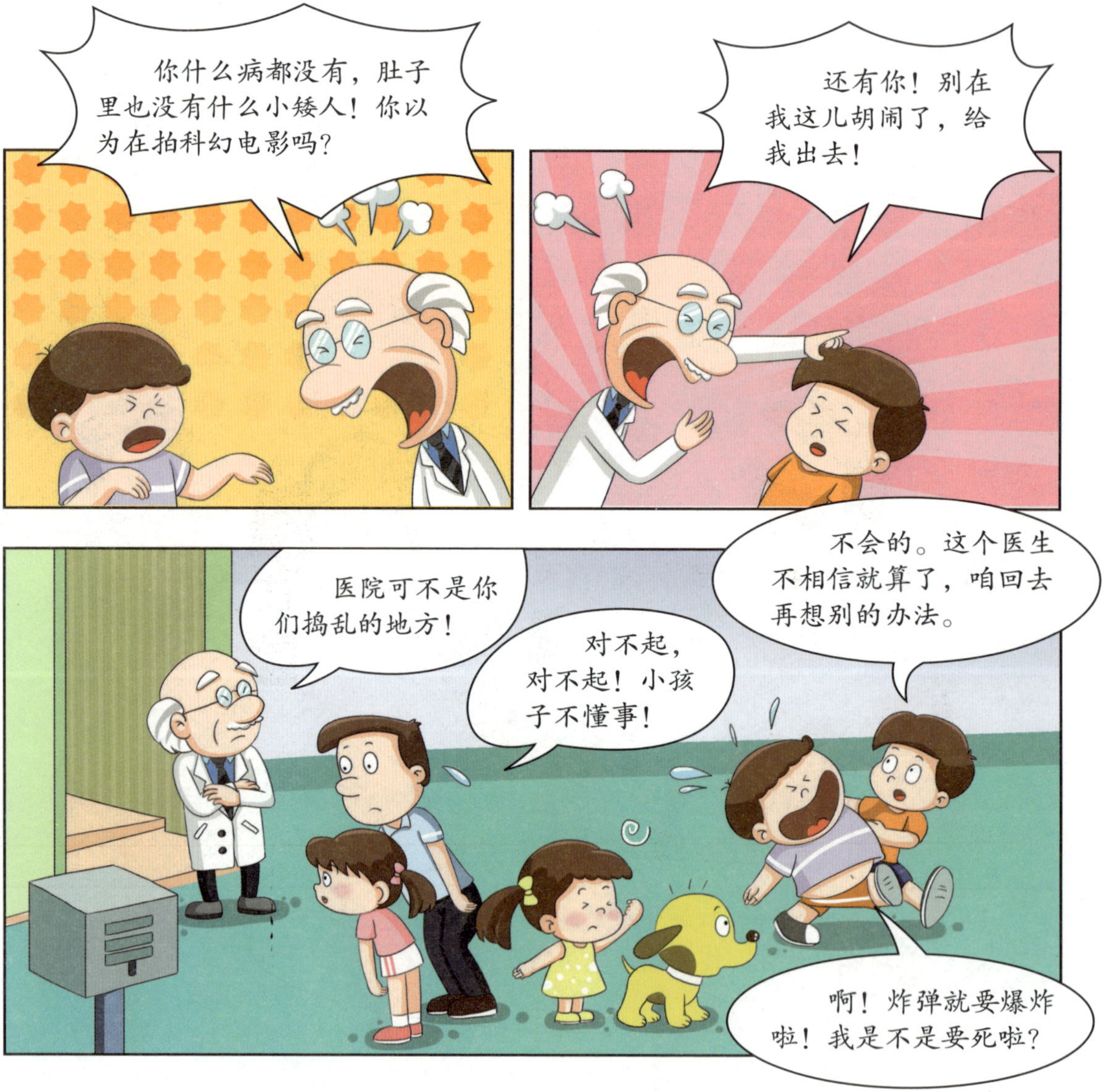
你什么病都没有，肚子里也没有什么小矮人！你以为在拍科幻电影吗？
还有你！别在我这儿胡闹了，给我出去！
医院可不是你们捣乱的地方！
对不起，对不起！小孩子不懂事！
不会的。这个医生不相信就算了，咱回去再想别的办法。
啊！炸弹就要爆炸啦！我是不是要死啦？

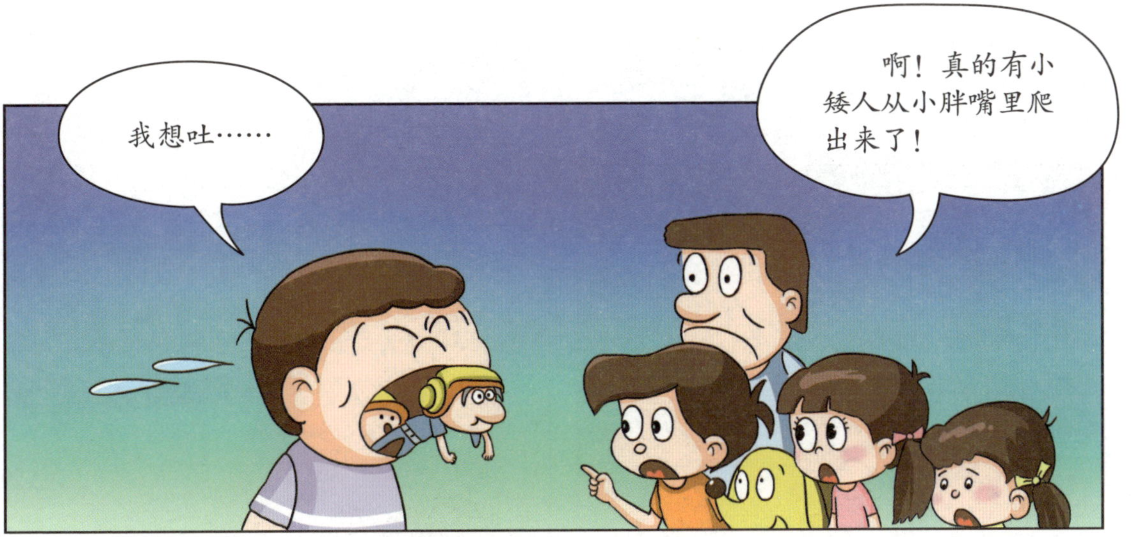
我想吐……
啊！真的有小矮人从小胖嘴里爬出来了！

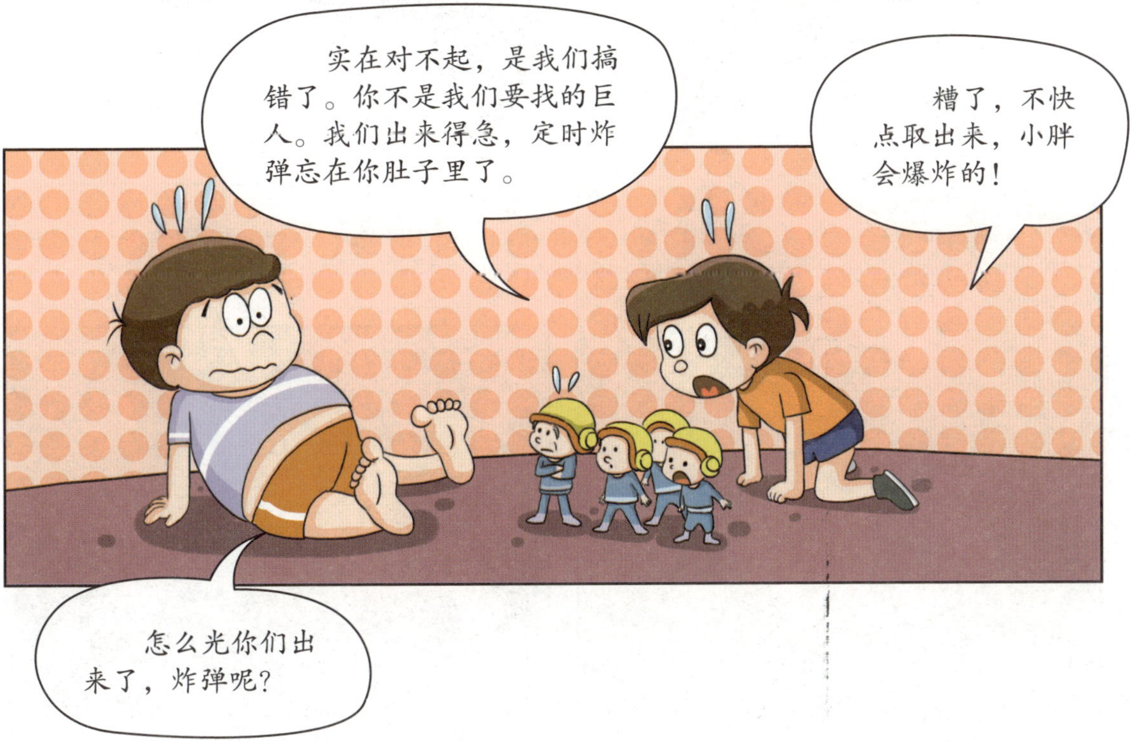
实在对不起，是我们搞错了。你不是我们要找的巨人。我们出来得急，定时炸弹忘在你肚子里了。
糟了，不快点取出来，小胖会爆炸的！
怎么光你们出来了，炸弹呢？

拯救小胖计划

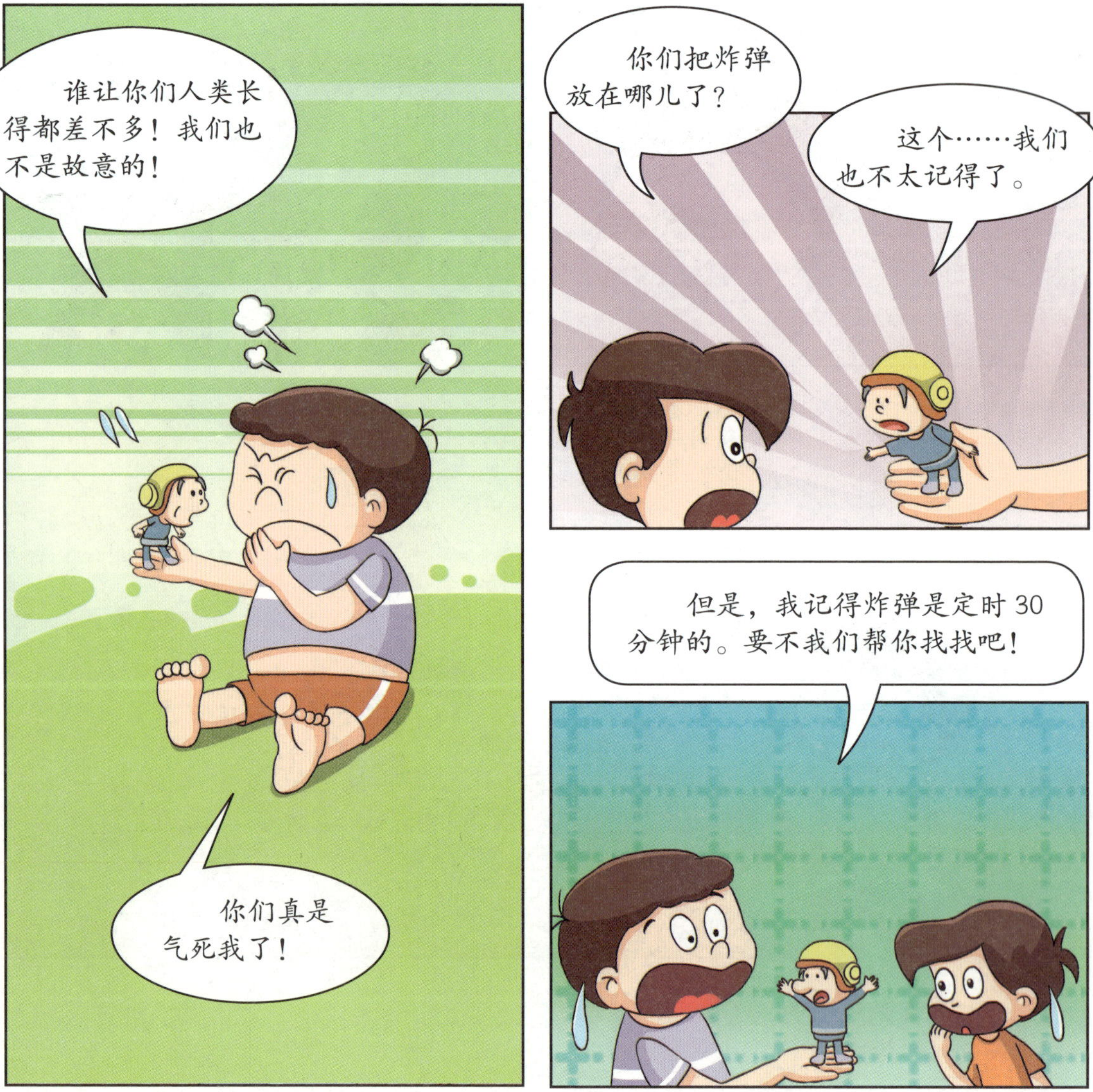
谁让你们人类长得都差不多！我们也不是故意的！
你们真是气死我了！
你们把炸弹放在哪儿了？
这个……我们也不太记得了。
但是，我记得炸弹是定时 30 分钟的。要不我们帮你找找吧！

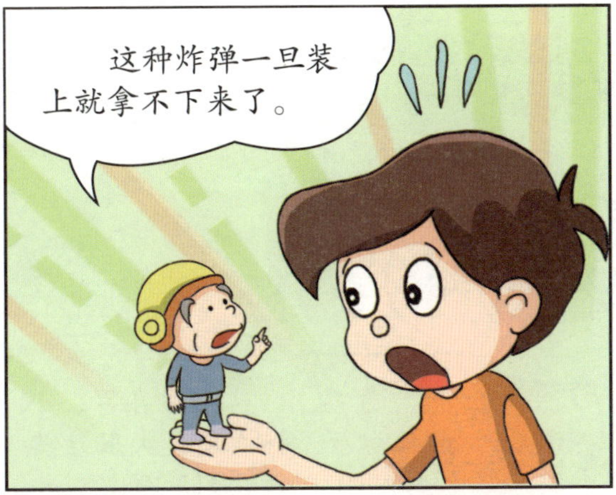

【人体冷知识】

味蕾是我们的味觉感受器，位于舌上。味蕾会随着年龄增长而减少，婴儿有 10000 多个味蕾，成年人有几千个。60 岁以后，我们辨别食物味道的能力会逐渐减弱。

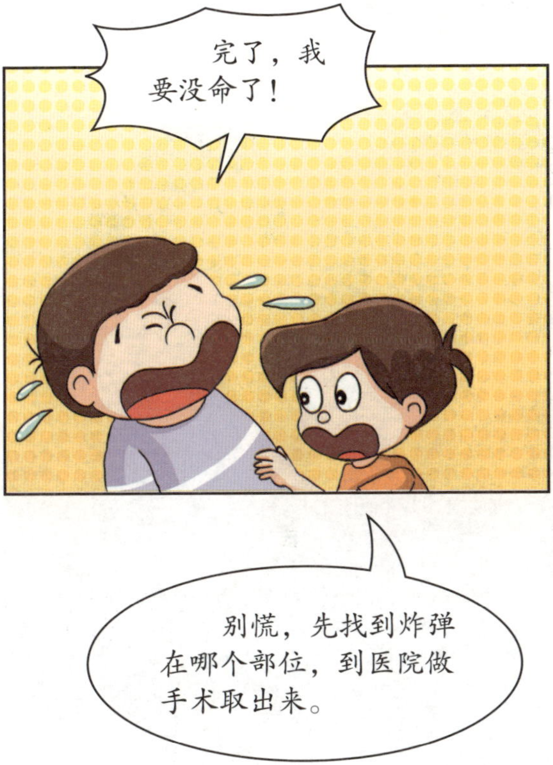

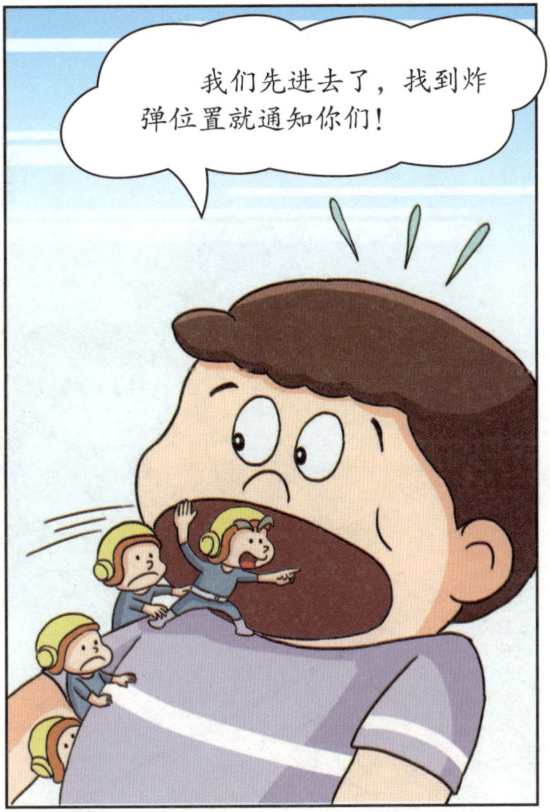

炸弹的初步定位

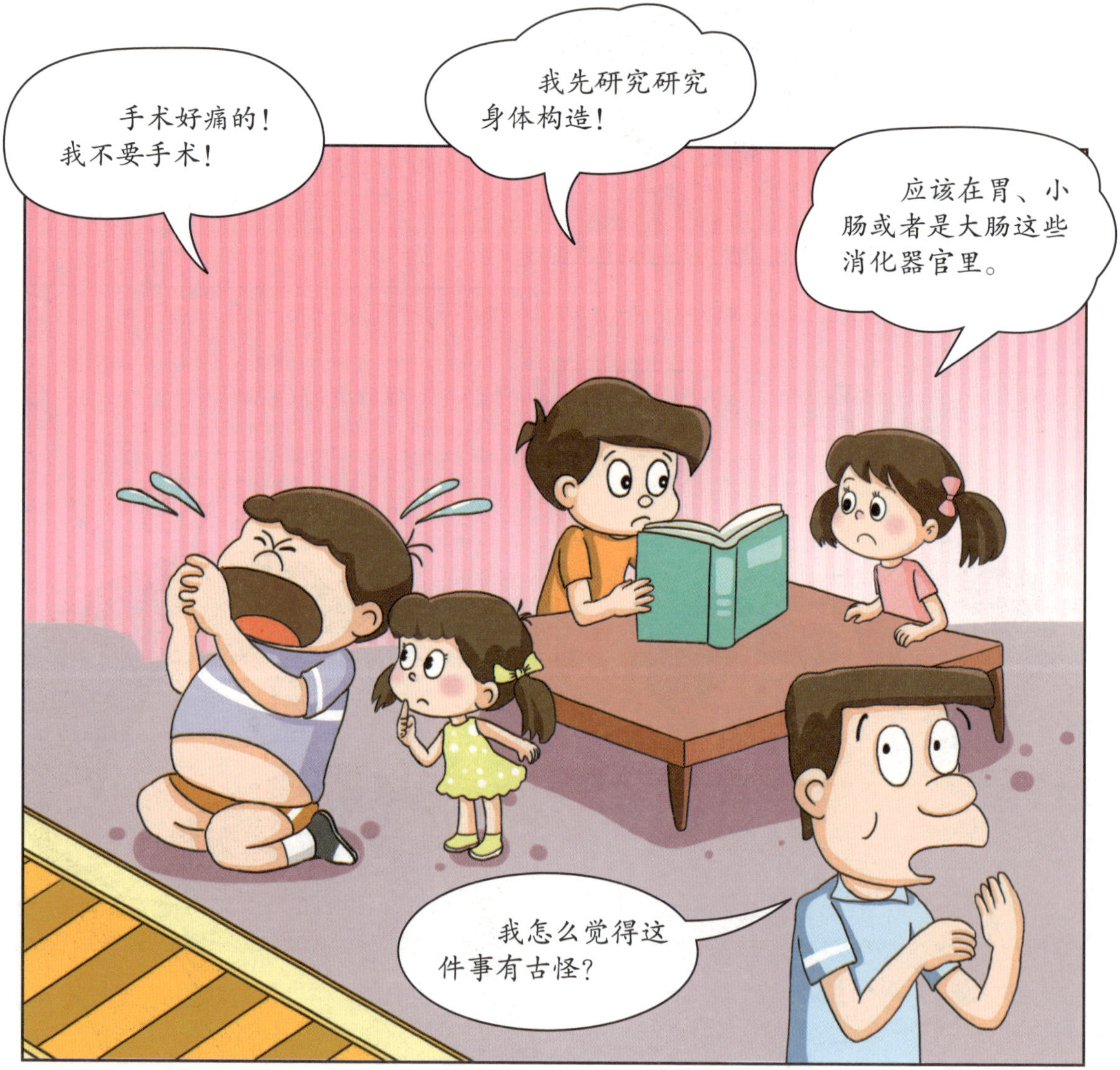

我们的消化道

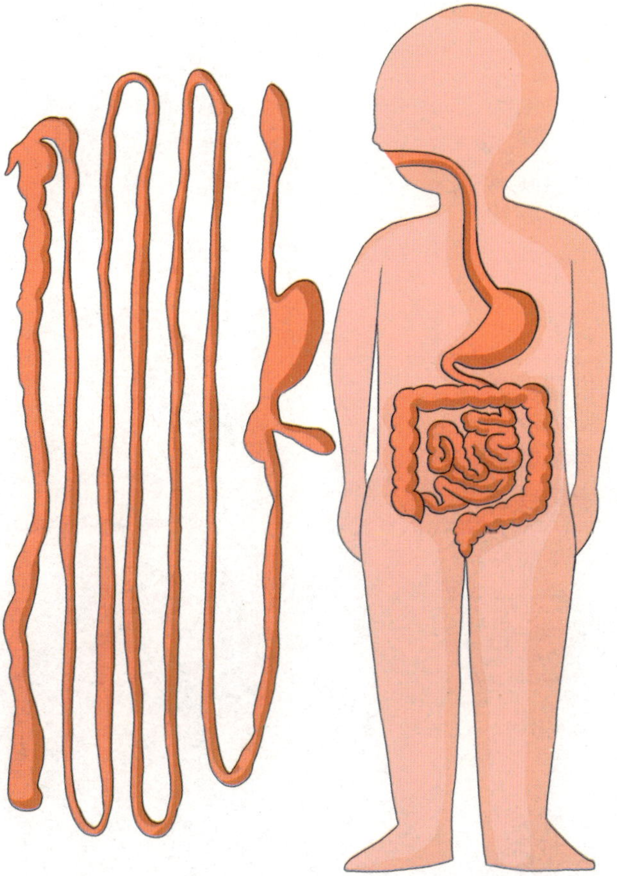

从嘴里吃进去的食物，直到从肛门排泄出去，中间要经过一个很长的通道，这个通道包括食道、胃、小肠、大肠和肛门等部分。

这个通道负责把食物变成可以被吸收的营养物质，并把废弃的物质和食物残渣排出体外。我们把这个通道叫作消化道，它大约是身体的6倍长。

不同的食物在胃里的加工时间不同：液体一般仅需5~10分钟，米饭或者面食约1小时，蛋白质类食物2~3小时，脂肪类食物4~5小时。

消化系统这个大工厂

人体的消化系统像一个大工厂。各个器官的成员们各司其职，对进入人体的食物进行加工、分解、吸收和排出。

口腔车间

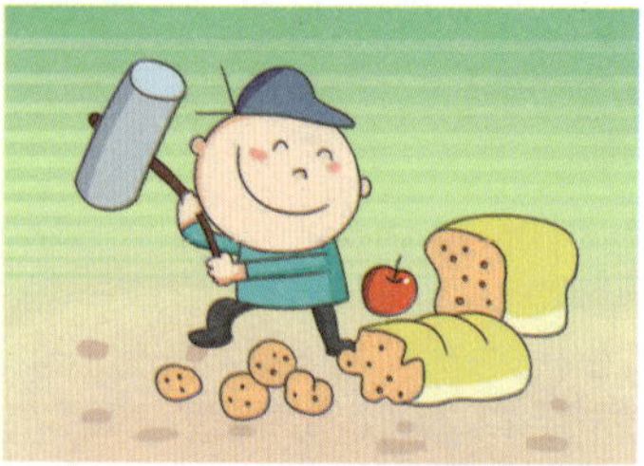

我们牙齿负责把进入口腔的食物捣碎。

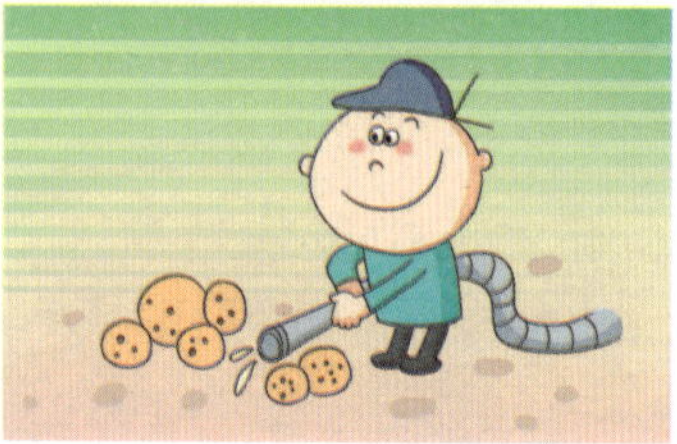

我们唾液腺负责分泌唾液，里面的淀粉酶能把淀粉分解成麦芽糖。

肝胆车间

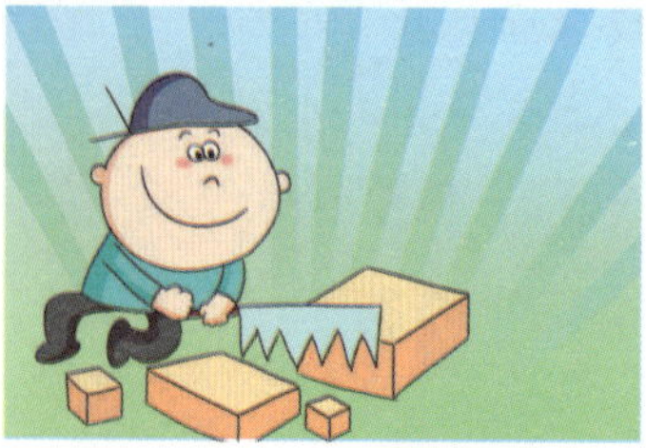

我们肝脏负责分泌胆汁，可分解脂肪。

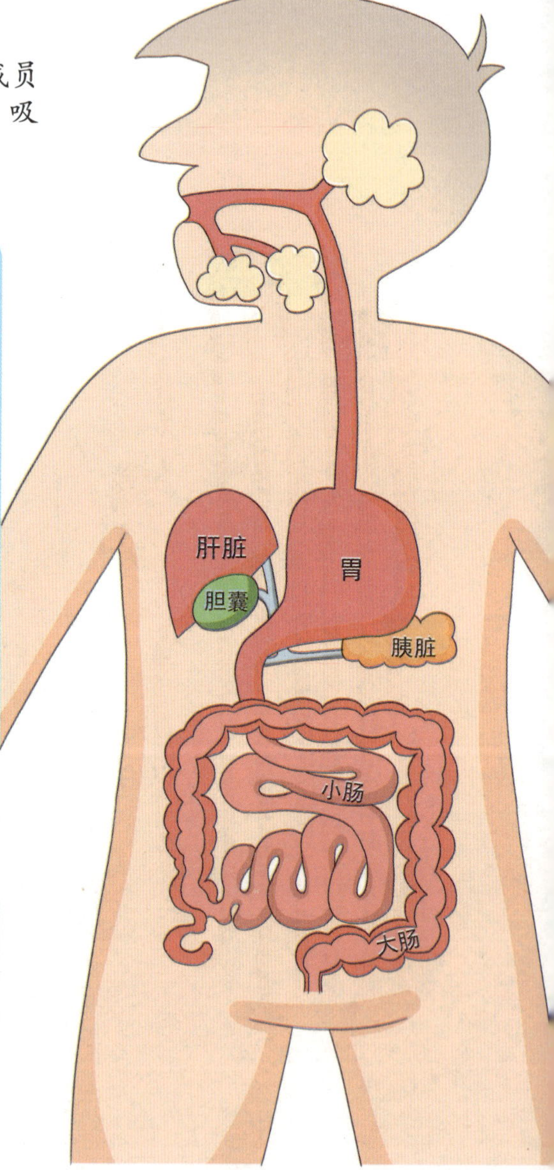

胃车间

我们胃生产胃液，里面的胃蛋白酶可分解蛋白质。

我们还能把将食物加工成粥状。

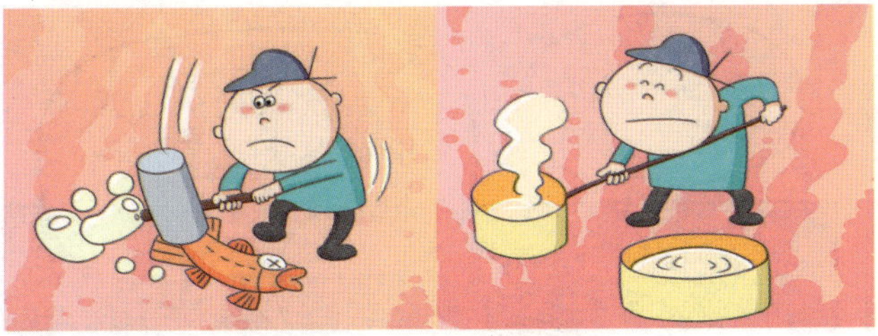

小肠车间

我们十二指肠负责泵出肠液，里面的麦芽糖酶能把麦芽糖分解成葡萄糖。

我们空肠和回肠负责吸收到达这里的食物养分。

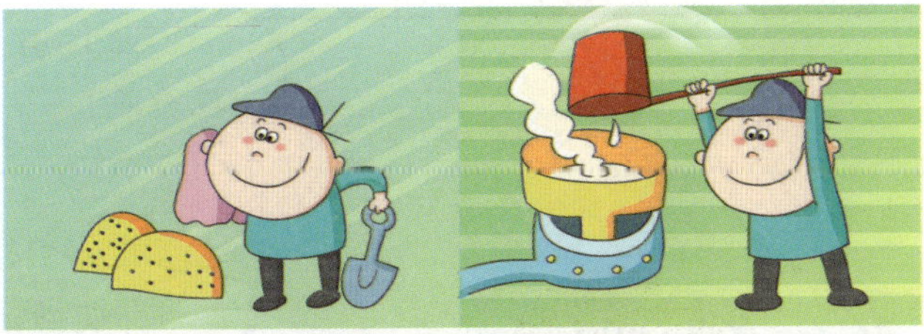

大肠车间

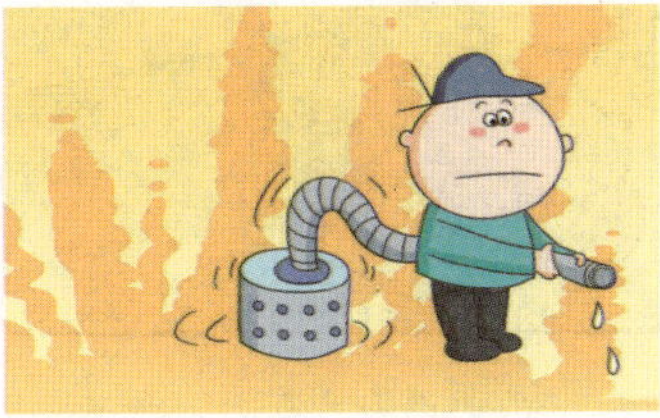

我们大肠里的黏液抽水泵，可吸收到达这里食物残渣中的水分，剩下的就是粪便。

胰脏车间

我们胰腺负责分泌胰液，其中的胰蛋白酶可将蛋白质分解为氨基酸。

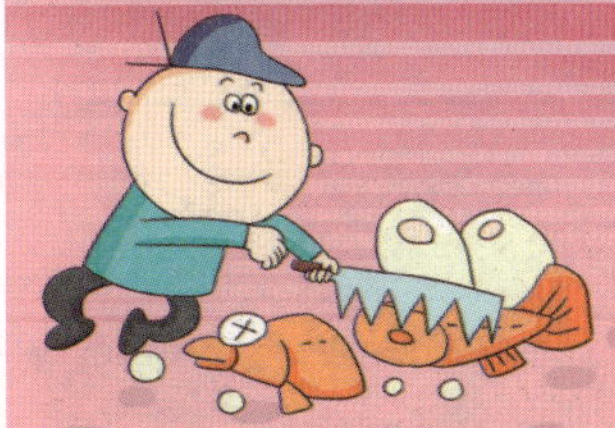

胰淀粉酶可以把食物中的淀粉分解成糖。

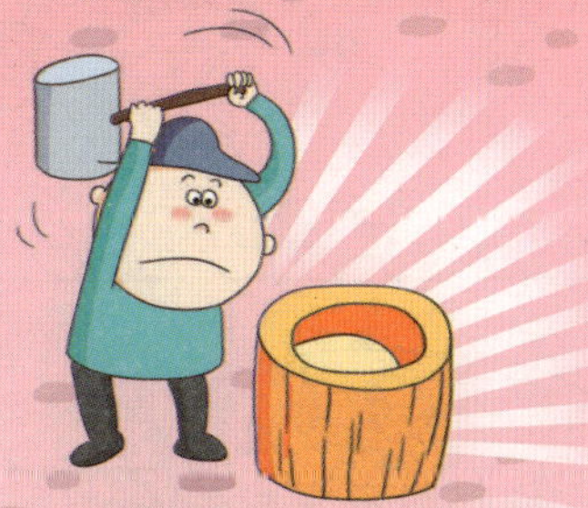

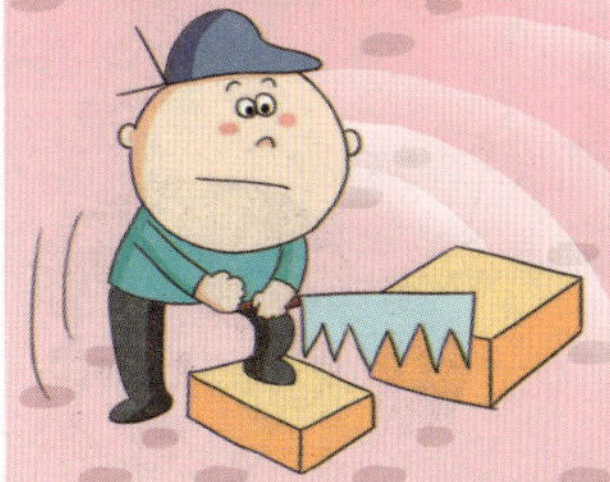

胰脂肪酶可把食物中的脂肪分解成脂肪酸和甘油。

排除口腔和食道

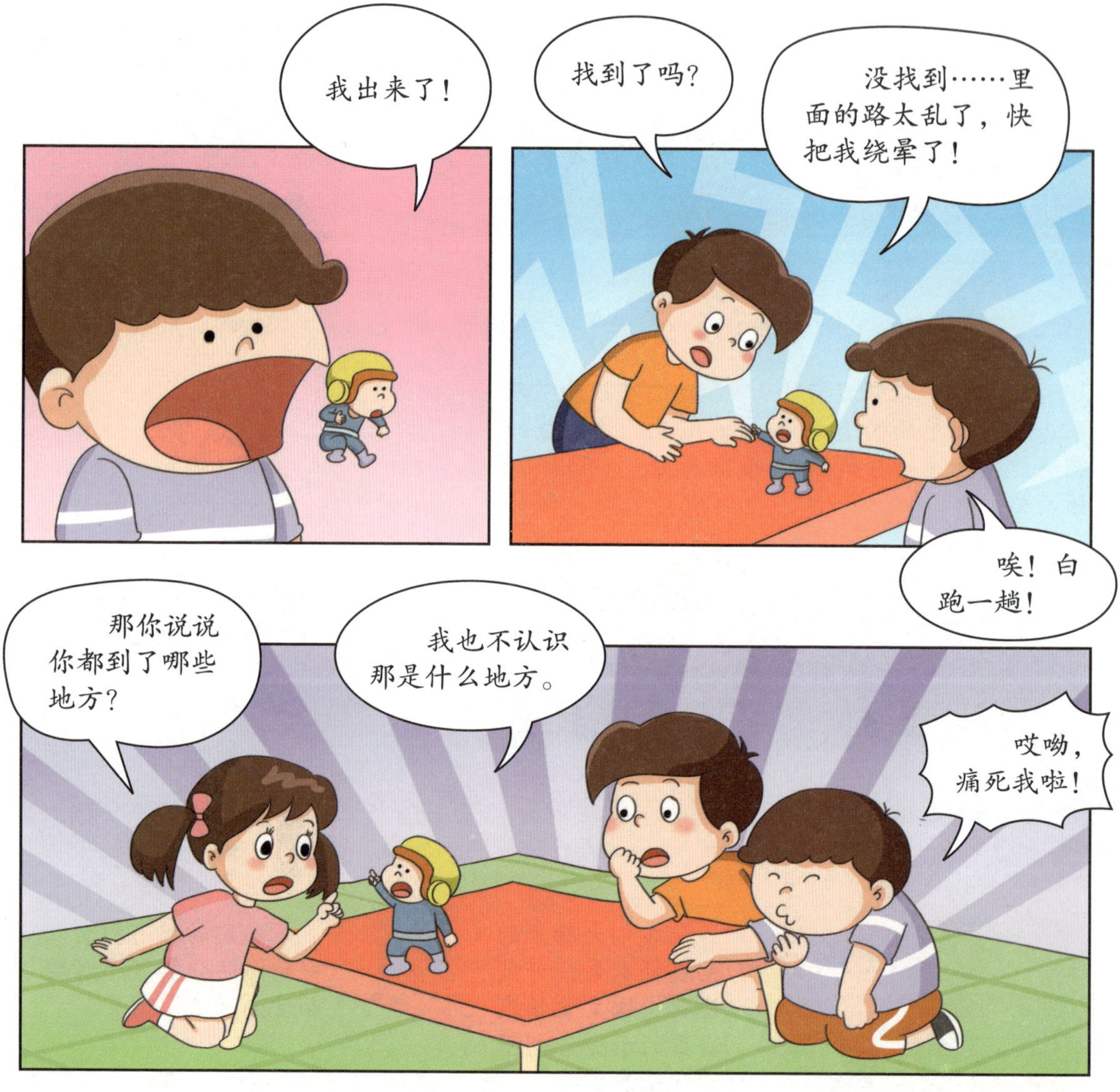
我出来了！
找到了吗？
没找到……里面的路太乱了，快把我绕晕了！
唉！白跑一趟！
那你说说你都到了哪些地方？
我也不认识那是什么地方。
哎呦，痛死我啦！

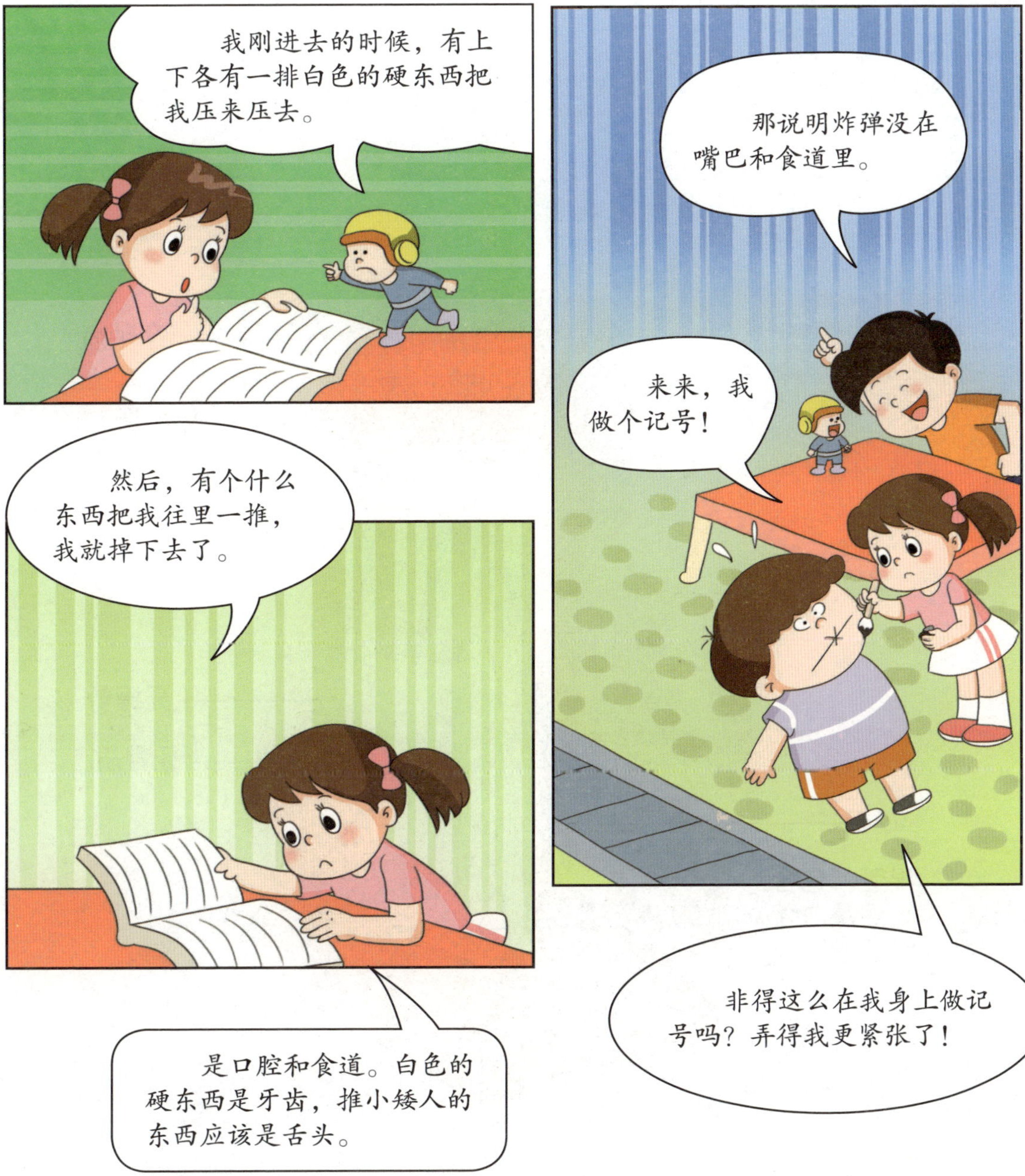
我刚进去的时候，有上下各有一排白色的硬东西把我压来压去。
然后，有个什么东西把我往里一推，我就掉下去了。
是口腔和食道。白色的硬东西是牙齿，推小矮人的东西应该是舌头。
那说明炸弹没在嘴巴和食道里。
来来，我做个记号！
非得这么在我身上做记号吗？弄得我更紧张了！

人体
影像馆

牙齿

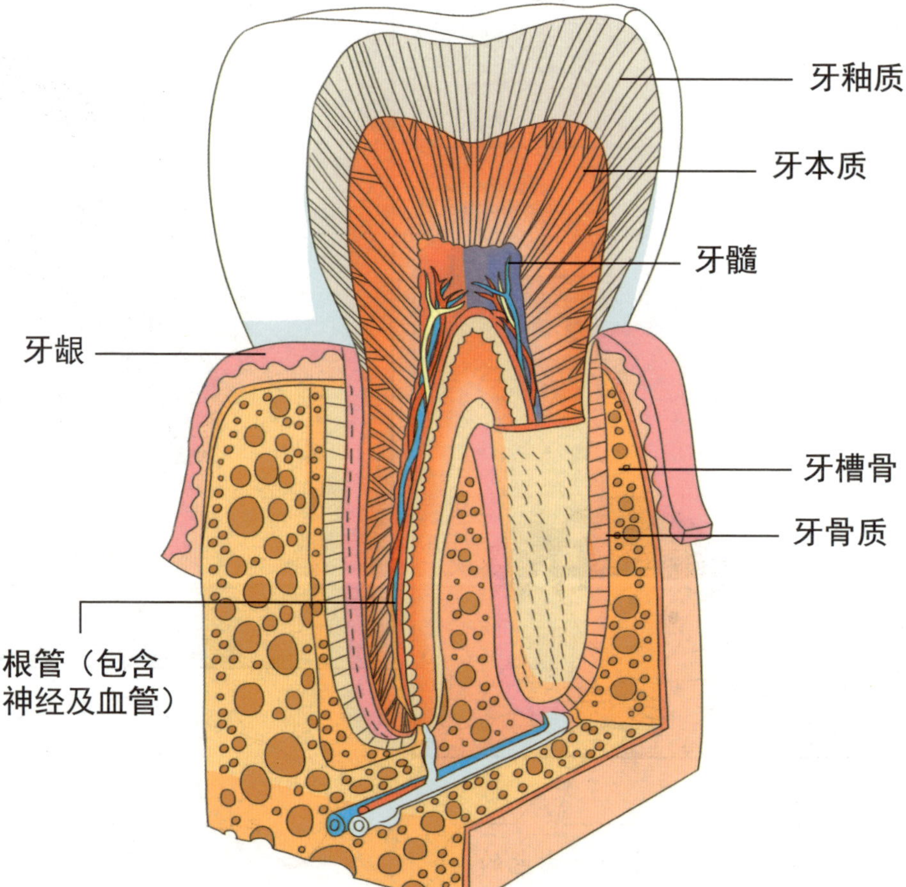

牙齿的构造

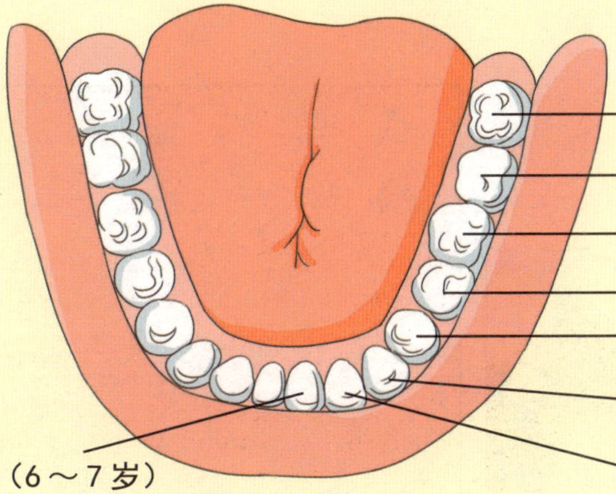

恒牙生出的时间（下颌）

牙齿可分为切牙（门牙）、尖牙（虎牙）、前磨牙和磨牙 4 种，乳牙和恒牙各有不同。牙齿的主要构成物质为牙本质，它外面牙冠部分包有牙釉质，牙根部分包有牙骨质，具有新生修复功能。牙骨质外还有由纤维组成的牙周膜，把牙齿固定在牙槽中。牙齿的中央有牙髓腔，里面充满牙髓，牙髓里有丰富的血管和神经。

人的一生有两副牙齿。婴儿时期长的牙齿叫乳牙，6 岁左右会开始换成恒牙。14 岁左右，乳牙全部脱落，恒牙也差不多都长齐了。

乳牙共有 20 颗，个头比较小。恒牙的数量比较多，共有 28 ~ 32 颗，个头也比较大。

牙齿是人体中最坚固的部分，它们在口腔里完成消化的第一步——把食物嚼碎并与唾液混合。在这个过程中，唾液中的淀粉酶把淀粉变成麦芽糖。所以，吃东西会越嚼越甜，越吃越香。

小胖的胃里有什么

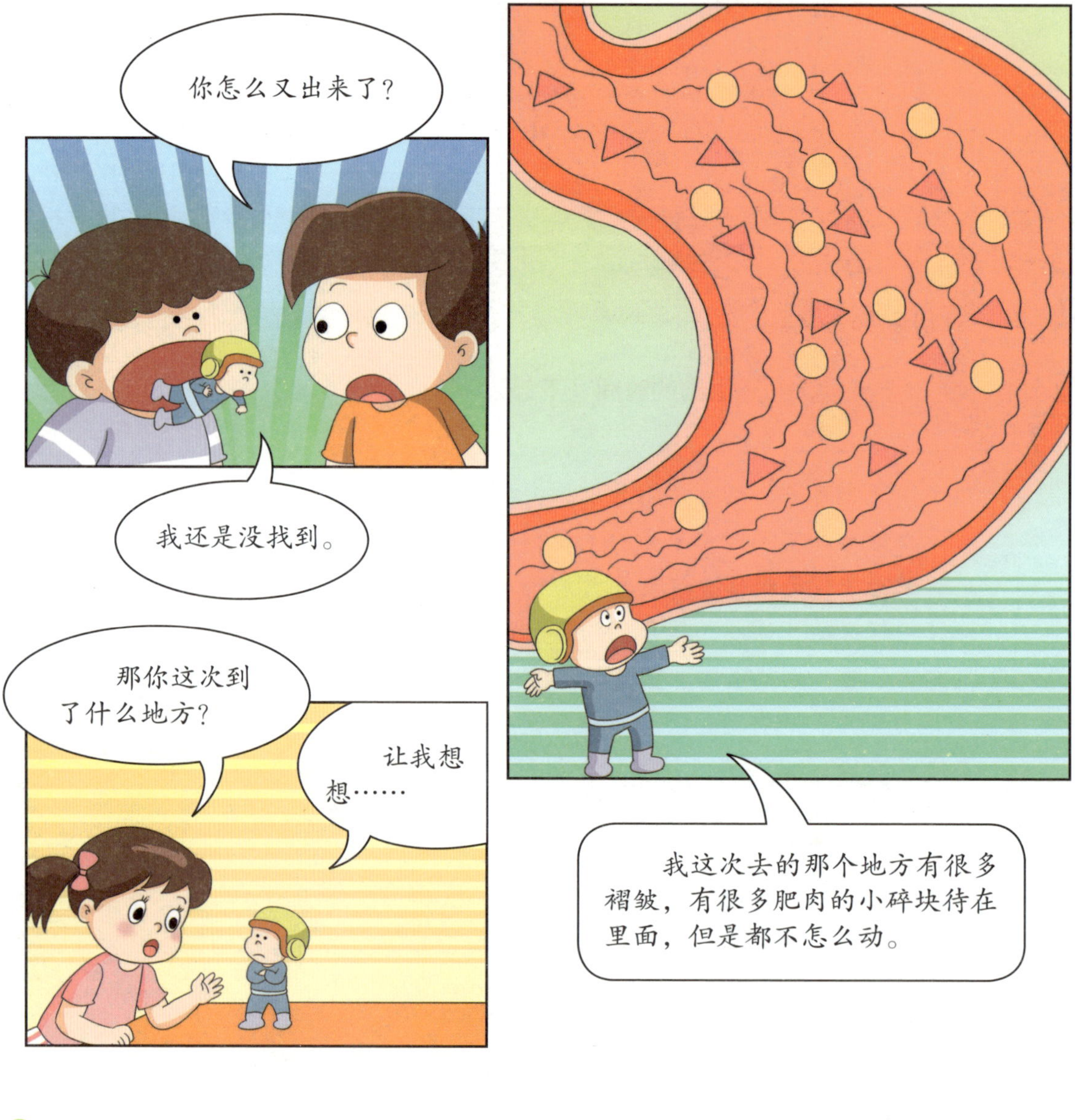
你怎么又出来了？
我还是没找到。
那你这次到了什么地方？
让我想想……
我这次去的那个地方有很多褶皱，有很多肥肉的小碎块待在里面，但是都不怎么动。

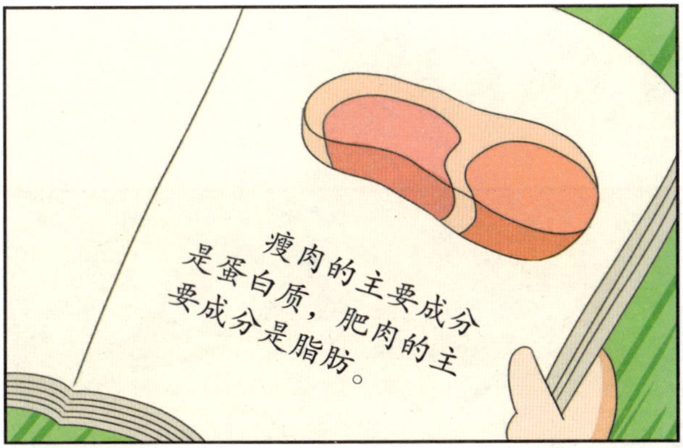

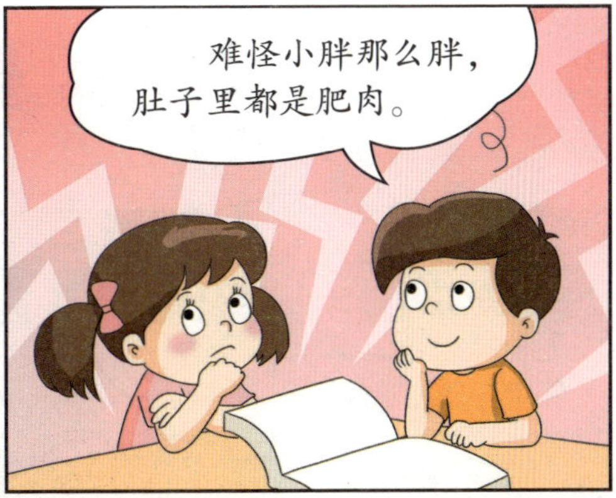

你知道吗

为什么胃液是酸性的？

在胃消化食物的过程中，胃液的作用非常重要。胃液是一种无色透明的酸性液体，pH 值为 0.9 至 1.5，酸性很强。可以消化食物、杀灭食物中的细菌、保护胃黏膜、润滑食物，使食物在胃内易于通过，还能激活胃蛋白酶原。

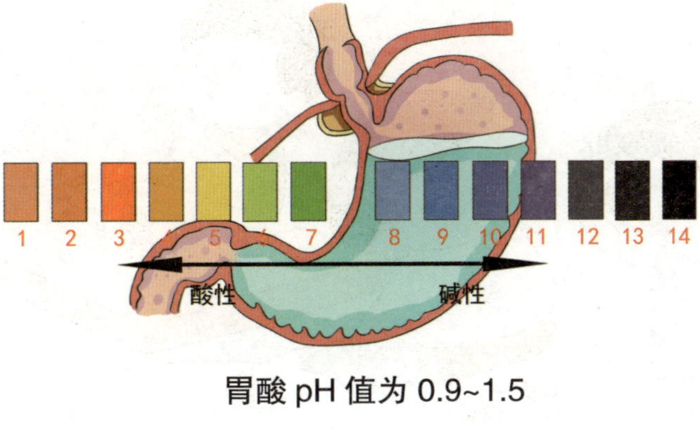

胃酸 pH 值为 0.9~1.5

食物在胃里的经历

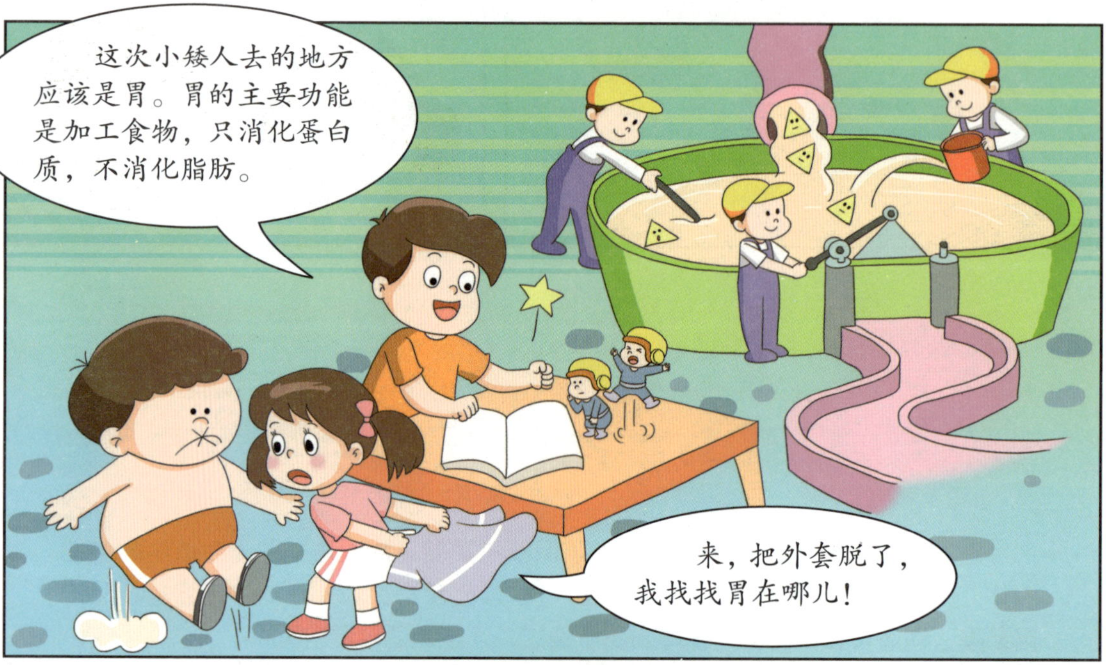
这次小矮人去的地方应该是胃。胃的主要功能是加工食物，只消化蛋白质，不消化脂肪。
来，把外套脱了，我找找胃在哪儿！

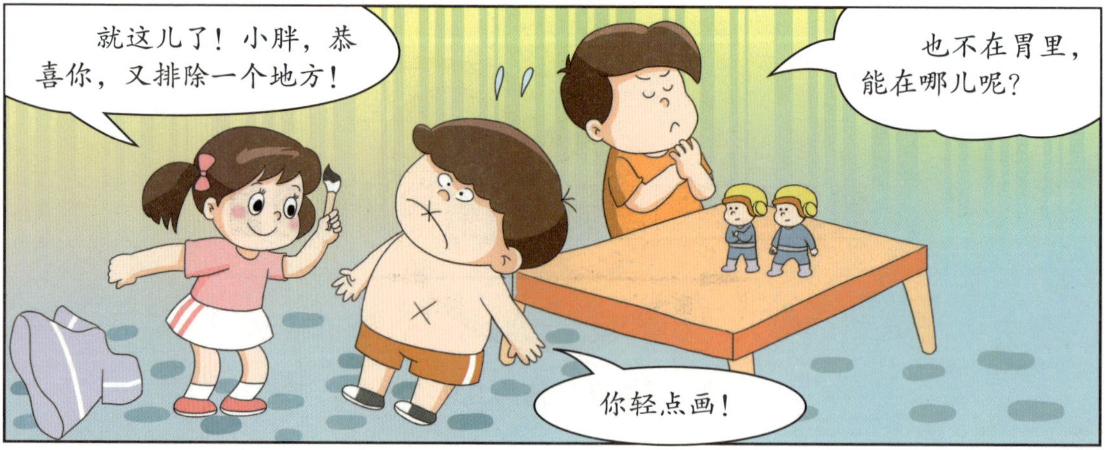
就这儿了！小胖，恭喜你，又排除一个地方！
也不在胃里，能在哪儿呢？
你轻点画！

胃

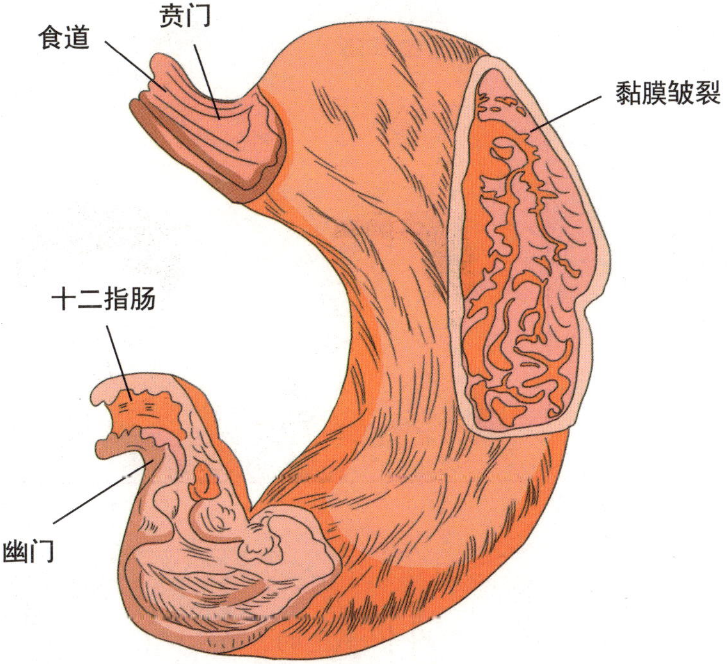

胃的构造

胃位于我们人体的上腹部，是消化道中最膨大的部分，上面连着食管，下面连着十二指肠。

胃的入口被称为贲门，出口为幽门。向左上方膨出的部分是胃底，自胃底向下的中间大部分，是胃体。胃完全空虚的时候是管状的，容量约50毫升；在完全充实的情况下会变成球囊状，容量可达到2000毫升。

胃为什么不会被消化掉

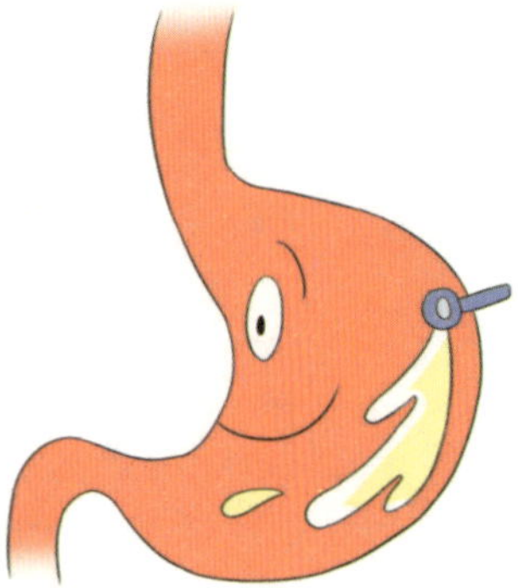

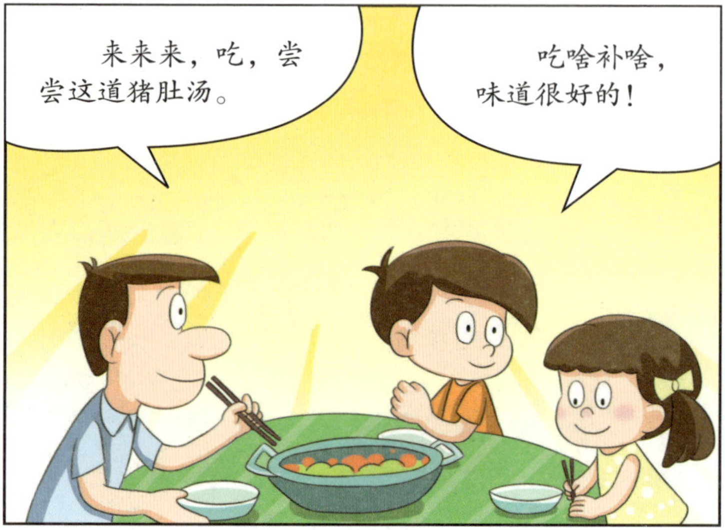
来来来，吃，尝尝这道猪肚汤。
吃啥补啥，味道很好的！

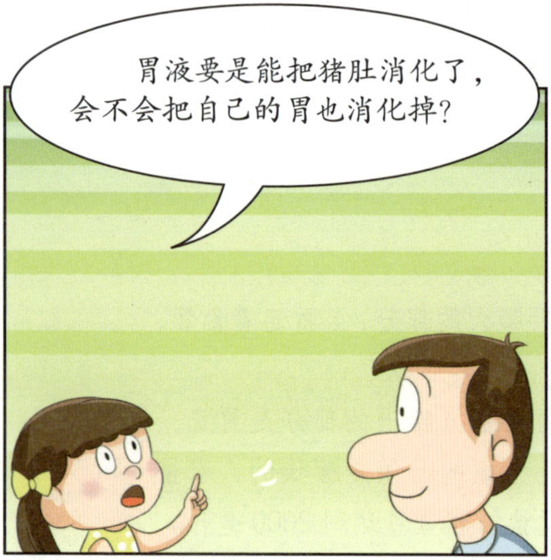
胃液要是能把猪肚消化了，会不会把自己的胃也消化掉？

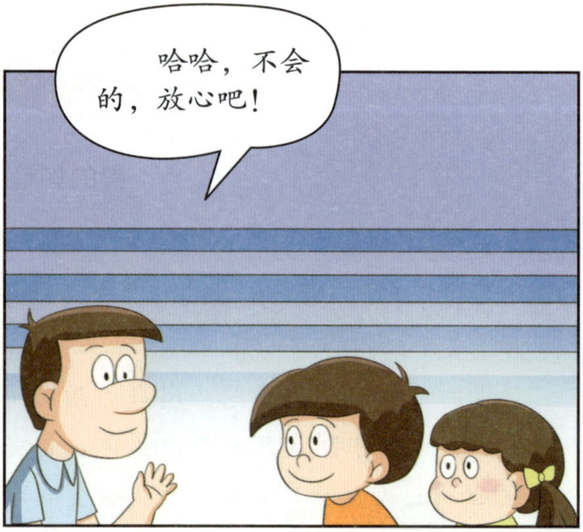
哈哈，不会的，放心吧！

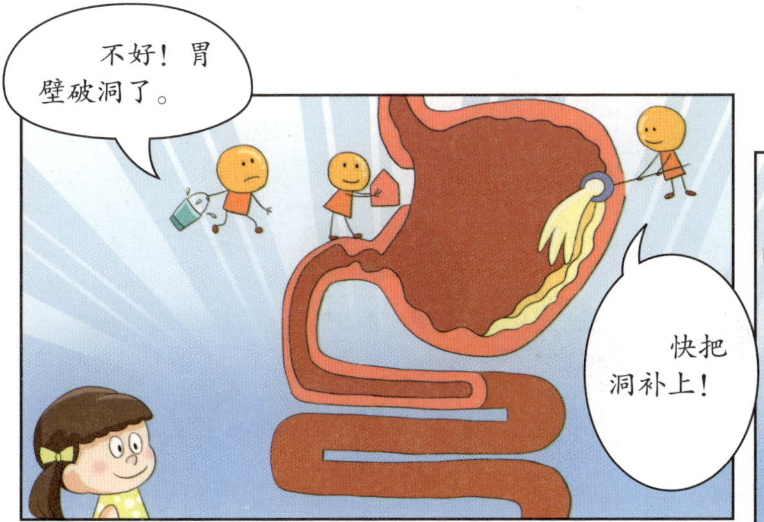
不好！胃壁破洞了。
快把洞补上！

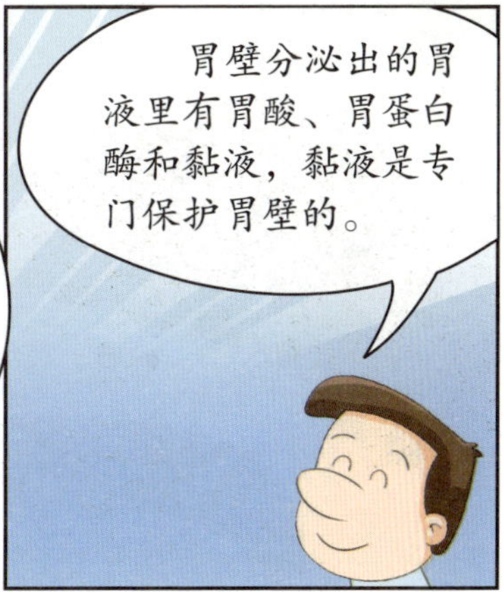
胃壁分泌出的胃液里有胃酸、胃蛋白酶和黏液，黏液是专门保护胃壁的。

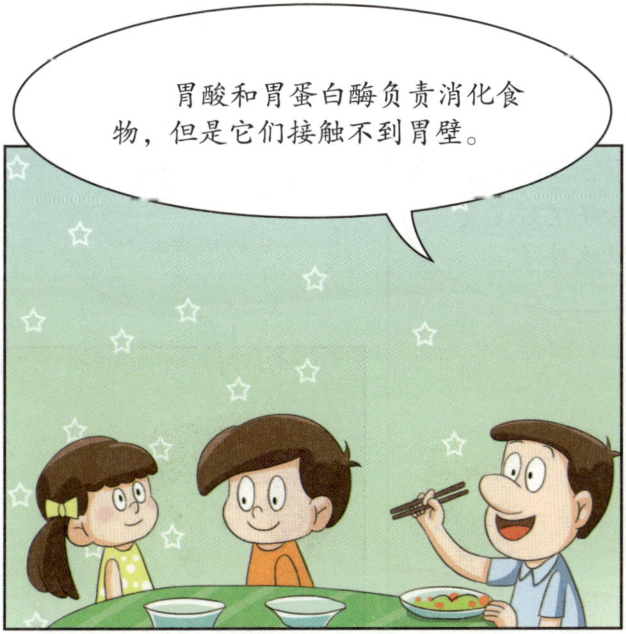
胃酸和胃蛋白酶负责消化食物，但是它们接触不到胃壁。

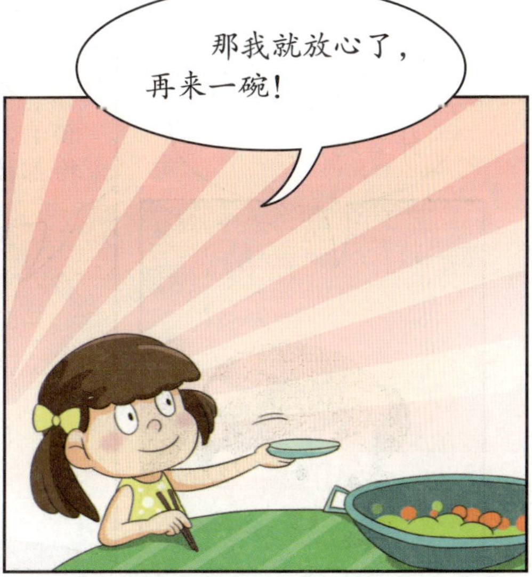
那我就放心了，再来一碗！

漫长曲折的小肠

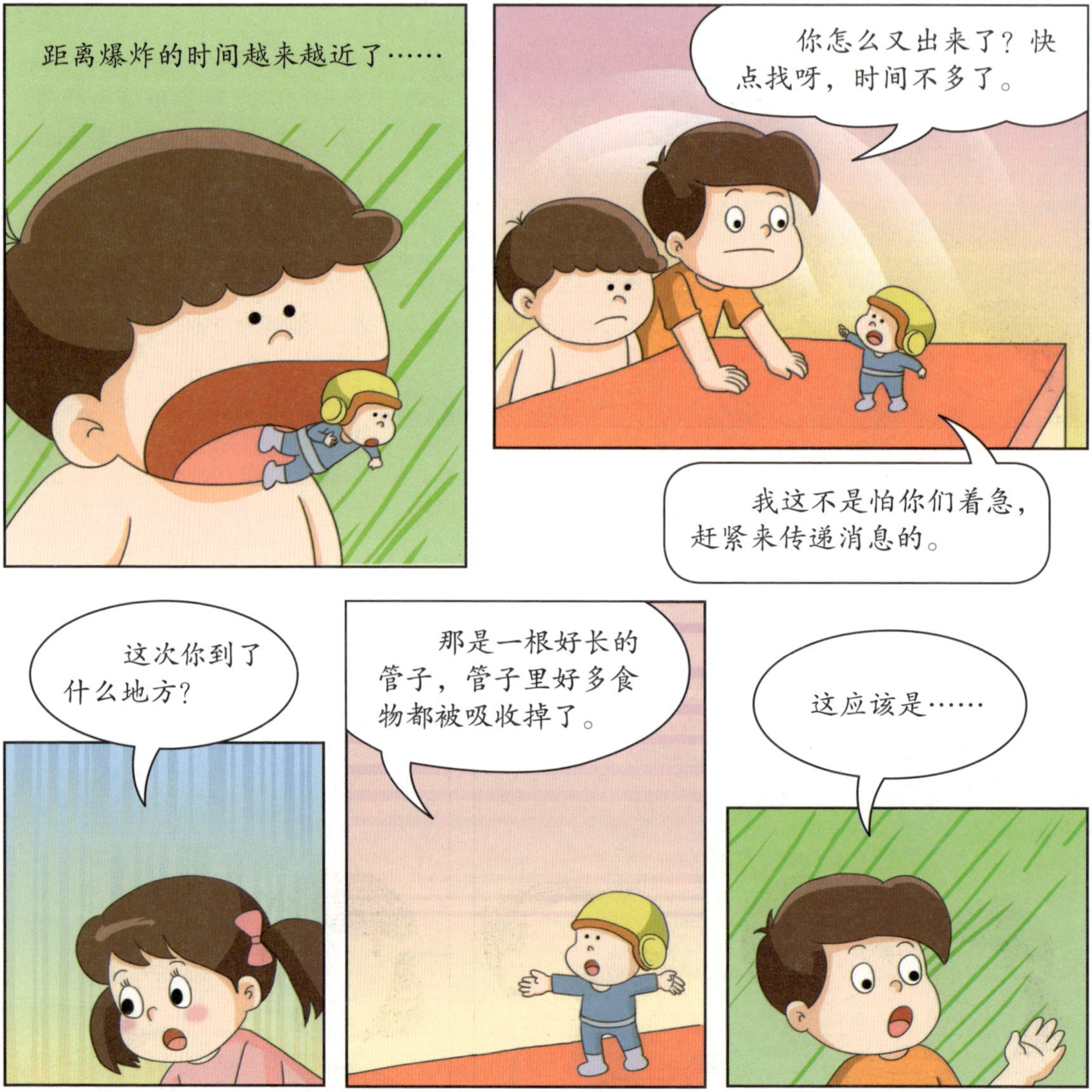
距离爆炸的时间越来越近了……
你怎么又出来了？快点找呀，时间不多了。
我这不是怕你们着急，赶紧来传递消息的。
这次你到了什么地方？
那是一根好长的管子，管子里好多食物都被吸收掉了。
这应该是……

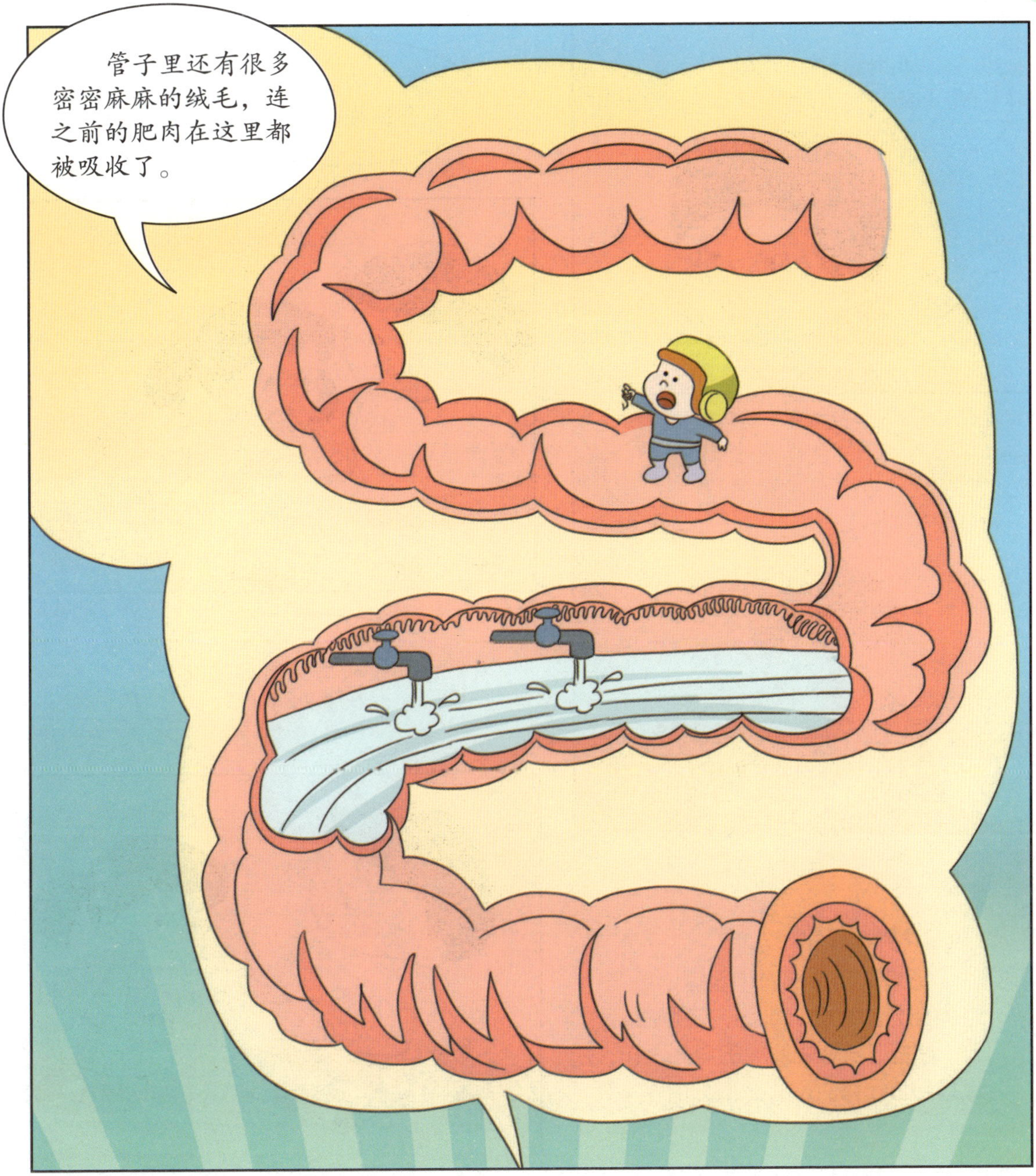
管子里还有很多密密麻麻的绒毛，连之前的肥肉在这里都被吸收了。

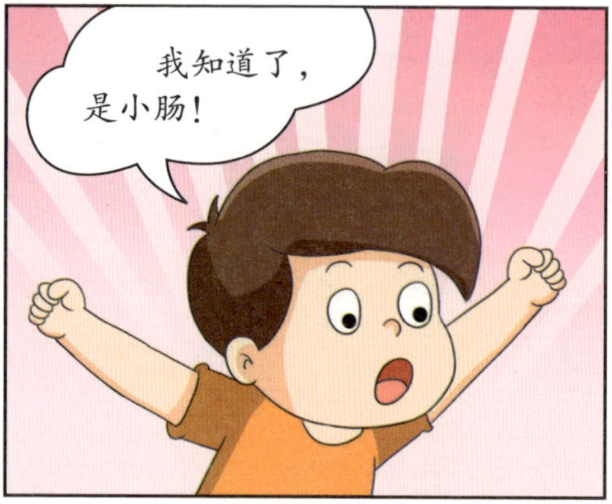

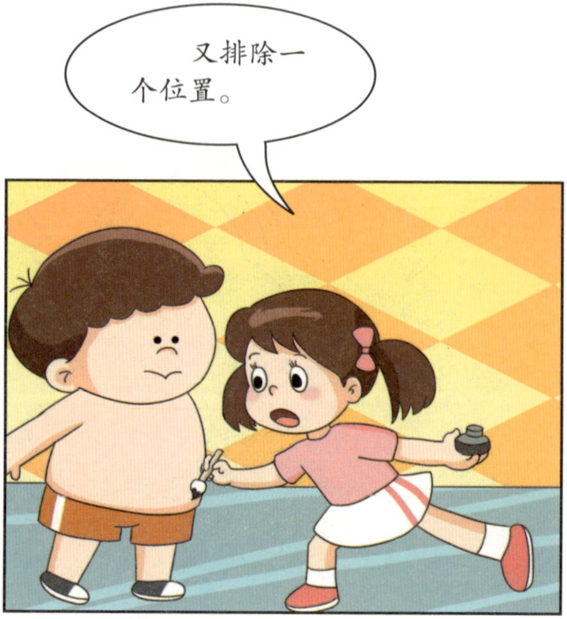

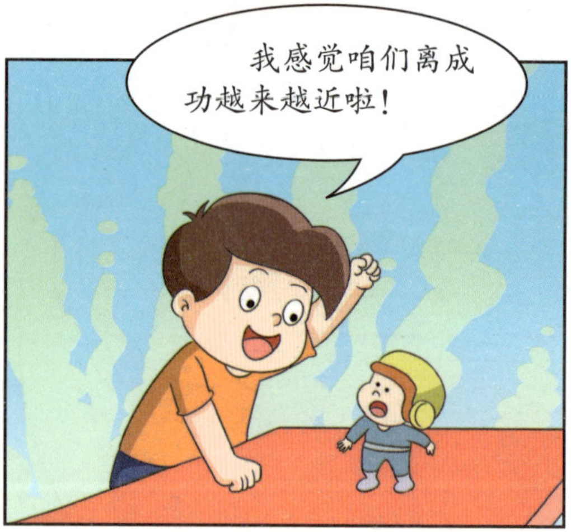

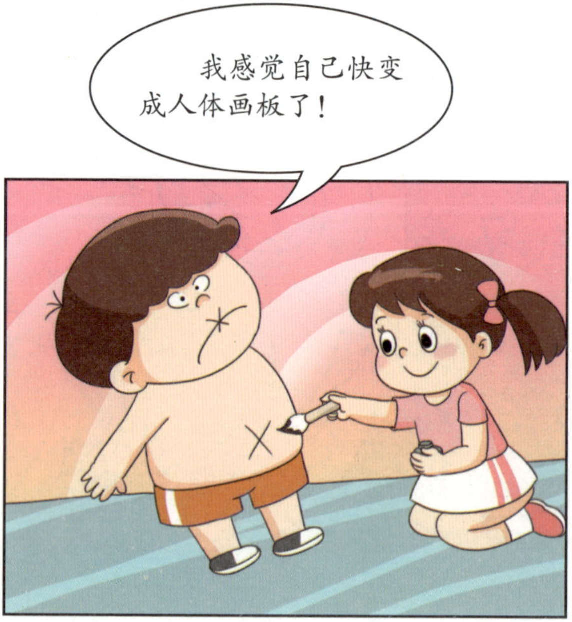

【人体冷知识】

肠道其实才是消化器官中最辛苦的部分。大肠、小肠、直肠三部分，承担了身体内 80% 的消化工作，远远超过了胃。

小肠

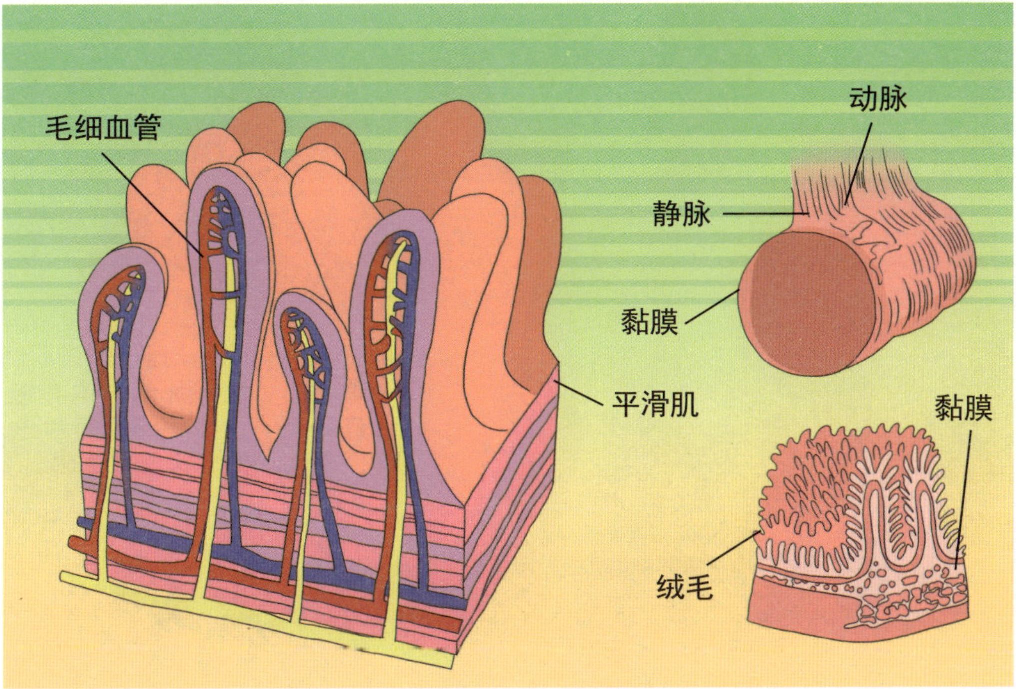

小肠的构造

小肠长约 7 米，是消化系统里最长的部分。小肠内壁的褶皱上有很多绒毛，绒毛负责吸收经过充分消化的食物中的营养物质，送给毛细血管和毛细淋巴管。

人体
小百科

肠道内的细菌

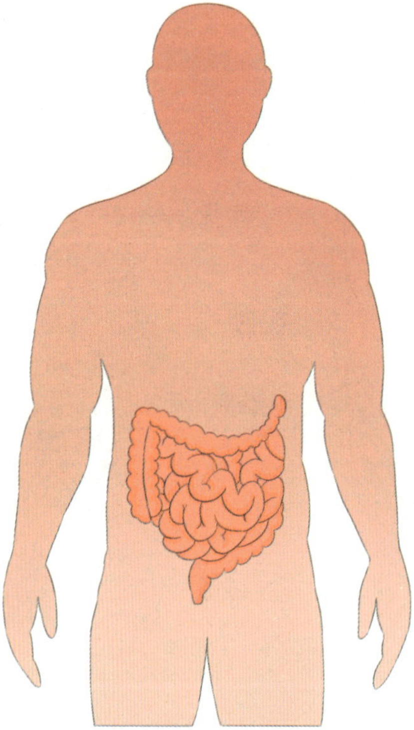

人体肠道中居住着大量的微生物，其中超过99%都是细菌。这些数目庞大的细菌大致可以分为三个大类：有益菌、中性菌和有害菌。

有益菌

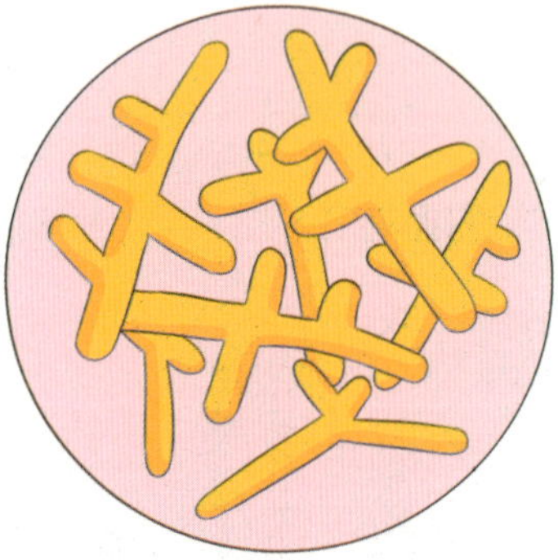

双歧杆菌：细胞呈杆状，一端分叉。能够抑制人体有害细菌的生长，抵抗病原菌的感染，合成人体需要的维生素。

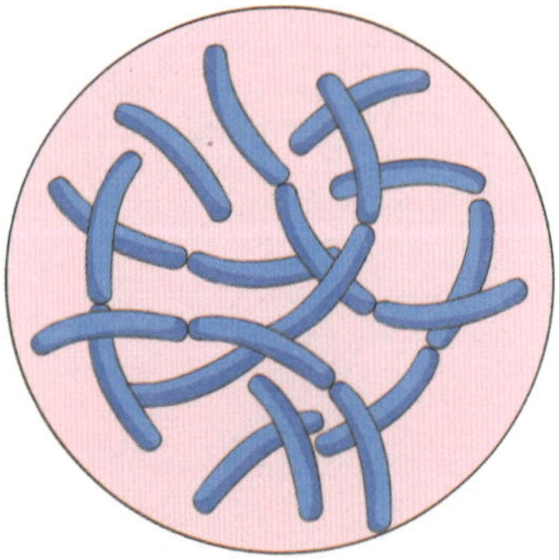

乳杆菌：无芽孢杆菌，形态多样，或直或弯。拥有调节肠道菌群、增强免疫力、保护胃黏膜、促进消化等作用。

中性菌

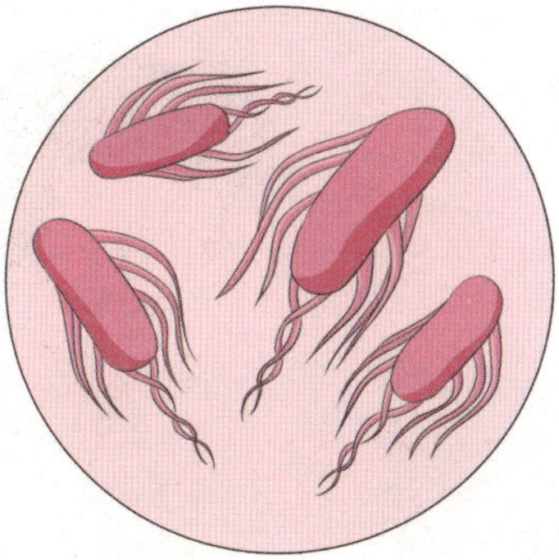

大肠杆菌： 两端钝圆的短小杆菌，生长有菌毛。对人类来说，亦敌亦友。既可发酵葡萄糖产酸、产气，又是世界上最具破坏性的五种病菌之一。

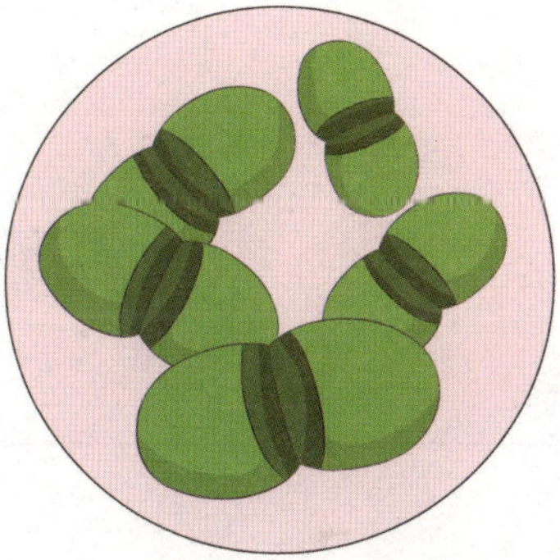

粪肠球菌： 圆形或椭圆形球菌。一般认为粪肠球菌对人无害，但部分粪肠球菌在长期进化中出现毒力基因，可引起广泛的感染。

有害菌

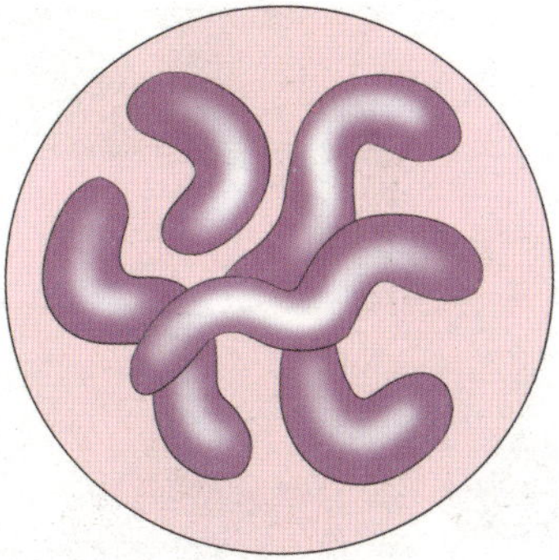

弯曲杆菌属： S形弯曲、弧状或稍直，末端有鞭毛。其中的空肠弯曲杆菌是引起人类细菌性胃肠炎的一个最主要因素。

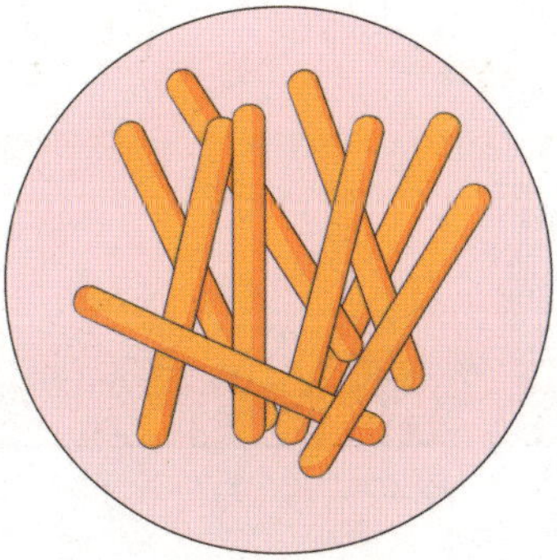

艰难梭状芽胞杆菌： 粗长杆菌。本是人类肠道中的正常菌群，抗生素的应用可导致该菌过度生长，从而产生肠毒素和细胞毒素两种毒素。

找到炸弹了

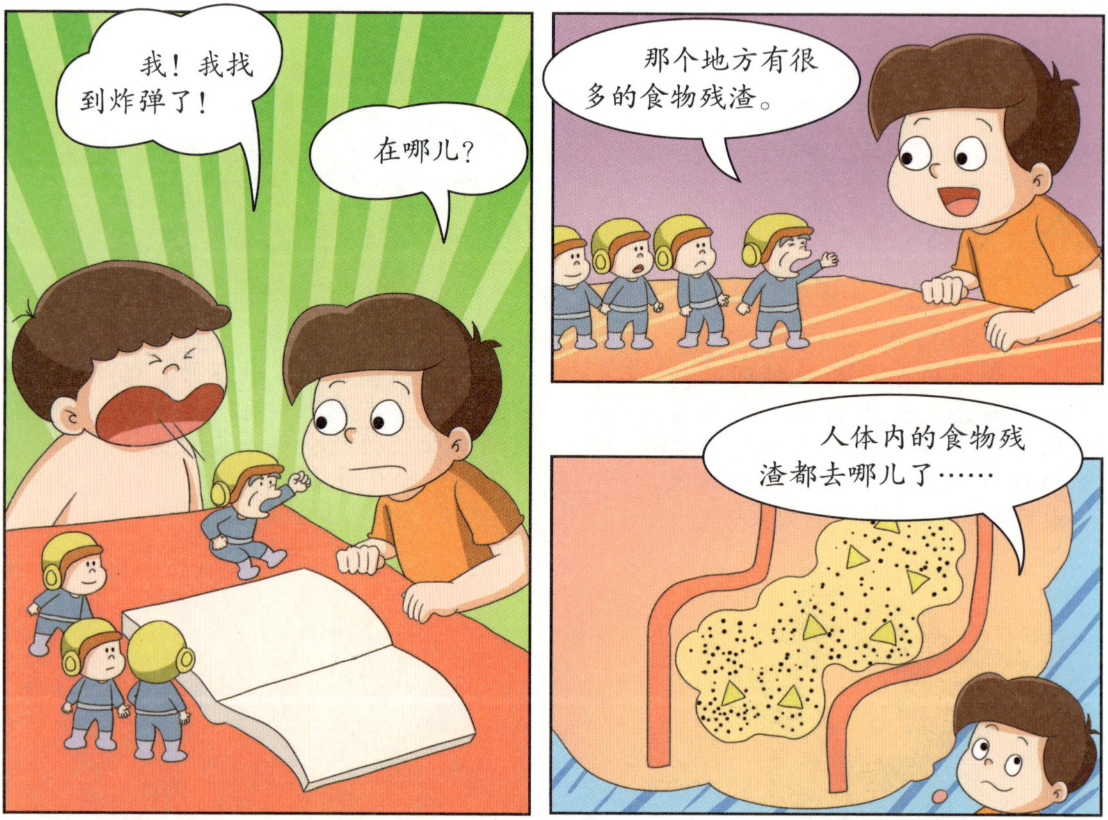

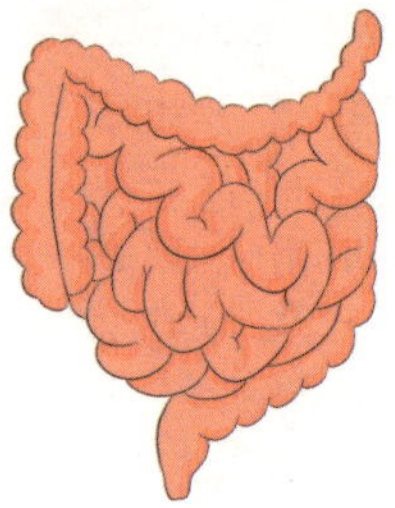

【人体冷知识】

我们的肠道里，大约有 1000 亿个神经细胞，主要负责我们下意识的活动。五羟色胺、多巴胺以及多种让人情绪愉快的激素，95% 是在肠道里面合成的。

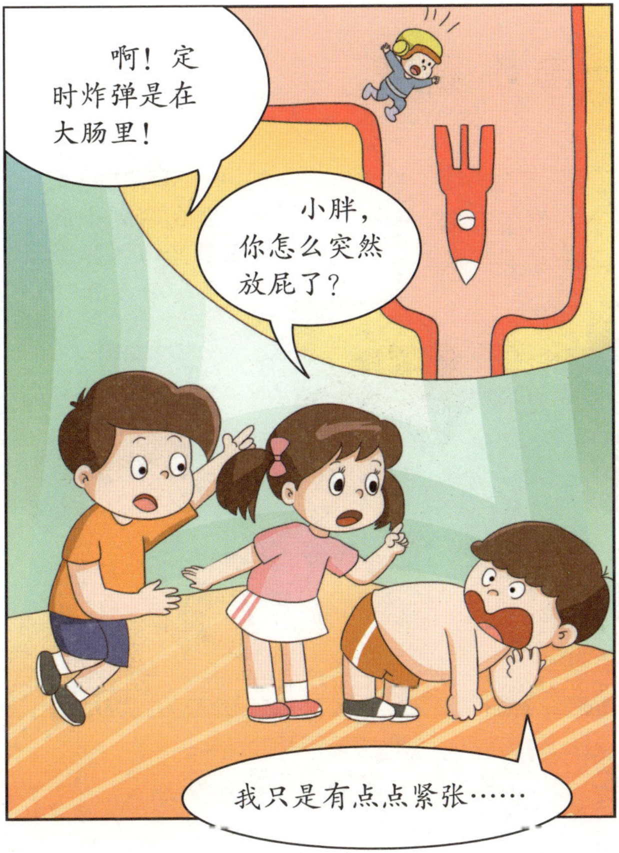

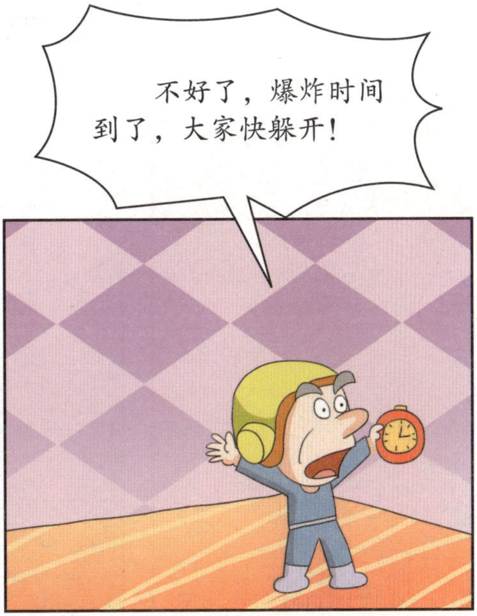

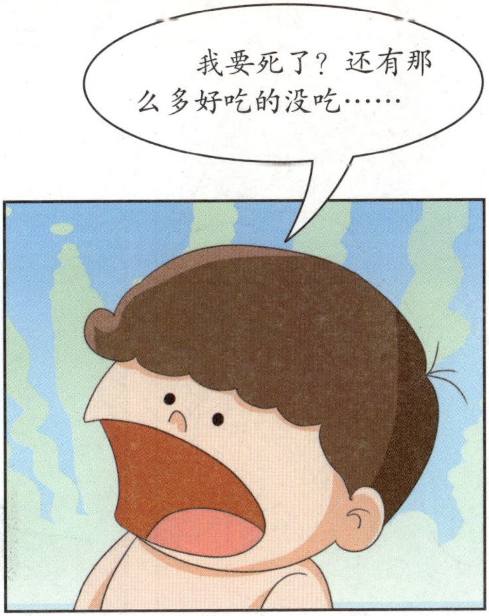

【人体冷知识】

一般情况下，成年人一天会排放 10~15 个屁。屁里含有可燃气体氢气和甲烷，达到一定浓度时，是可以燃烧的。

虚惊一场的雷顿

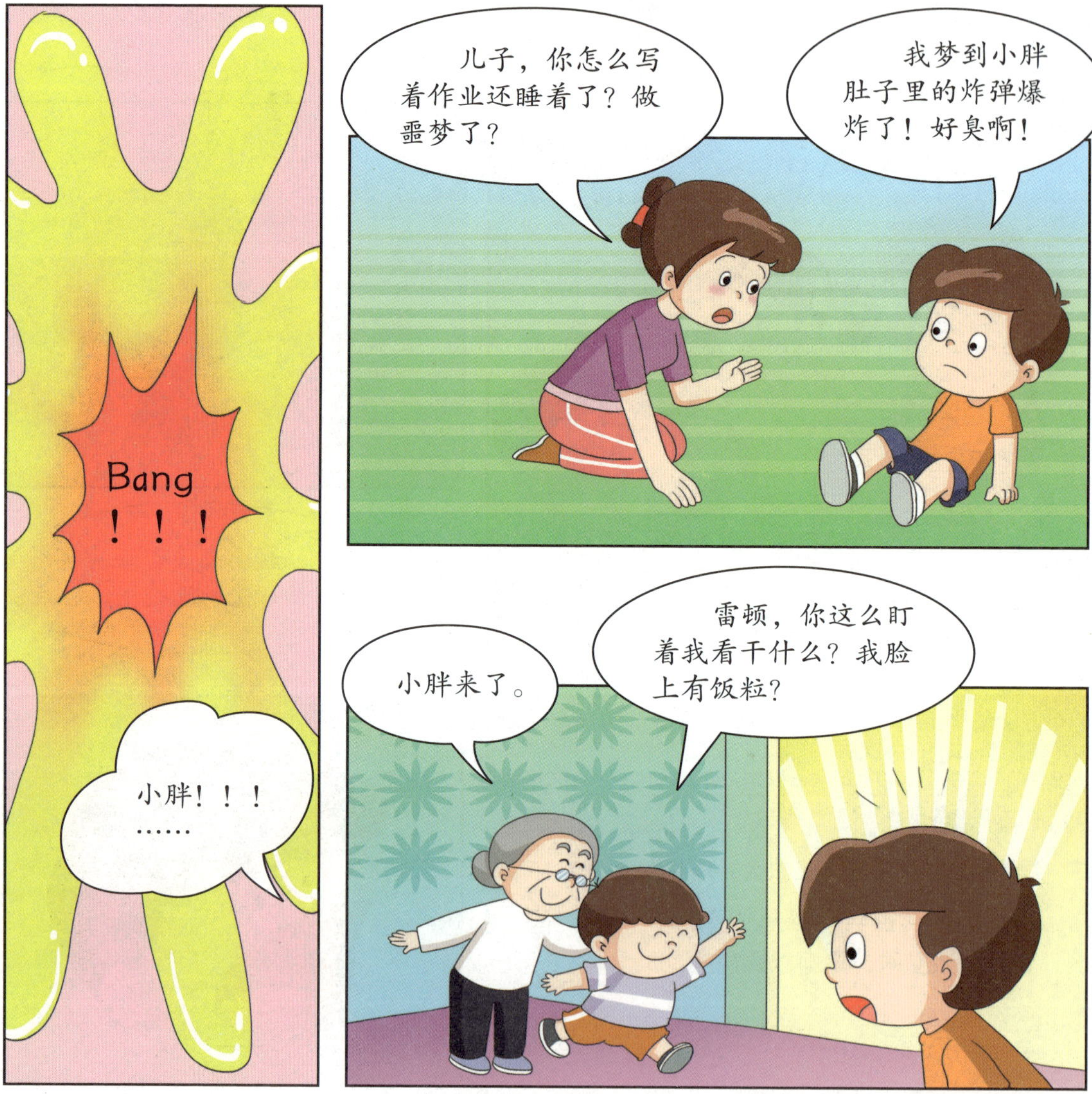
Bang！！！
小胖！！！……
儿子，你怎么写着作业还睡着了？做噩梦了？
我梦到小胖肚子里的炸弹爆炸了！好臭啊！
小胖来了。
雷顿，你这么盯着我看干什么？我脸上有饭粒？

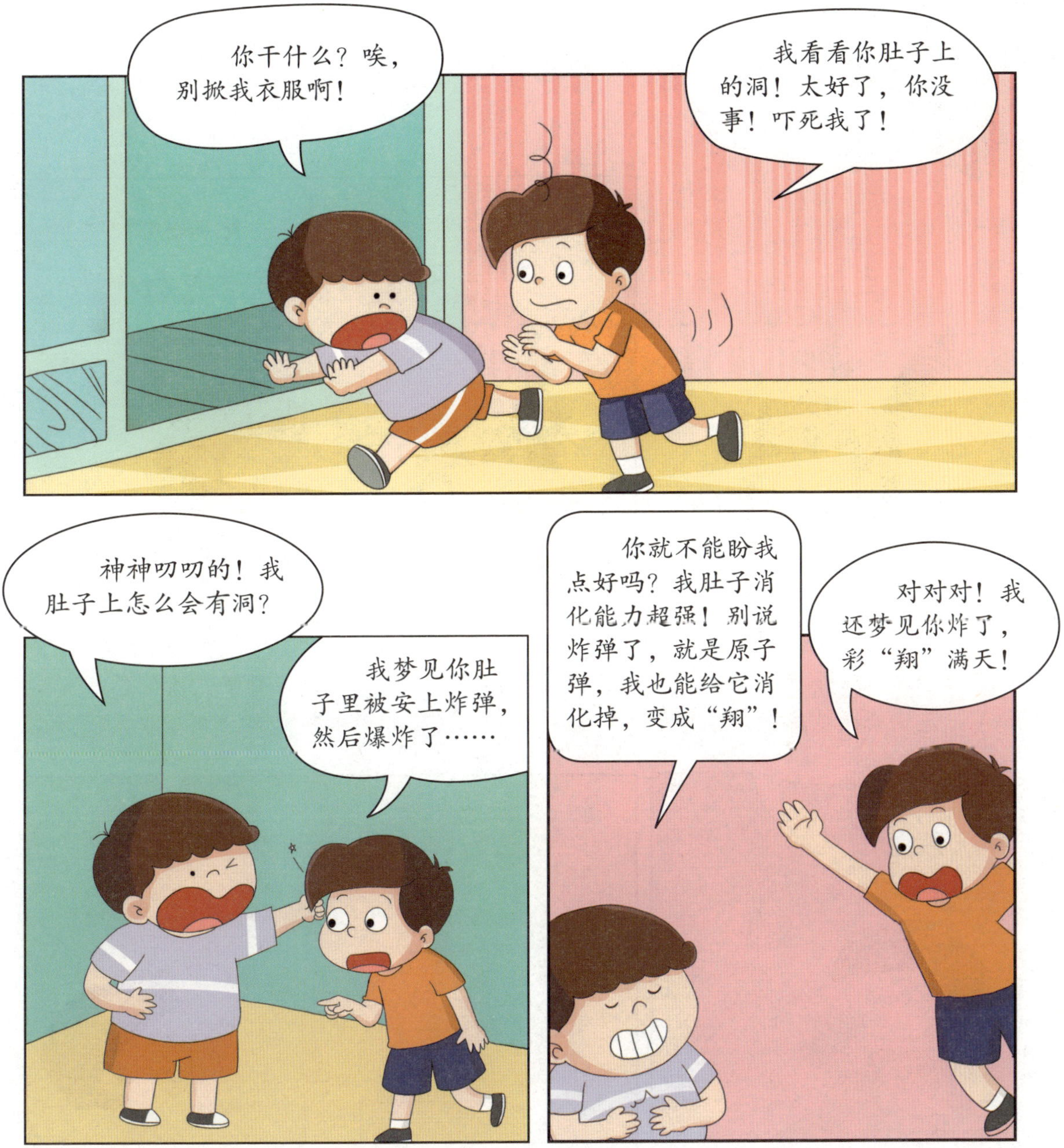

你干什么？唉，别掀我衣服啊！
我看看你肚子上的洞！太好了，你没事！吓死我了！
神神叨叨的！我肚子上怎么会有洞？
我梦见你肚子里被安上炸弹，然后爆炸了……
你就不能盼我点好吗？我肚子消化能力超强！别说炸弹了，就是原子弹，我也能给它消化掉，变成“翔”！
对对对！我还梦见你炸了，彩“翔”满天！

人体
小剧场

为什么吃进胃里的药会治头疼

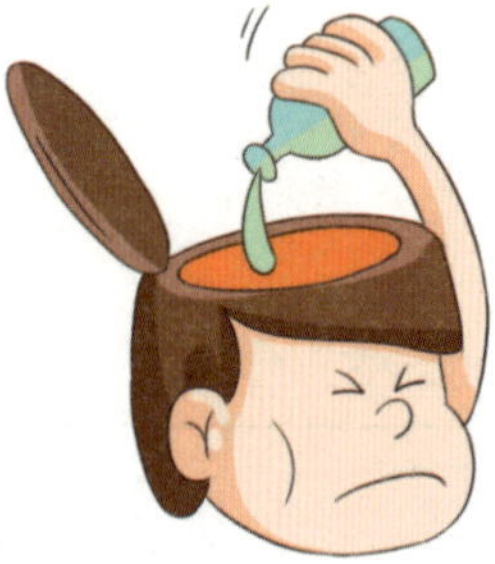

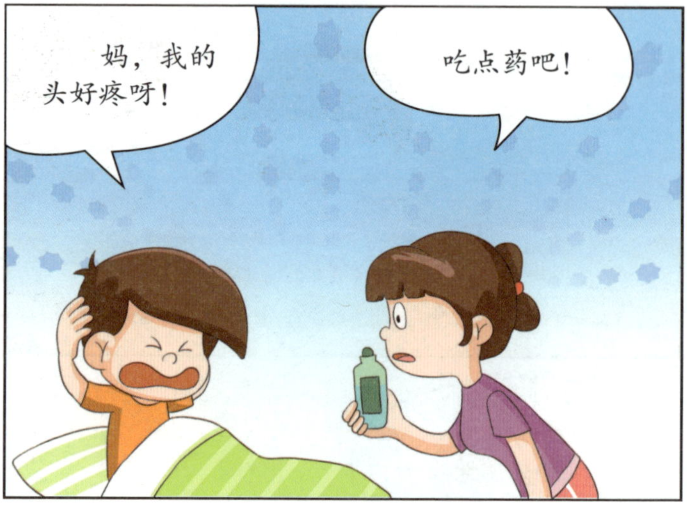

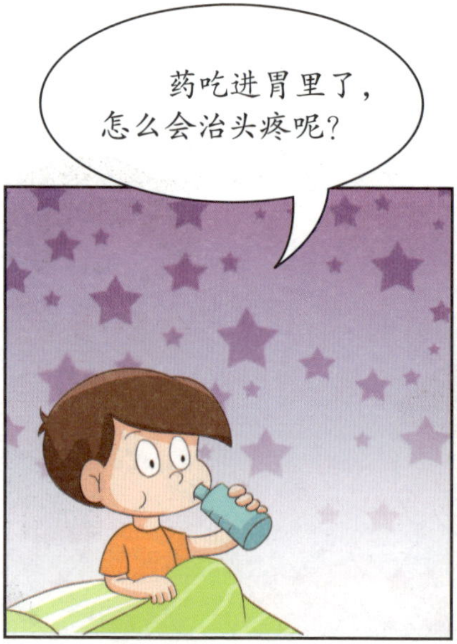

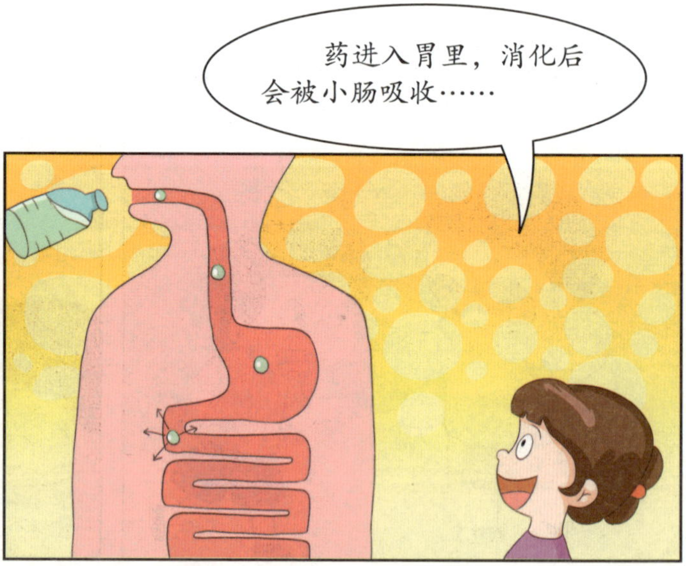

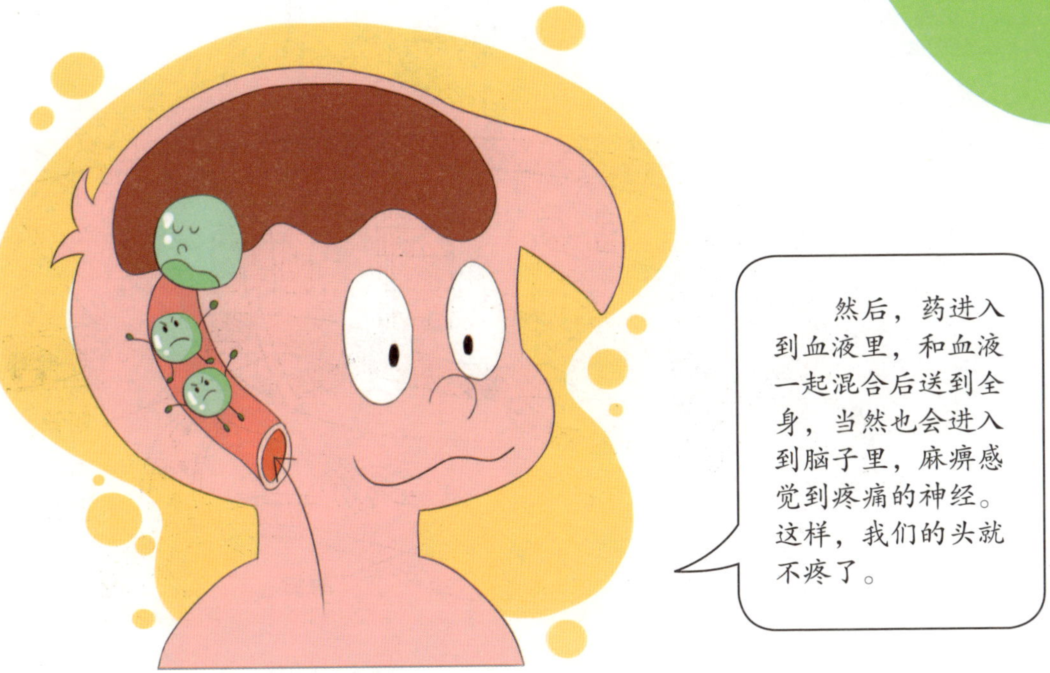
然后，药进入到血液里，和血液一起混合后送到全身，当然也会进入到脑子里，麻痹感觉到疼痛的神经。这样，我们的头就不疼了。

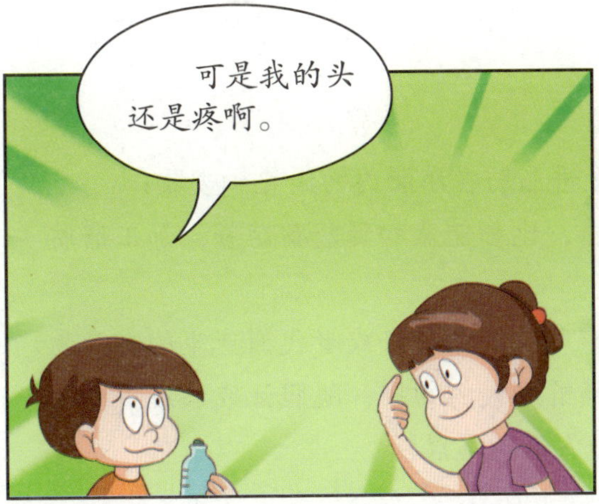
可是我的头还是疼啊。

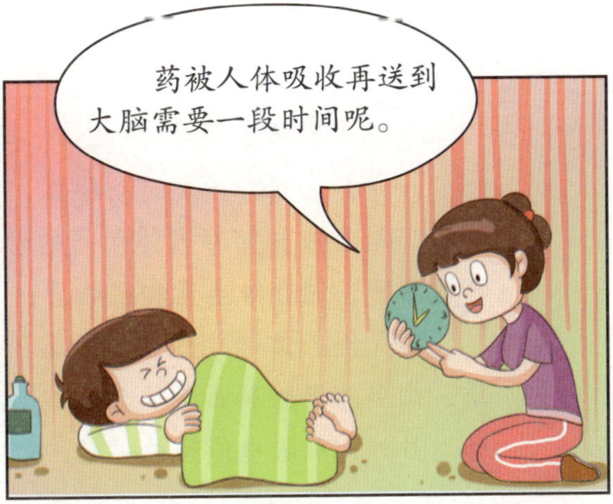
药被人体吸收再送到大脑需要一段时间呢。

肝脏

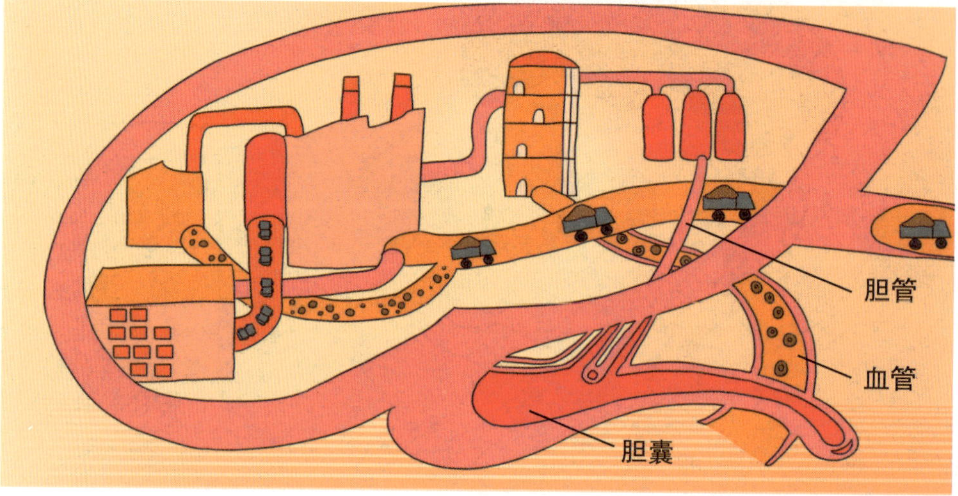

肝脏位于人体的上腹部，上部与右肺和心脏相邻，下部与胃、十二指肠等相邻。肝脏是人体最大腺体，形状像一个倒立的直角三角形，可分为上、下两面，左右两叶。

肝脏主要有三个功能：

一是分泌胆汁，运送到胆囊，促进脂肪在小肠内的消化和吸收；

二是合成和储存人体所需的营养，比如储藏和释放葡萄糖，加工脂肪和氨基酸，储存维生素和矿物质；

三是对人体起到保护和解毒的作用。人体外来或者代谢产生的有毒物质，均要在肝脏解毒变成无毒或者溶解度大的物质，随胆汁或尿液排出体外。另外，肝脏也能释放热量，帮助人保持体温。

会呼吸的机器人

周末了，雷顿、小胖、艾米和布丁一起到博士家玩。

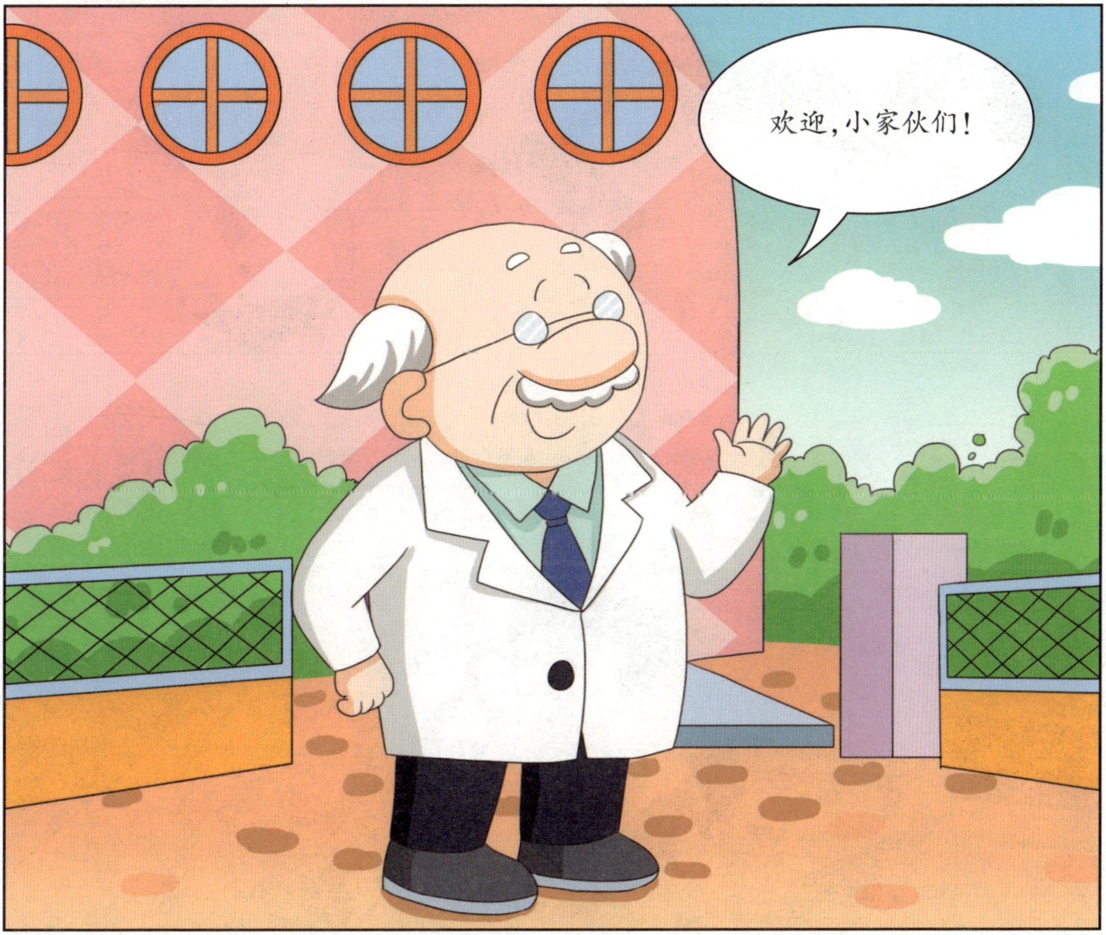

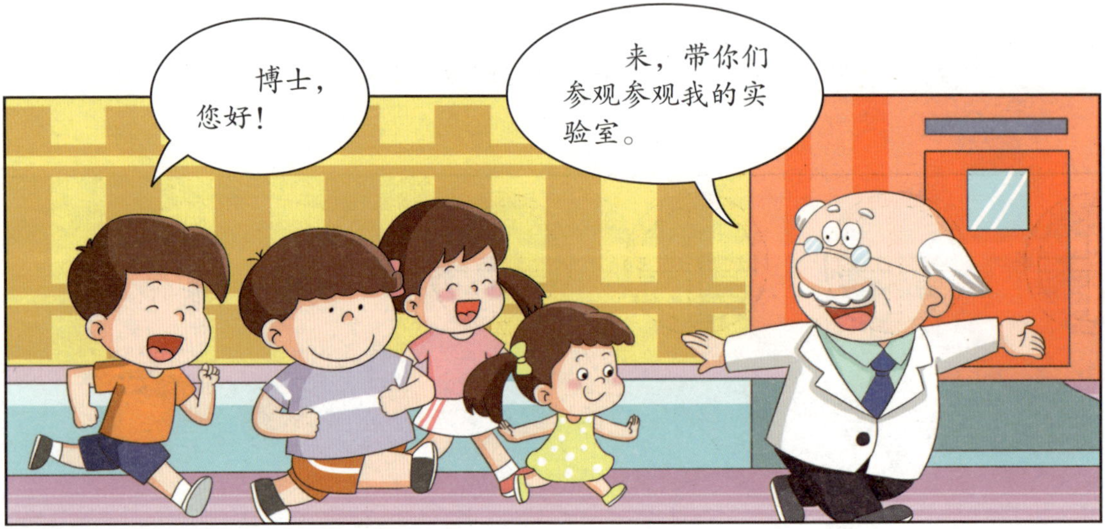
博士，您好！
来，带你们参观参观我的实验室。

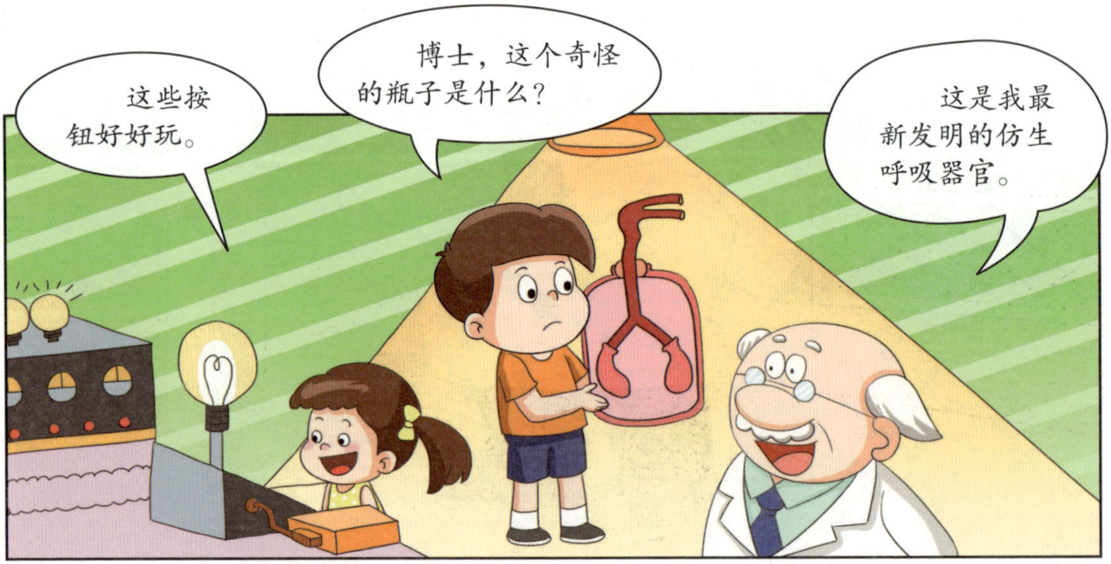
这些按钮好好玩。
博士，这个奇怪的瓶子是什么？
这是我最新发明的仿生呼吸器官。

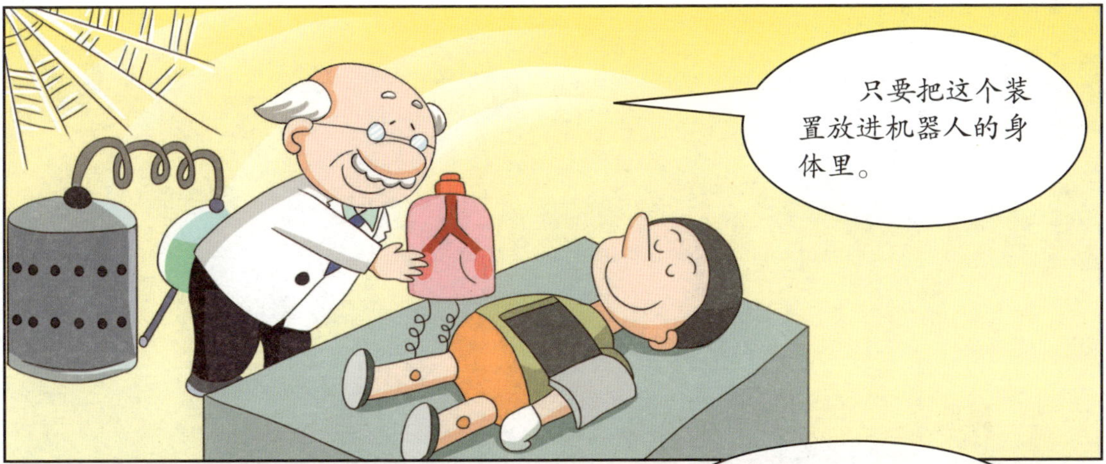

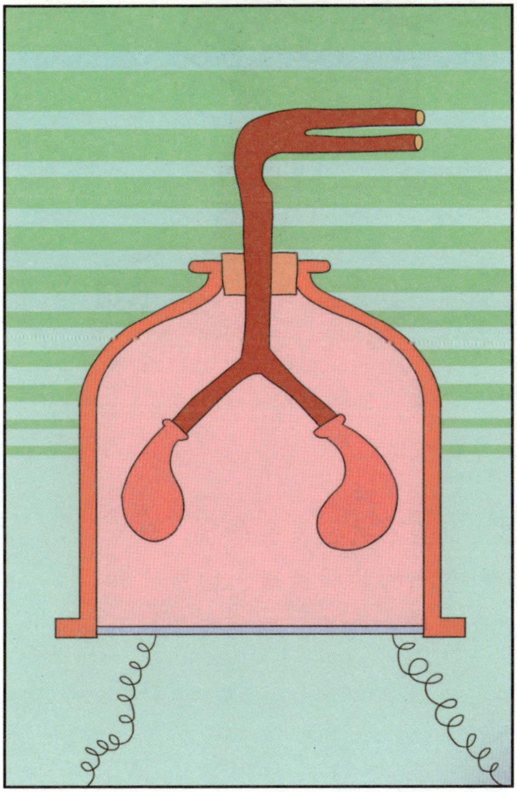

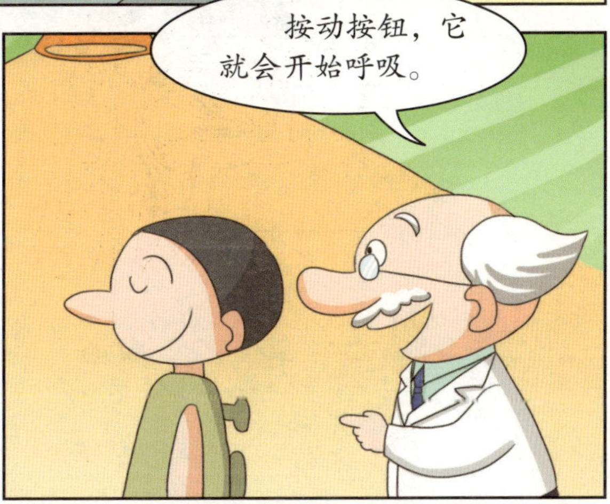

【人体冷知识】

肺是唯一能漂浮在水面上的器官。一只肺里面有300多万个肺泡，这些肺泡充满空气时，肺就可以浮在水上。

咽

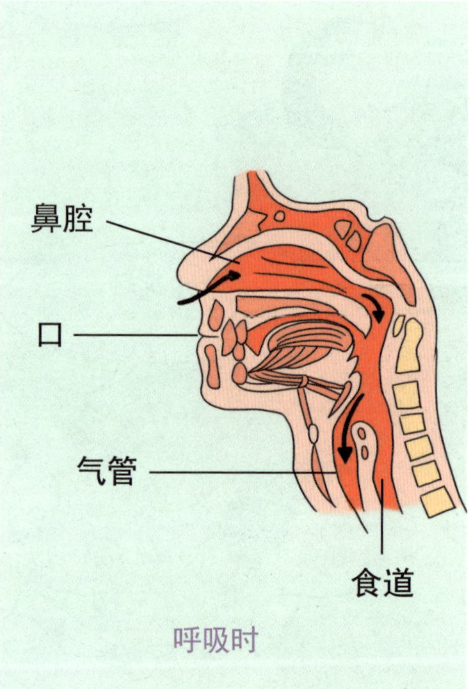

呼吸时

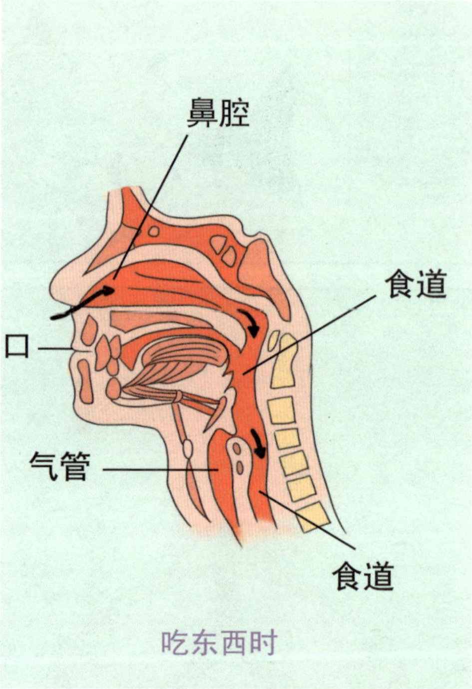

吃东西时

咽是指口腔和鼻腔之后、食管以上的空腔处，呈长管状，分为鼻咽、口咽和喉咽三段。这里是食物和空气的共同通道，由肌肉和黏膜构成。人在吃东西时，为了不让食物掉入气管，通往气管的开口会自动关闭起来。

人体小百科

我们是怎么呼吸的

人的呼吸是指人体与外界环境之间气体交换的过程。

人正常呼吸有两种方式，胸式呼吸和腹式呼吸。胸式呼吸主要以肋间肌带动肋骨来呼吸，腹式呼吸主要以收缩和舒张横膈膜呼吸。

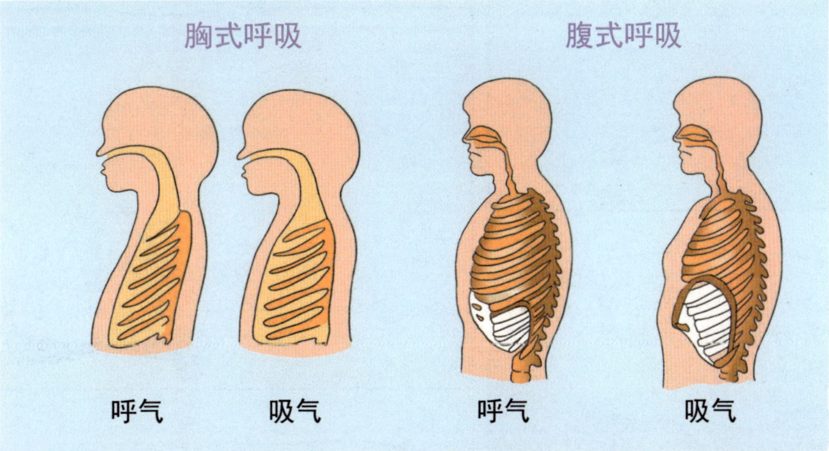

正常情况下，人体是通过鼻子进行呼吸的。但是当鼻腔有堵塞时，会导致用嘴巴呼吸。

口呼吸的危害

口呼吸，就是用嘴巴呼吸，长时间的口呼吸的人会经常无意识地张开嘴巴。长期以往，会出现下巴后缩、牙齿前凸、鼻子扁平、眼睛无神、面部肌肉活动困难等。

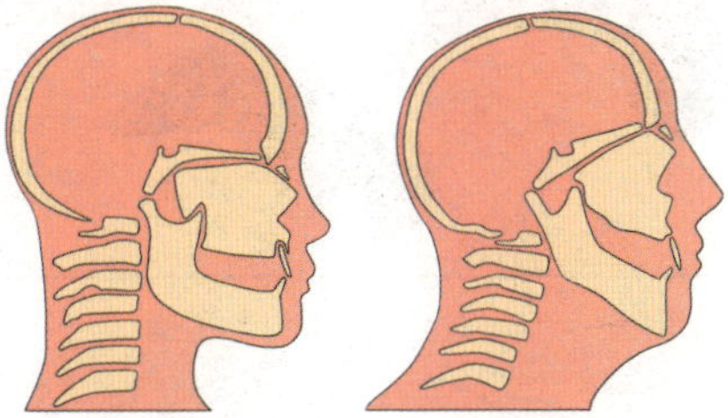

鼻呼吸的侧脸及骨骼　　口呼吸的侧脸及骨骼

蠢蠢欲动的好奇心

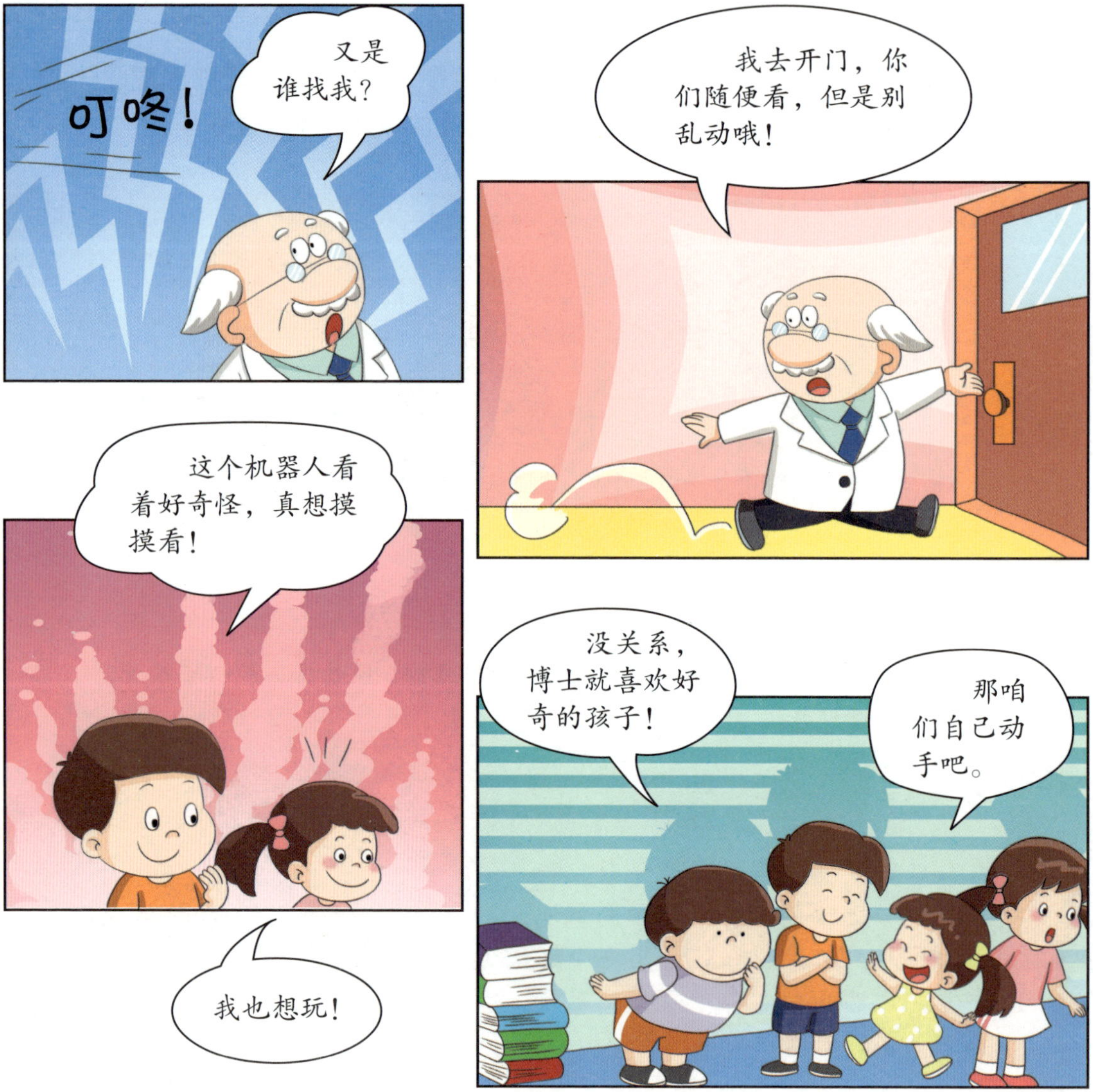
可咚！
又是谁找我？
我去开门，你们随便看，但是别乱动哦！
这个机器人看着好奇怪，真想摸摸看！
我也想玩！
没关系，博士就喜欢好奇的孩子！
那咱们自己动手吧。

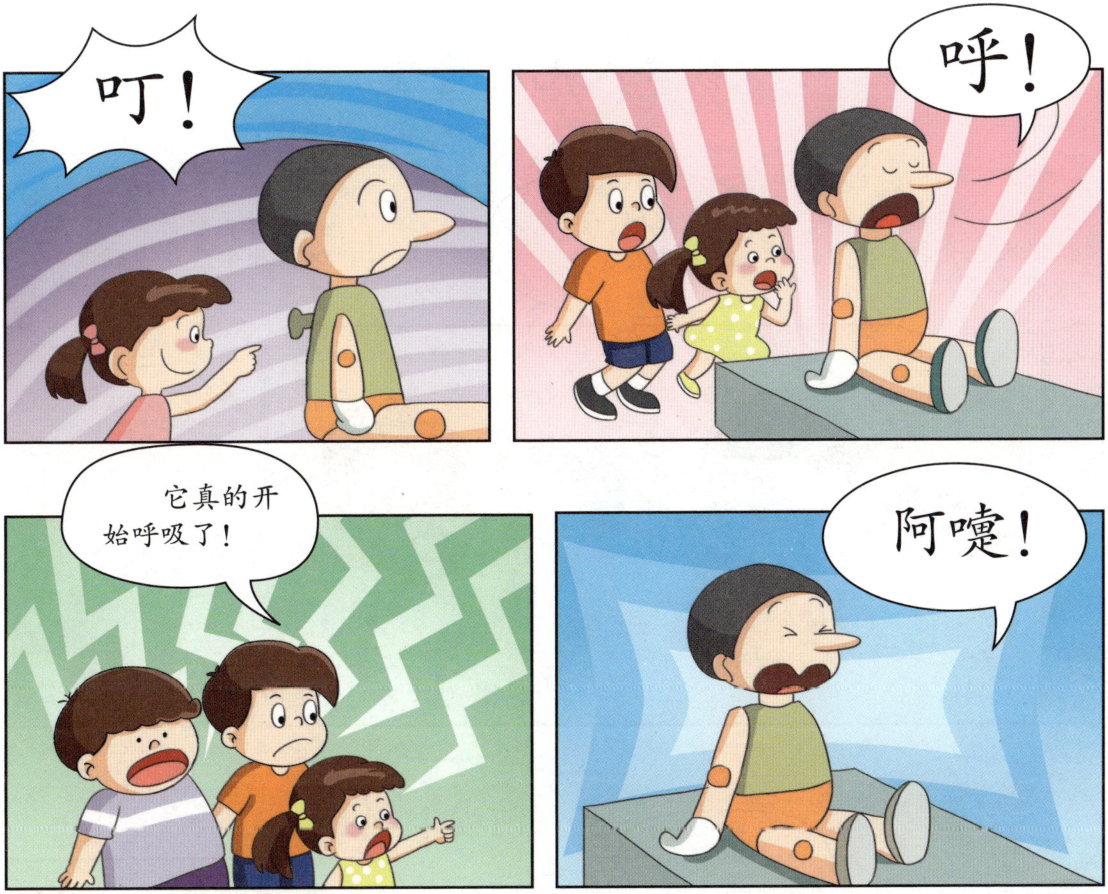

你知道吗

为什么人会打喷嚏？

人打喷嚏通常是由于鼻黏膜受到灰尘、细菌、花粉等异物的刺激，吸气急剧，然后快速呼气、从口鼻喷出并发出声音的一种现象，是人体排泄体内细菌的一种方式。

机器人也打喷嚏

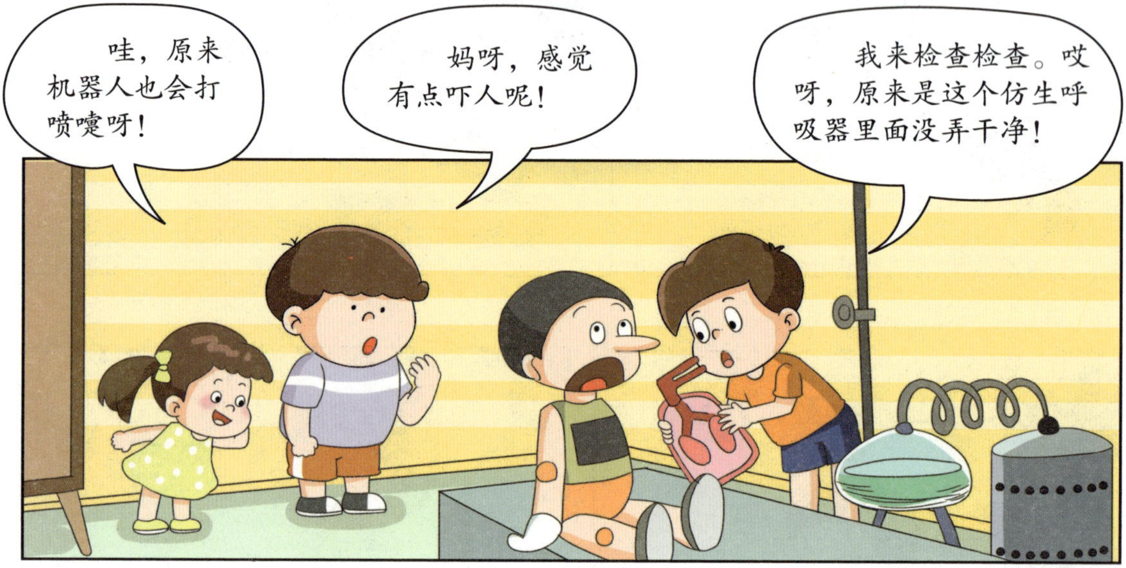
哇，原来机器人也会打喷嚏呀！
妈呀，感觉有点吓人呢！
我来检查检查。哎呀，原来是这个仿生呼吸器里面没弄干净！

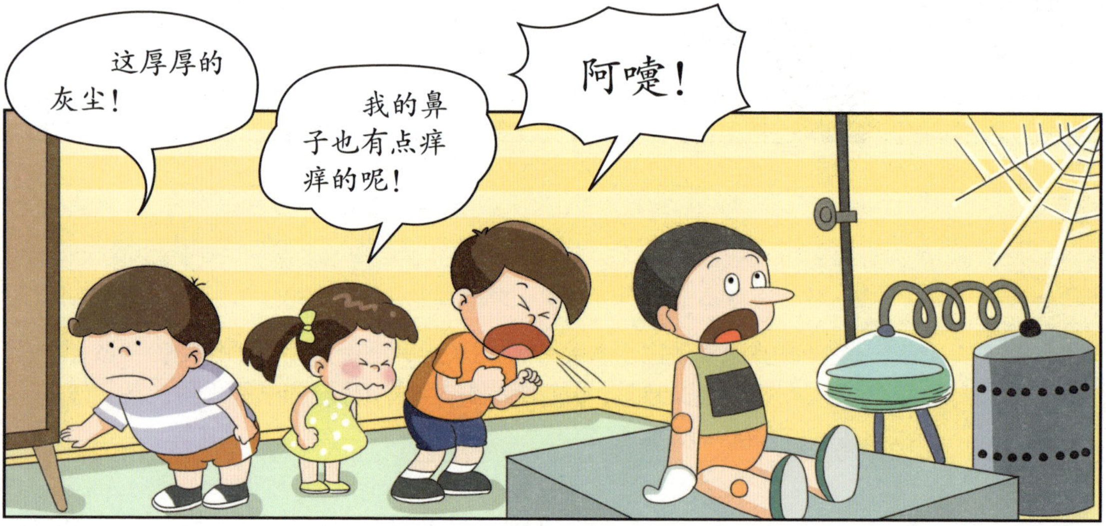
这厚厚的灰尘！
我的鼻子也有点痒痒的呢！
阿嚏！

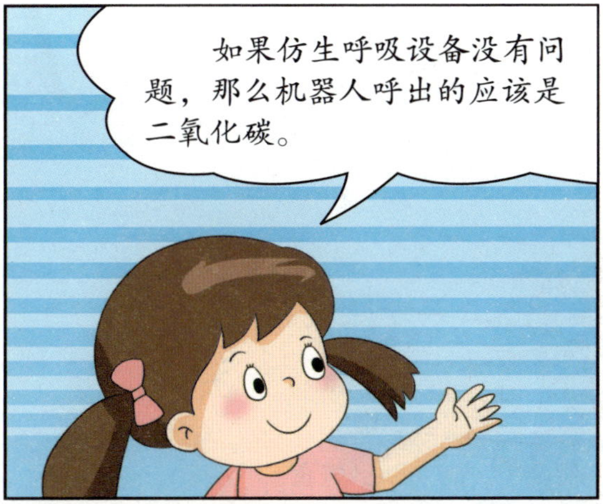

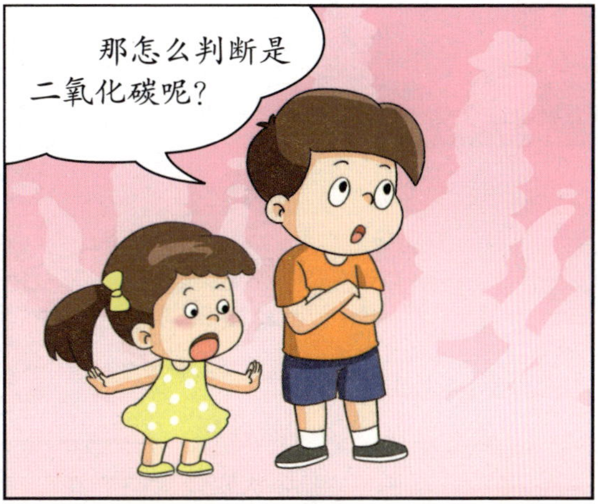

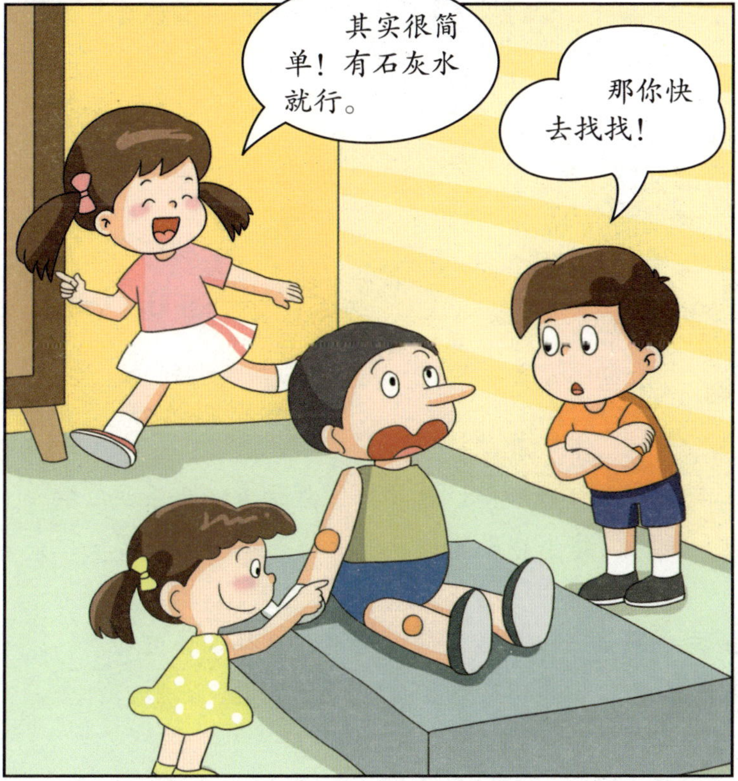

你知道吗

为什么要用石灰水测试二氧化碳？

石灰水的主要成分是氢氧化钙，遇到二氧化碳会产生化学反应，生成碳酸钙。碳酸钙不溶于水，会让石灰水变浑浊。

人体
影像馆

人体的呼吸系统

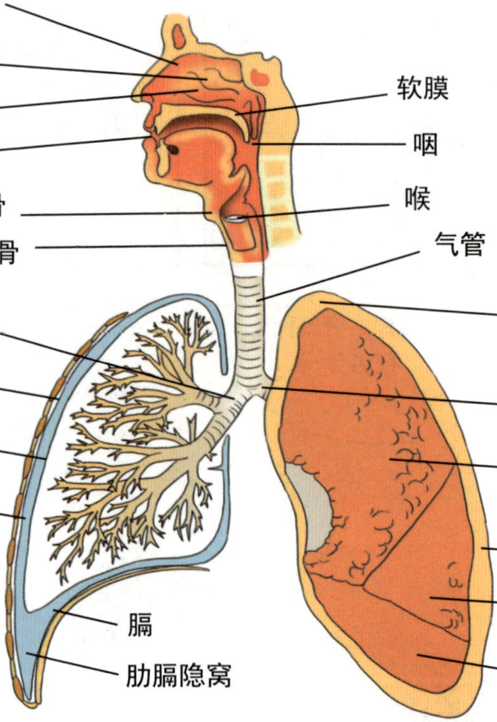

鼻、咽、喉、气管、支气管和肺，这些器官总称为呼吸系统。它的主要任务是供应和维持人体生存必需的氧气，排出体内不需要的二氧化碳。

呼吸系统包括两个部分——输送气体的通道和交换气体的场所。鼻、咽、喉称作上呼吸道，气管和支气管称作下呼吸道，它们的任务都是输送气体。

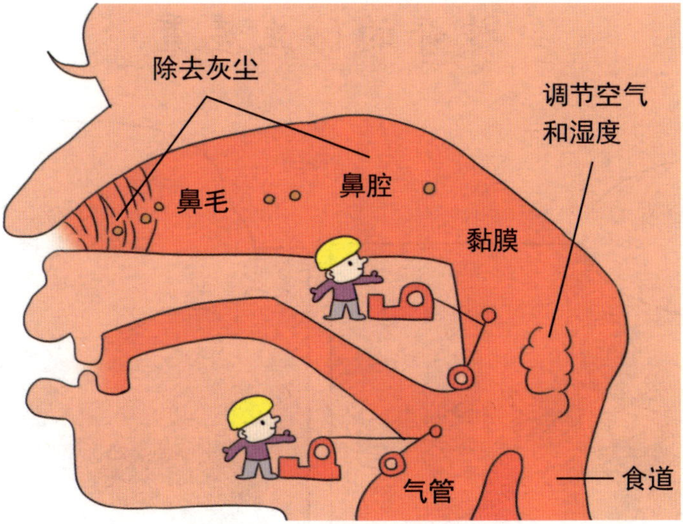

呼吸系统的功能

鼻腔里面前端有鼻毛，后面覆盖着黏膜，上面有很多黏液。

鼻子除了能使吸进来的空气更加温和湿润外，还能利用黏膜吸住灰尘，净化空气。

咽不仅是呼吸的通道，还是食物的必经之路。

喉除了是呼吸通道外，还能发音。从喉到肺的通道是气管和支气管，它们的内壁黏膜上有纤毛，可以随呼吸气流的流向而摆动，像扫帚一样驱赶走进入人体的细菌、病毒等。气管内还有腺细胞，会分泌黏液，能湿润气管，粘附细菌等有害物，将它们和痰一起排出体外。

氧气和二氧化碳的交换是在肺里进行的。

在整个呼吸过程中，胸腔也起了很大的作用。当胸腔扩大时，空气流入体内，这是吸气；当胸腔恢复原来的大小时，气体排出体外，这是呼气。

成年人每分钟呼吸 12 ~ 18 次。

神奇的仿生装置

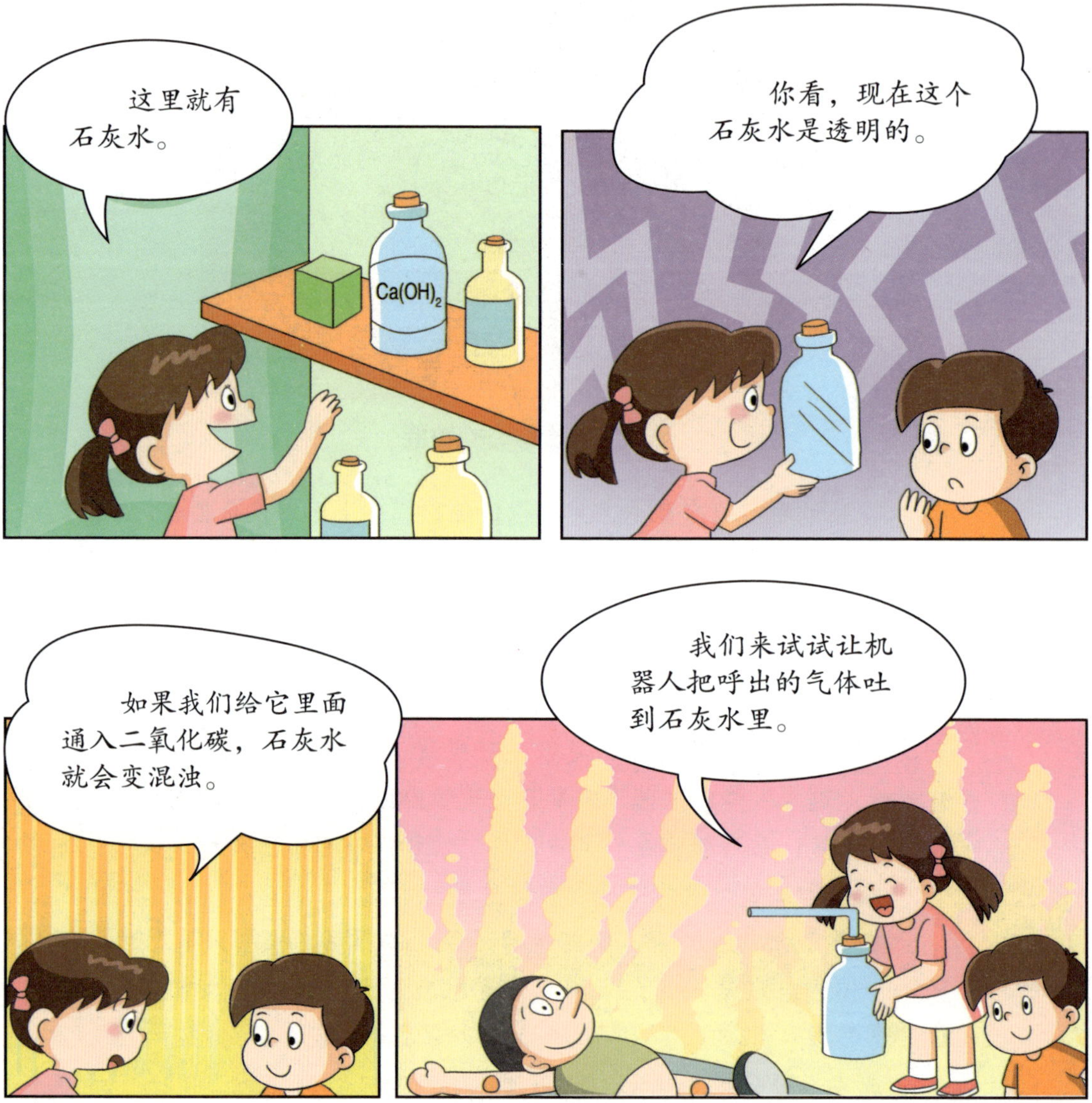
这里就有石灰水。
$Ca(OH)_2$
你看，现在这个石灰水是透明的。
如果我们给它里面通入二氧化碳，石灰水就会变混浊。
我们来试试让机器人把呼出的气体吐到石灰水里。

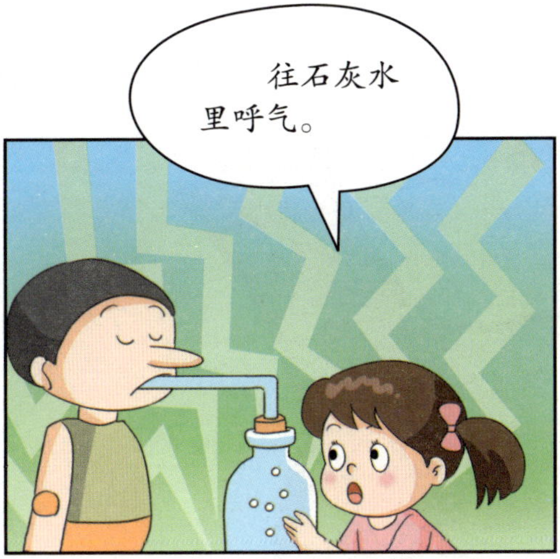

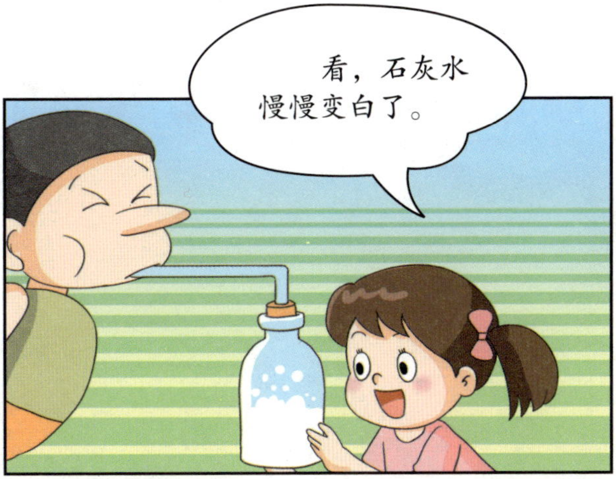

【人体冷知识】

人是不能同时呼吸和吞咽的。咽喉下方的会厌软骨会在呼吸或者吞咽时，将消化道或者呼吸道覆盖住。所以，在吞咽的一刹那，我们的呼吸是暂停的。

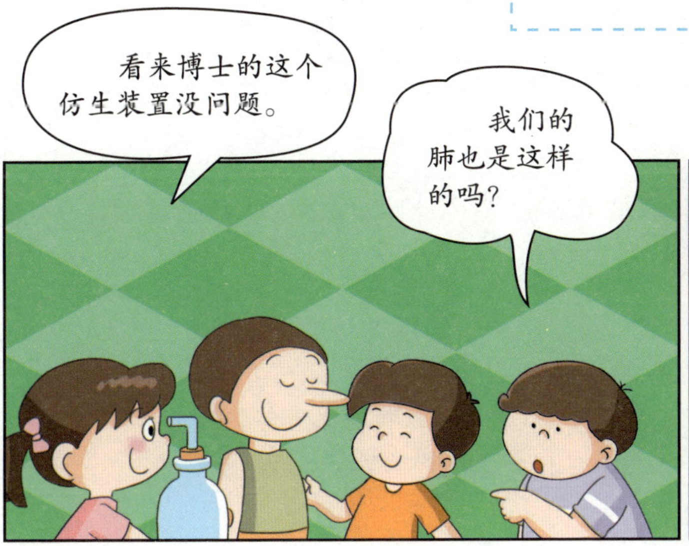

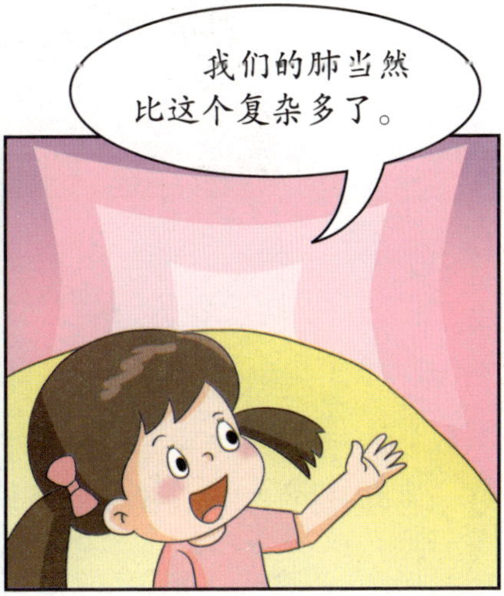

人体
小百科

肺部气体的交换和运输

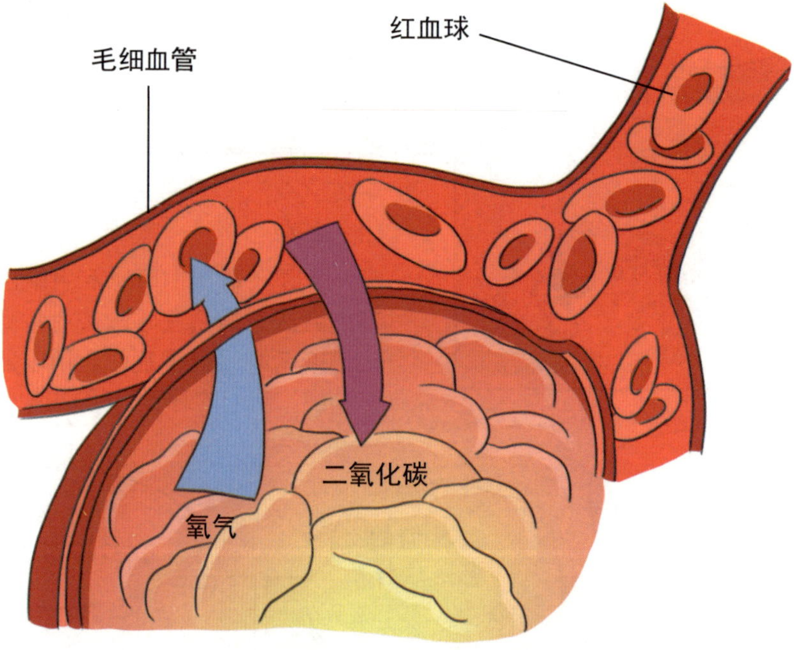

呼吸系统的功能就是完成人体与外界进行气体交换的过程。人在一呼一吸之间，将氧气吸入体内，然后通过血液传输到身体的各个部位，同时将二氧化碳排出体外，从而保证身体机能的平衡。

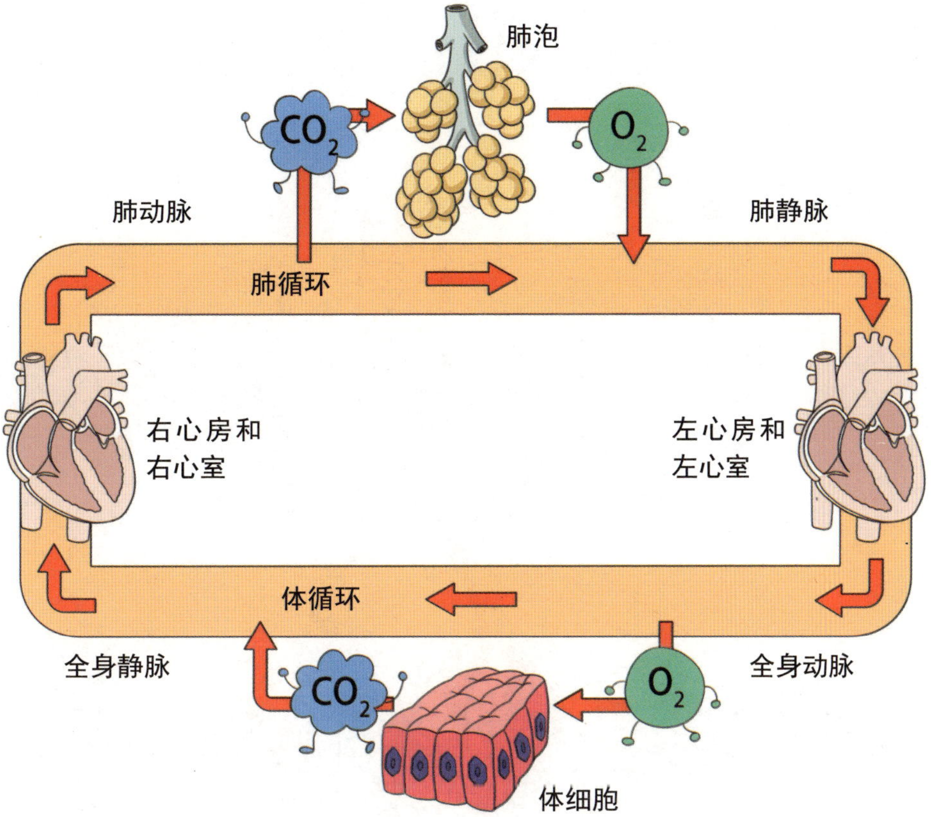

气体在人体的交换形式有两种：外呼吸和内呼吸。

外呼吸是指氧气和二氧化碳在肺部的交换。肺泡是这种交换形式的直接参与者。当人体吸入空气时，肺泡内的空气与肺部的毛细血管内的静脉血之间不断发生气体交换，静脉血管吸收氧气，排出二氧化碳。

内呼吸指的是组织内的毛细血管血液与组织之间的气体交换的过程。人体吸入的氧气从毛细血管进入组织液，二氧化碳则从组织液进入毛细血管血液。

人体的呼吸树

——肺

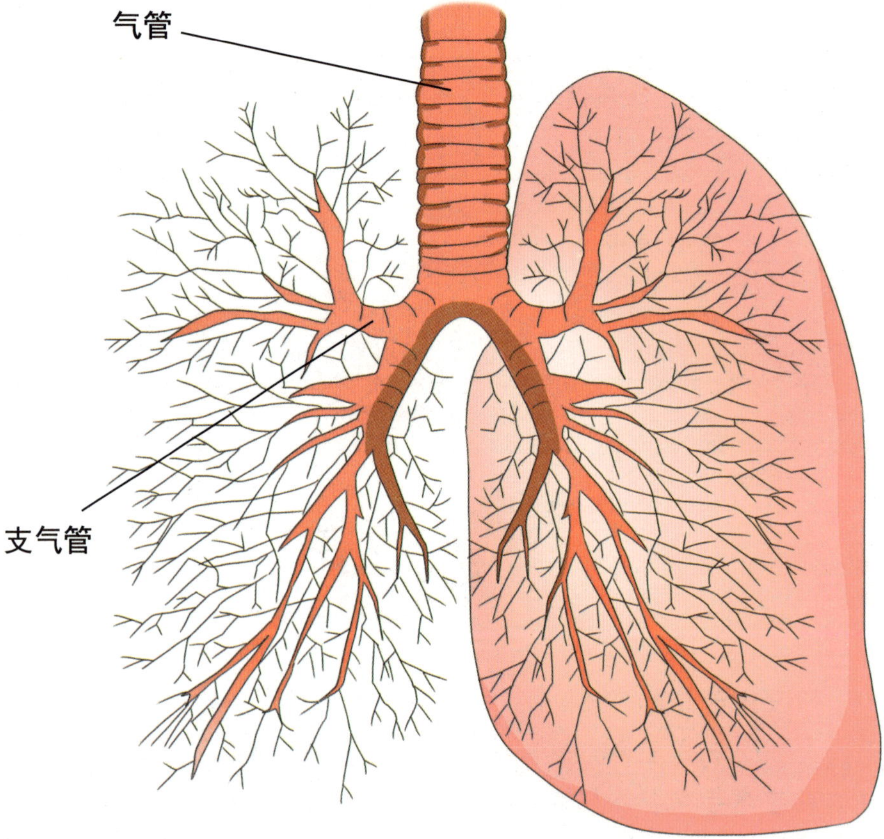

肺是人体最重要的呼吸器官，气体交换就是在肺里进行的。

肺分成左右两个，受到肋骨的严密保护。

肺有点像海绵，十分有弹性。当充满气体时就显得非常饱满，气体排出后就会缩小。

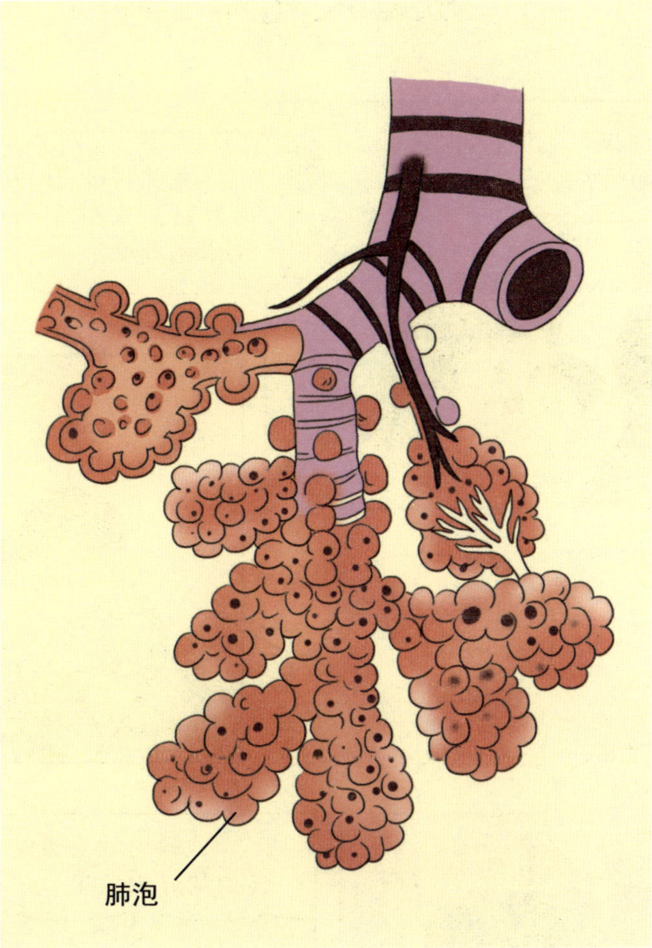

肺里长满负责气体交换的微小气泡，叫作肺泡。肺泡壁很薄，外面包绕着毛细血管，氧气很容易就可以渗进毛细血管。

一般成年人有 3 ~ 4 亿个肺泡，总面积可达 100 平方米。

在平静状态下，成年人每次呼吸进出的气体量为 400 ~ 500 毫升。

机器人气炸了肺

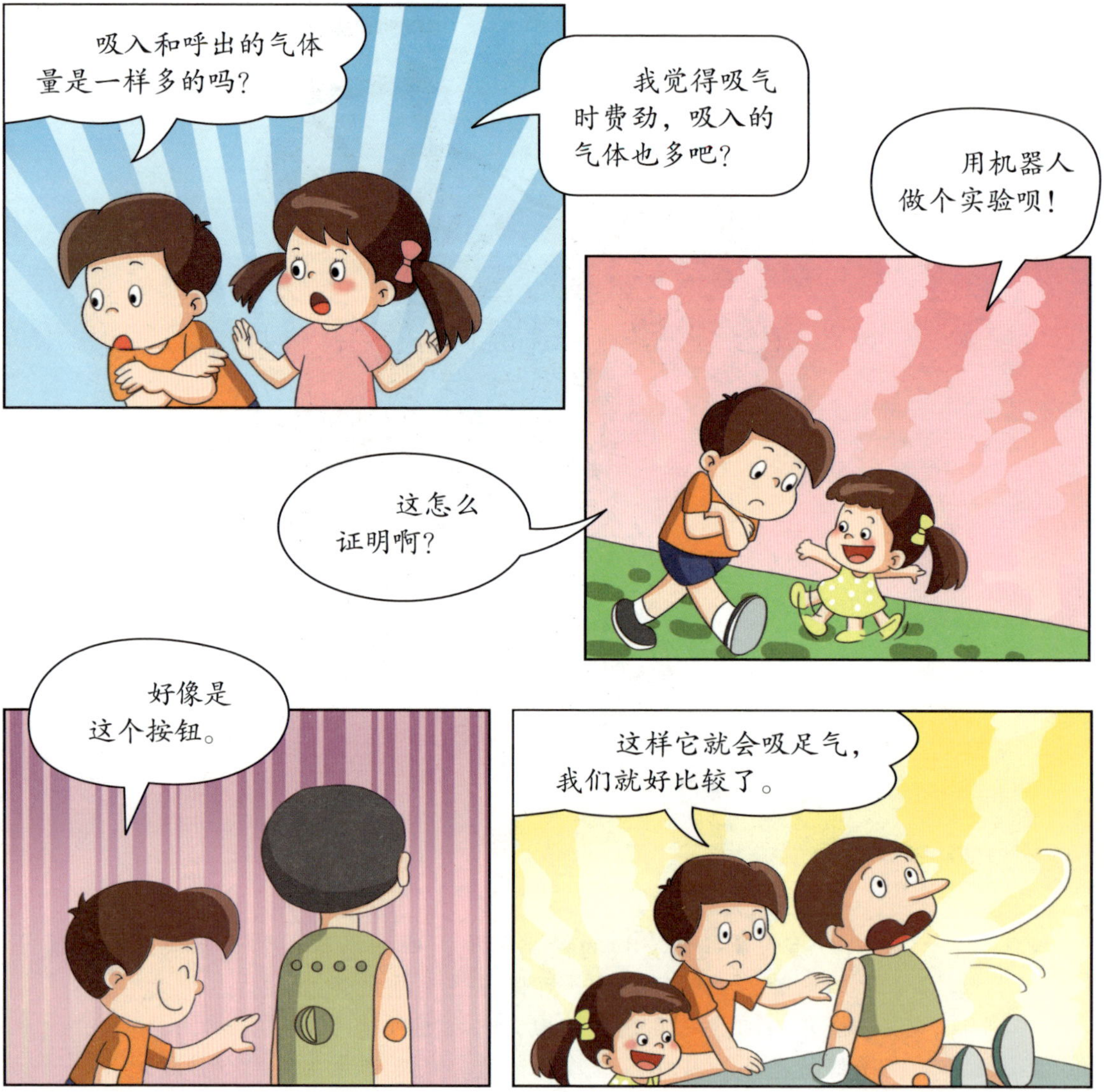
吸入和呼出的气体量是一样多的吗？
我觉得吸气时费劲，吸入的气体也多吧？
用机器人做个实验呗！
这怎么证明啊？
好像是这个按钮。
这样它就会吸足气，我们就好比较了。

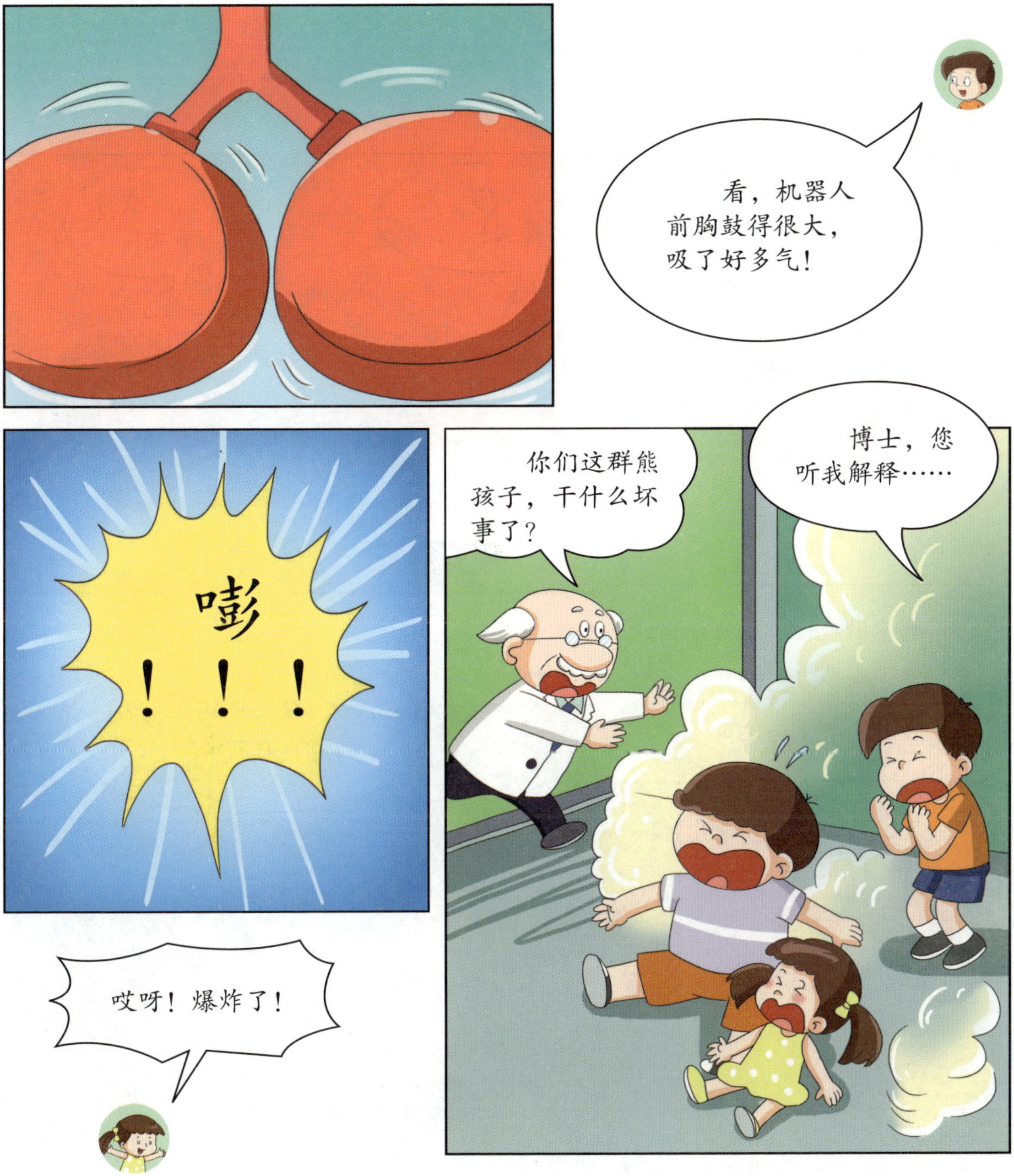
看，机器人前胸鼓得很大，吸了好多气！
嘭！！！
哎呀！爆炸了！
你们这群熊孩子，干什么坏事了？
博士，您听我解释……

为什么睡觉要枕枕头

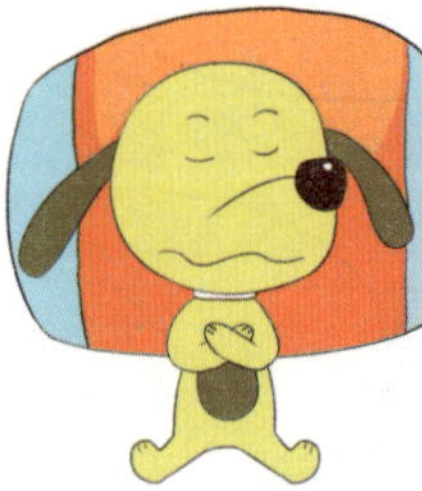

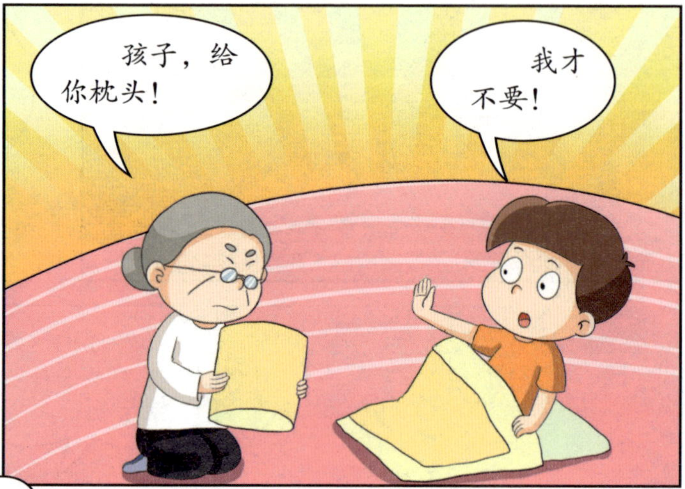
孩子，给你枕头！
我才不要！

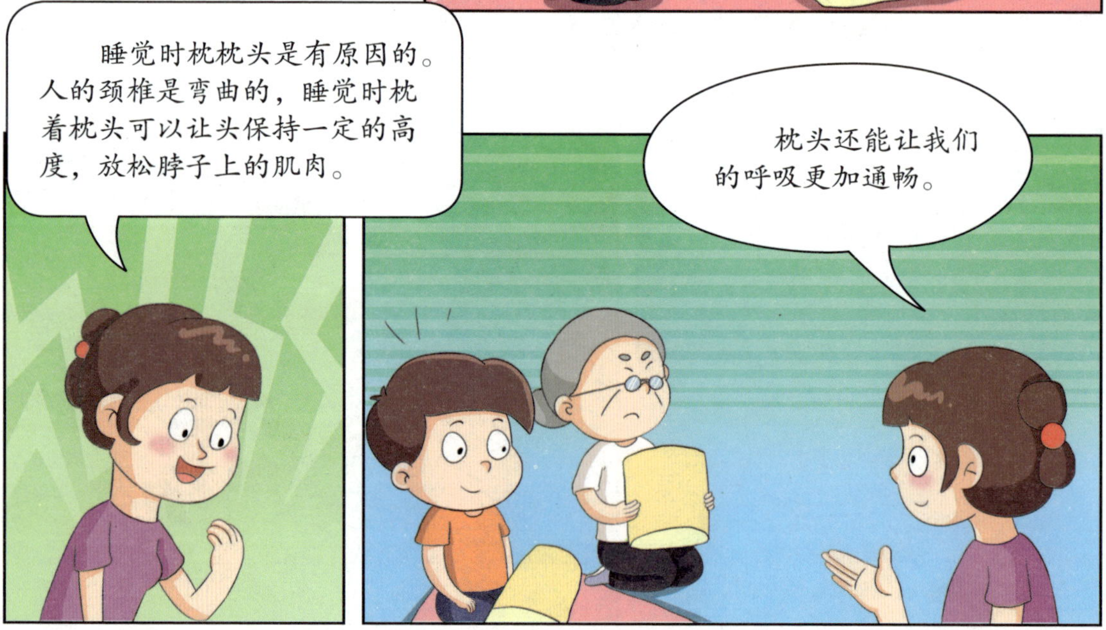
睡觉时枕枕头是有原因的。人的颈椎是弯曲的，睡觉时枕着枕头可以让头保持一定的高度，放松脖子上的肌肉。
枕头还能让我们的呼吸更加通畅。

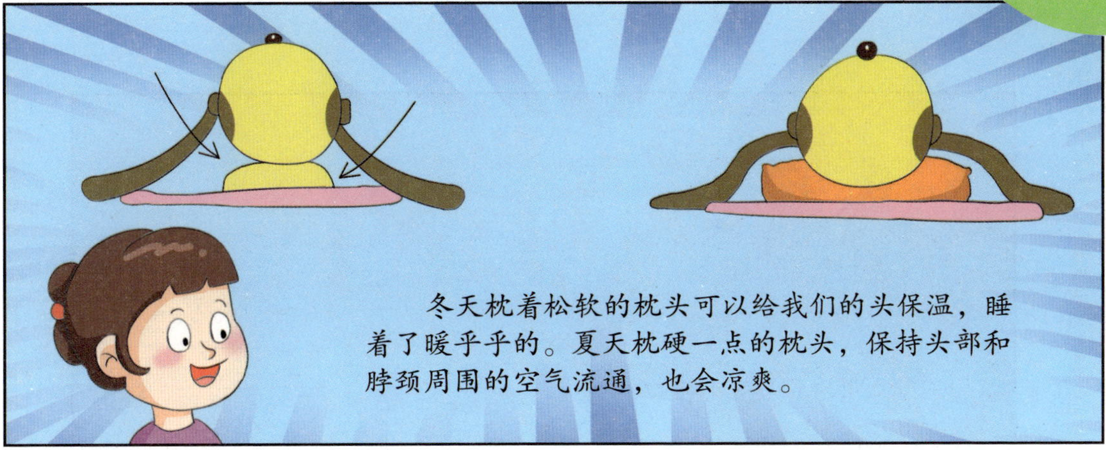
冬天枕着松软的枕头可以给我们的头保温，睡着了暖乎乎的。夏天枕硬一点的枕头，保持头部和脖颈周围的空气流通，也会凉爽。

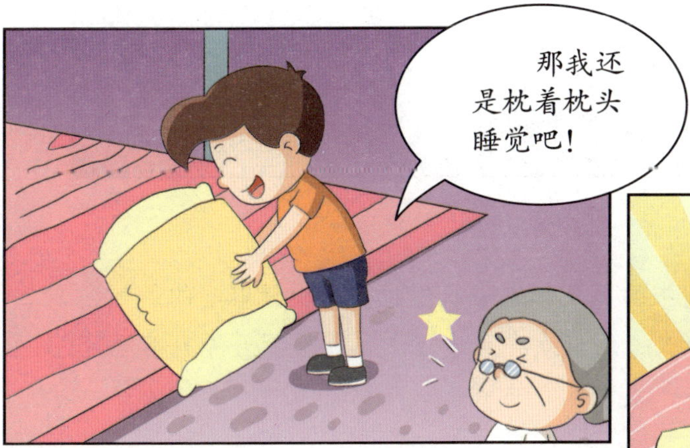
那我还是枕着枕头睡觉吧！

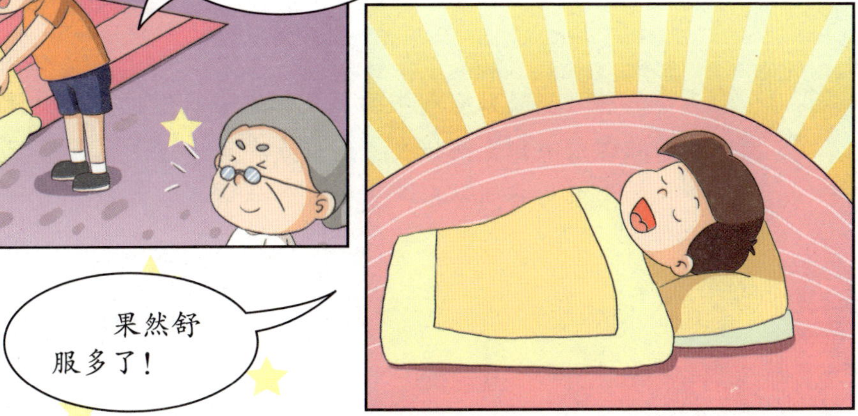
果然舒服多了！

人体
小百科

肺呼吸和鳃呼吸

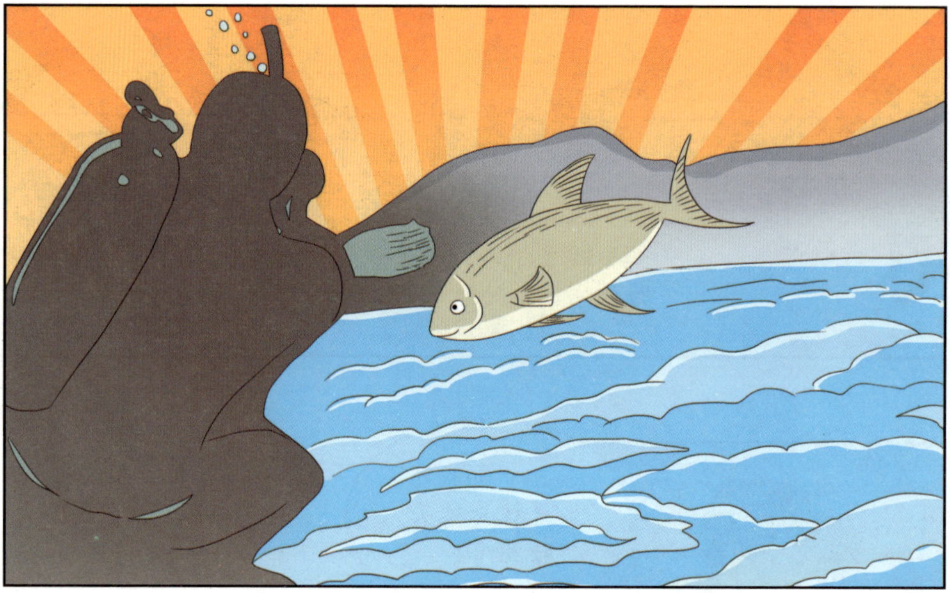

人类的肺只能吸入空气中的氧气。水中虽然也含有少量溶解的氧气，但是人的肺在水中却无法呼吸，所以人在水中待久了就会无法呼吸甚至窒息而亡。如果要长时间潜水，我们就必须背上氧气筒。

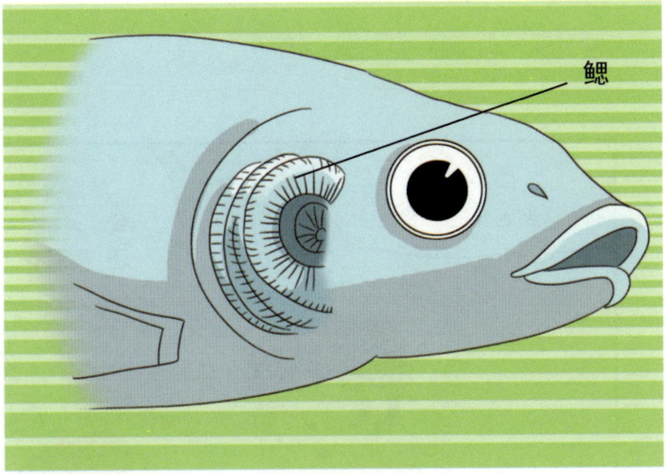

鱼用鳃呼吸

鱼的呼吸器官和人类不同，它们用鳃呼吸。

鱼的鳃能够吸入水中溶解的氧气，这是因为鱼鳃是由很多鳃丝组成的，上面有着十分丰富的毛细血管。

水从鱼嘴里进来后经过鳃又流出去，氧气和二氧化碳在鳃内进行气体交换。毛细血管把水中的氧气吸收出来，再把鱼体内的二氧化碳释放出去。这就是鱼鳃呼吸的原理。

现在科学家们正在研究仿生鱼鳃，也许今后人类就可以自由自在地在海洋里畅游了。

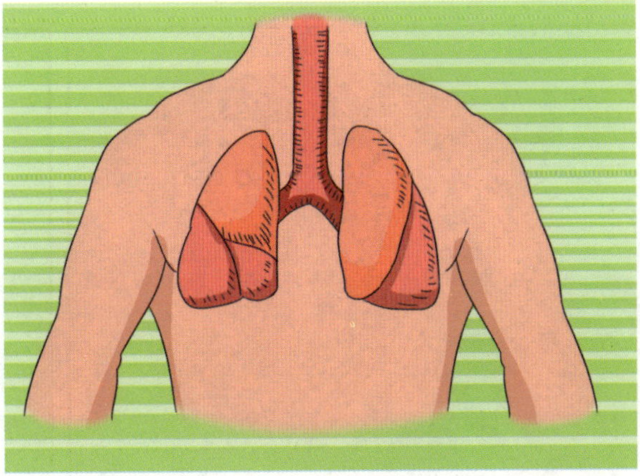

人用肺呼吸

为什么睡觉会打呼噜

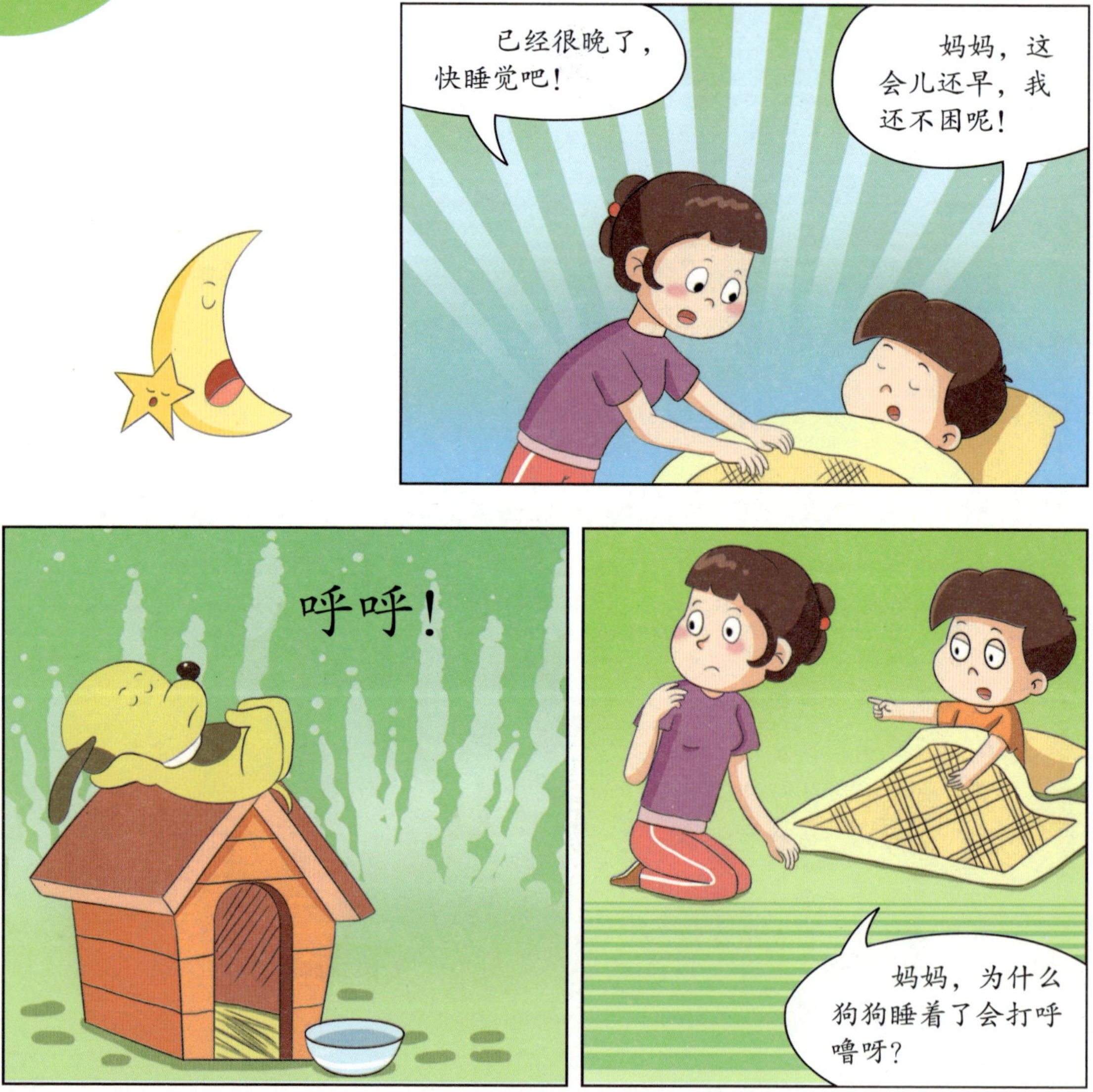

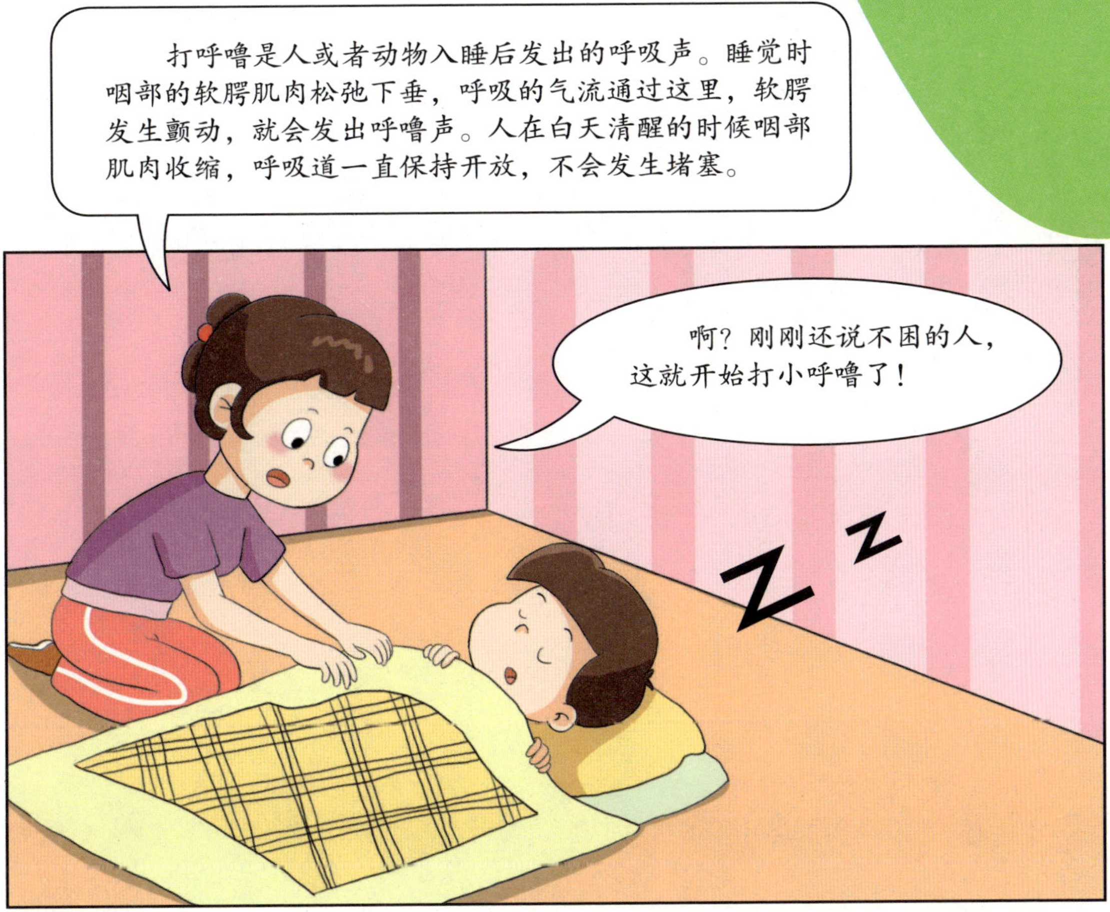

你知道吗

打呼噜声太响≠睡得香

打呼噜是我们生活中常见的现象。身体肥胖、睡姿不好，或者咽部发炎、肿大，都会造成呼吸道变窄，气流通过时产生颤动或回旋，在睡觉时发出呼噜声。有些人白天太过疲累，也容易打呼噜。经常打呼噜的人，不仅睡眠质量不佳，还可能出现呼吸暂停的情况。所以，应该及时就医，找到原因，积极参与治疗。

赵学强 遗传学博士，毕业于中国科学院，芬兰赫尔辛基大学博士后，现为中国科学院遗传与发育生物学研究所副研究员，中国遗传学会会员。长期从事植物分子遗传学方面相关科研工作，先后主持或参与多项国家自然科学基金、国家重点研发计划及国家重点专项等省部级项目，在国内外核心期刊发表学术论文 20 余篇，授权国家专利 10 件。

身体运转的秘密

全案策划：杨丽丽
责任编辑：张世昌
执行编辑：秦锦霞
封面设计：周　飞

彩虹糖童书馆
Rainbow Candy Kids' Book House

越看
越想看的
科普
漫画书

身体运转的秘密

THE SECRETS OF HUMAN BODY

赵学强◎编著

③ 身体大工厂

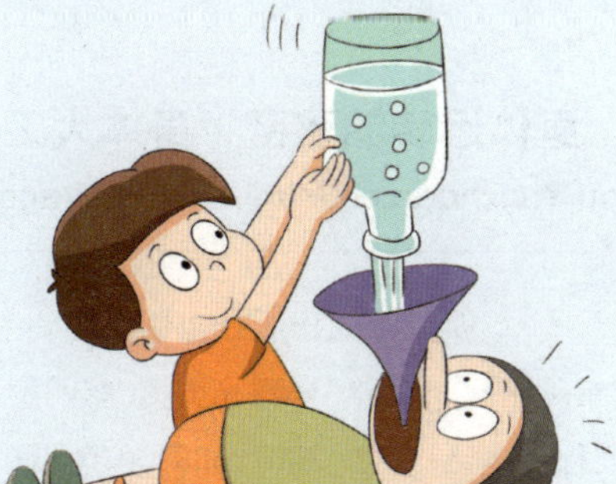

航空工业出版社
北京

内容提要

本书通过讲述雷顿面对高年级学生的欺负，一次次勇敢地反击，他的心脏和血液也随之不停忙碌工作的故事，并以血液成员们的视角，揭示了人体血液系统运转的秘密。在讲述雷顿和小伙伴们参观撒尿机器人的故事中，介绍了肾脏与膀胱的构造。小读者们将在一次次的大笑中，轻松搞明白人体这个大工厂里血液与尿液的那些事儿。

图书在版编目（CIP）数据

身体运转的秘密．身体大工厂 / 赵学强编著．-- 北京：航空工业出版社，2022.1
ISBN 978-7-5165-2850-1

Ⅰ．①身… Ⅱ．①赵… Ⅲ．①人体－少儿读物 Ⅳ．①R32-49

中国版本图书馆 CIP 数据核字（2021）第 273675 号

身体运转的秘密・身体大工厂

Shenti Yunzhuan de Mimi. Shenti Dagongchang

航空工业出版社出版发行
（北京市朝阳区京顺路5号曙光大厦C座四层　100028）
发行部电话：010-85672688　010-85672689

天津创先河普业印刷有限公司印刷　　全国各地新华书店经售
2022 年1 月第1 版　　2022 年1 月第1 次印刷
开本：889×1194　1/24　　字数：34千字
印张：3.5　　定价：120.00元（全4册）

目 录 CONTENTS

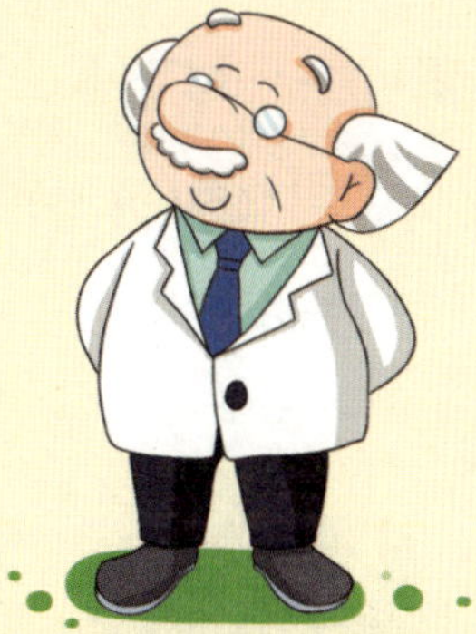

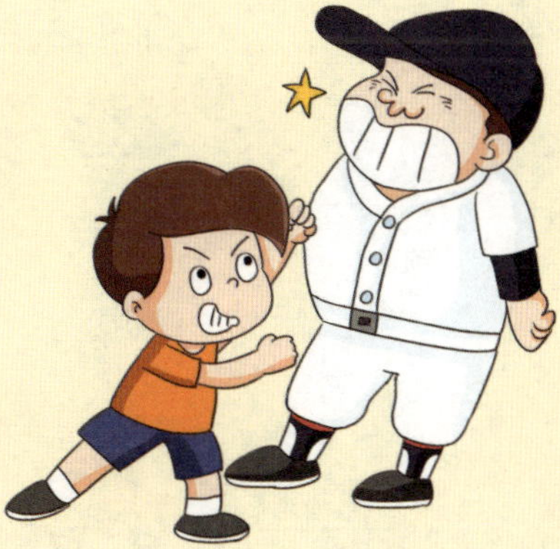

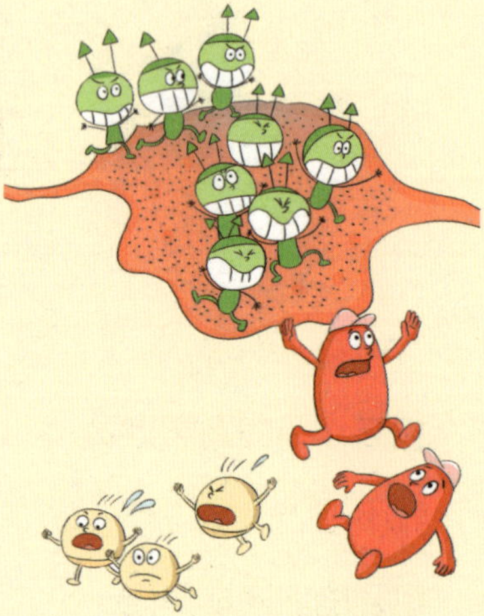

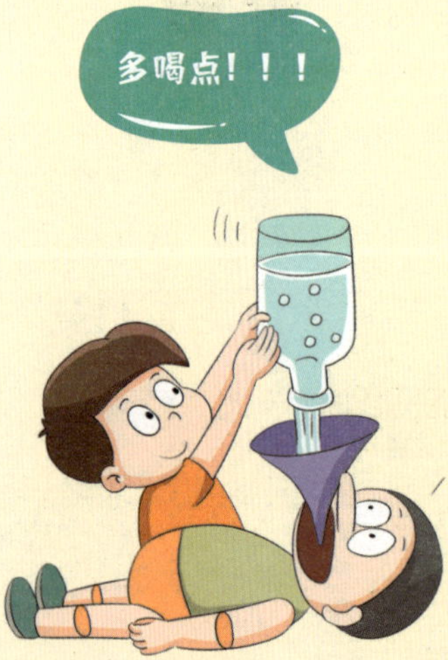
多喝点！！！

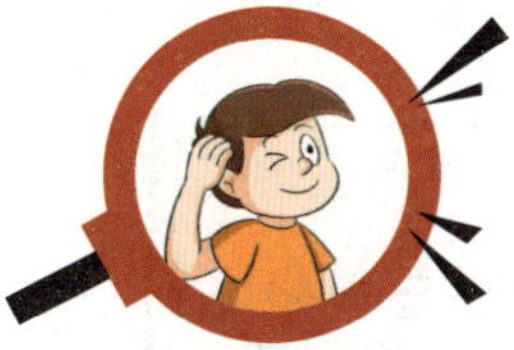

人物介绍

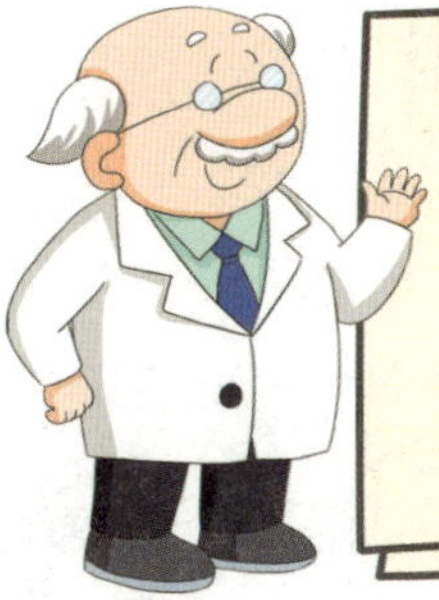

自称00后（00后退休）万能博士，年龄保密，科普网红达人，网络江湖人称“有事问博士”，有问必有答，有答偶有失。

博士

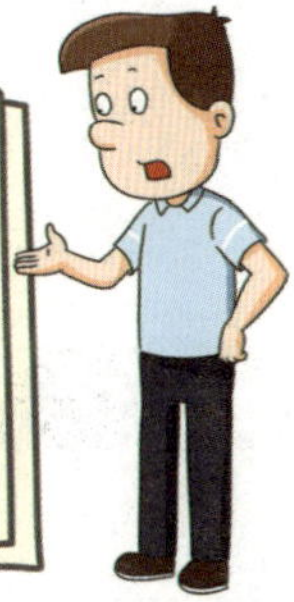

25岁，生物研究员，健身达人，户外爱好者，深受孩子们的崇拜。

达哥

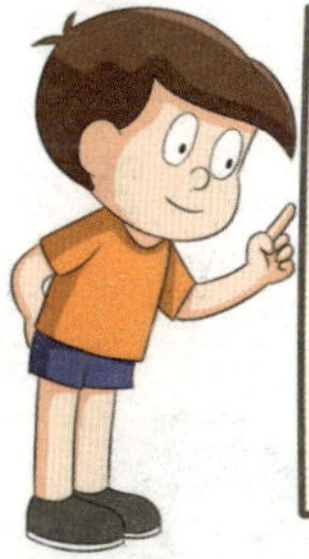

11岁，小学生，百科小达人，聪明调皮，好奇好问也好答，人送外号“牛小顿”。

雷顿

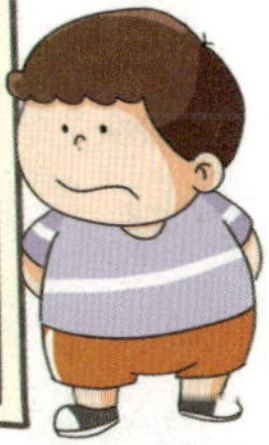

11岁，小学生，贪吃爱玩，反应总是慢半拍，食量如海牛，胆小如松鼠。

小胖

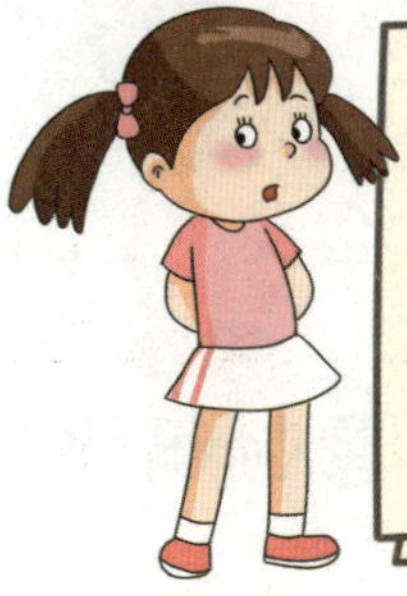

11岁，雷顿同班同学，神算小仙女，多事精，经常跟雷顿抬杠，雷顿背后称她“学霸掉点渣”。

艾米

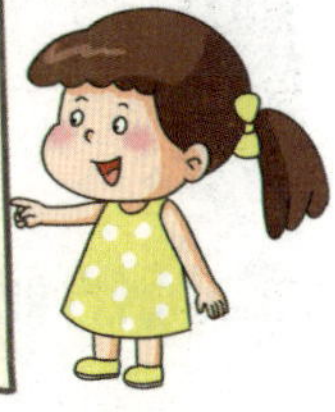

5岁，好奇心强，人小胆子大，是其他孩子的小跟班。

布丁

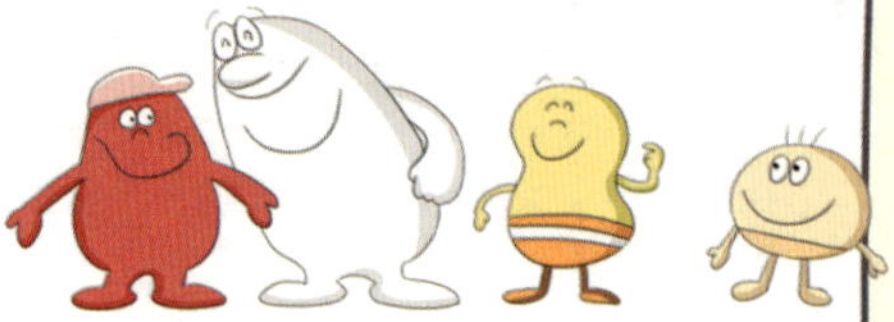

由红细胞、白细胞、血浆、血小板组成的血液组合。

布拉德组合

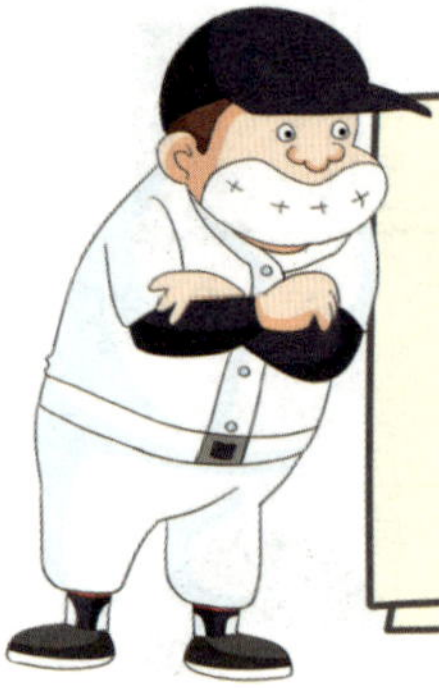

14岁，初中生。和雷顿同校，经常倚仗身强力壮欺负低年级小孩。

大个子

博士发明的仿生机器人，借助仿生器官，可以实现人体的部分功能。

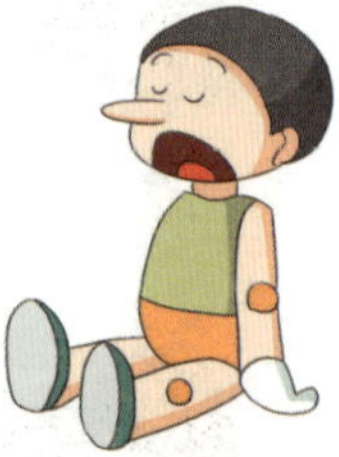

机器人

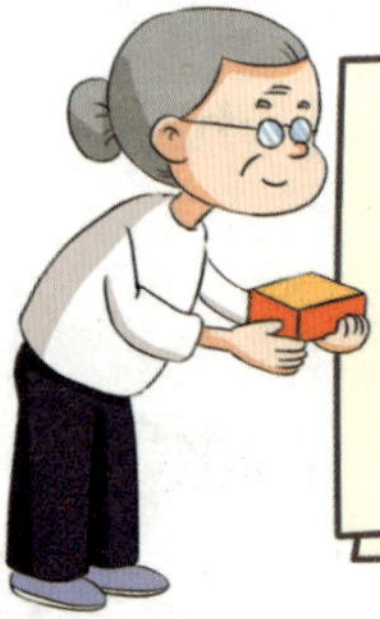

65岁，退休老教师。和雷顿一家住在一起，爱给家人普及养生保健知识。

雷顿奶奶

32岁，爱美、爱逛街。对雷顿的态度：除了学习，其他都好说。

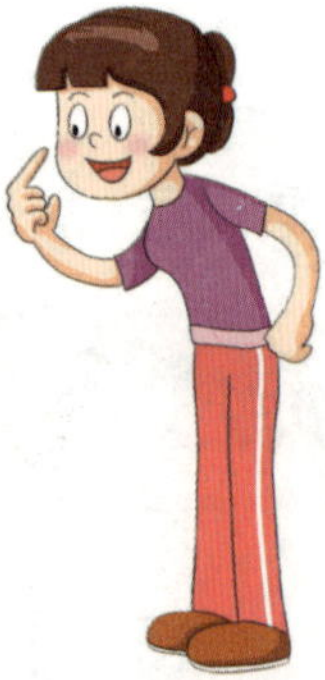

雷顿妈妈

被高年级的同学欺负

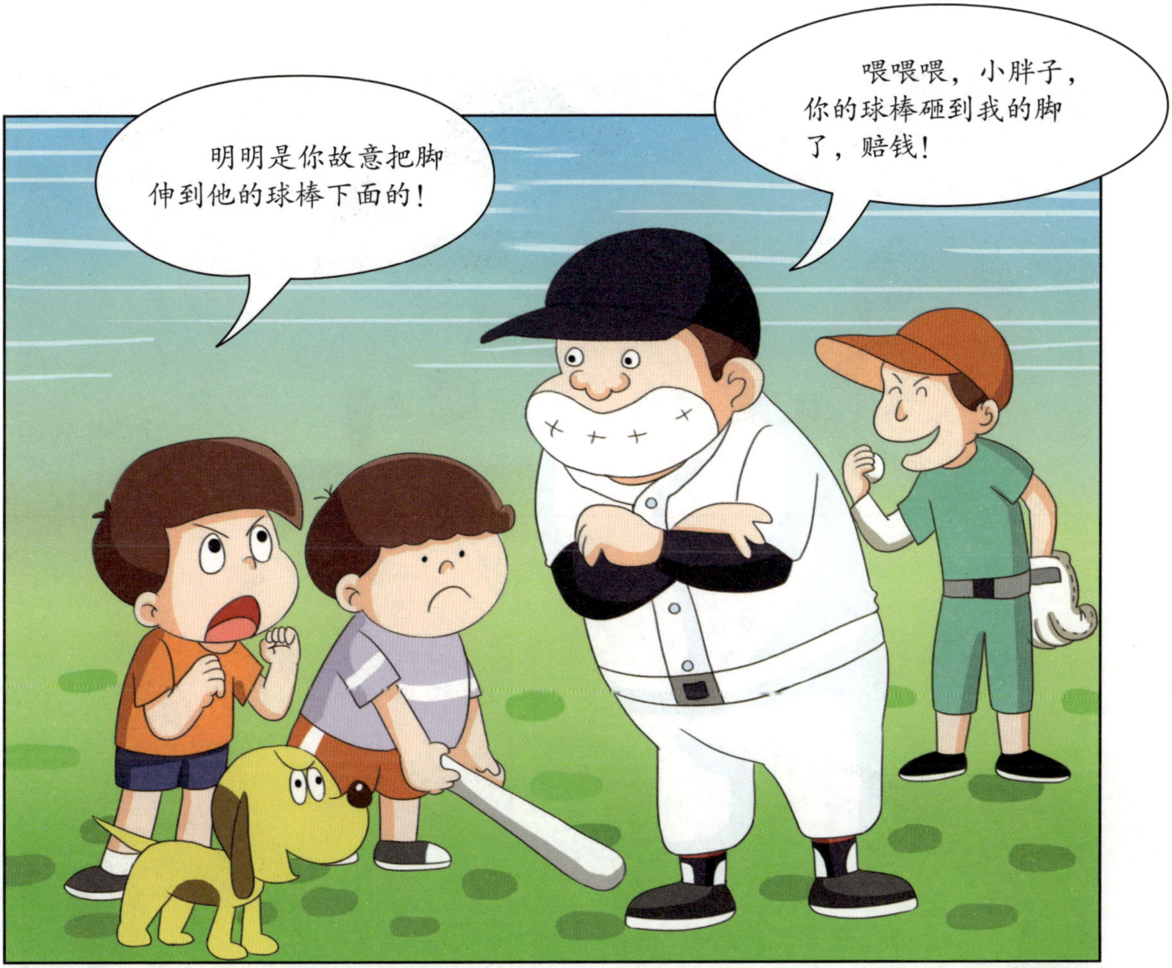

雷顿和小胖在球场遇到一群高年级的学生。

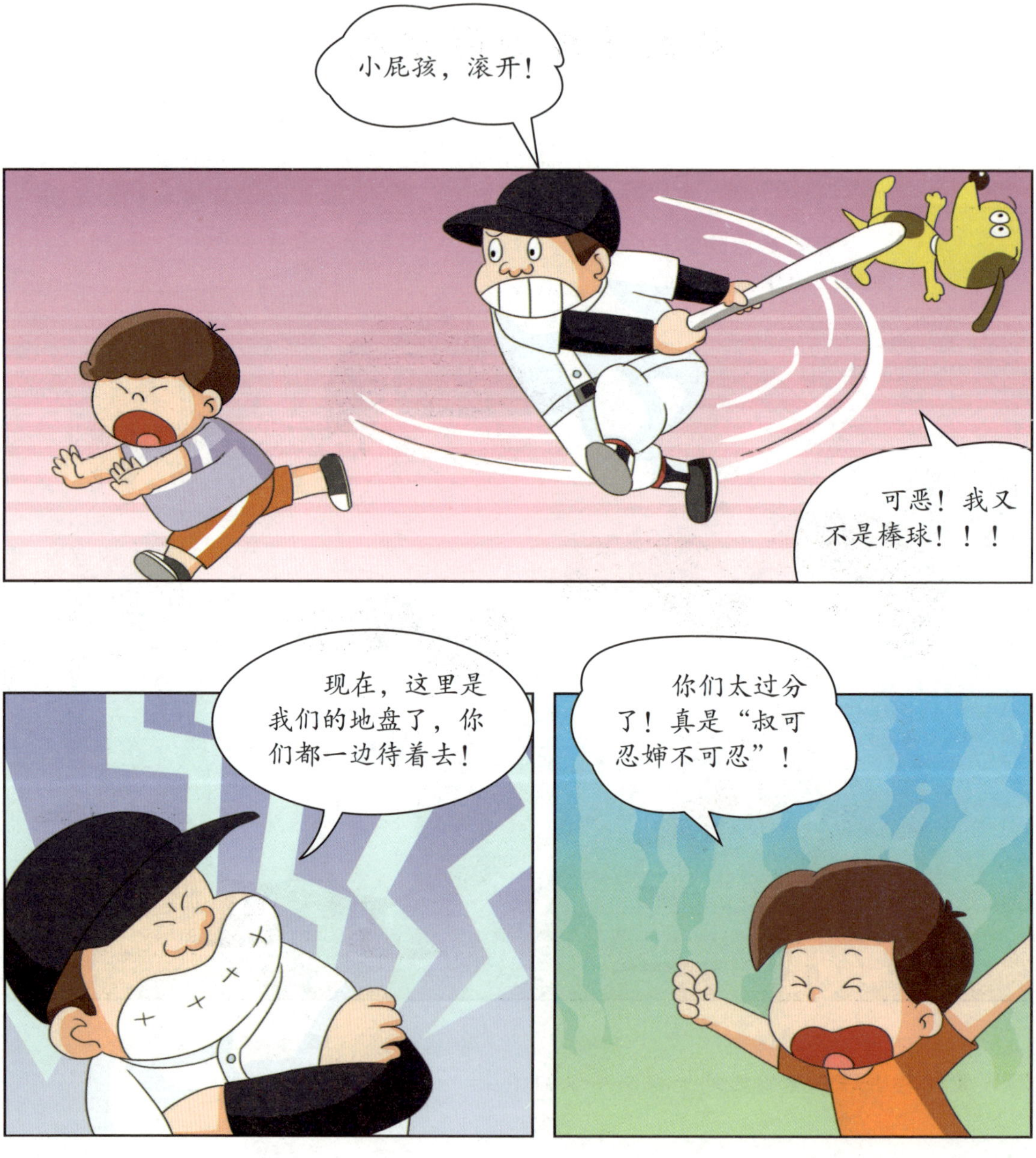
小屁孩，滚开！
可恶！我又不是棒球！！！
现在，这里是我们的地盘了，你们都一边待着去！
你们太过分了！真是“叔可忍婶不可忍”！

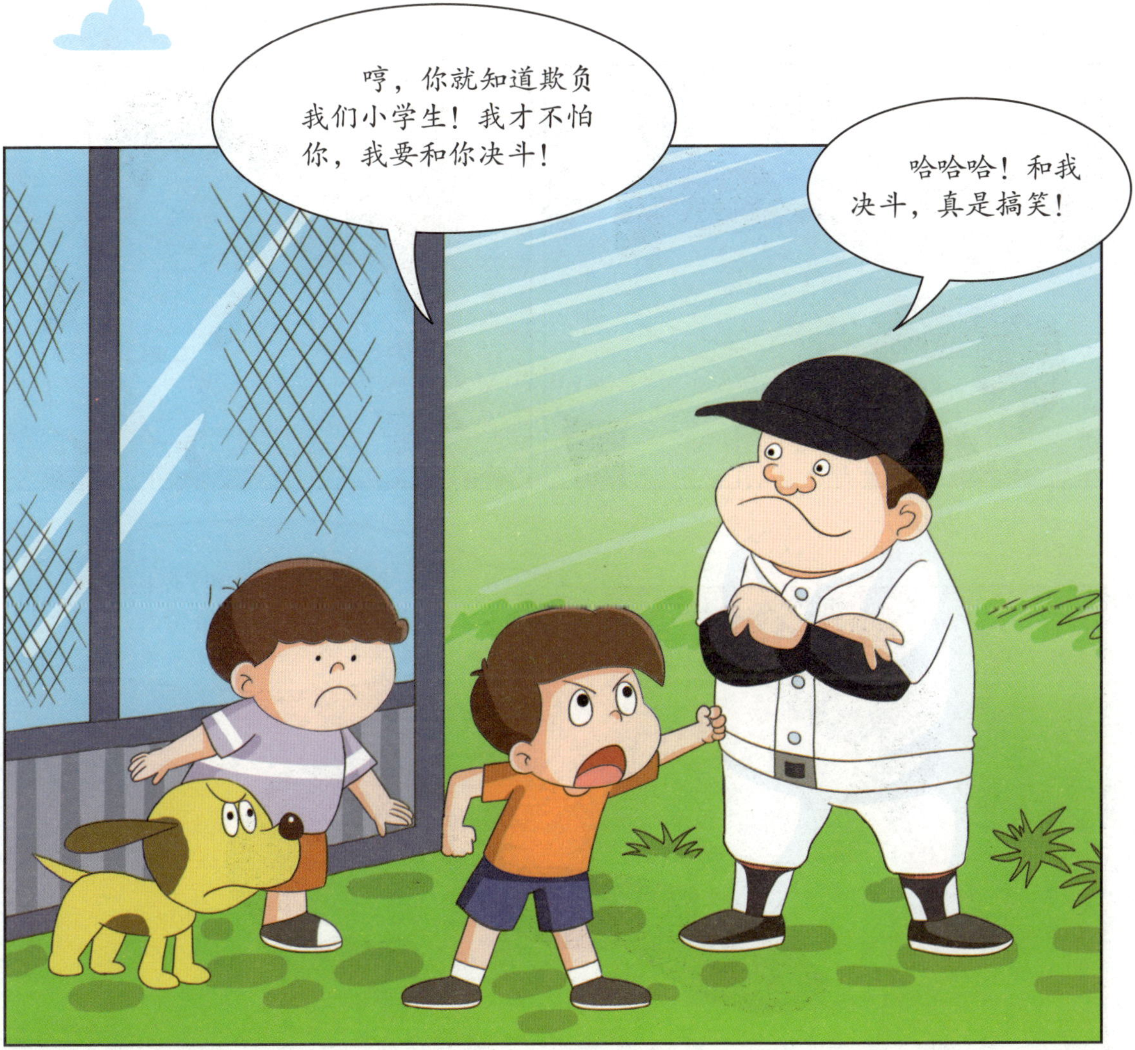
哼，你就知道欺负我们小学生！我才不怕你，我要和你决斗！
哈哈哈！和我决斗，真是搞笑！

我不怕“大欺小”

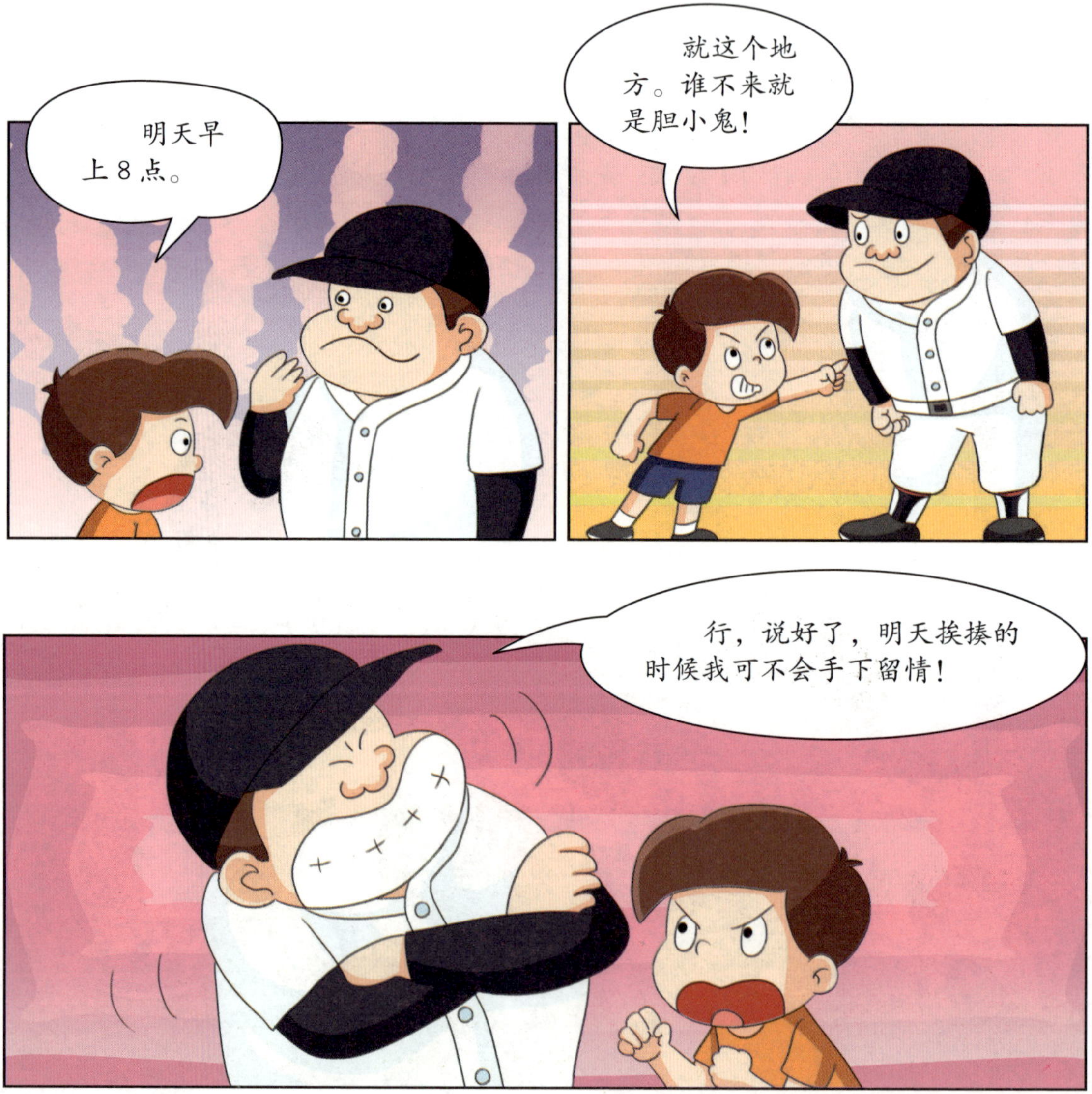

雷顿在碎碎念中睡着了。可是他的血管里，一场战前准备会议正在召开，几个家伙吵得不可开交。

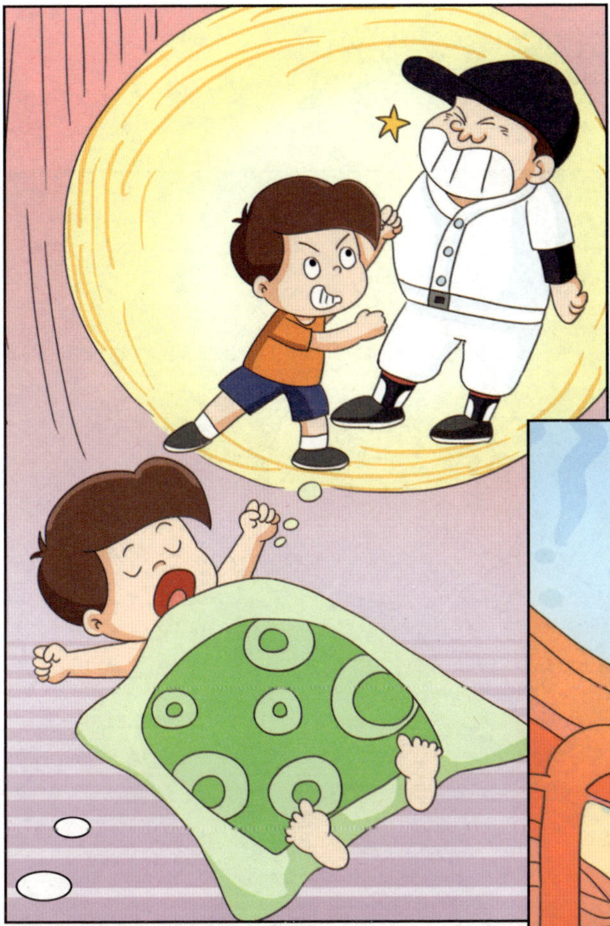

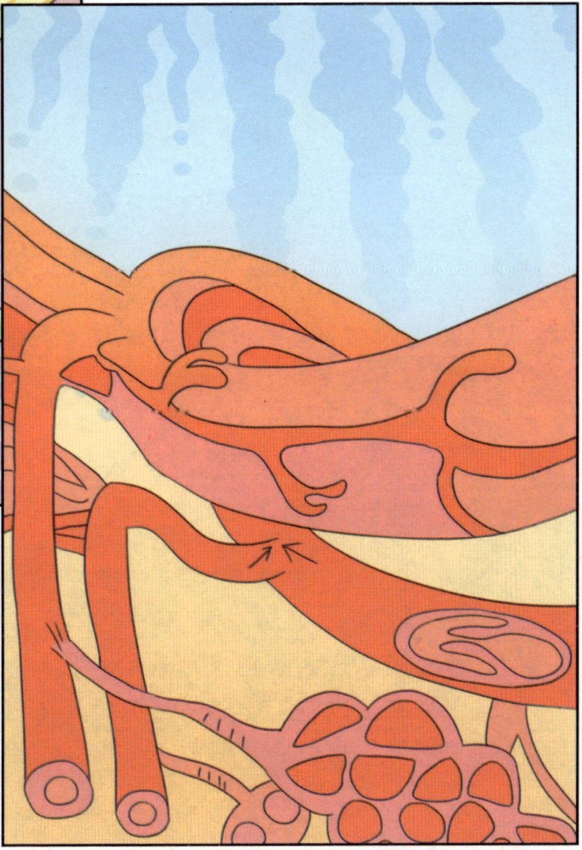

可爱的血液成员们

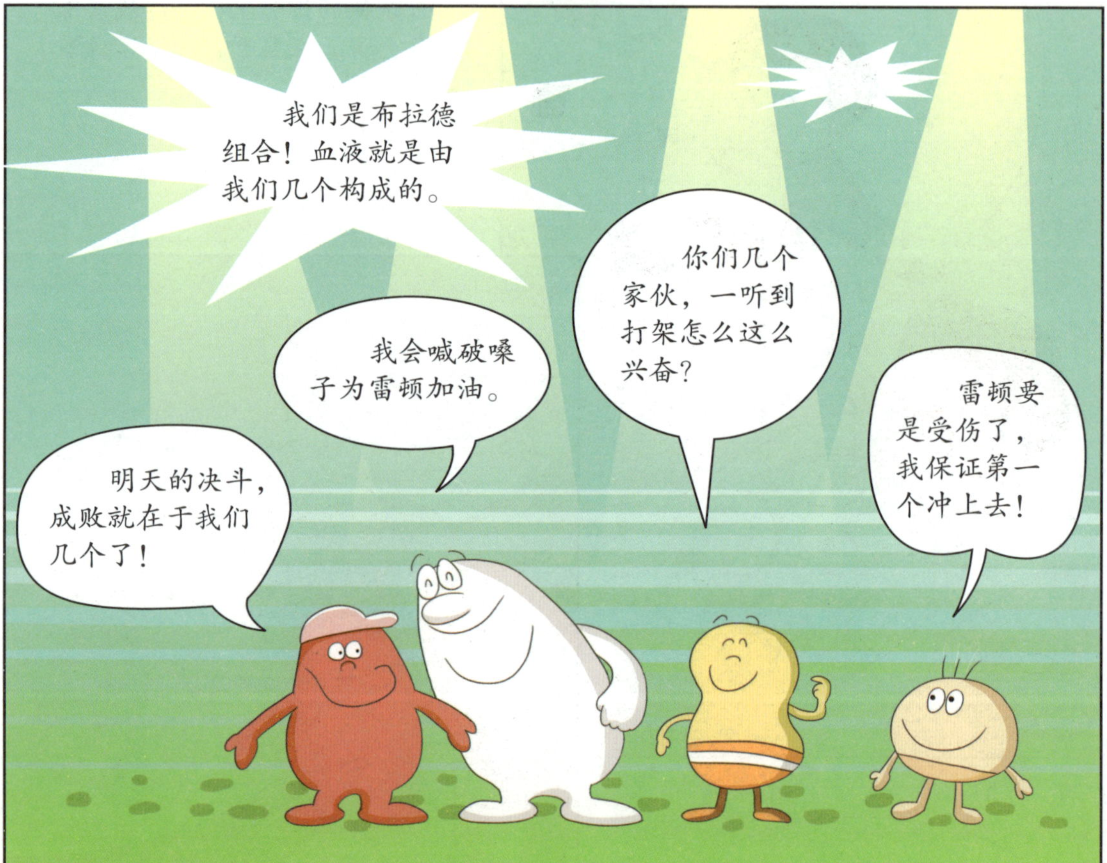

血液里主要由有形成分和无形成分两部分构成，总量为人体重的7%～8%。有形成分在显微镜下能看到它们的具体形态，包括红细胞、白细胞和血小板，统称血细胞；无形成分就是血浆，它是液体，没有固定的形态。

我是红细胞，也叫红血球。生成于骨髓之内，在血液中数量最多，具有免疫功能。我身体的90%由血红蛋白组成，我就是通过血红蛋白运送氧气的，是运送氧气的主要成员，被称为人体内的“旅行家”。

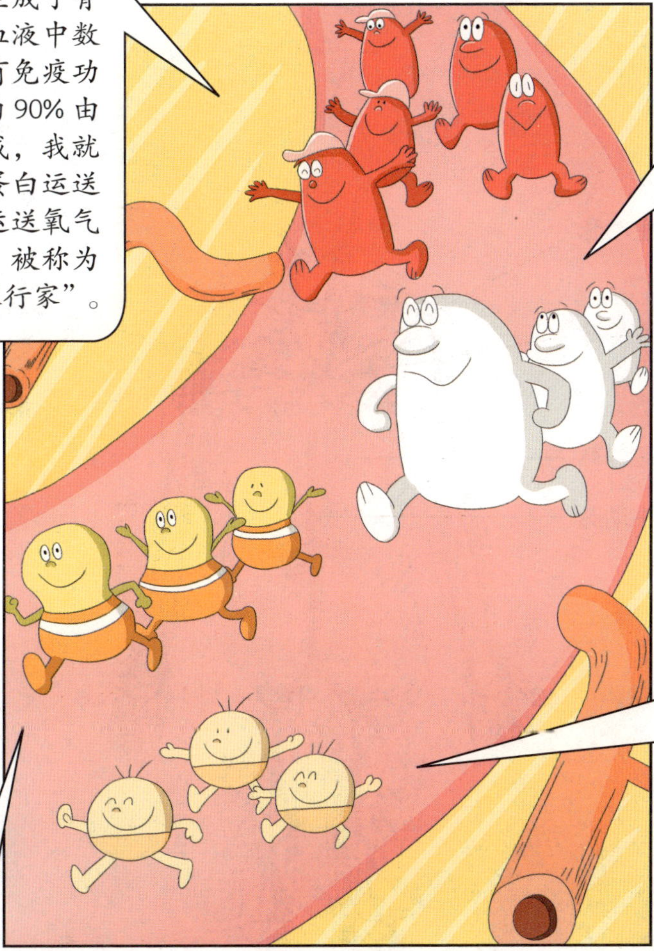

我是白细胞，也叫白血球，无色，身体是球形的，是血液中最活跃的成员。我们经常只在血液里短暂停留，就会进入人体其他组织。我们还可以包围、吞噬病菌，被称为人体与疾病斗争的“战士”。

我是血小板，身体是圆盘形，体积小但是能量大。我从骨髓造血组织中的巨核细胞里产生，负责凝血和止血，还能修补破损的血管，被称为人体的止血“工程师”。

我是血浆，身体是淡黄色，主要负责运载血细胞，运输维持人体生命活动所需要的物质和体内产生的废物，经营着人体内的独家“物流公司”。

人体影像馆

身体里的超级网络

——血管

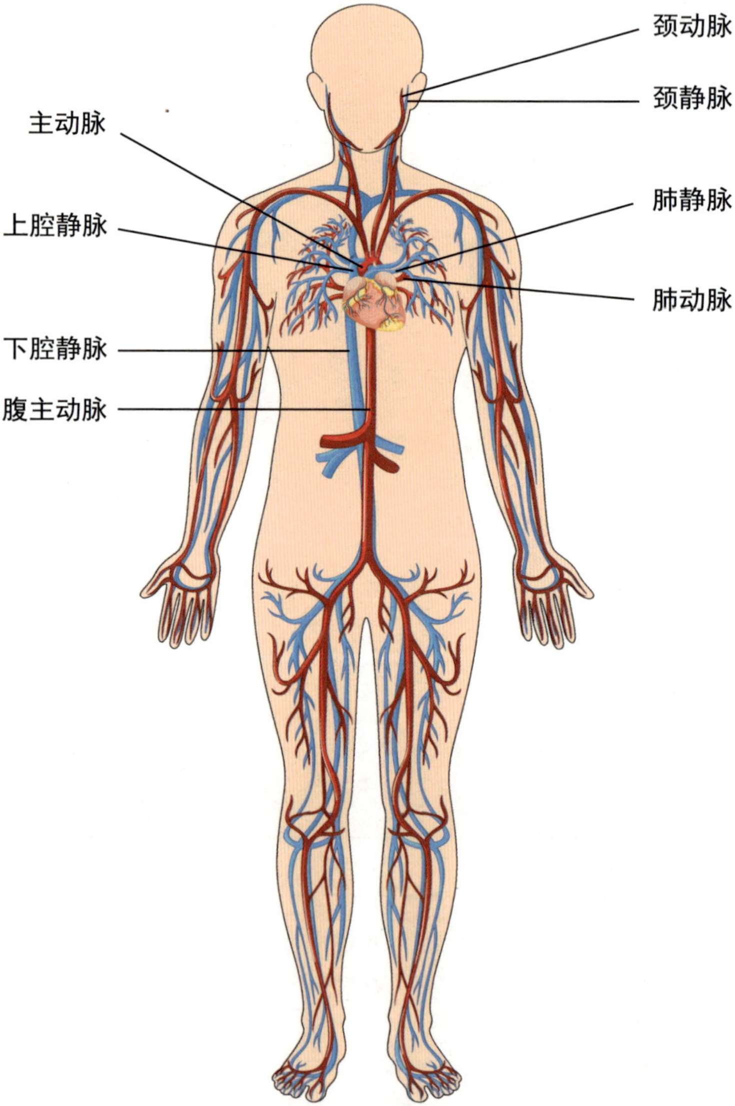

人体的血管系统，看起来有点像地球上的河流，纵横交错，四通八达。

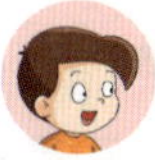

没想到我们的身体里分布着这么多血管！

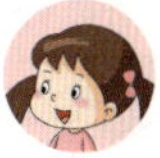

是呀，人体内的动脉、静脉和毛细血管长度加起来约9.6万千米，能绕地球2圈多呢！

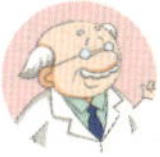

我们人体的血管系统非常庞大！心脏送出的血液首先进入主动脉，然后沿着动脉的分支流向身体的各个部位。当到达毛细血管时，血液就把氧气和营养物质卸下来，再把废物带走，最后沿着静脉又回到心脏。血液就这样在血管里不停地循环。

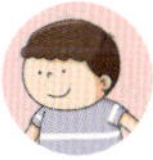

毛细血管这么细，是不是没什么用啊？

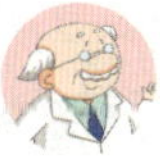

那你可就错了！毛细血管是我们身体里分布最广的血管，你别看它们直径只有6～9微米，但却是身体里各组织和器官进行营养物质和代谢废物交换的重要场所。

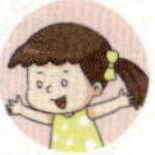

那如果血管断了会怎么样？

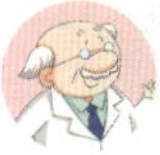

血管断了通常是外伤造成的。一般情况下，毛细血管断裂之后会缓慢生长修复；静脉血管断了，会少量出血；如果是动脉血管断了，不仅出血较多，还容易出现失血性休克甚至死亡。所以，血管断了要及时去医院就医，让医生帮忙处理伤口。

实力悬殊的决斗

第二天早晨，一场意料之中的单人“单打独揍”事件发生了！

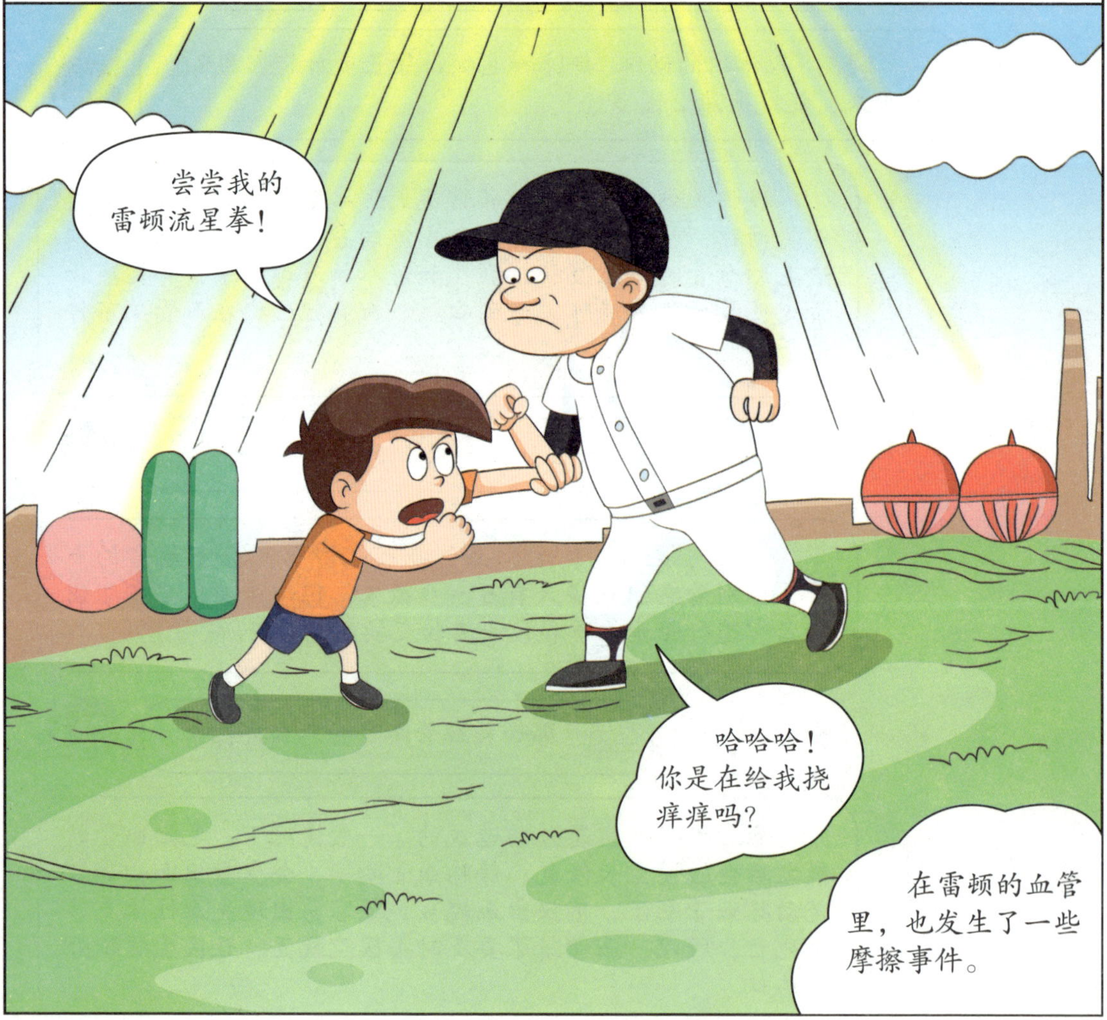

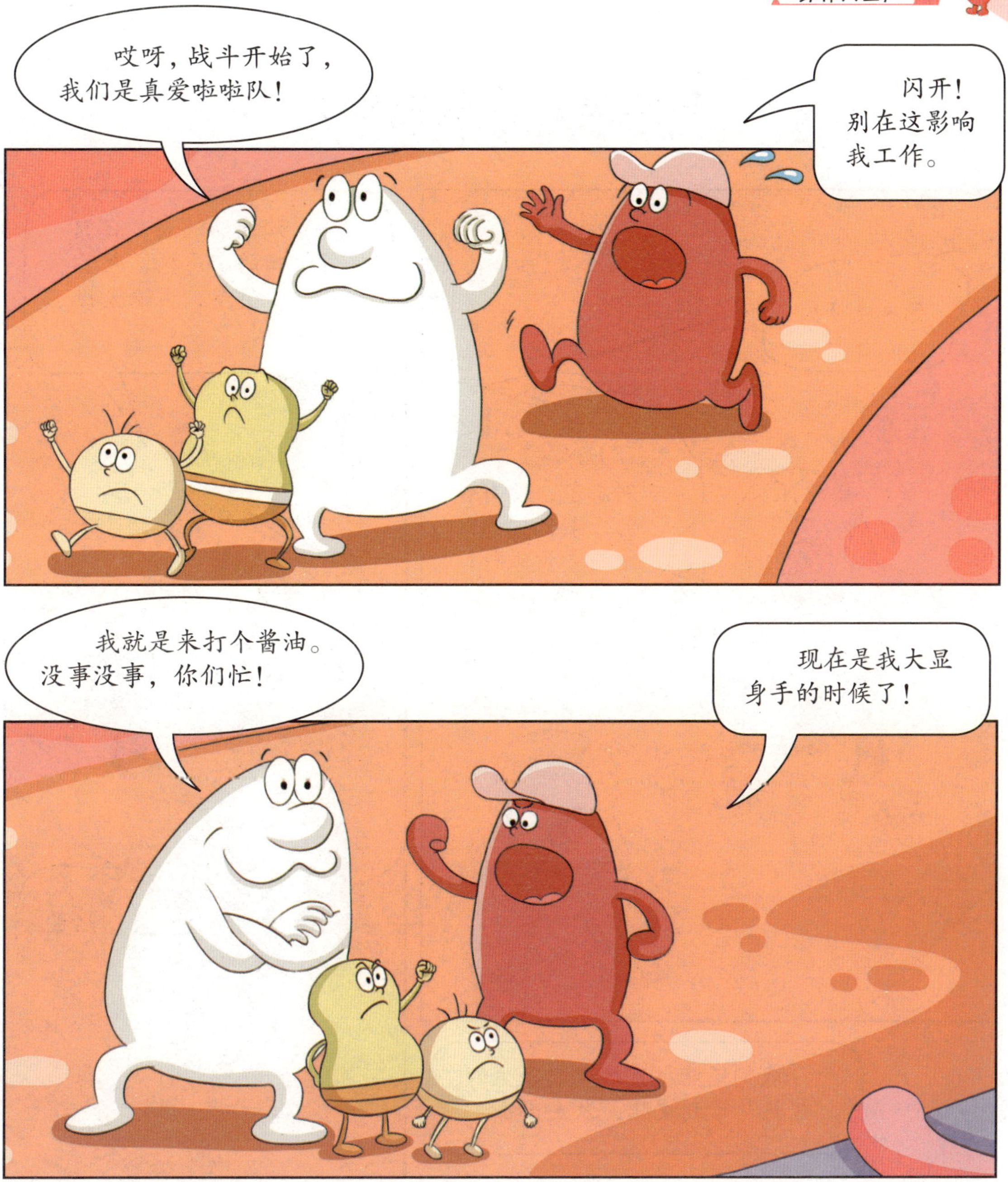
哎呀，战斗开始了，我们是真爱啦啦队！
闪开！别在这影响我工作。
我就是来打个酱油。没事没事，你们忙！
现在是我大显身手的时候了！

红细胞与血浆的争吵

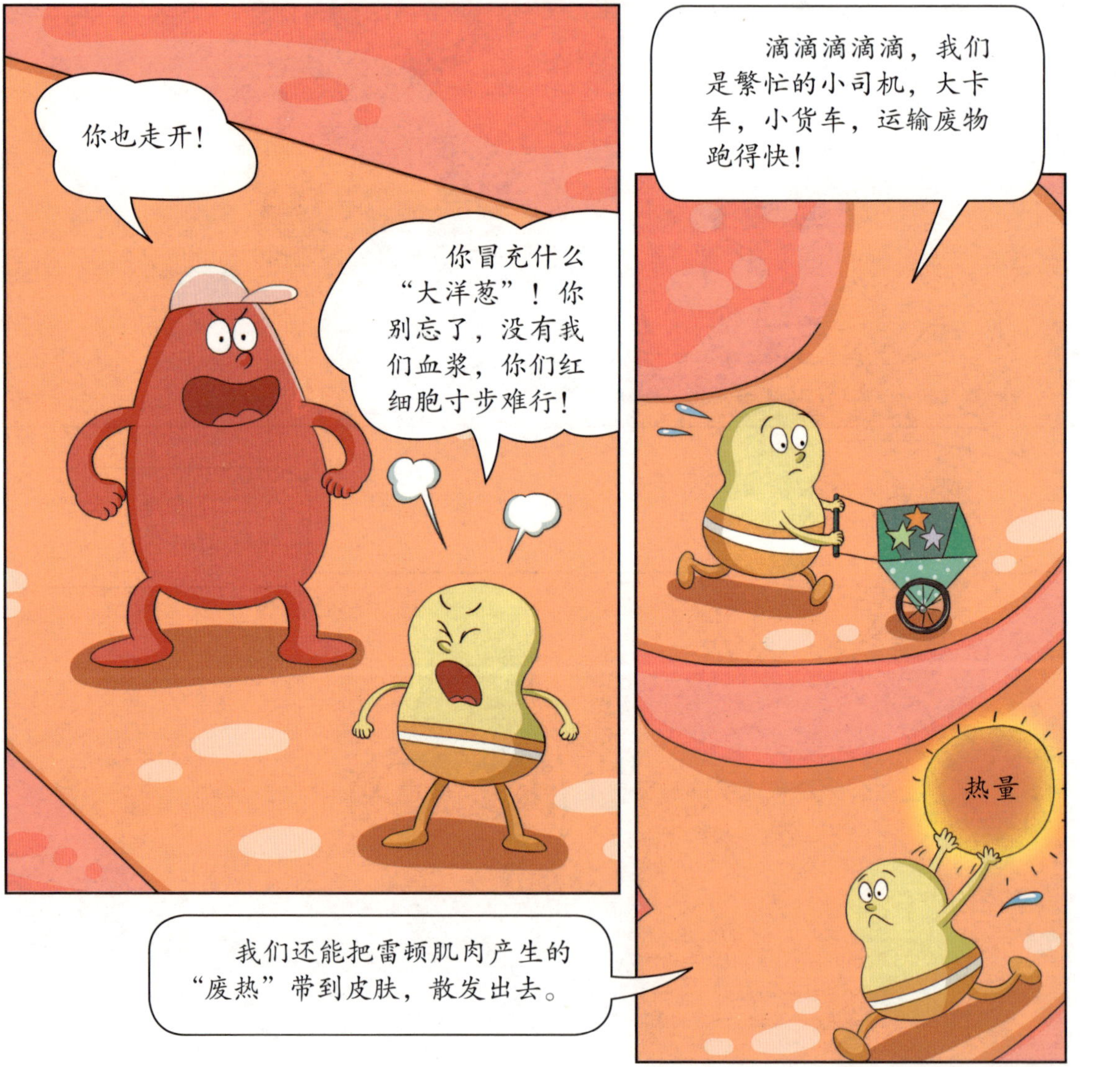
你也走开！
你冒充什么“大洋葱”！你别忘了，没有我们血浆，你们红细胞寸步难行！
滴滴滴滴滴，我们是繁忙的小司机，大卡车，小货车，运输废物跑得快！
热量
我们还能把雷顿肌肉产生的“废热”带到皮肤，散发出去。

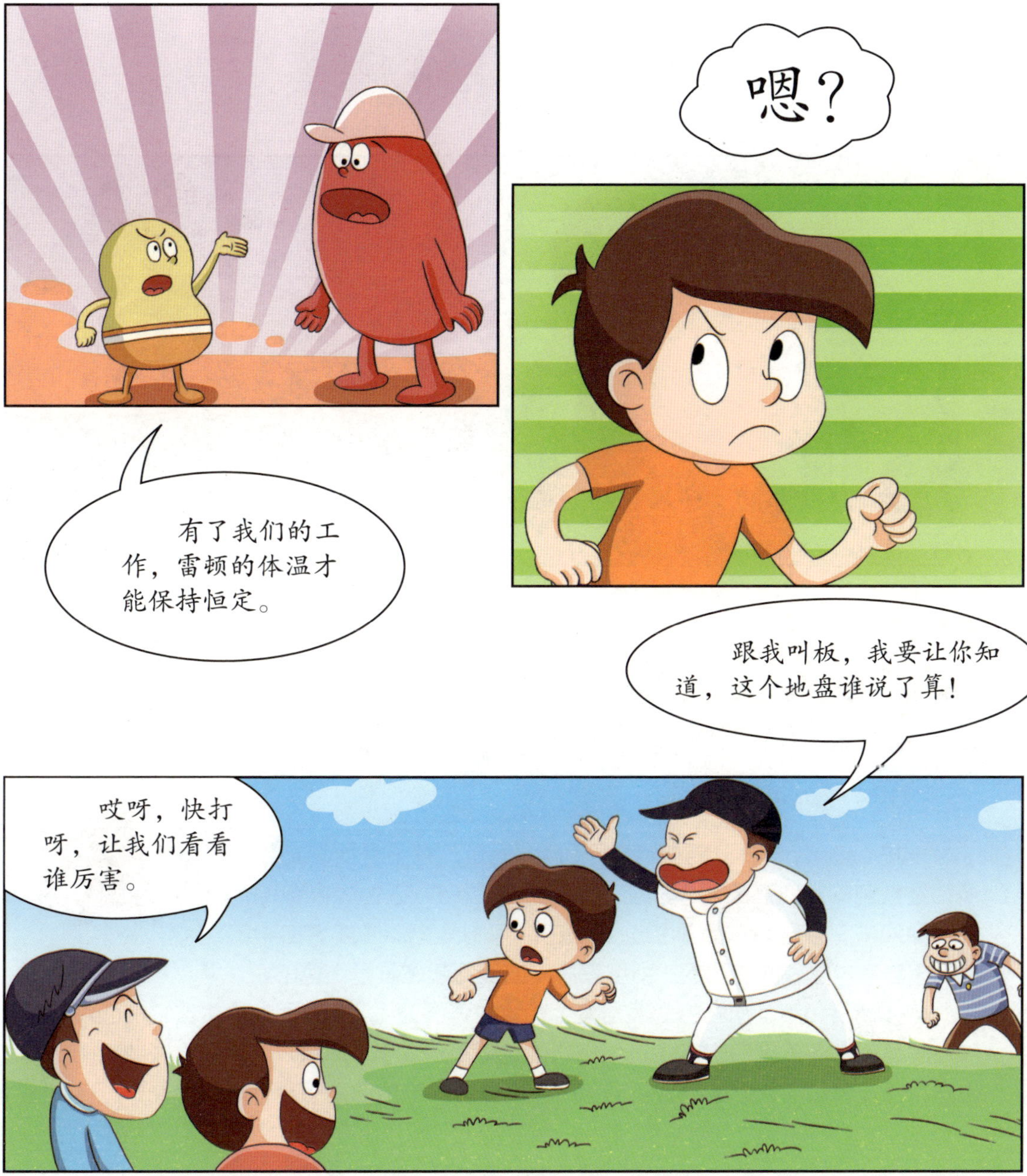
有了我们的工作，雷顿的体温才能保持恒定。
嗯？
跟我叫板，我要让你知道，这个地盘谁说了算！
哎呀，快打呀，让我们看看谁厉害。

临阵脱逃的雷顿

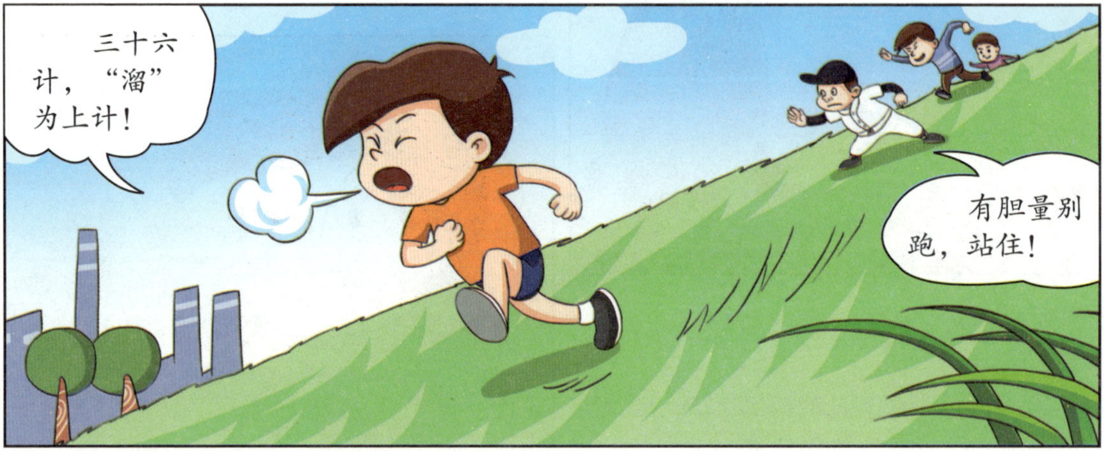

所有动物的血液都是红色的吗？

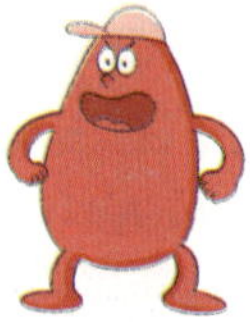

一提到血液，人们想到的就是红色。但是，并不是所有动物的血液都是红色的。血液的颜色来自其中的携氧蛋白。因为大多数的脊椎动物血液中都有含有铁元素的血红蛋白（有例外），血红蛋白中的红就是来自其中含铁的血红素，所以它们的血液看起来就是红色的。

软体动物和节肢动物的血液是蓝色的（也有例外），这是因为这类动物的血淋巴中溶解有叫作血蓝蛋白的蓝色铜蛋白质，比如章鱼和鲎（hòu）。还有一些动物的血液是白色、玫瑰色、青绿色、淡青色……还有些动物的血液甚至可以变色呢！

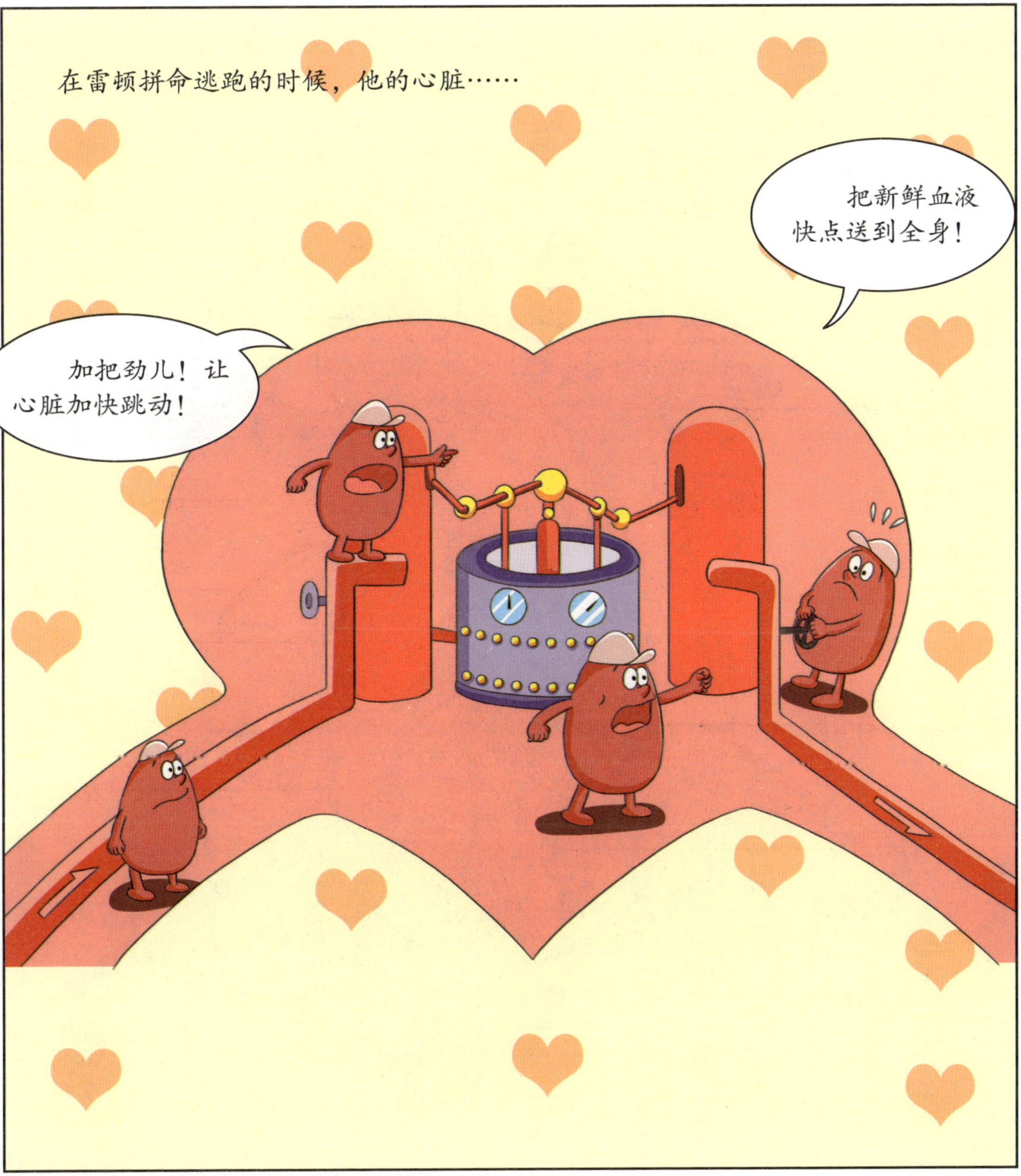
在雷顿拼命逃跑的时候，他的心脏……
加把劲儿！让心脏加快跳动！
把新鲜血液快点送到全身！

心·脏

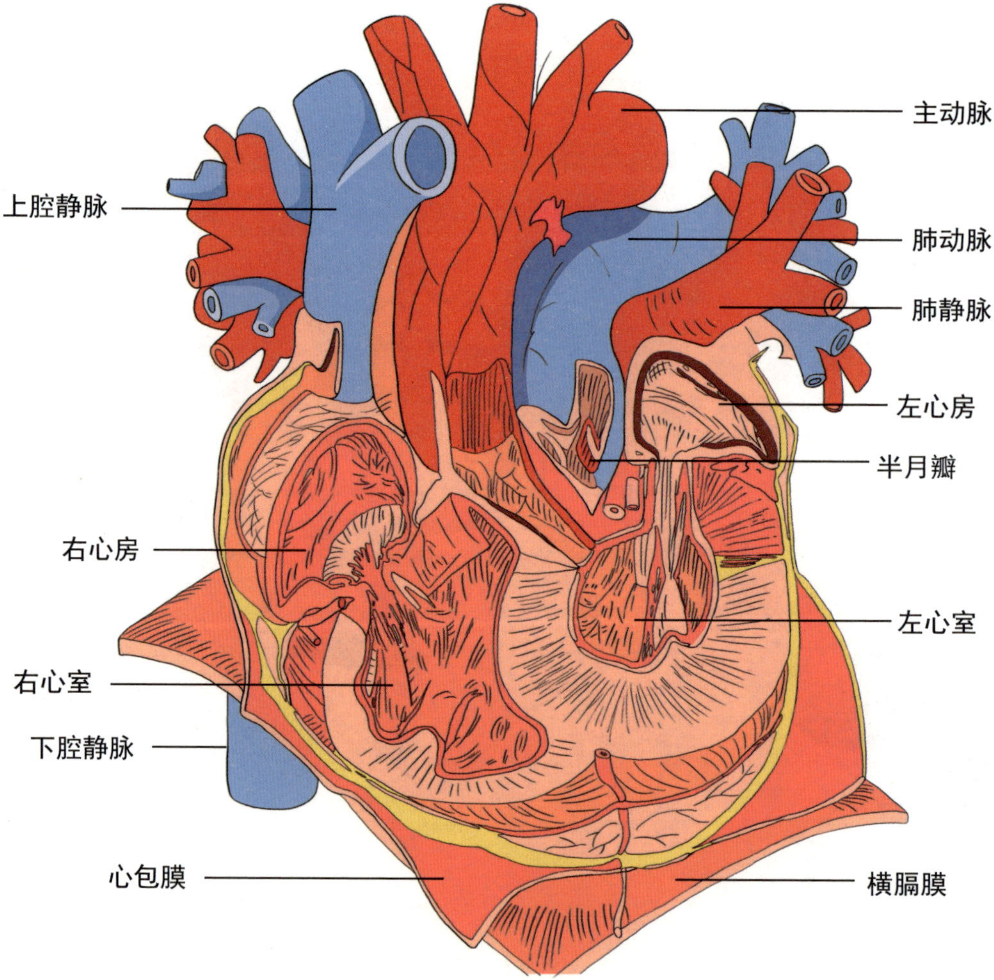

心脏位于两肺之间，外形有点像桃子，大小和拳头差不多。大部分人的心脏在胸部中间偏左一点位置，个别人心脏偏右。

心脏的肌肉非常丰富。人的一生中，心脏要不停地跳动，把血液输送到身体各处。

心脏里面有4个小房间，上面两个分别叫作右心房和左心房，下面是右心室和左心室。心房接受从静脉回来的血液，心室负责把血液送到肺和全身。

当心脏停止跳动，血液就会停止循环，人会有生命危险。当心脏停止跳动超过5分钟以上，身体各个部位的养分无法得到补充更新，废物无法排出，这会对人造成无法挽救的后果。

你知道吗

关于心跳

一个正常成年人在平静状态下，心脏每分钟跳动约70次，每次约泵血70毫升。儿童比成人心跳快些，新生儿的心跳约可达每分钟150次。规则有力的心跳是心脏功能良好的标志之一。

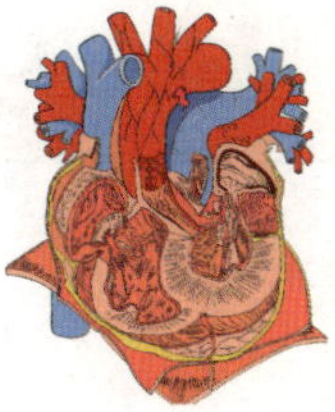

累傻的红细胞，闲呆的白细胞

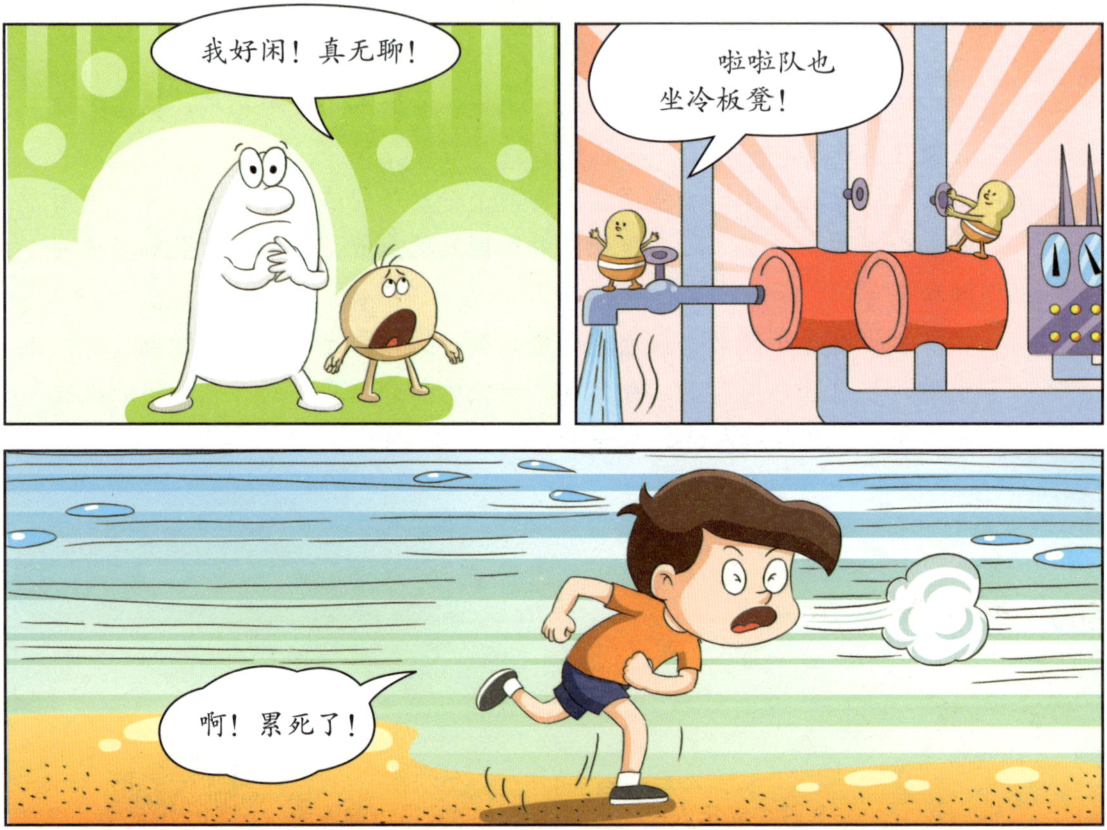

你知道吗

为什么跑步时心跳会加快？

跑步时，身体里的氧气和能量消耗加快，需要肺部吸入更多的氧气来补充。心脏加快跳动，会加快血液循环，血红蛋白就能更快地把氧气和能量带到全身。

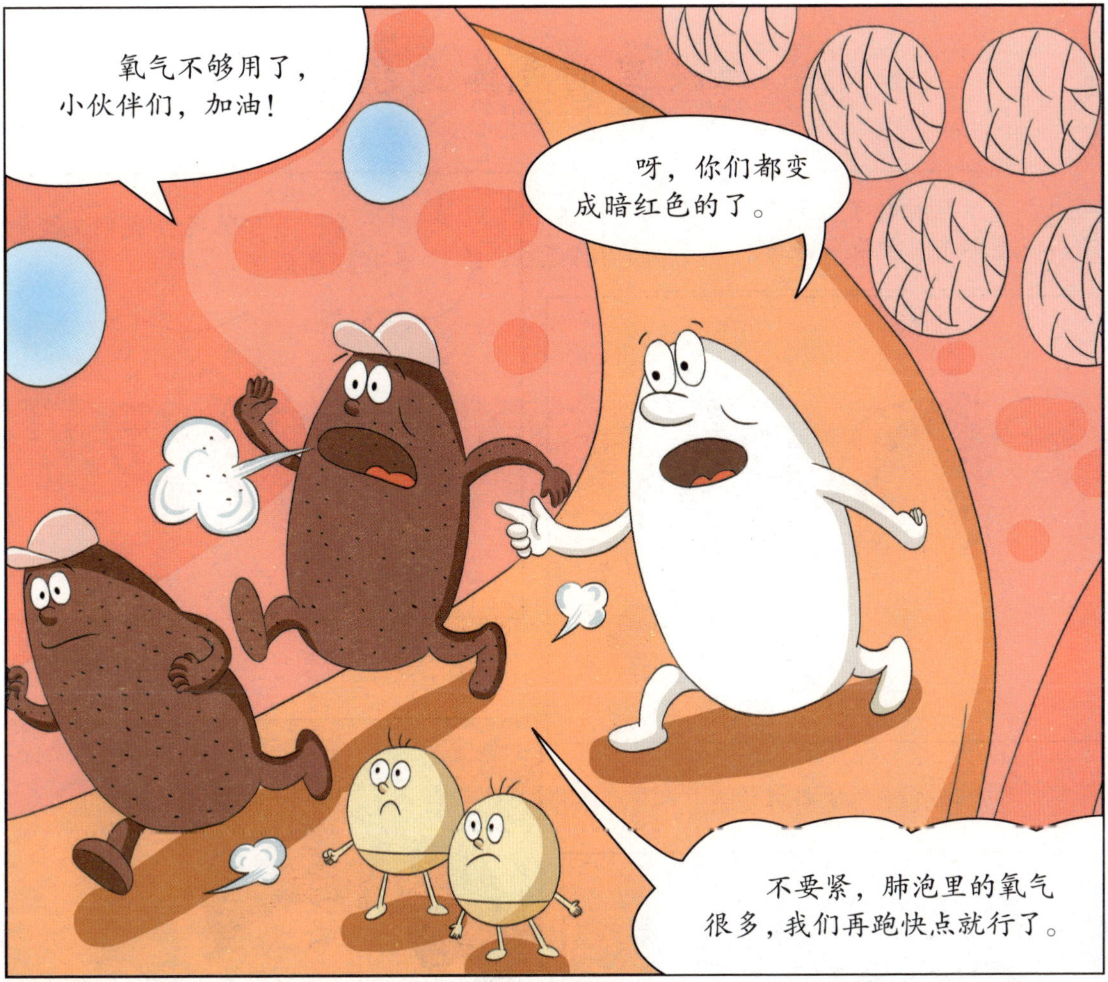

你知道吗

红细胞变色的秘密

红细胞既运输氧气，也运输一部分二氧化碳。它们在运输二氧化碳时会变成暗紫色，运输氧气时是鲜红色。

血液里的气体交换

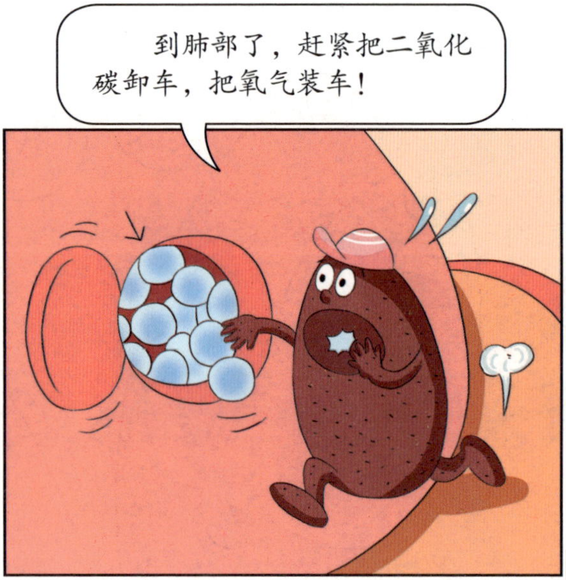

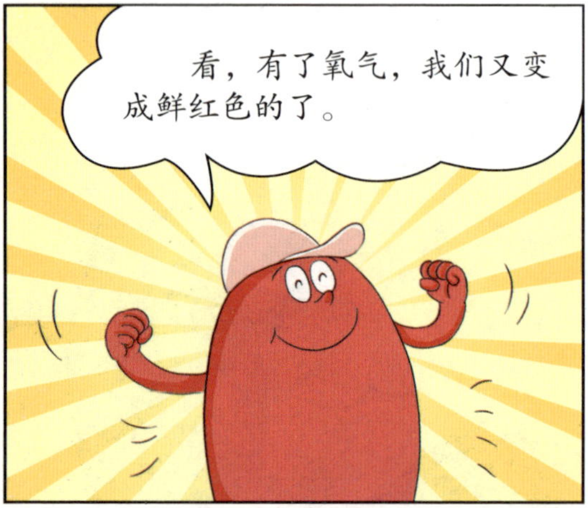

雷顿吸进的是新鲜空气。

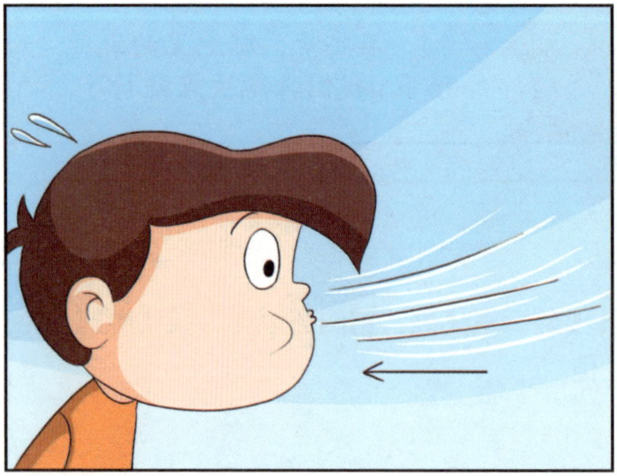

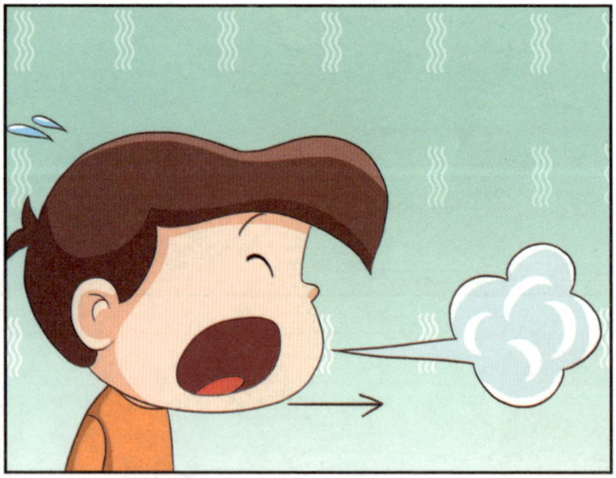

呼出的是二氧化碳。

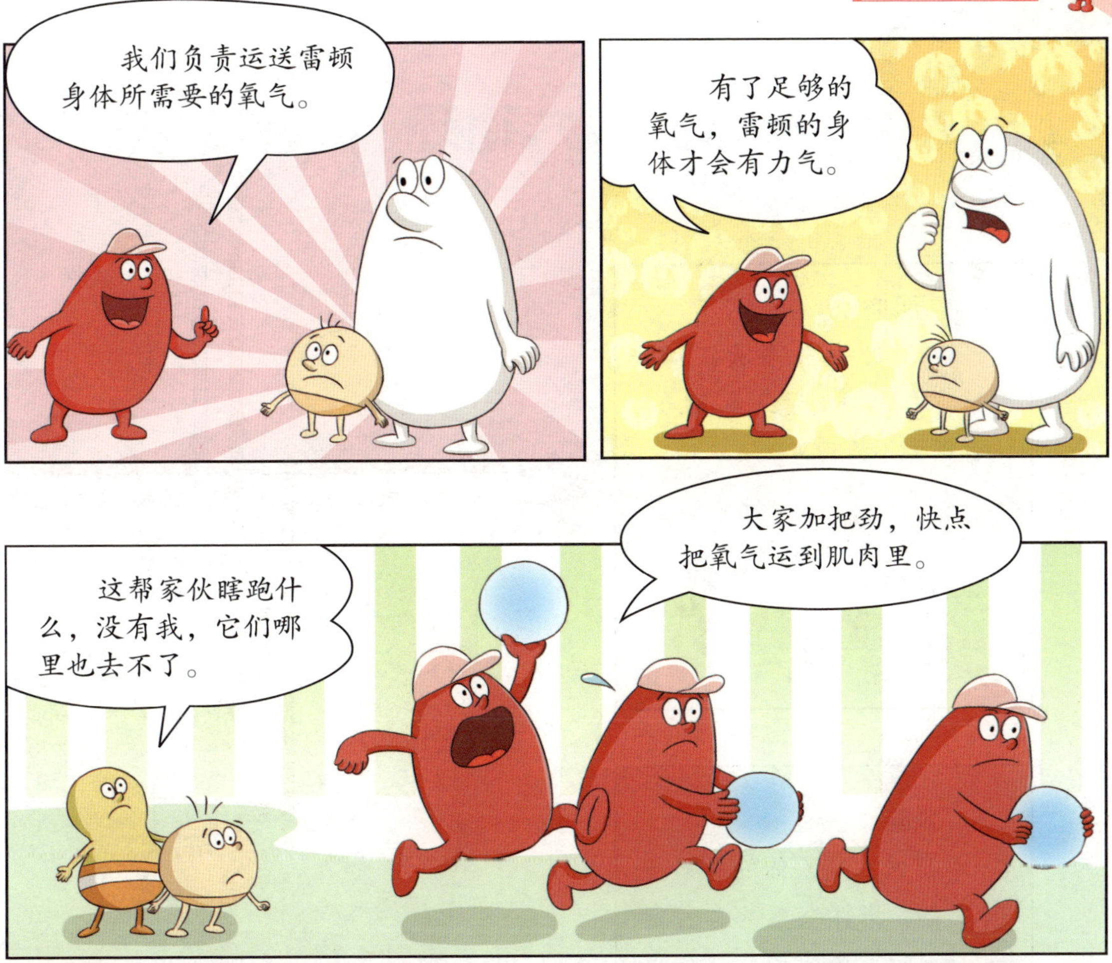

你知道吗

输血时输的是什么？

早在 1667 年，人类就开始了最早的输血。这是一种将血液通过静脉输注给病人的治疗方法。输血时不是简单地输注全血，而是要根据患者的情况输入不同的成分。例如，大面积烧伤患者需输注血浆，严重贫血患者最好输入浓缩的红细胞悬液，血液病出血最好输入浓缩的血小板悬液等。

人体影像馆

人体血液大循环

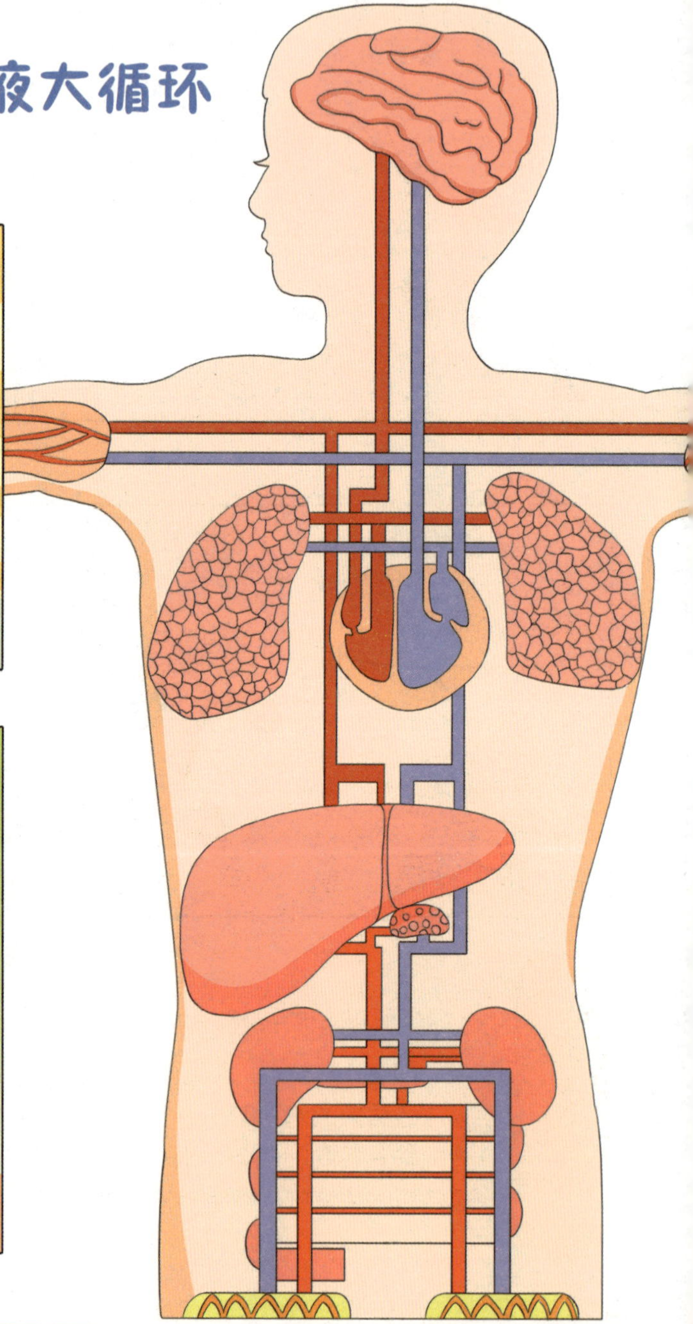

肌肉

不管力气多大，如果没有红细胞运来氧气，我根本不能动弹。

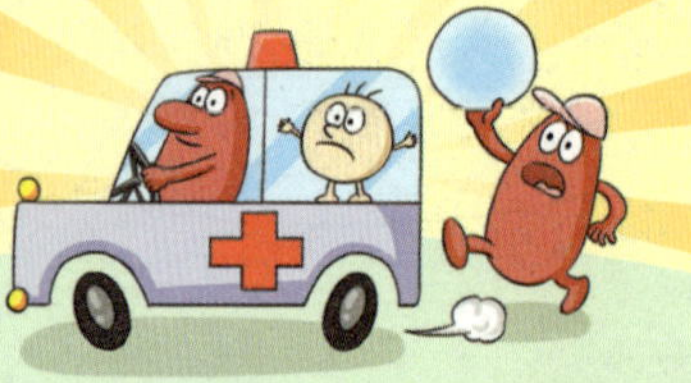

大脑

我这里是人体的总司令部，负责指挥全身的各种活动，需要很多的氧气，所以对血液循环的要求也很高。

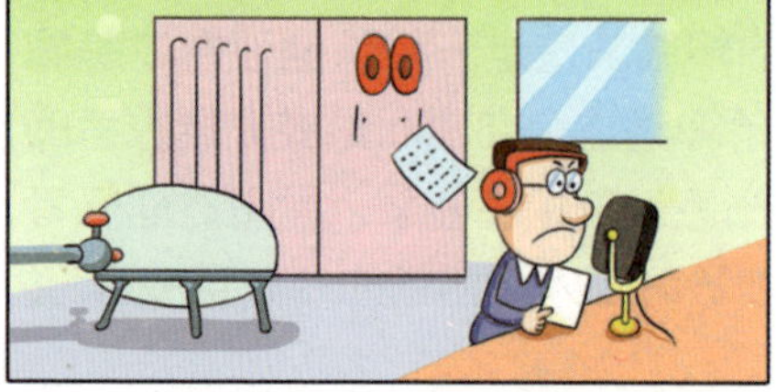

心脏

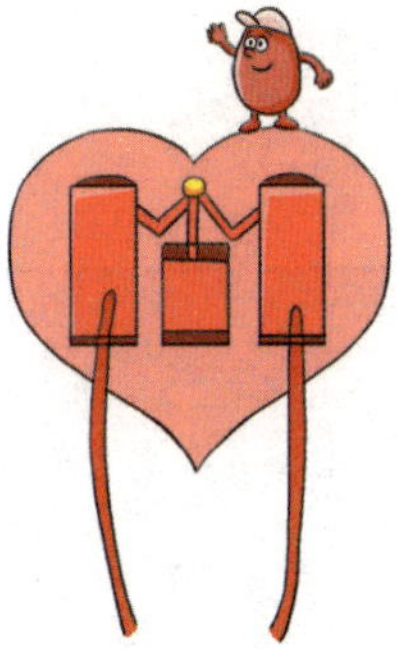

我像个永不休息的"水泵"，把血液送到身体的各个部分。

肺

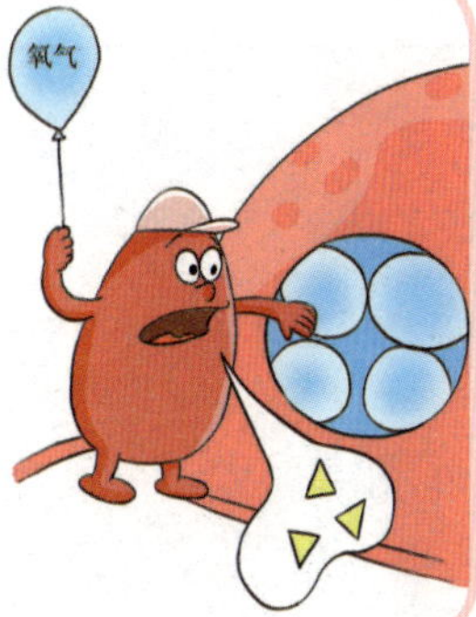

红细胞就是在我这里取走氧气，丢下二氧化碳。

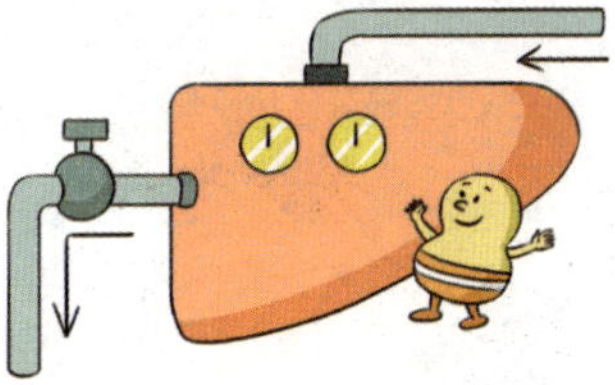

肝脏

血液把小肠吸收的营养物质送来，经过我们肝脏的加工后，还要由血液把营养运送到雷顿身体需要的地方。

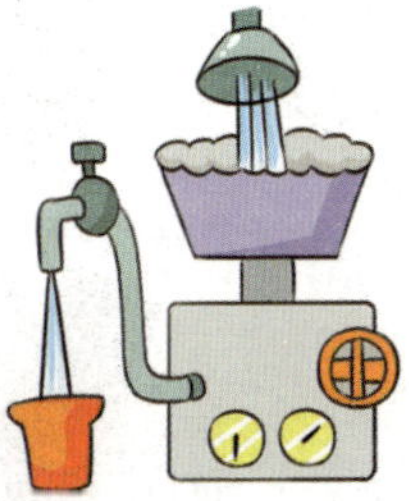

脾脏

我负责销毁一些陈旧的血液细胞，制造一部分白细胞。

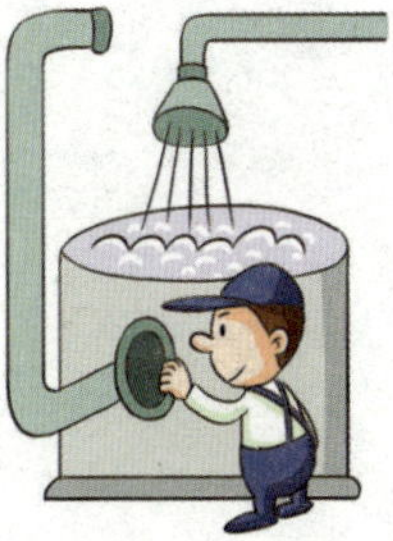

小肠

我负责消化吸收食物，肠壁吸收的营养物质会由血液运走。

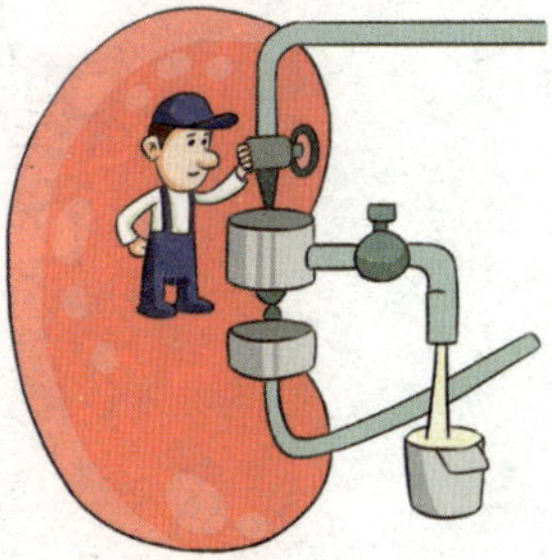

肾脏

我负责把血液中的废物变成尿，然后再"嘘嘘"出去。

雷顿挨揍了

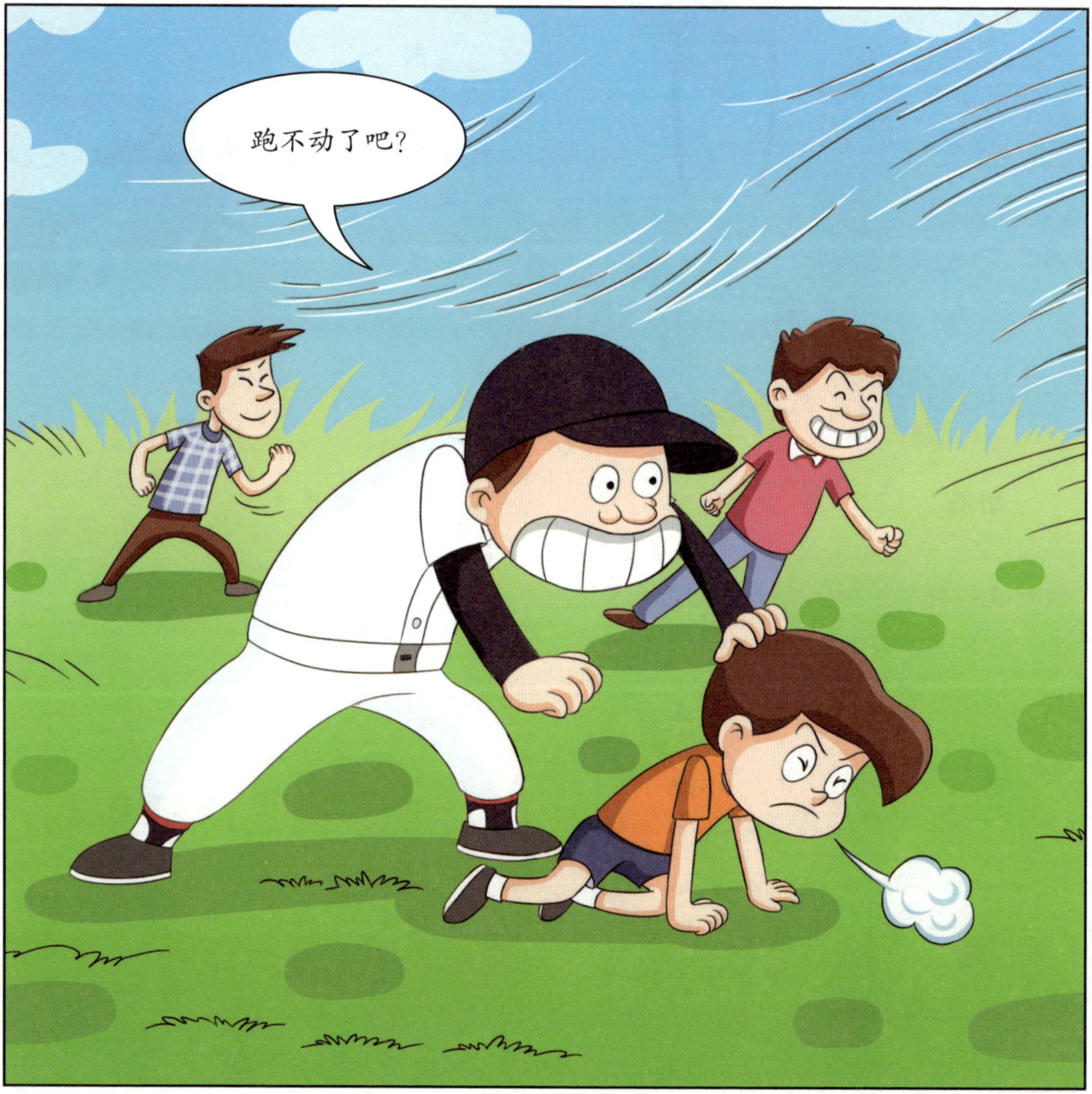

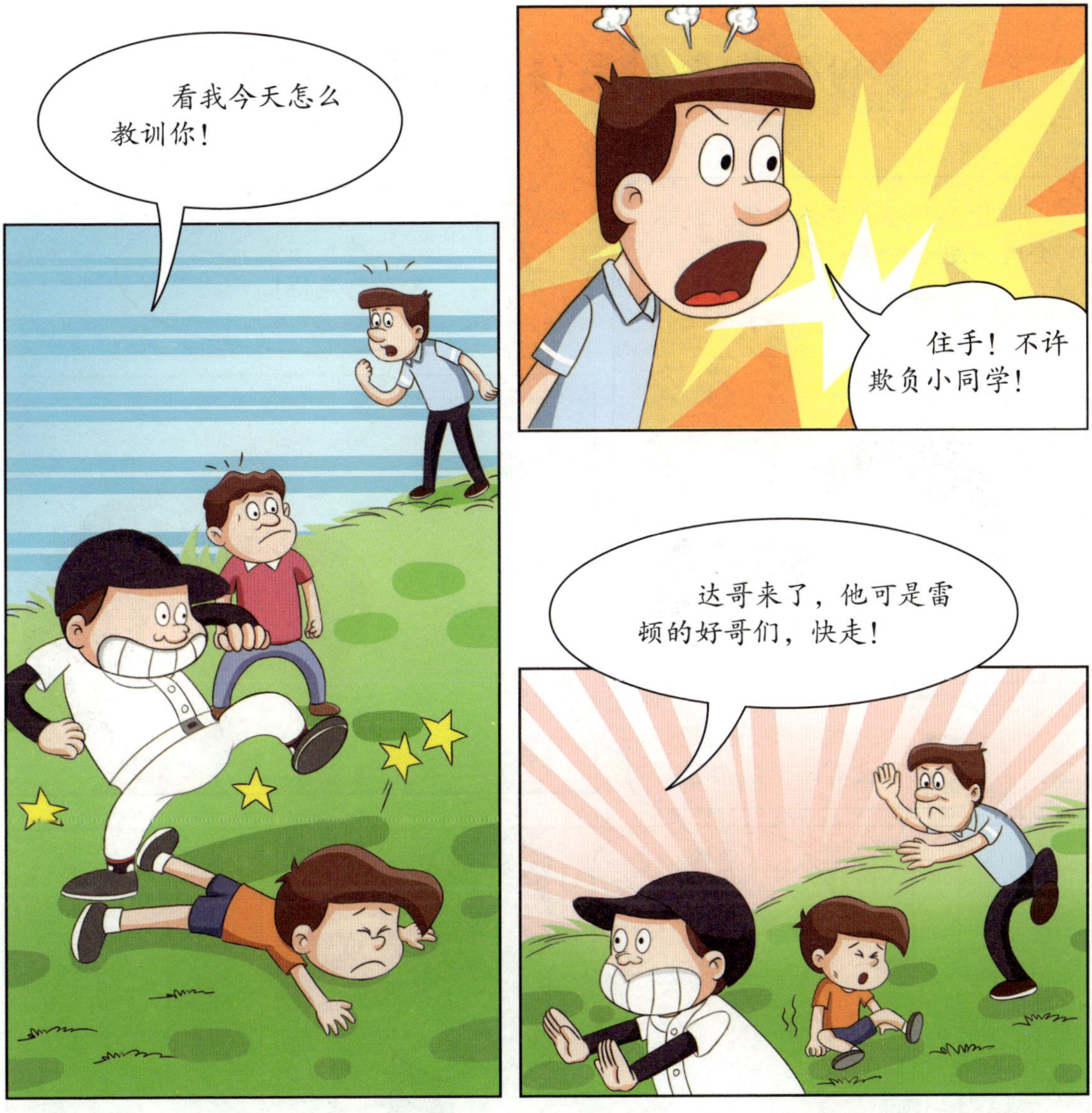
看我今天怎么教训你！
住手！不许欺负小同学！
达哥来了，他可是雷顿的好哥们，快走！

甜食能安慰受伤的心灵和身体

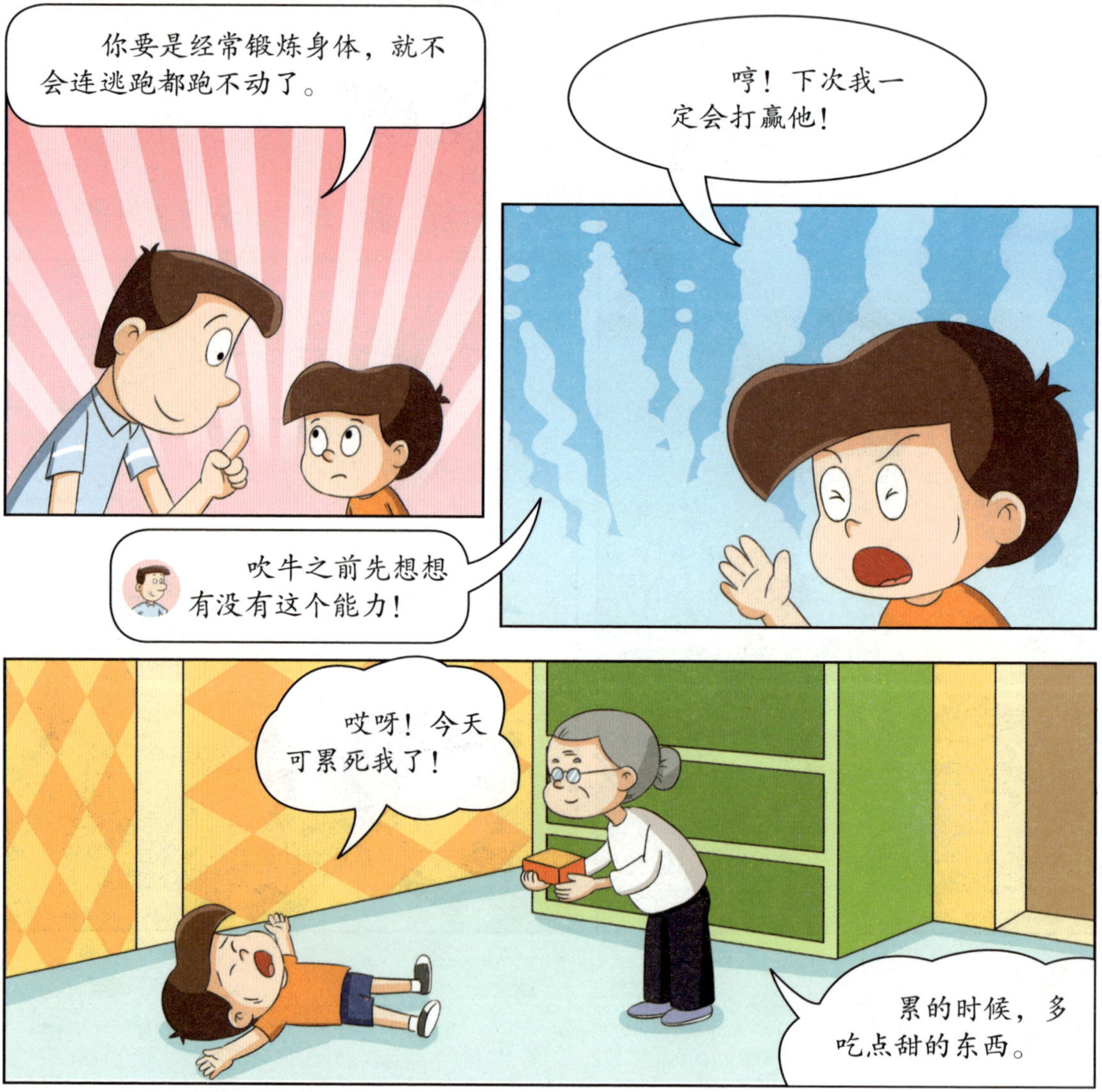

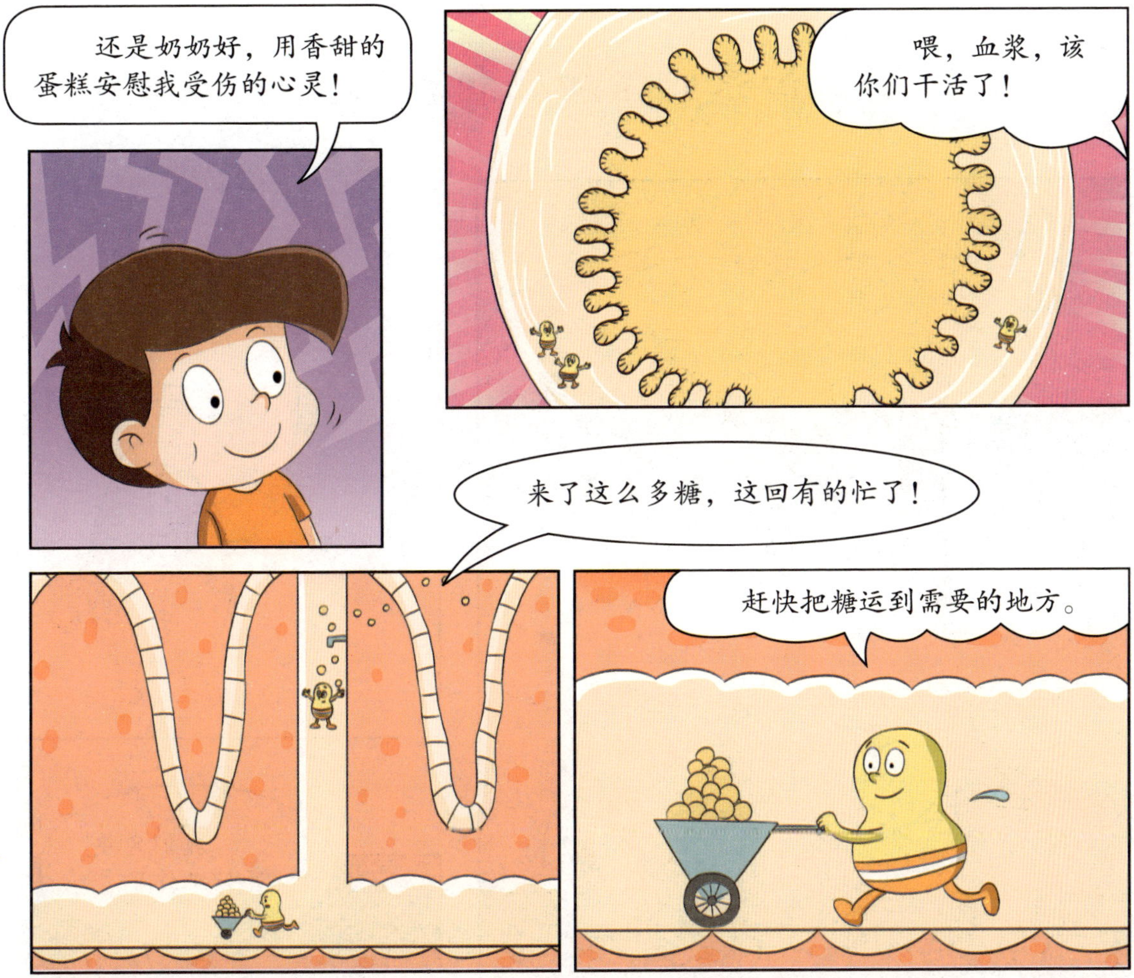

你知道吗

为什么劳累时可以吃些甜食？

糖是为人体供能的主要成分，及时补充糖，对人体运动能力的保持和恢复有重要作用。人吃甜食后，糖可以比一般食物更快地被血液吸收，迅速补充体能。

忙碌的红细胞和血浆

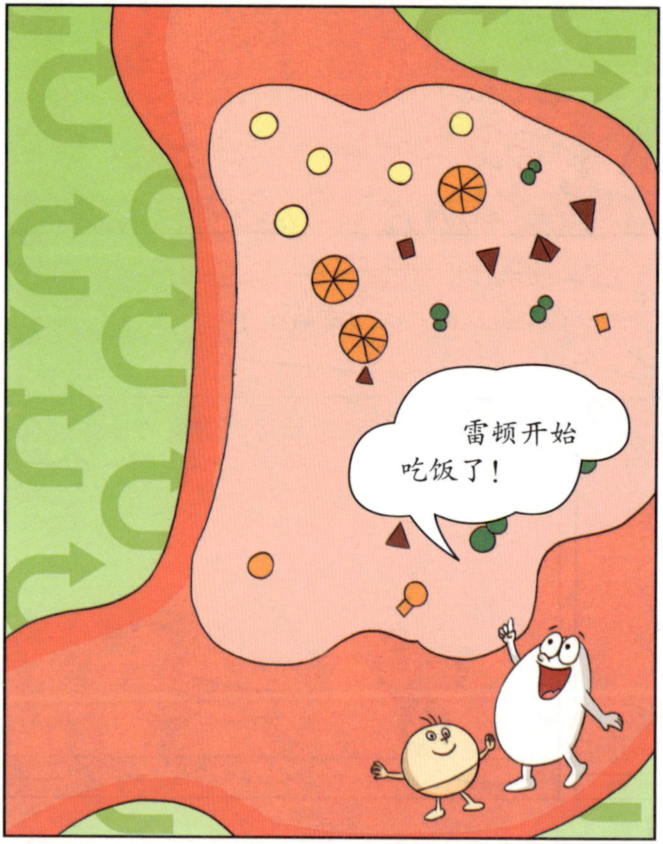

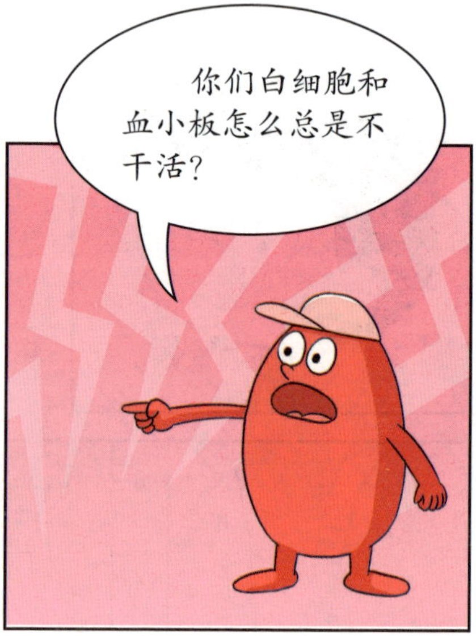

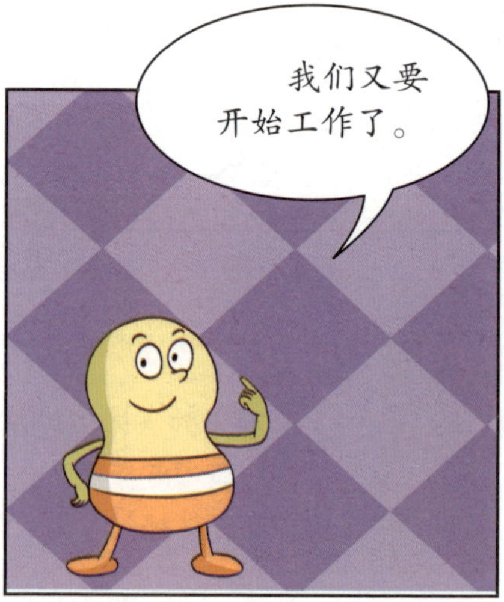

【人体冷知识】

病人急需输血时，应避免使用近亲的血液。从某种程度上讲，近亲之间输血后可能引发的并发症几率会更高！

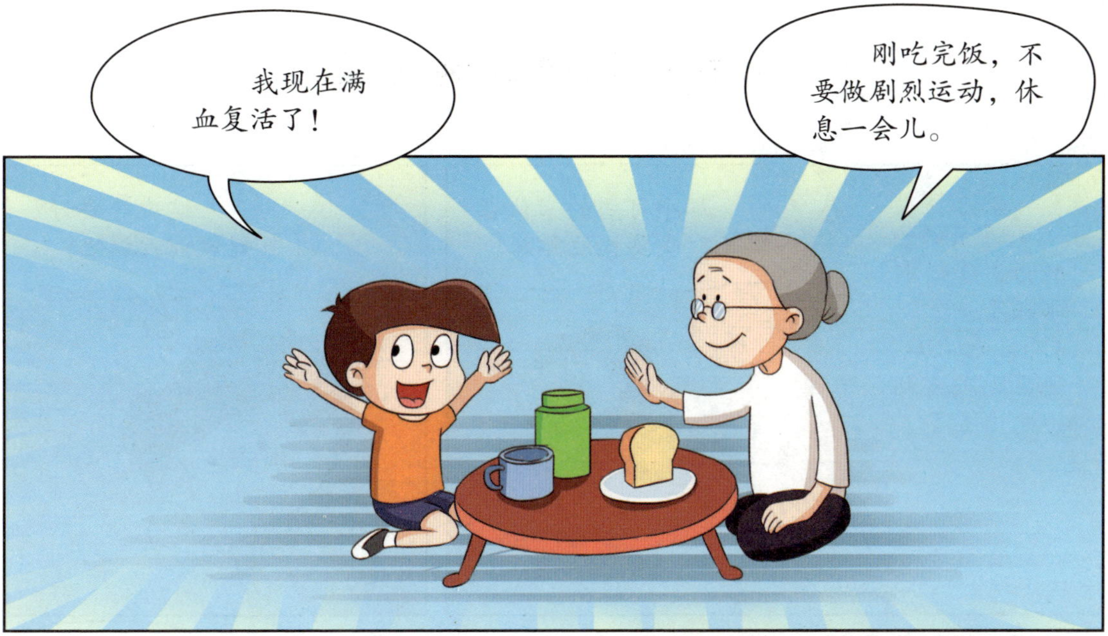

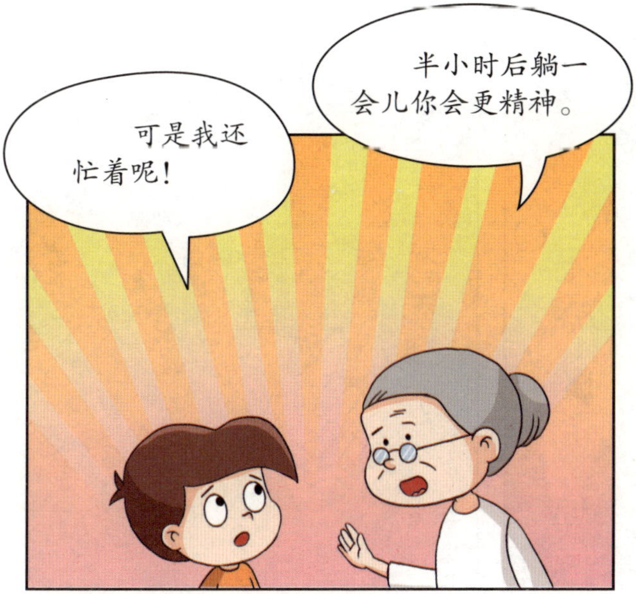

你知道吗

刚吃完饭为什么不要剧烈运动？

刚吃完饭时，血液集中在肠胃部，这个时候剧烈运动，骨骼肌就会来“抢”血液，造成消化道缺血，肠胃蠕动减少，消化液的分泌也会变少，不利于食物的消化。

来自血浆的满满能量

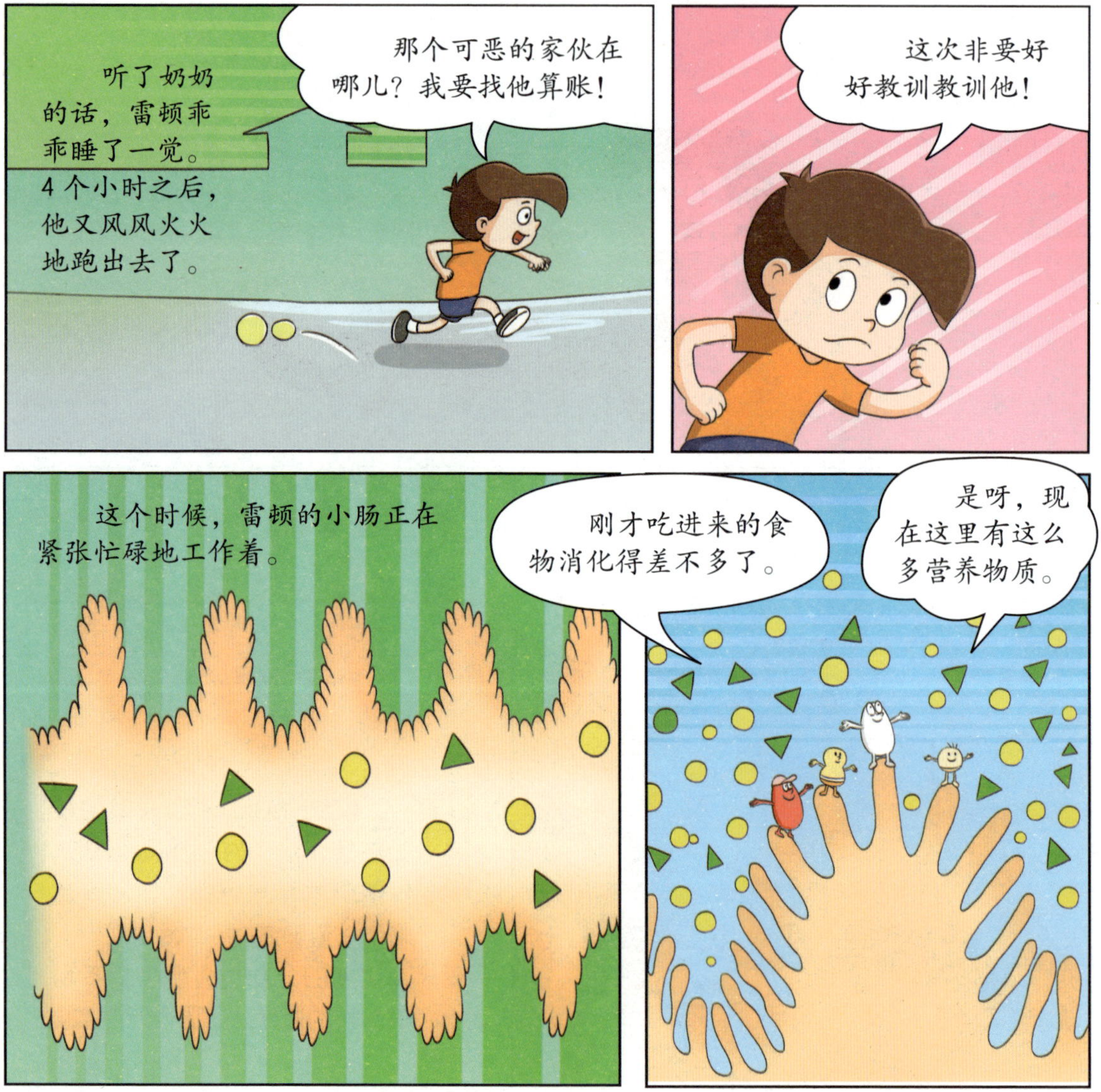
听了奶奶的话，雷顿乖乖睡了一觉。4个小时之后，他又风风火火地跑出去了。
那个可恶的家伙在哪儿？我要找他算账！
这次非要好好教训教训他！
这个时候，雷顿的小肠正在紧张忙碌地工作着。
刚才吃进来的食物消化得差不多了。
是呀，现在这里有这么多营养物质。

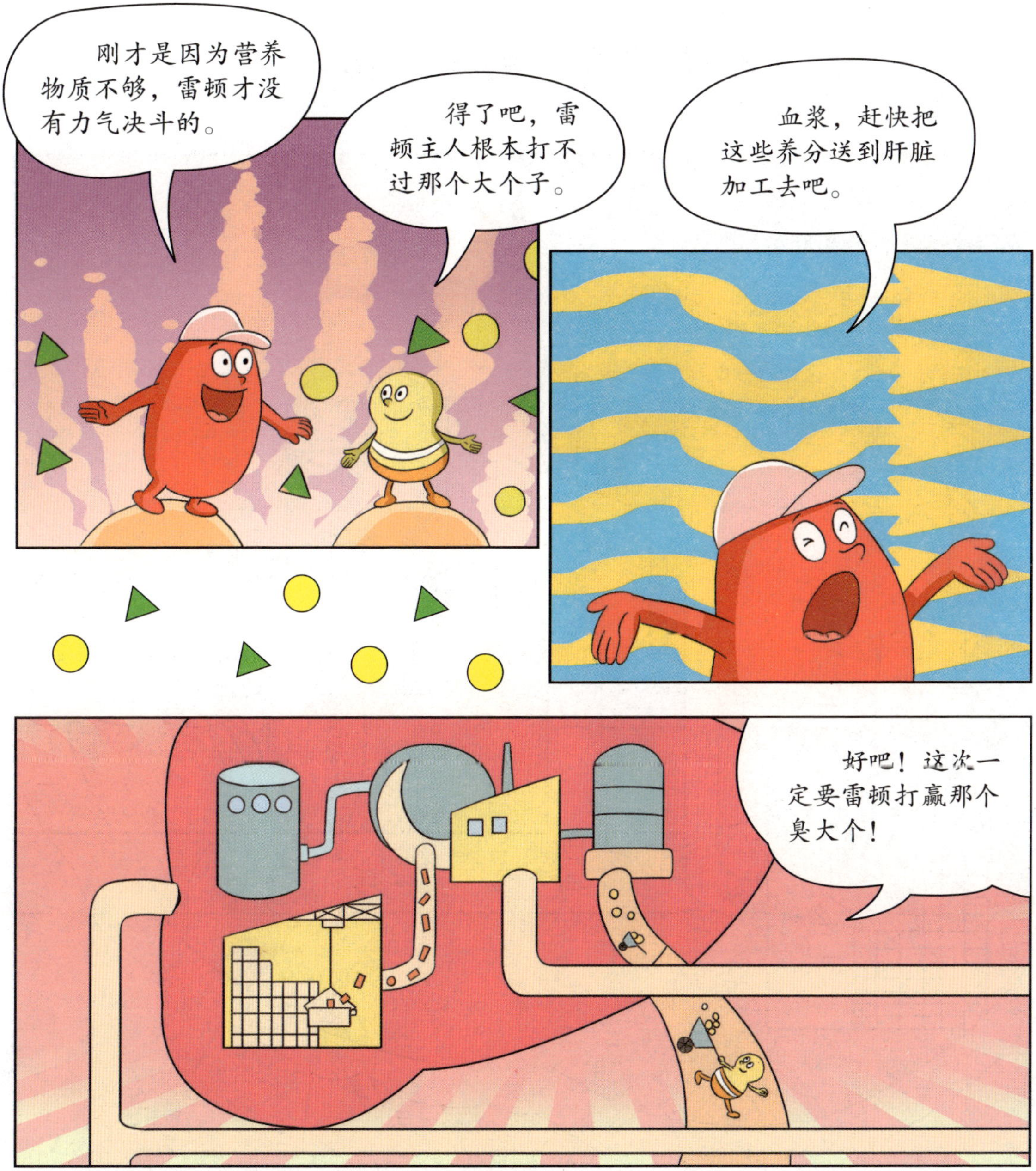
刚才是因为营养物质不够，雷顿才没有力气决斗的。
得了吧，雷顿主人根本打不过那个大个子。
血浆，赶快把这些养分送到肝脏加工去吧。
好吧！这次一定要雷顿打赢那个臭大个！

人体独家“物流”公司

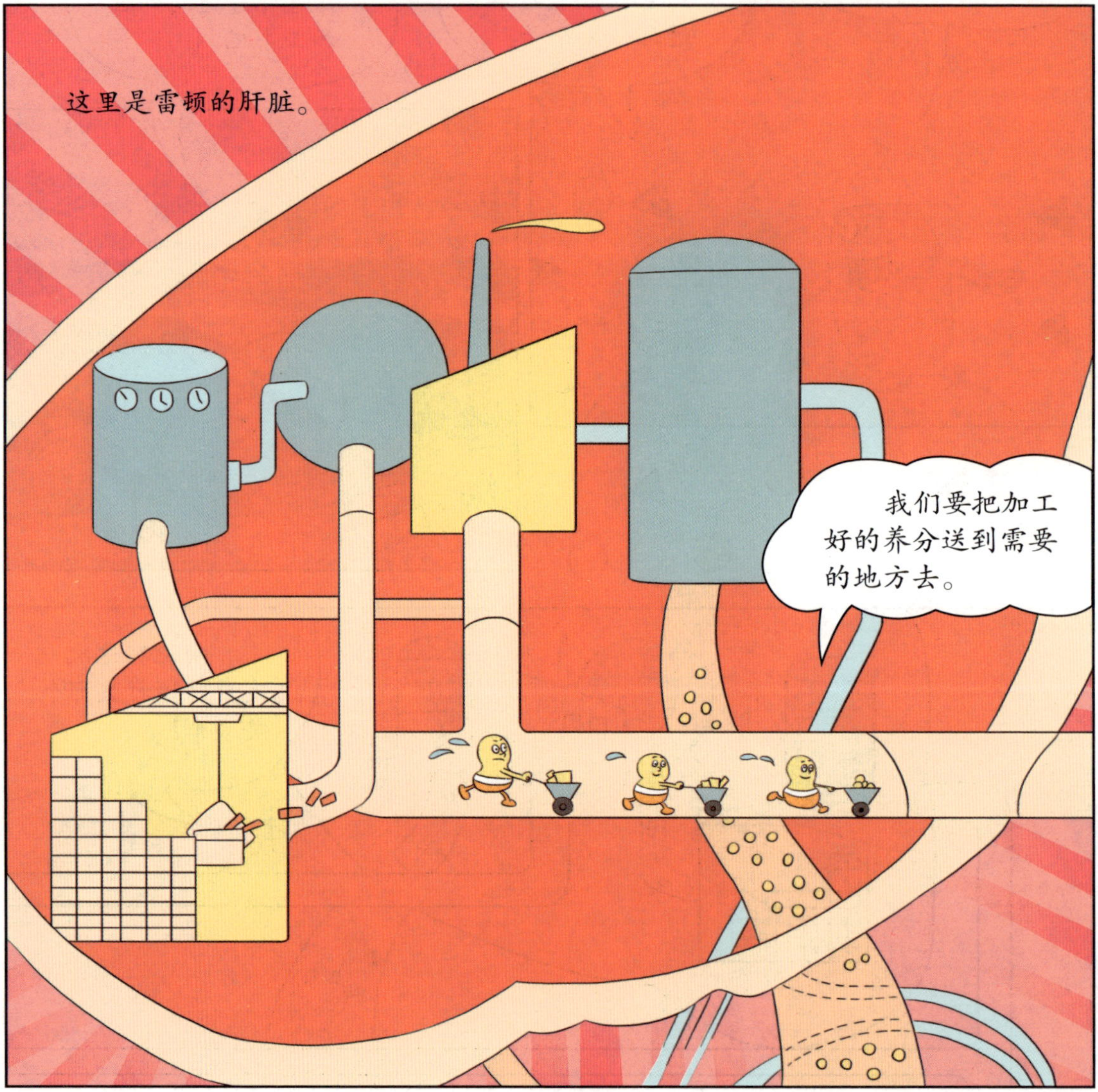

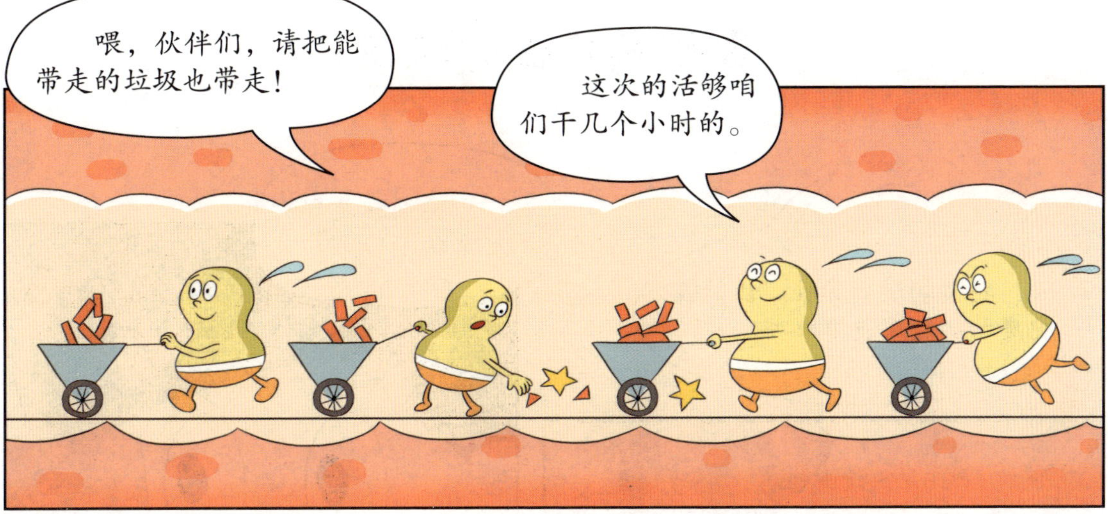

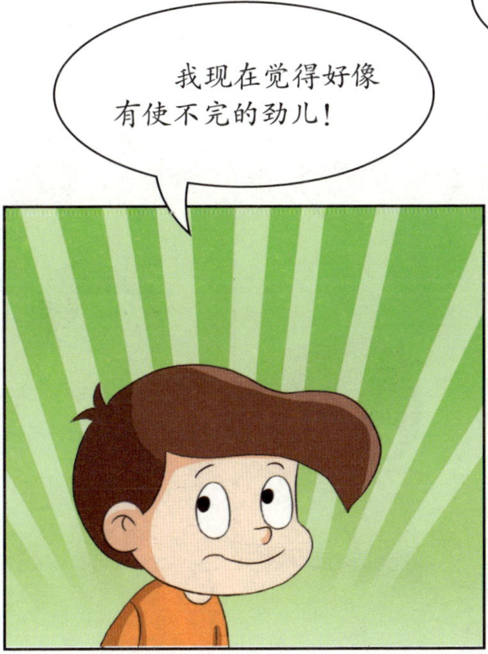

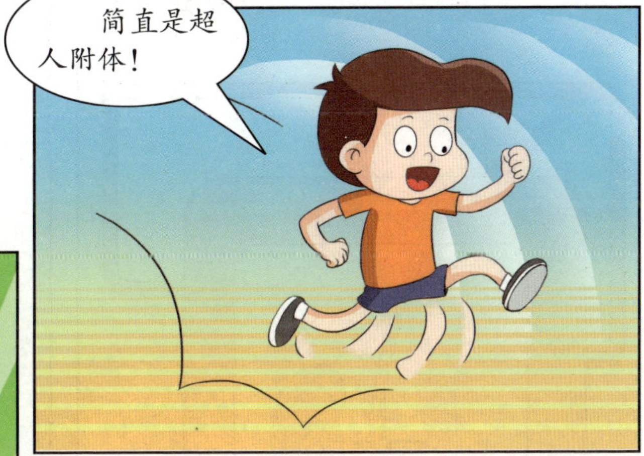

【人体冷知识】

肝脏血液供应非常丰富，肝脏的血容量相当于人体血量的 14%。成人的肝脏血液每分钟流量约 1500~2000 毫升。

雷顿武力值升级了

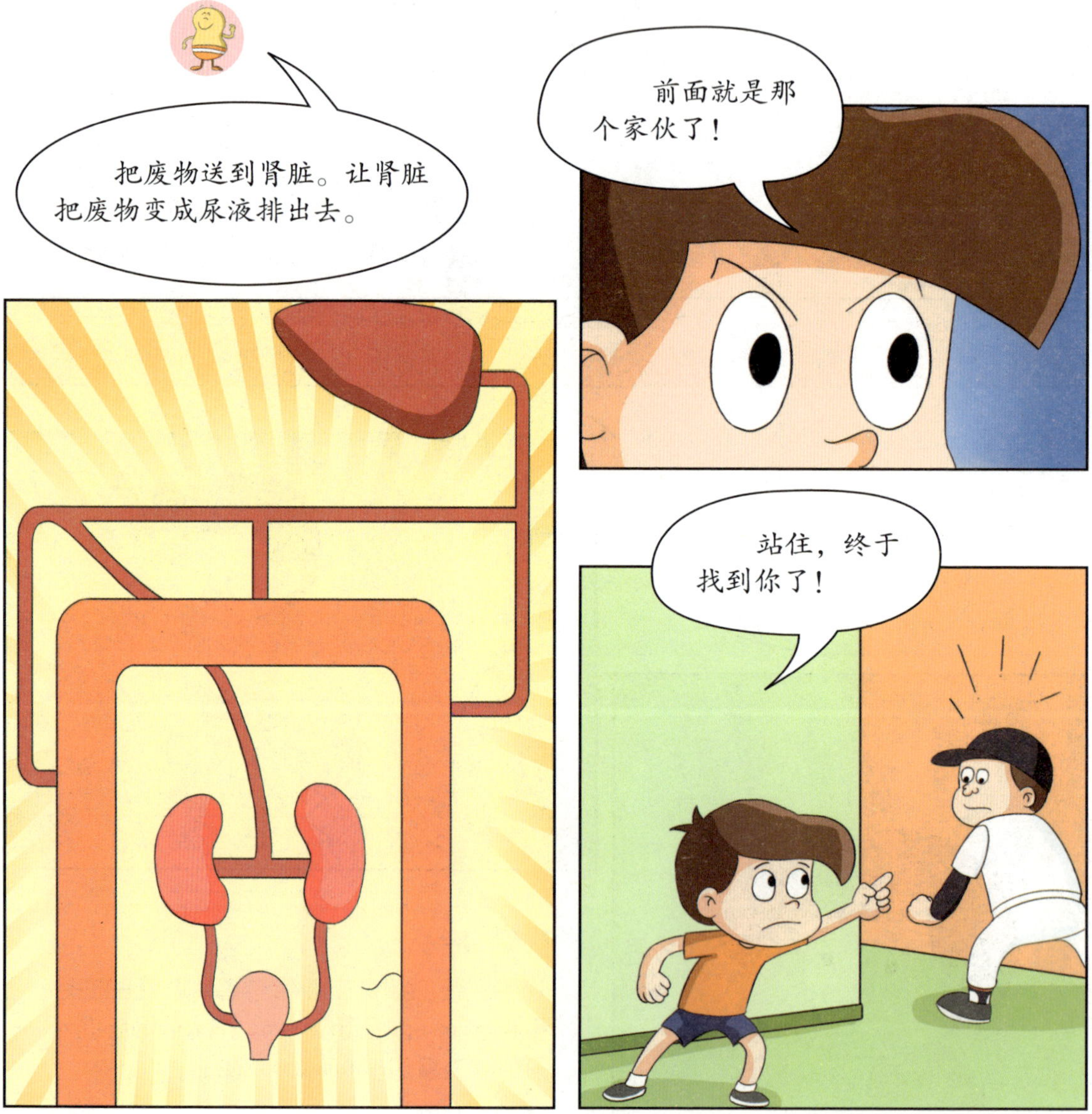

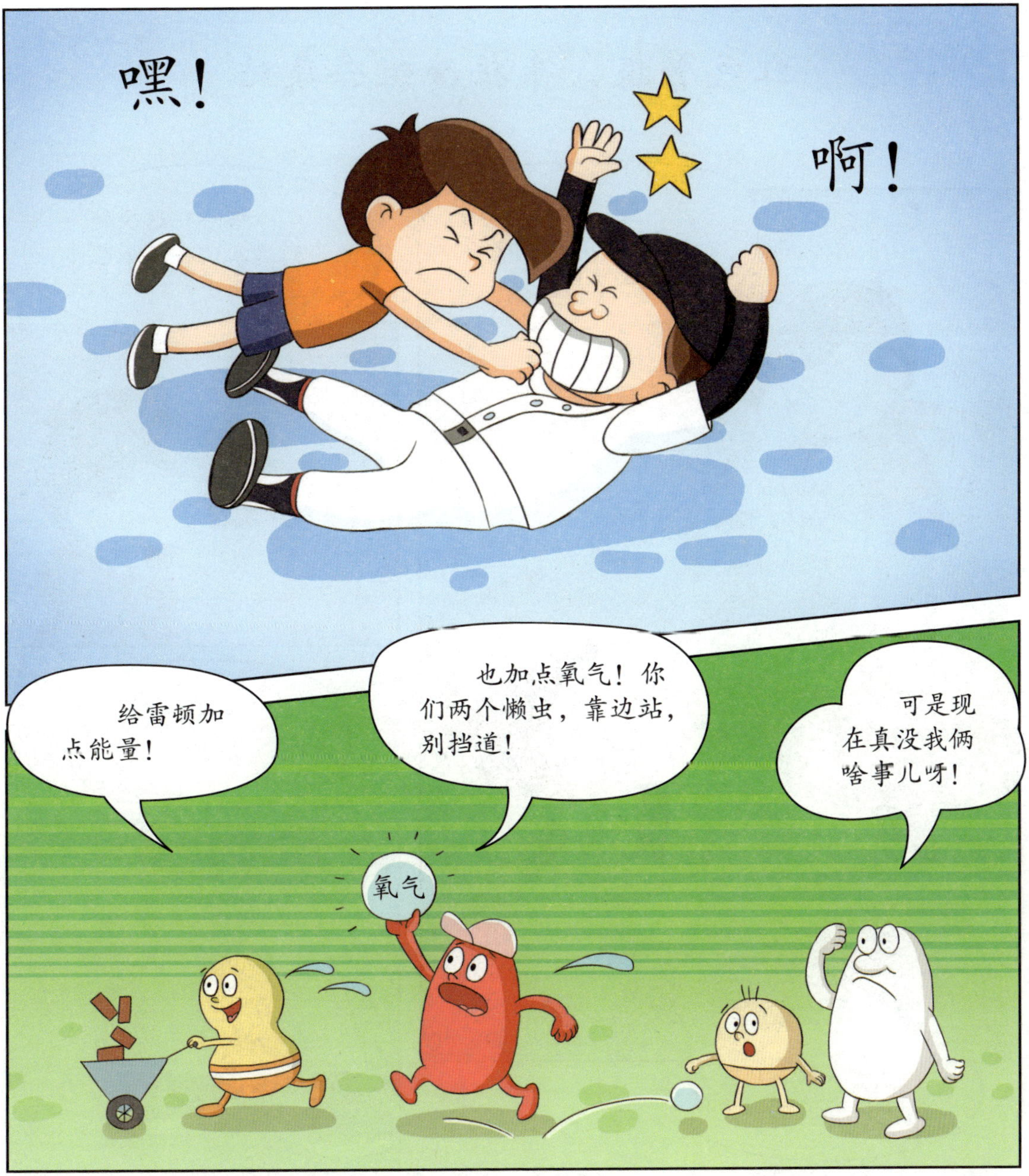
嘿！
啊！
给雷顿加点能量！
也加点氧气！你们两个懒虫，靠边站，别挡道！
可是现在真没我俩啥事儿呀！
氧气

红色警报，布拉德组合集结

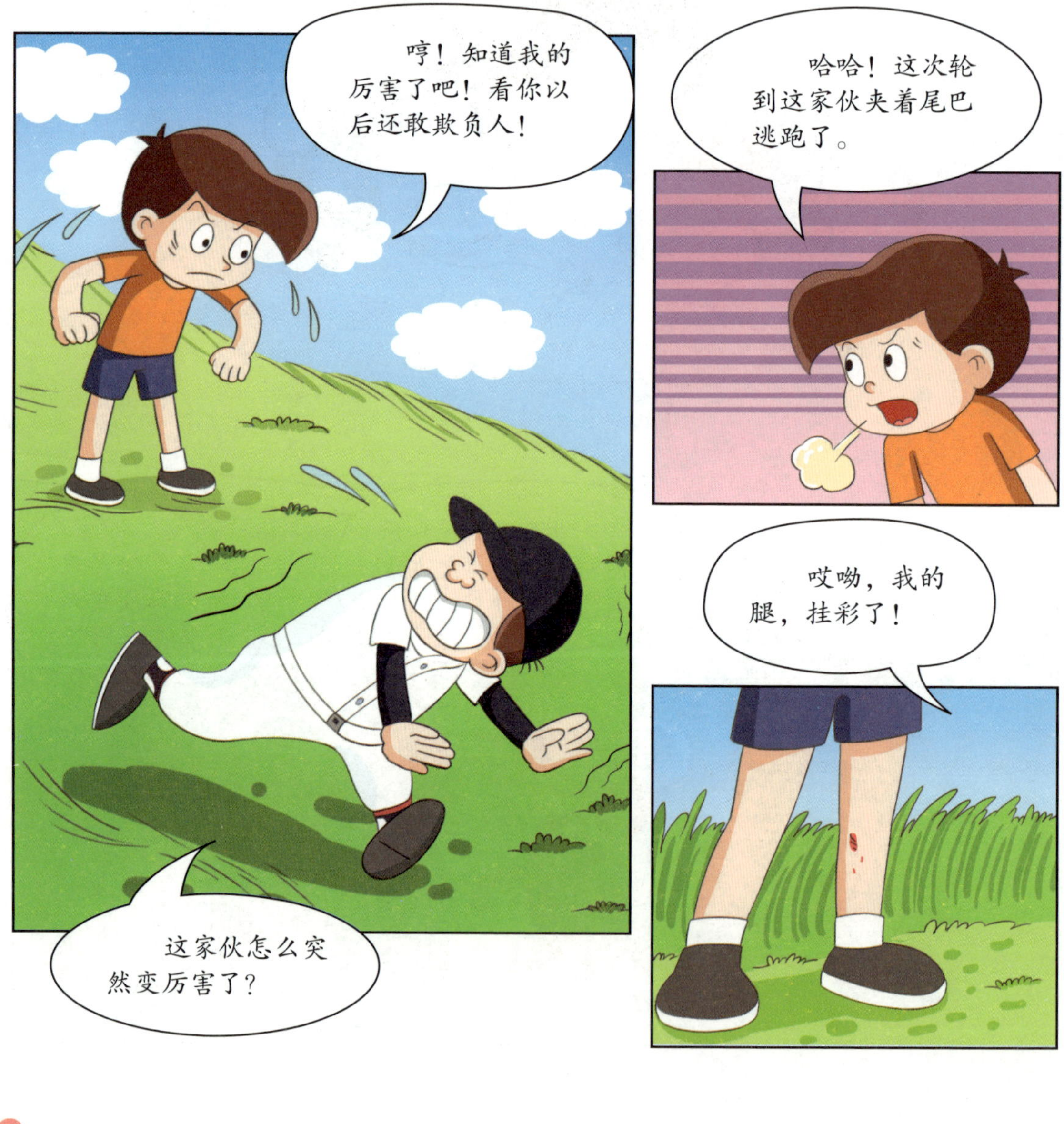

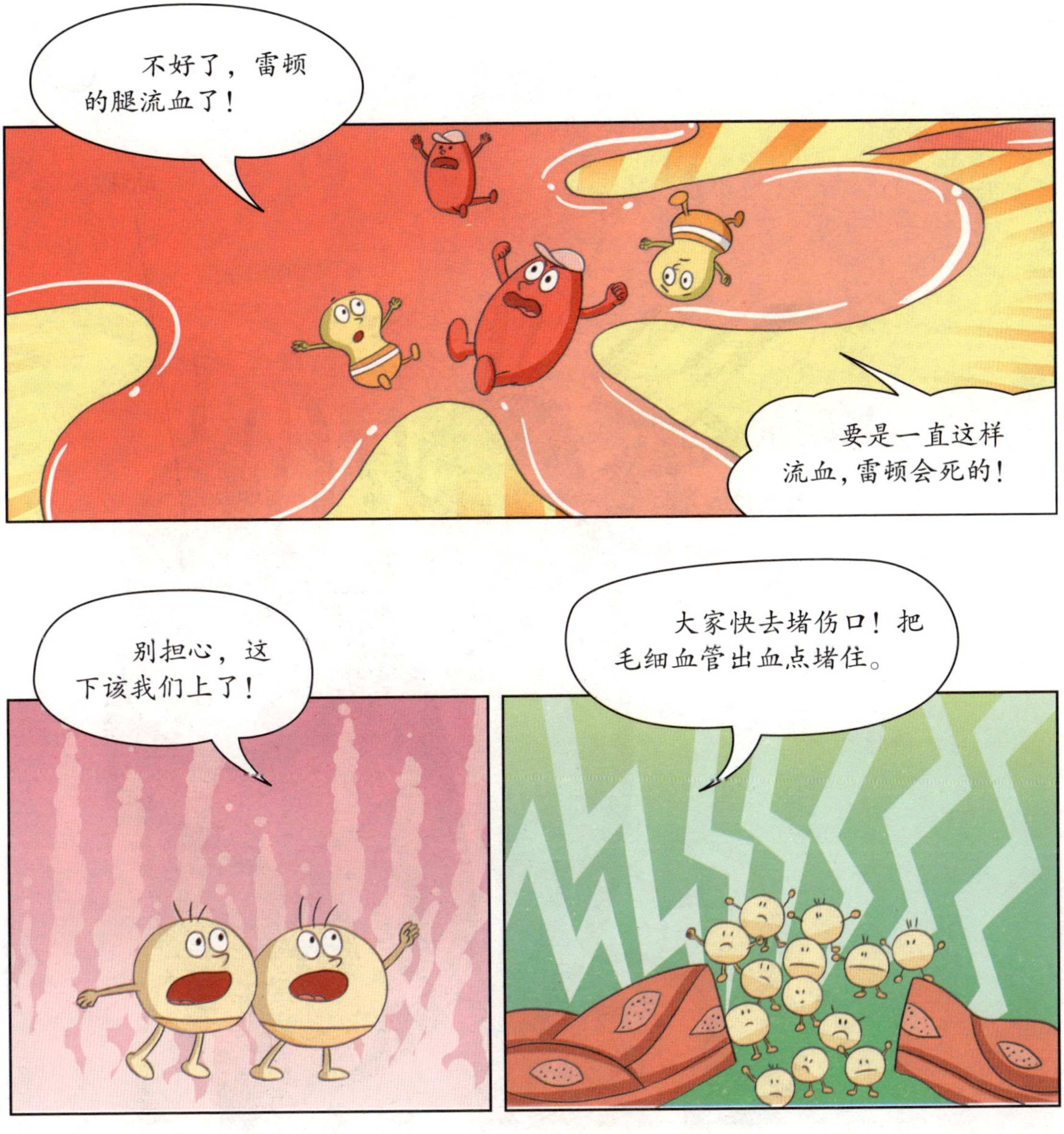
不好了，雷顿的腿流血了！
要是一直这样流血，雷顿会死的！
别担心，这下该我们上了！
大家快去堵伤口！把毛细血管出血点堵住。

血管的分类

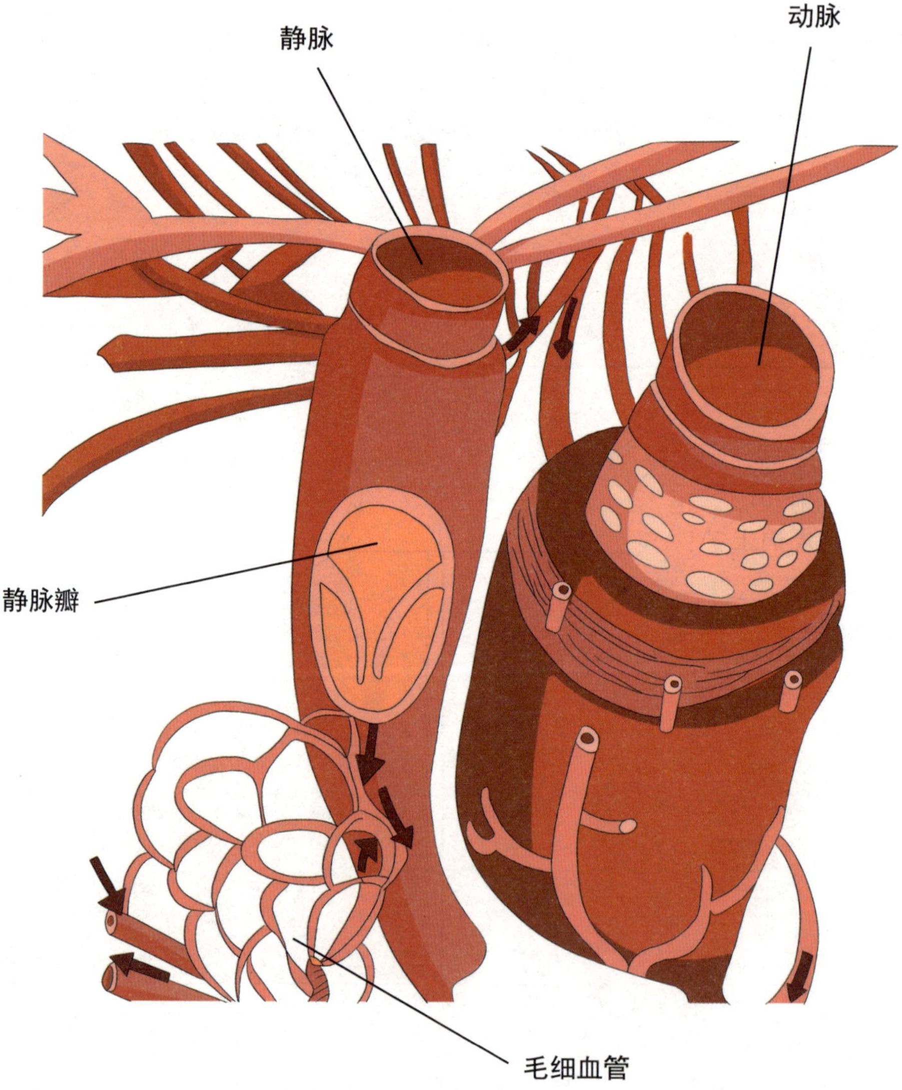

血管分为动脉、静脉和毛细血管三种。别看同样是血管，它们的构造可大不一样。

动脉的管壁比较厚，里面有很多平滑肌，有一定的收缩能力。动脉在神经的支配下收缩、舒张，可以维持和调节血压及其分布区域的血流量。

静脉的管壁比较薄，只有少量的平滑肌。下肢大静脉里面还有一个特殊的结构——静脉瓣。静脉瓣能够阻止血液倒流。

连接动脉和静脉的是毛细血管，它的管壁只有一层细胞那么薄。血液和组织中的物质交换，就是在这里进行的。

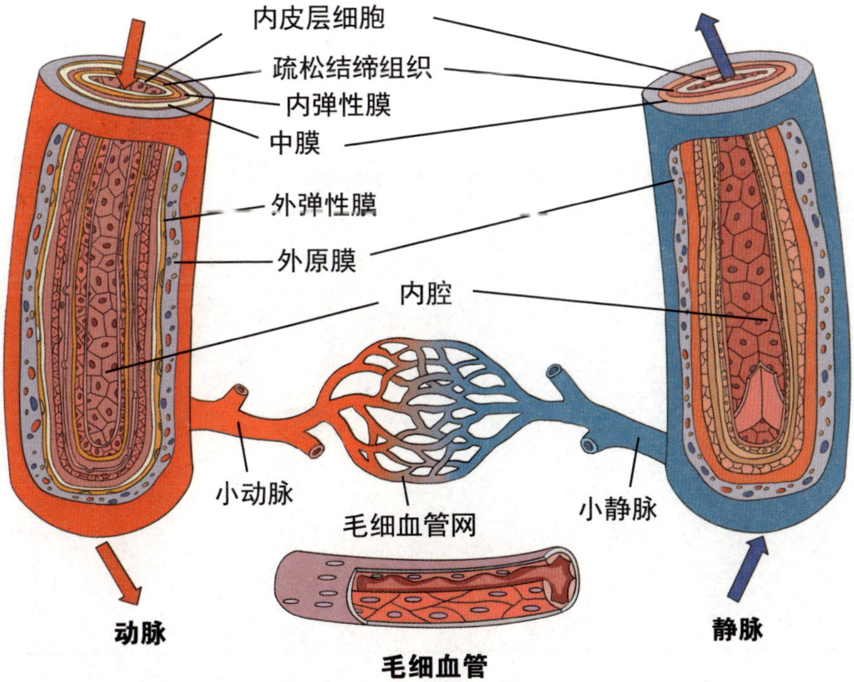

伤口愈合的秘密

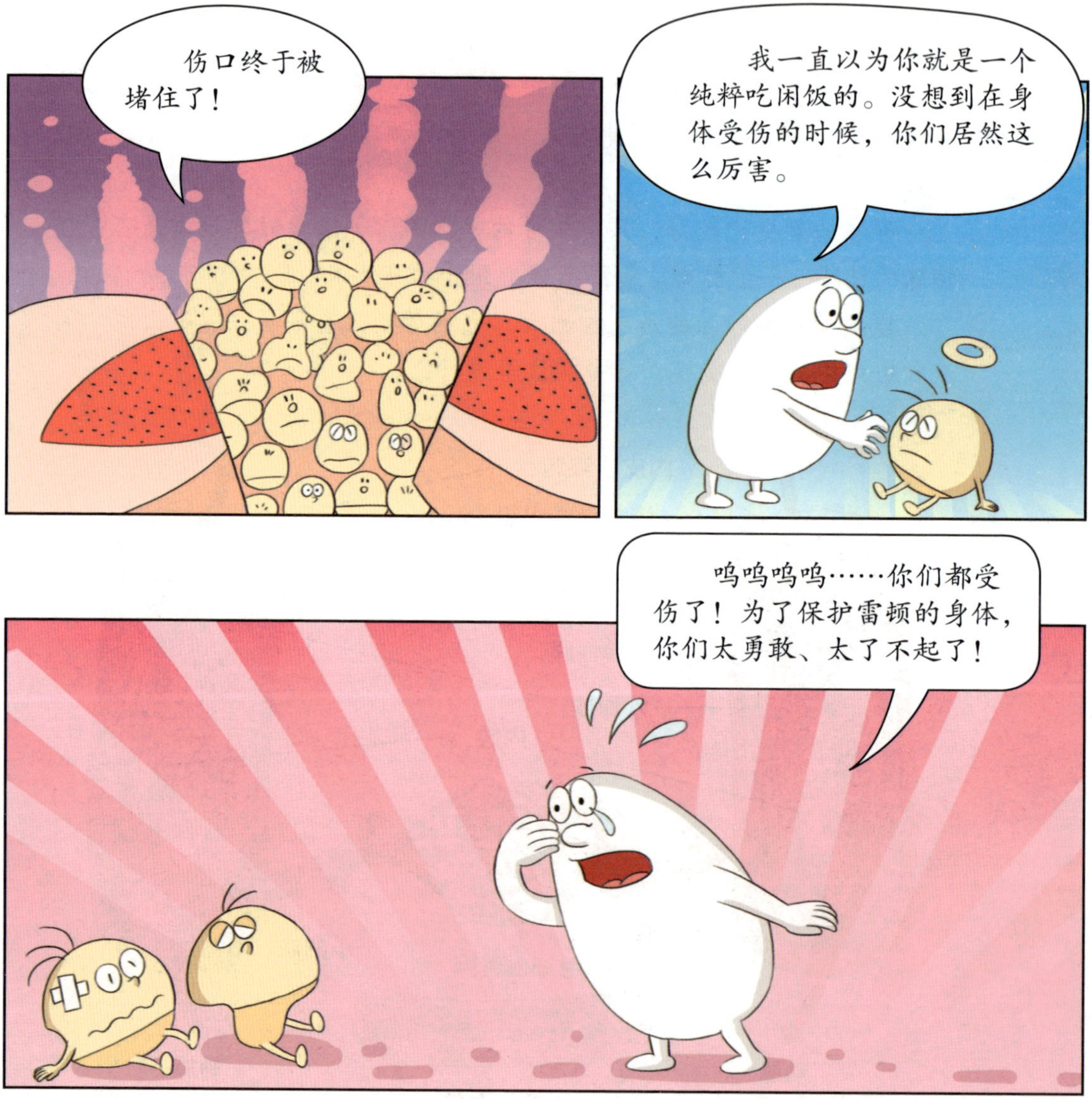
伤口终于被堵住了！
我一直以为你就是一个纯粹吃闲饭的。没想到在身体受伤的时候，你们居然这么厉害。
呜呜呜呜……你们都受伤了！为了保护雷顿的身体，你们太勇敢、太了不起了！

人体
小百科

人体的血型

受伤后失血太多，医生会先化验伤者的血型，然后就会给他输血。

那血型是什么呢？科学家们根据血液各成分的抗原在每个人之间出现的差异，把血液分为A型血、B型血、AB型血和O型血四种类型。

科学家们最初是在红细胞上发现有这种抗原差异，而现代医学研究也发现，在白细胞、血小板乃至某些血浆蛋白的个体之间，也存在着抗原差异。

所以，不同血型的人互相输血就会产生排斥，严重的会造成死亡；只有相同血型的人才能输血。

下图中的箭头表示可以输血的血型。

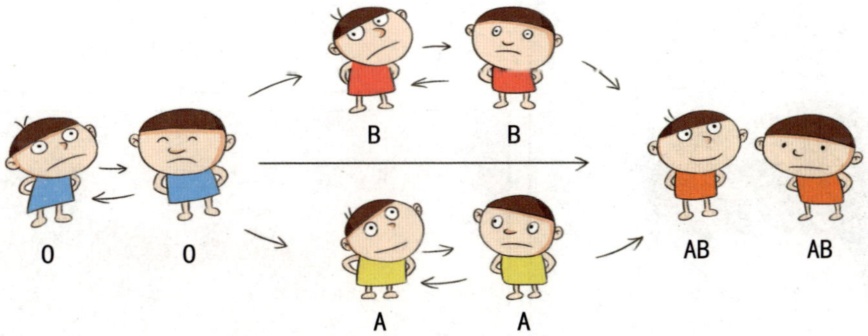

O型血可以给任何血型的人输血，所以被称为“万能输血者”。

在伤口里捣乱的细菌

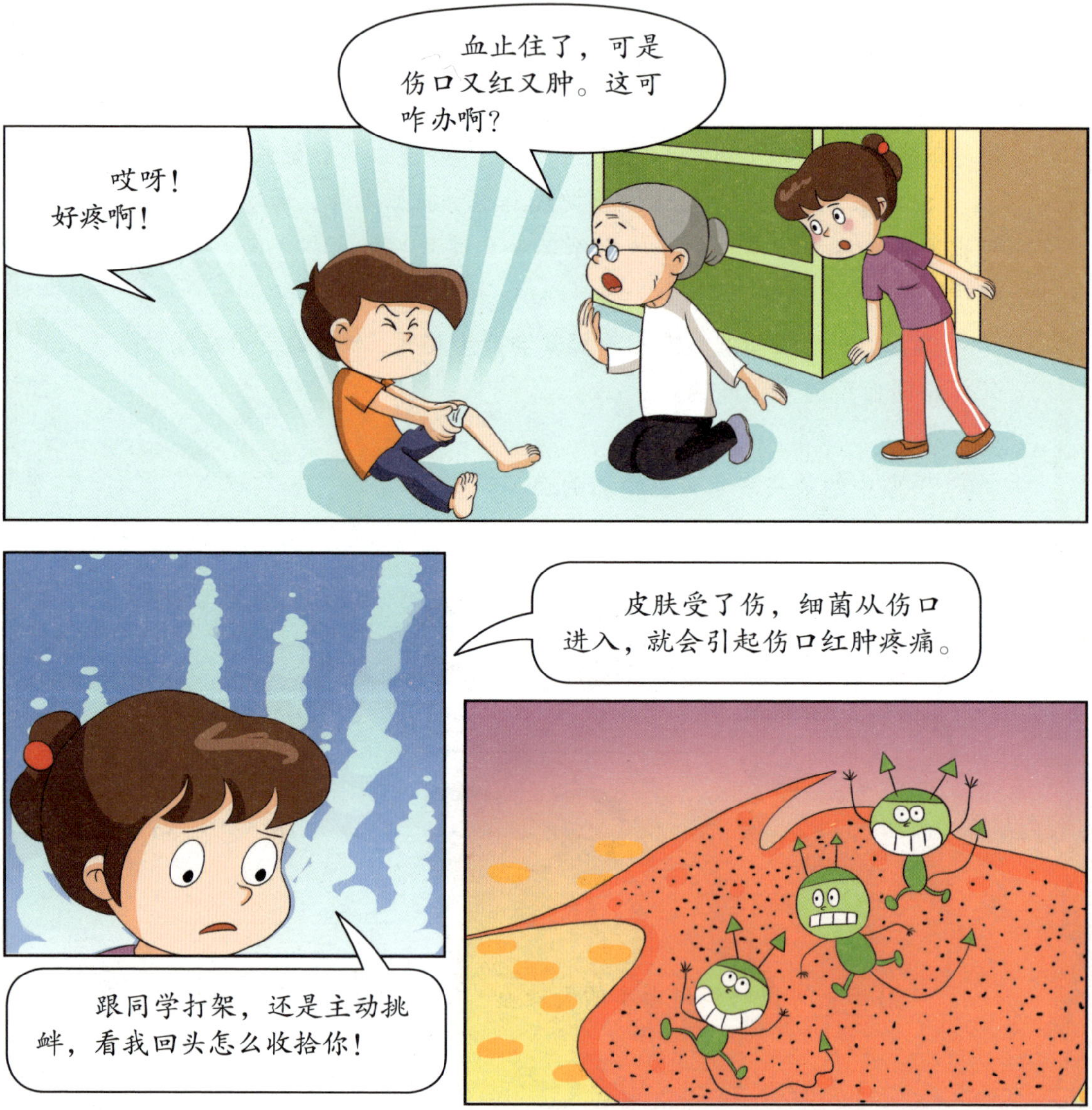
哎呀！好疼啊！
血止住了，可是伤口又红又肿。这可咋办啊？
皮肤受了伤，细菌从伤口进入，就会引起伤口红肿疼痛。
跟同学打架，还是主动挑衅，看我回头怎么收拾你！

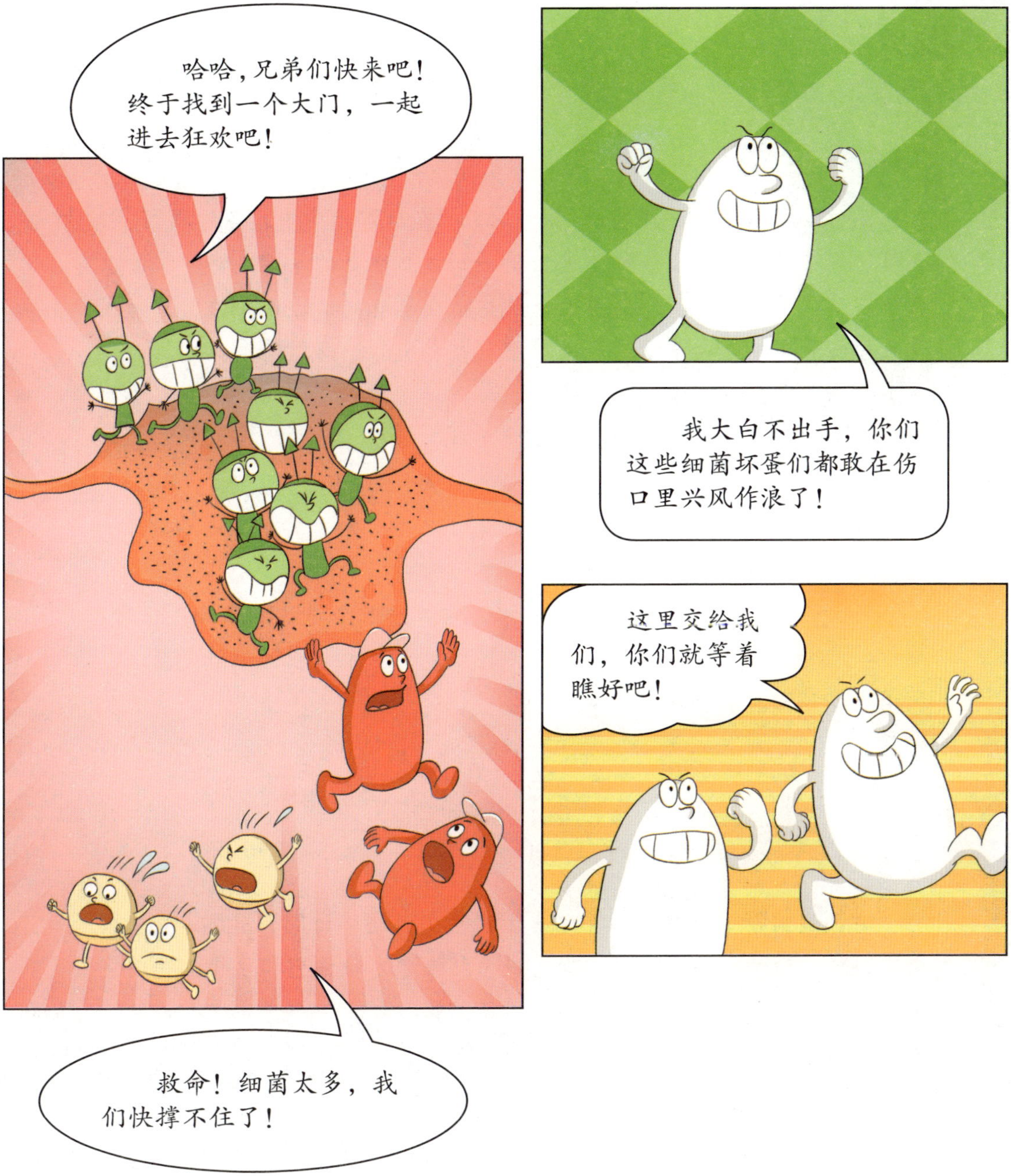
哈哈，兄弟们快来吧！终于找到一个大门，一起进去狂欢吧！
救命！细菌太多，我们快撑不住了！
我大白不出手，你们这些细菌坏蛋们都敢在伤口里兴风作浪了！
这里交给我们，你们就等着瞧好吧！

人体小百科

血液是怎么产生的

人体内的血液量是体重的7%～8%。在日常生活中，各种原因引起的血管破裂都可导致出血。如果失血量不超过总血量的10%，就可以通过身体的自我调节恢复。人体的造血系统由造血器官和造血细胞两部分组成，造血器官主要包括卵黄囊、肝脏、脾、肾、胸腺、淋巴结和骨髓。

器官造血

母体里的胎儿

卵黄囊造血期（约始于人胚胎第3周～第9周）：卵黄囊壁上的血岛是我们人体最初的造血中心。

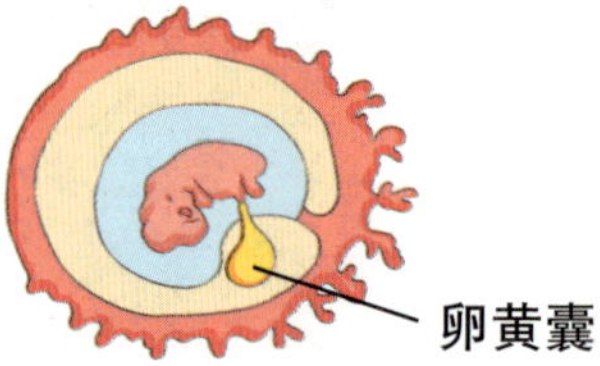

肝造血期（约始于人胚胎第6周，第4～5个月达到高峰）：肝造血以红、粒细胞造血为主，不生成淋巴细胞。这个阶段还有脾、肾、胸腺和淋巴结等同时参与造血。

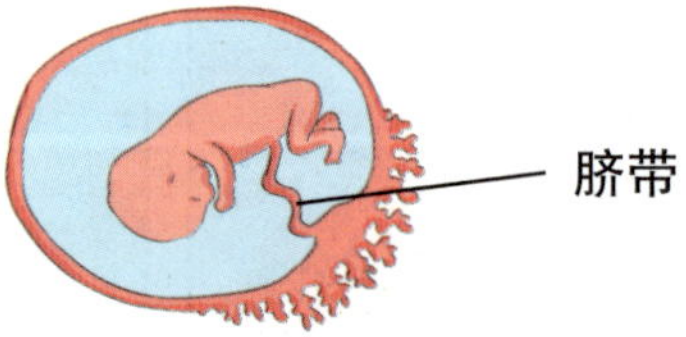

骨髓造血期（人胚胎第4个月至出生）：这一时期，肝脾造血功能逐渐减退，骨髓造血功能迅速增加，成为红细胞、粒细胞和巨核细胞的主要生成器官，同时也生成淋巴细胞和单核细胞。

出生后的人类

髓腔内的红骨髓成为我们人体最主要的造血器官。幼儿的骨髓腔内全部为红骨髓，5岁以后长骨内的红骨髓，逐渐被脂肪组织所代替，成为黄骨髓。至18岁以后，红骨髓主要存在于一些扁骨、不规则骨和长骨的骨骺内，全身长骨骨干几乎充满了黄骨髓。黄骨髓平时无造血功能，但在生理需要时，黄骨髓、肝、脾，甚至淋巴结都可恢复造血功能，称为髓外造血。

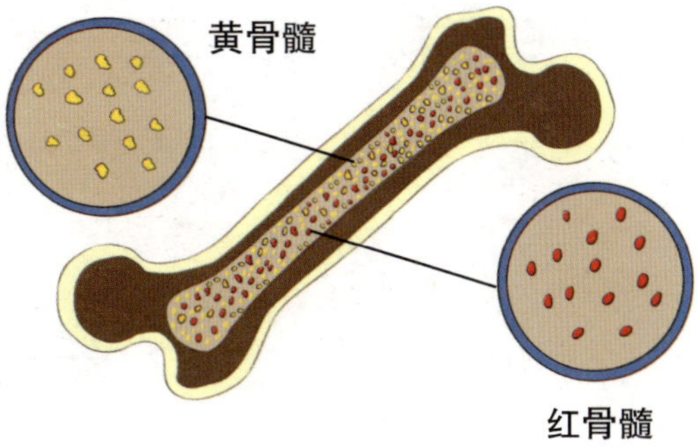

细胞生成

现已公认各种血细胞均起源于共同的骨髓造血干细胞。造血干细胞具有长期自我更新的能力和分化成各类成熟血细胞的潜能。血液系统中的成熟细胞寿命极短，造血干细胞需要适时补充血液系统各个成熟细胞组分，同时在损伤、炎症等应激状态下，调节和维持体内血液系统各个细胞组分的生理平衡。

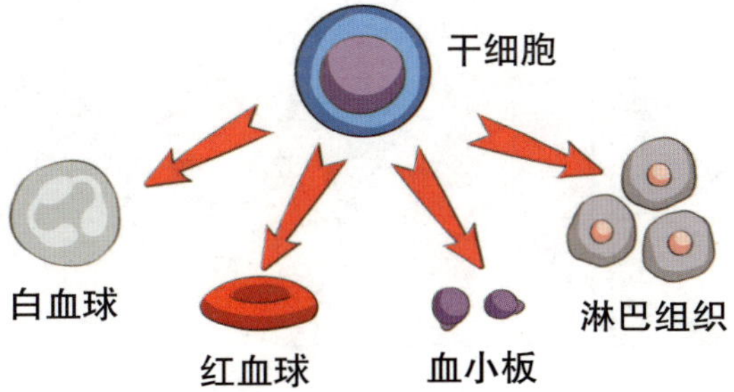

来自白细胞的反击

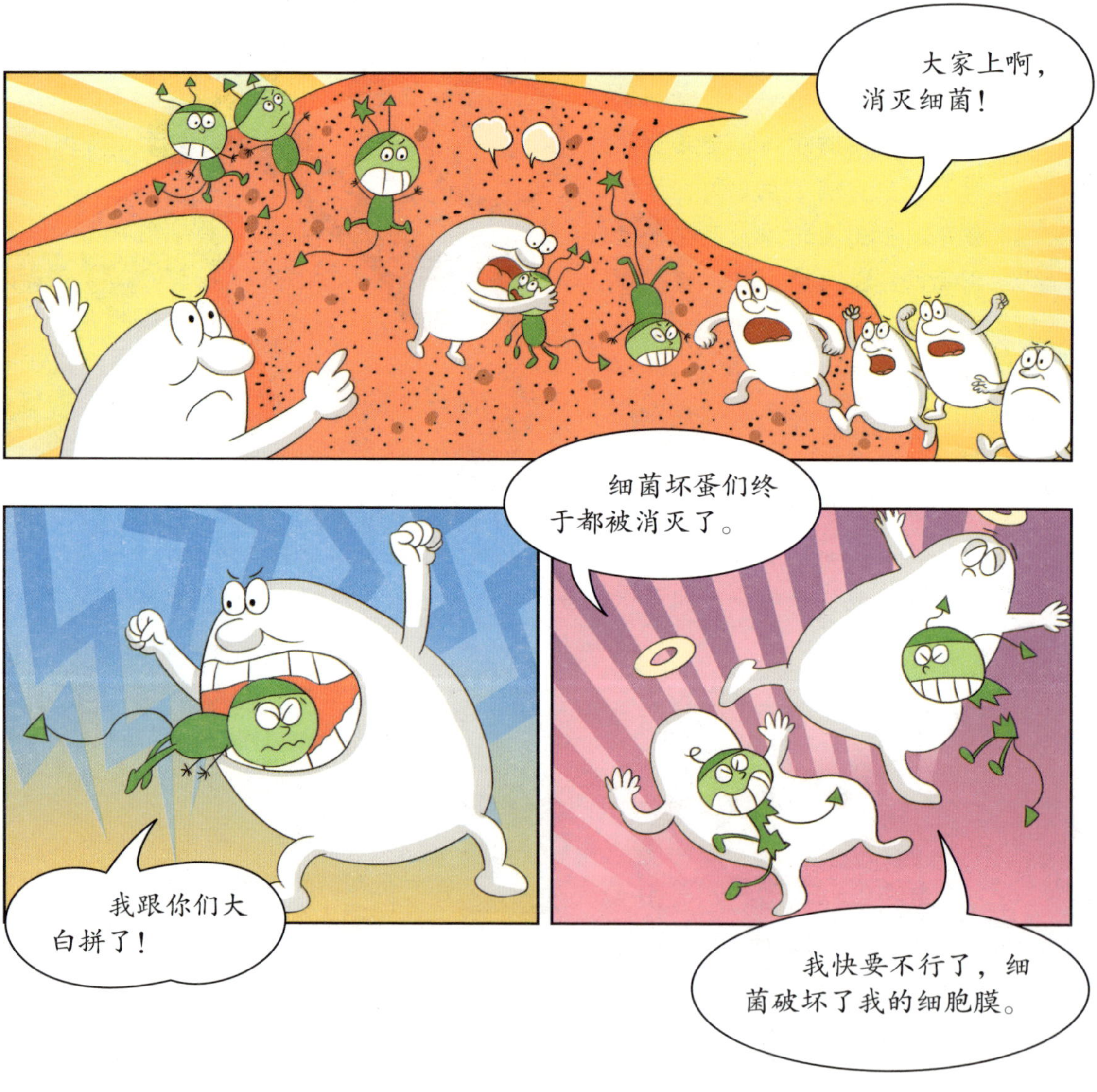

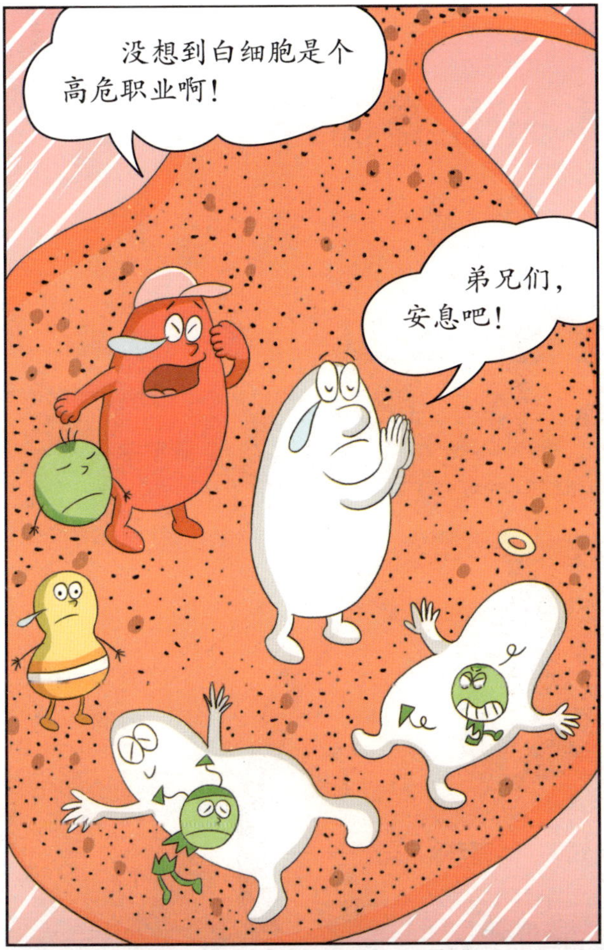

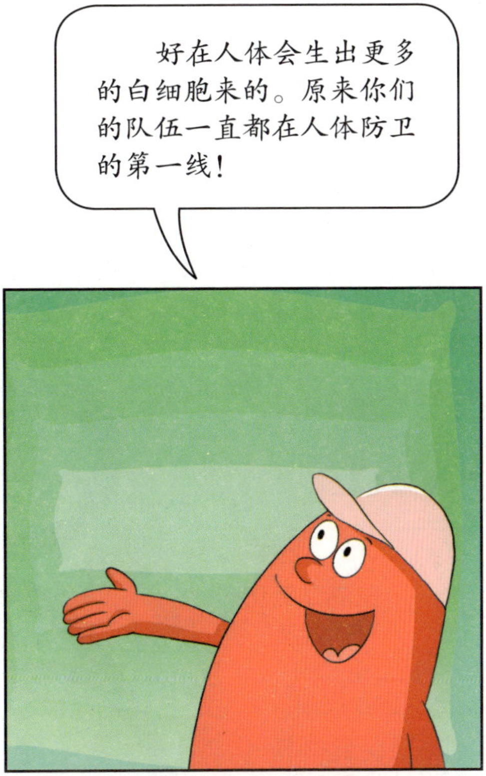

进入熟睡的雷顿还不知道，他的体内经历了一场激烈的战斗。

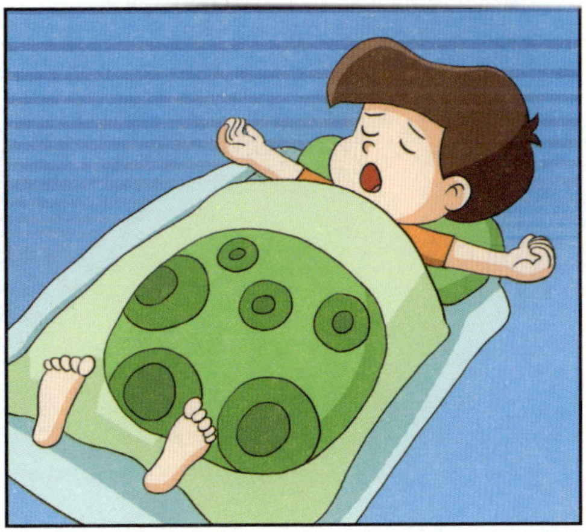

人体的血液循环

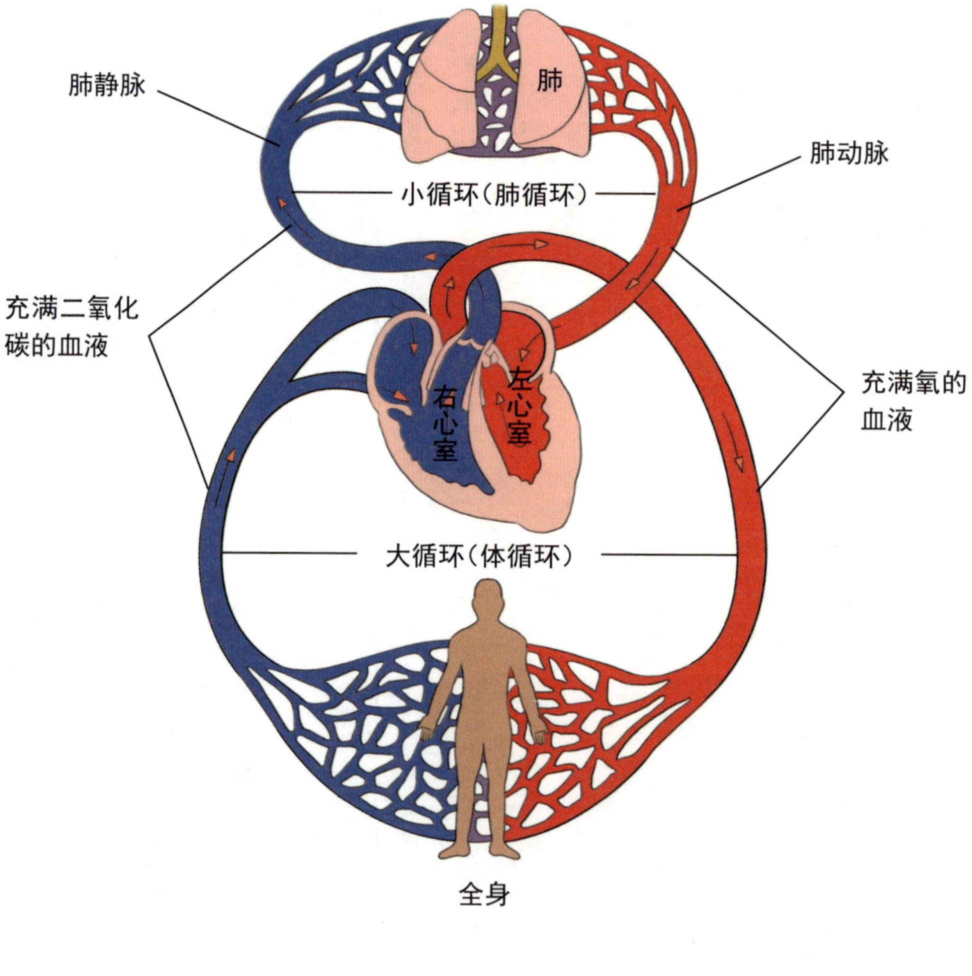

血液被右心室送到肺里，在那丢下二氧化碳，装上氧气，回到左心房。从左心房又流到左心室，再被左心室送到全身，放出氧气并装上二氧化碳后血液回到右心房，又重新被右心室送到肺中去装氧气。

我们把血液从右心室到左心房这一过程称为肺循环，也叫小循环；把血液从左心室到右心房的过程叫作体循环，也可以叫作大循环。

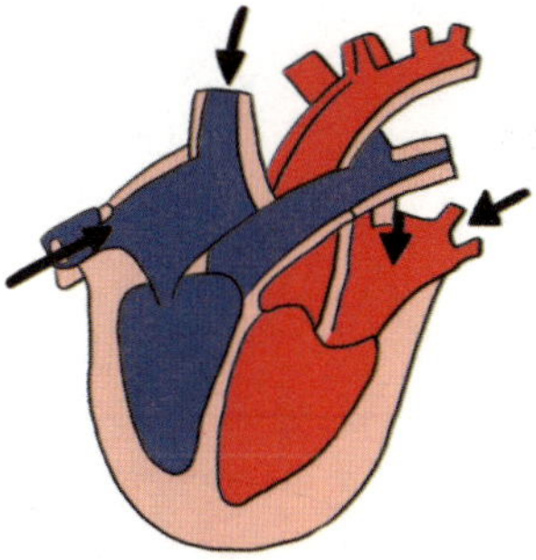

血液进入右心房和左心房

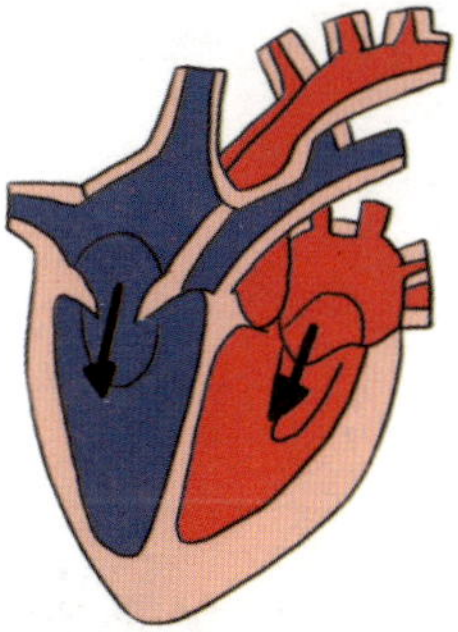

再流进右心室和左心室

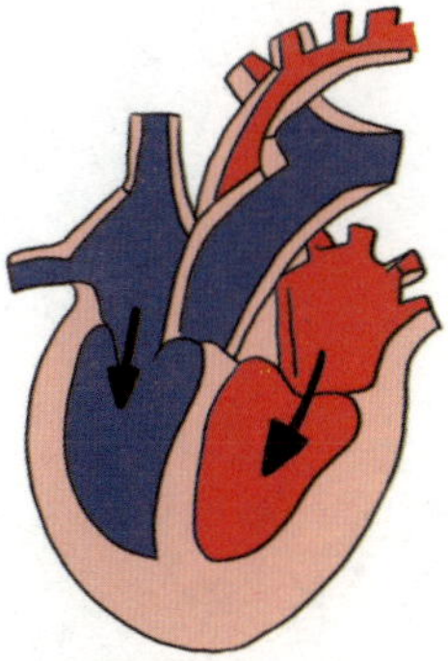

血液积存在右心室和左心室

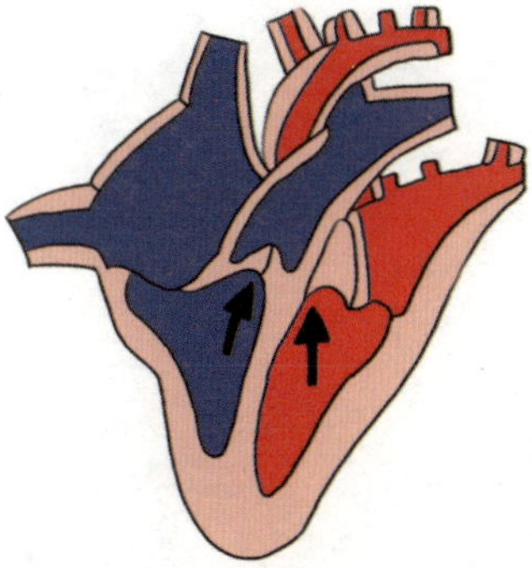

将血液泵送到肺和全身

为什么血管看起来是蓝色的

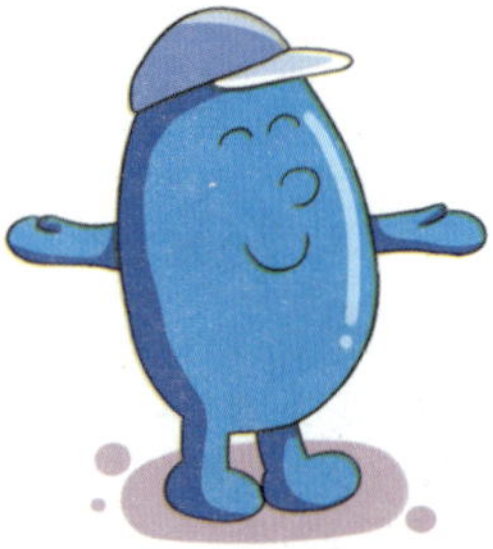

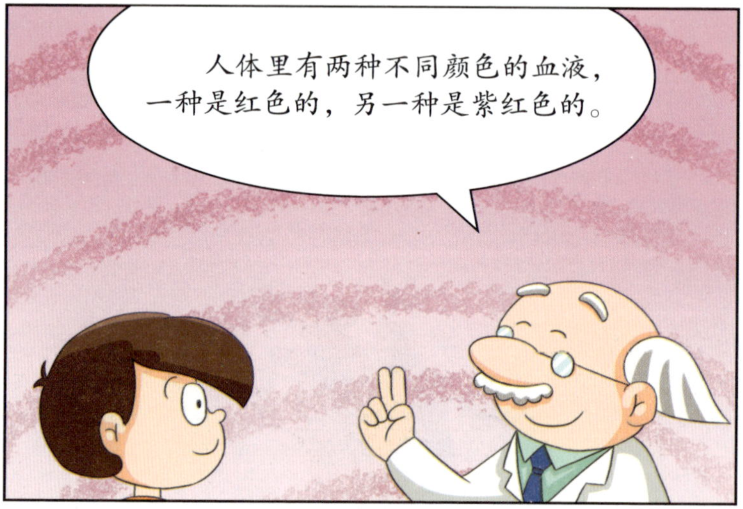

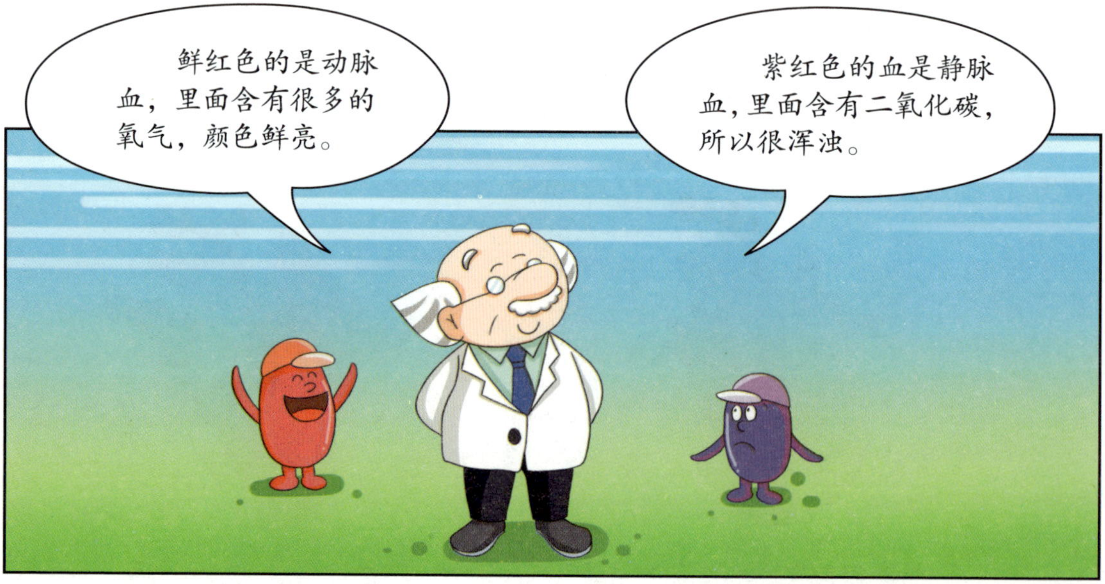

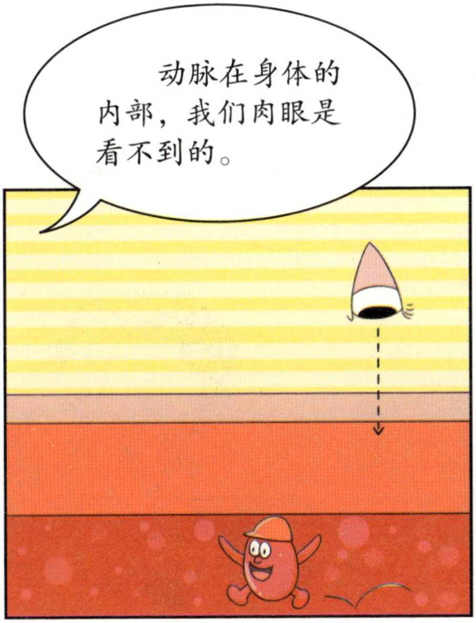

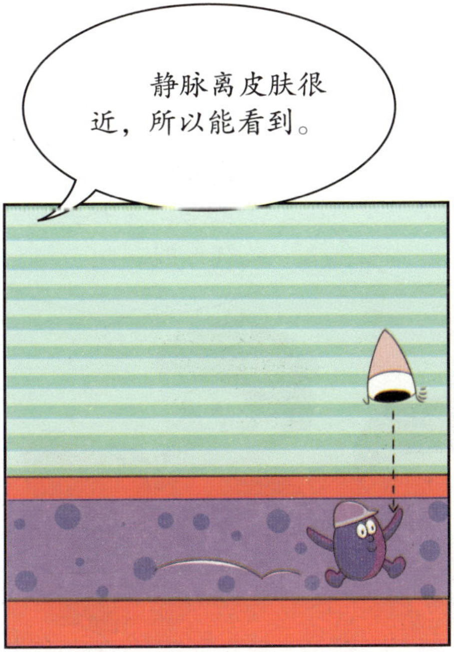

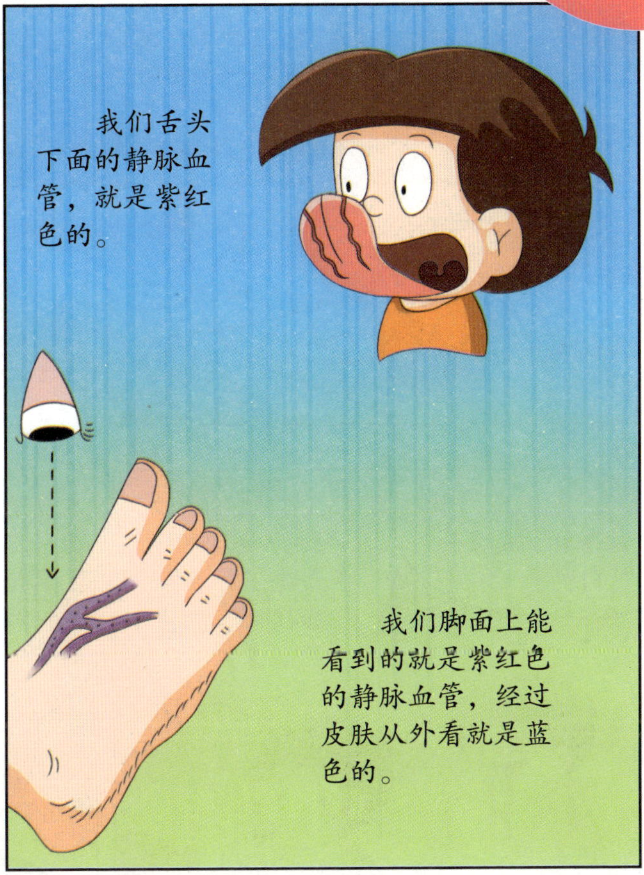

【人体冷知识】

一滴血里面的血细胞数量，可达 2.5 亿之多。

为什么寒冷时嘴唇会发紫

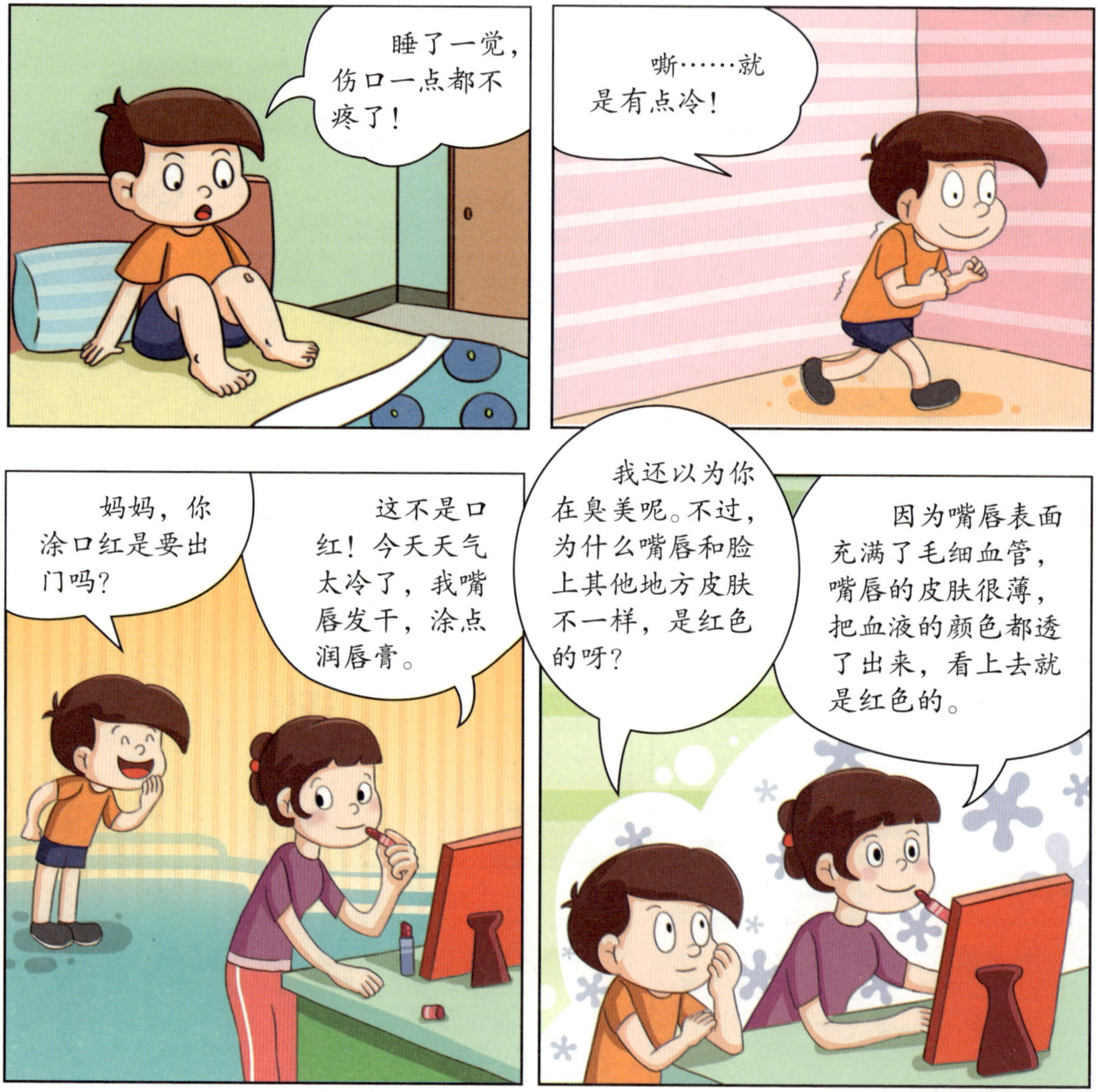

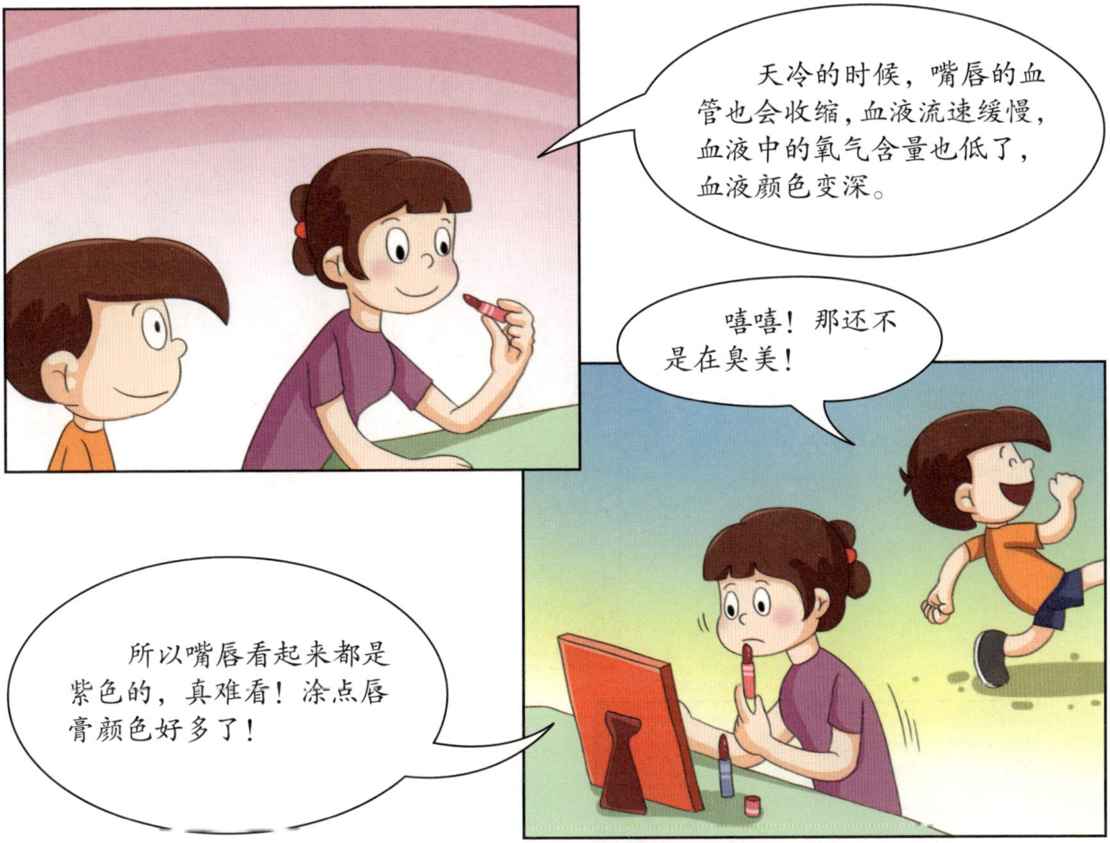

你知道吗

寒冷时我们的身体会有哪些反应？

浑身发抖。遇到冷风时，全身的肌肉都会紧绷，冷感传入神经中枢，会引起骨骼不自觉地节律性收缩，通过把机械能转化为热能，缓解寒冷。

流清鼻涕。正常情况下分泌的鼻涕大都流回咽部，部分在鼻腔内蒸发或干结。冷空气进入鼻腔后，毛细血管收缩，纤毛运动减弱，就会流清鼻涕。

尿频尿多。寒冷会刺激身体大部分器官收缩，包括膀胱，容量变小，就会频繁地排尿。

胃痉挛。寒冷的时候，胃部肌肉和血管也会收缩，像是抽筋了一样。

为什么人体需要水和盐分

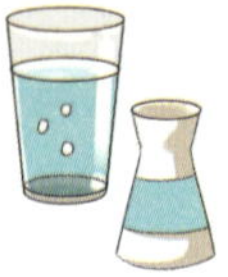

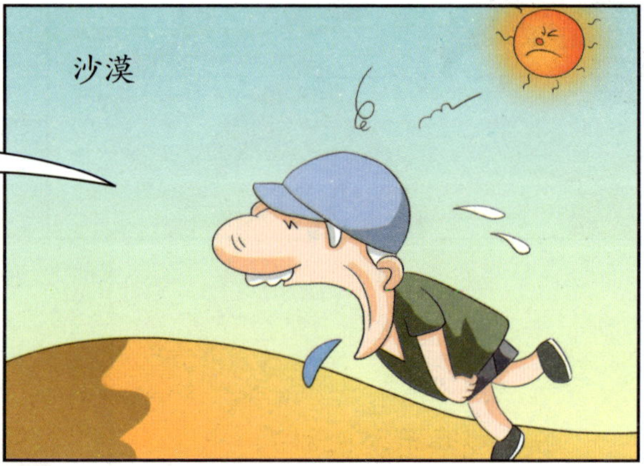

身体内的水分变少了，身体就会慢慢变干……

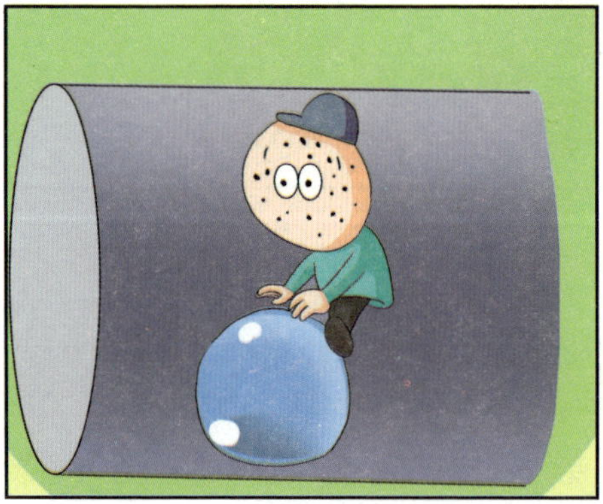

身体里的盐分能紧紧地抓住水分。我们吃的饭菜就里有盐，吃过饭后，由于要排出多余的盐分，身体就需要消耗大量的水分。

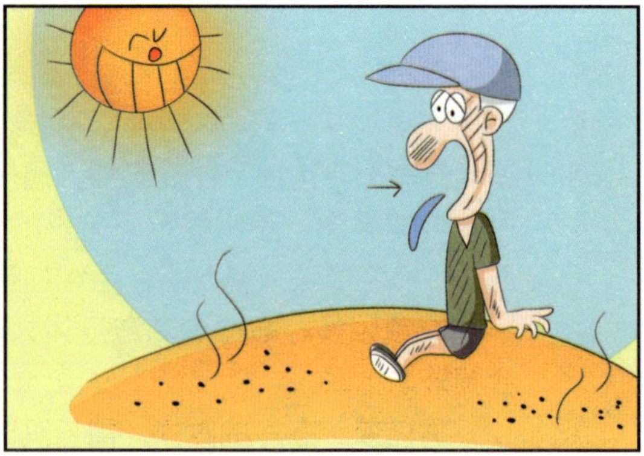

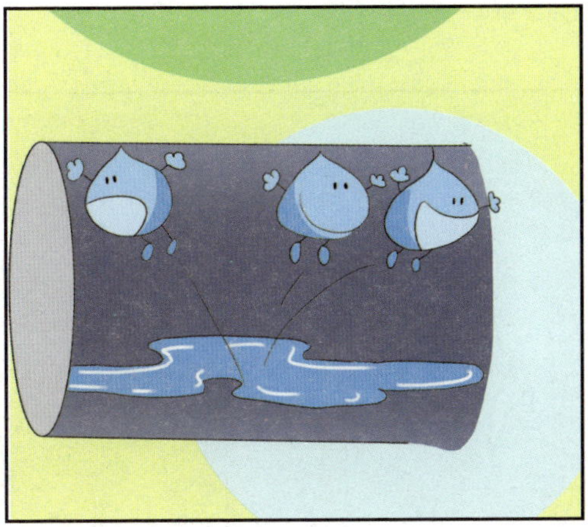

如果身体里没有足够的盐分，水分也会一直往外跑。

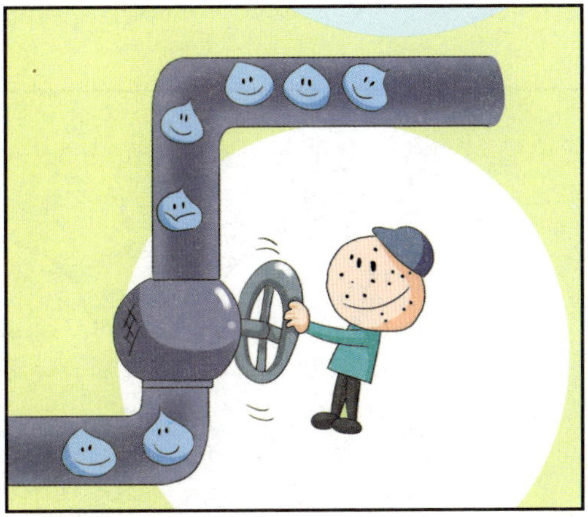

因为盐能调整细胞与血液之间的渗透平衡和正常的水盐代谢。

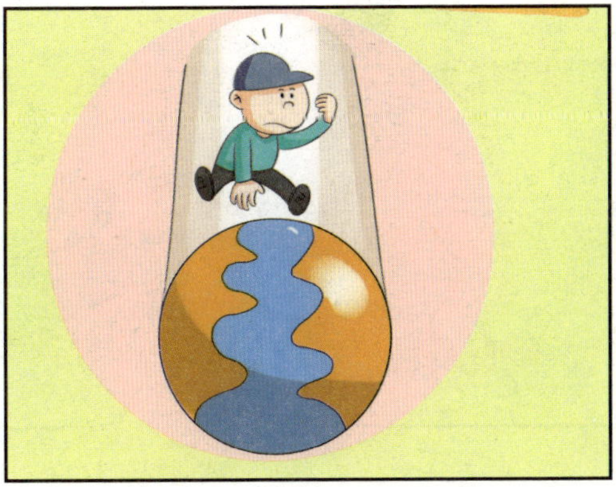

水分太少时，血液太浓，就不容易流动。

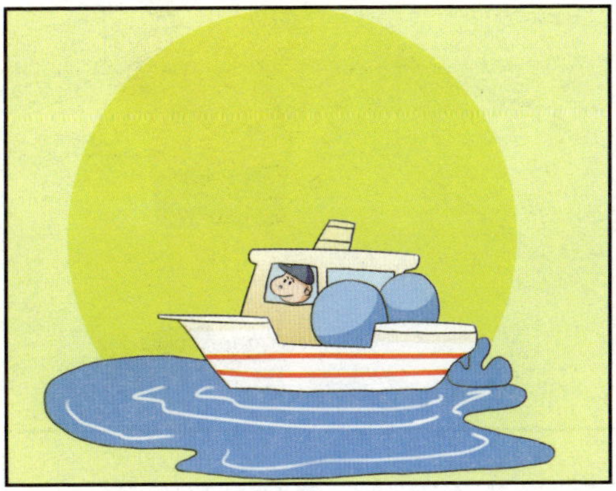

如果身体里没有水分，血液就不能运送养分和排出废物，人就会死亡。

会撒尿的机器人

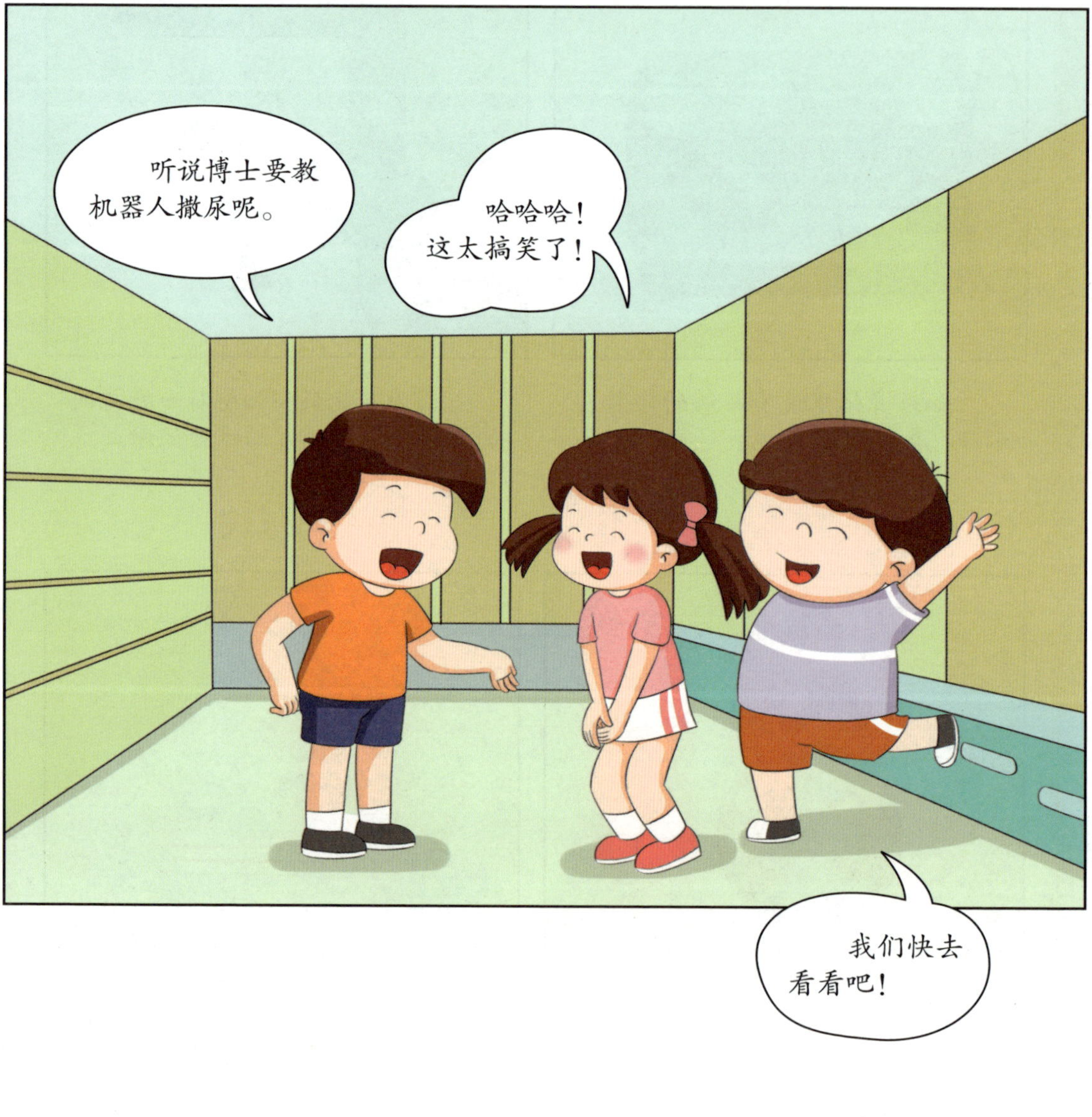

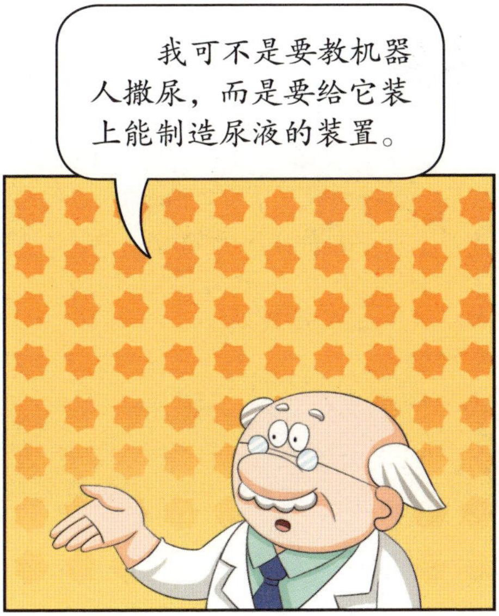

【人体冷知识】

人体有 2 个肾脏，但只有一个人也可以存活。这是因为肾细胞有强大的代偿机制，如果某些肾细胞无法正常工作，其他细胞就会“主动承担”工作量。

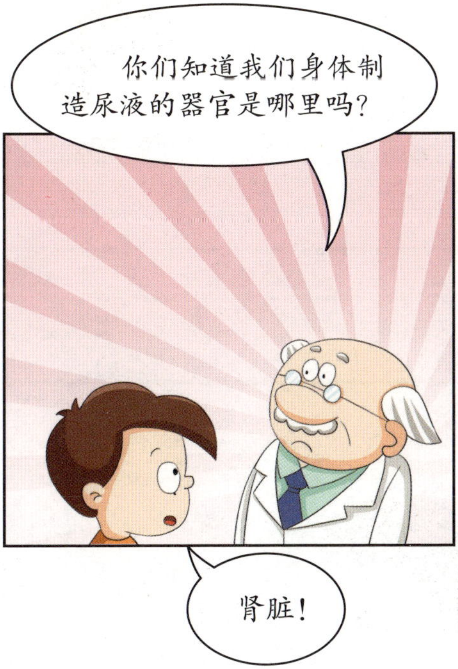

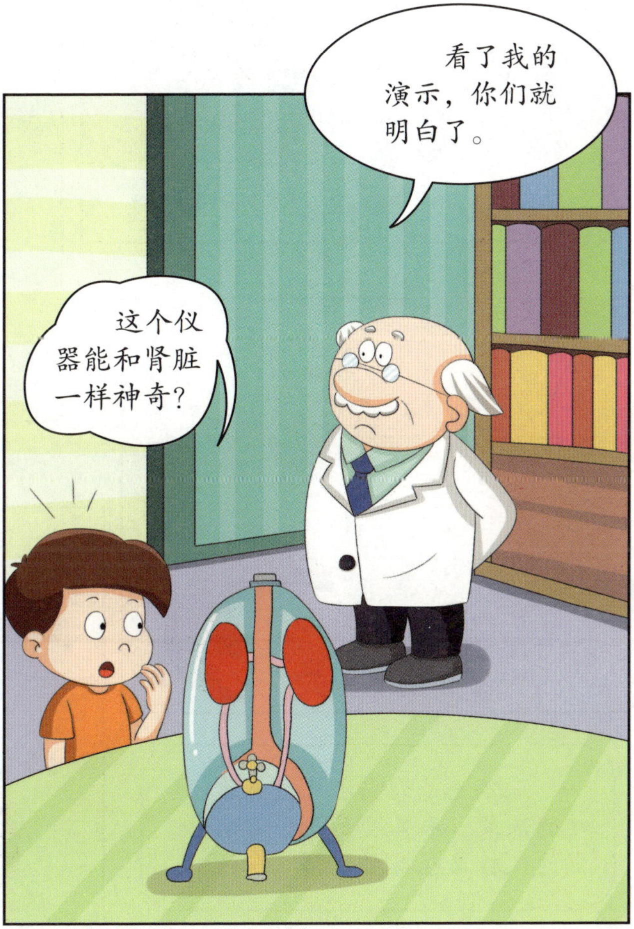

尿液是怎么产生的

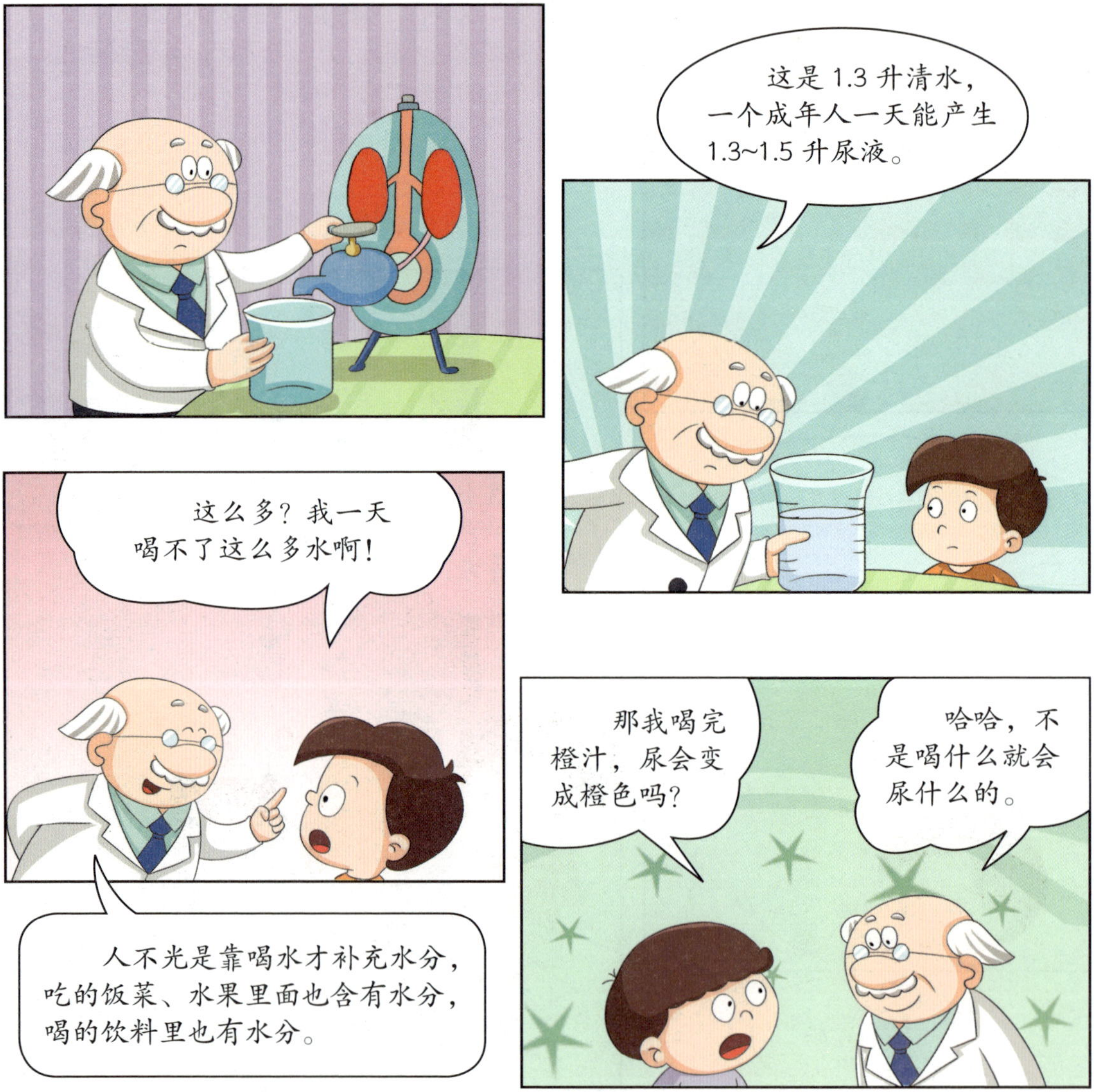
这是1.3升清水，一个成年人一天能产生1.3~1.5升尿液。
这么多？我一天喝不了这么多水啊！
人不光是靠喝水才补充水分，吃的饭菜、水果里面也含有水分，喝的饮料里也有水分。
那我喝完橙汁，尿会变成橙色吗？
哈哈，不是喝什么就会尿什么的。

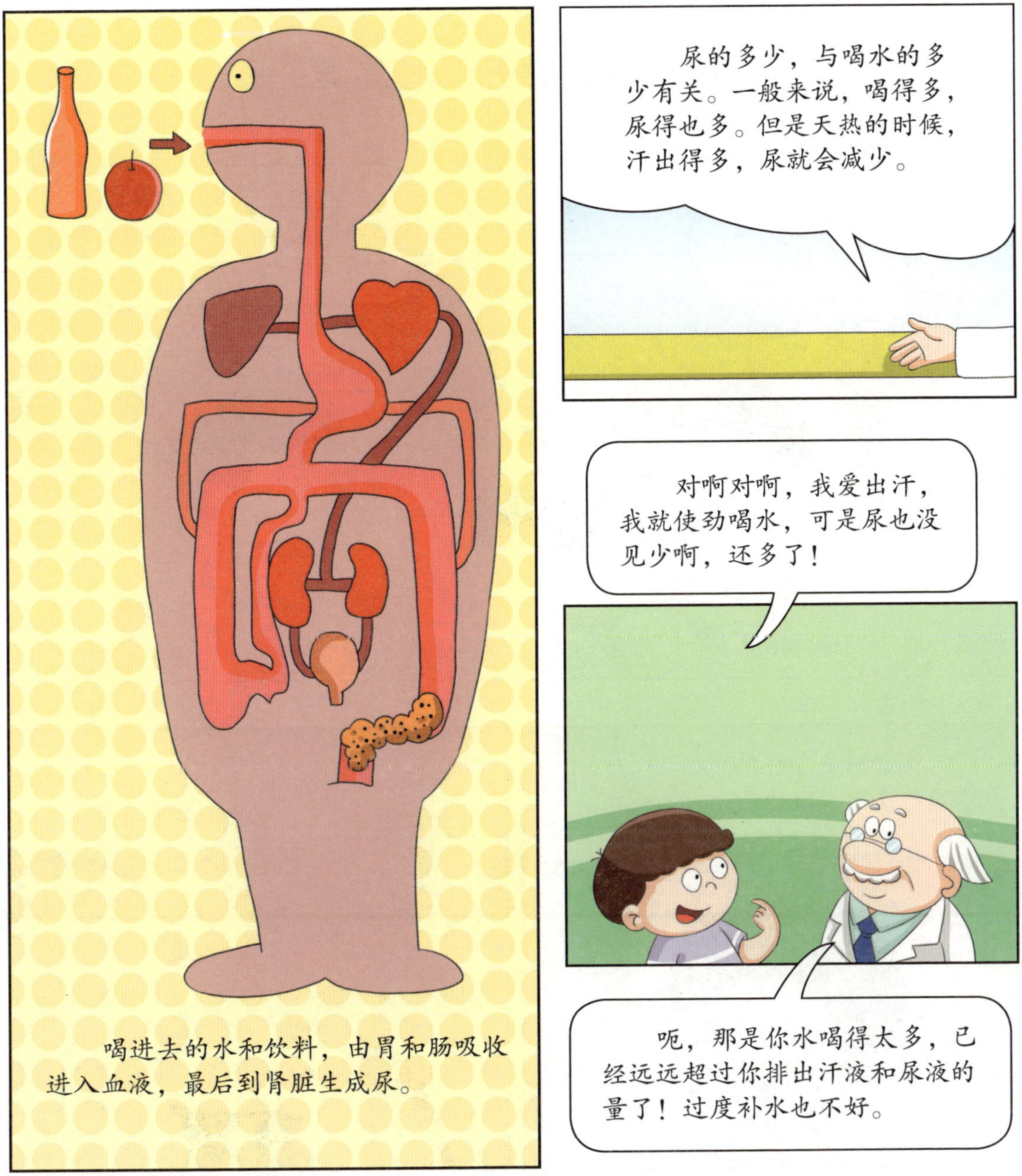
喝进去的水和饮料，由胃和肠吸收进入血液，最后到肾脏生成尿。
尿的多少，与喝水的多少有关。一般来说，喝得多，尿得也多。但是天热的时候，汗出得多，尿就会减少。
对啊对啊，我爱出汗，我就使劲喝水，可是尿也没见少啊，还多了！
呃，那是你水喝得太多，已经远远超过你排出汗液和尿液的量了！过度补水也不好。

人体血液的“过滤器”

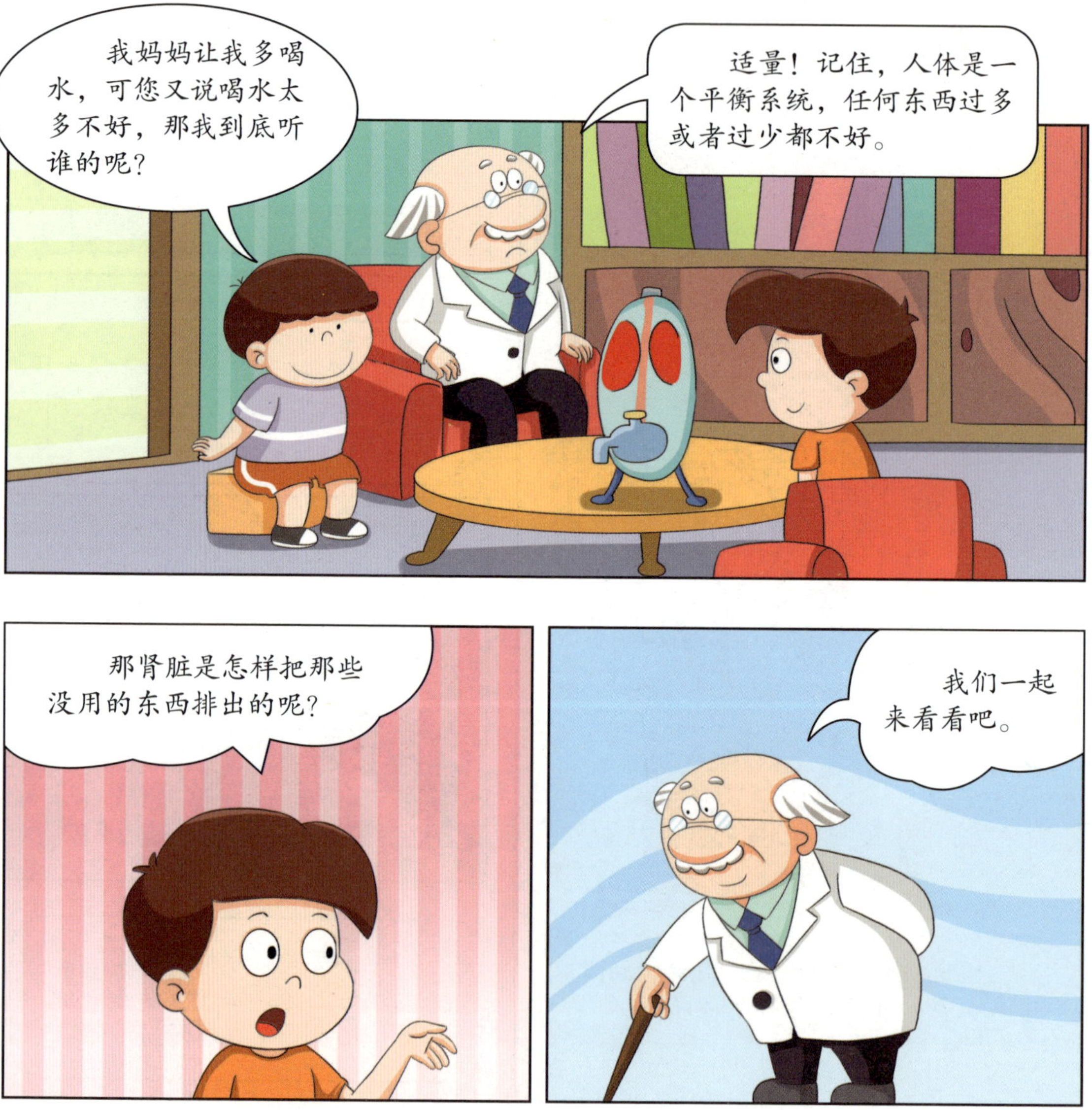
我妈妈让我多喝水，可您又说喝水太多不好，那我到底听谁的呢？
适量！记住，人体是一个平衡系统，任何东西过多或者过少都不好。
那肾脏是怎样把那些没用的东西排出的呢？
我们一起来看看吧。

肾脏的构造

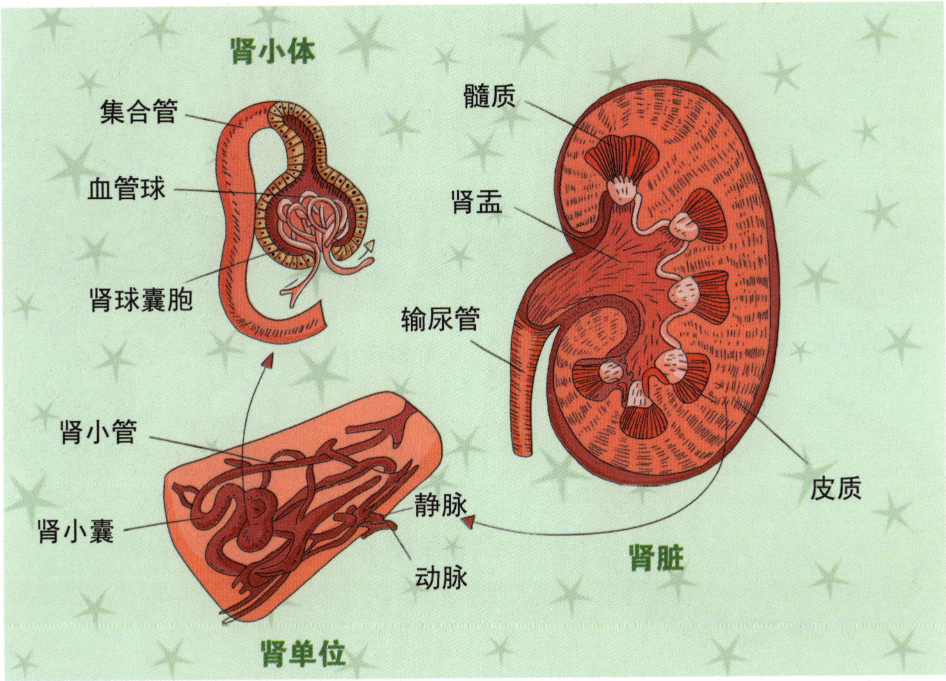

我们的肾脏外形像一颗腰果，左右各一个，是人体制造尿液的器官。

肾脏外面的一层是皮质，里面的一层是髓质。

肾脏的主要成分是肾单位，每个肾单位由肾小体和肾小管组成。而肾小体又是由肾小球和肾小囊构成。

健康成年人有 170 ~ 240 万个肾单位。

尿就是在肾单位中生成的，然后通过集合管、肾盂、输尿管到达膀胱。

人体
影像馆

肾脏是怎么工作的

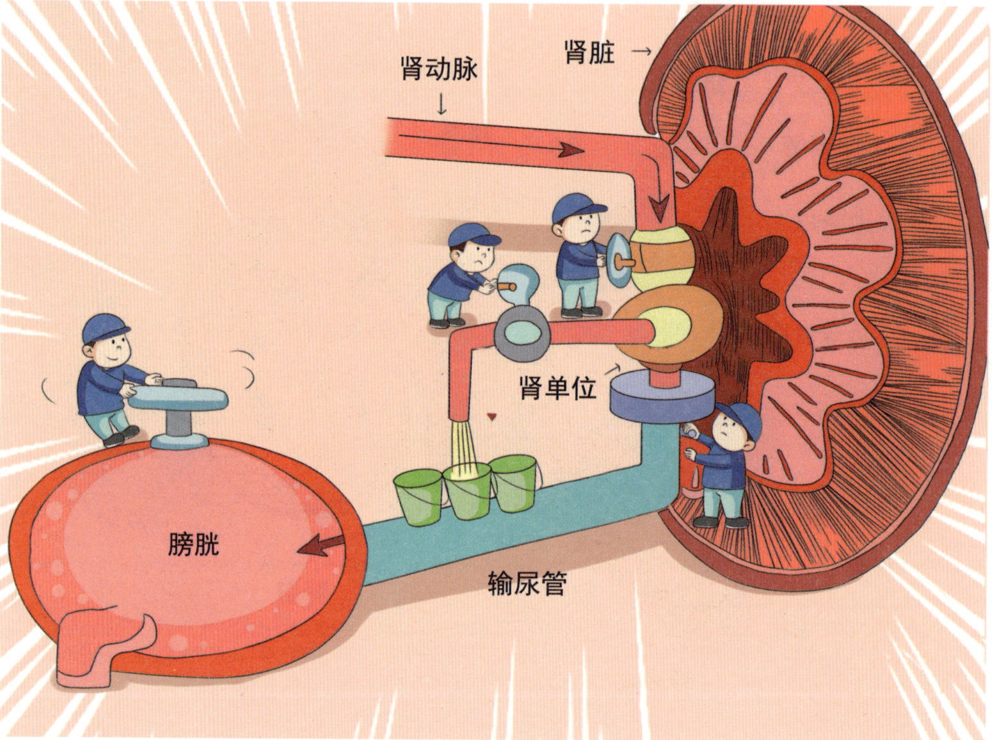

血液把体内的一些废物运到肾脏，肾脏中的肾单位把这些没用的物质过滤出来，再通过输尿管送到膀胱储存，等到够一定量时排出体外，这就是尿。

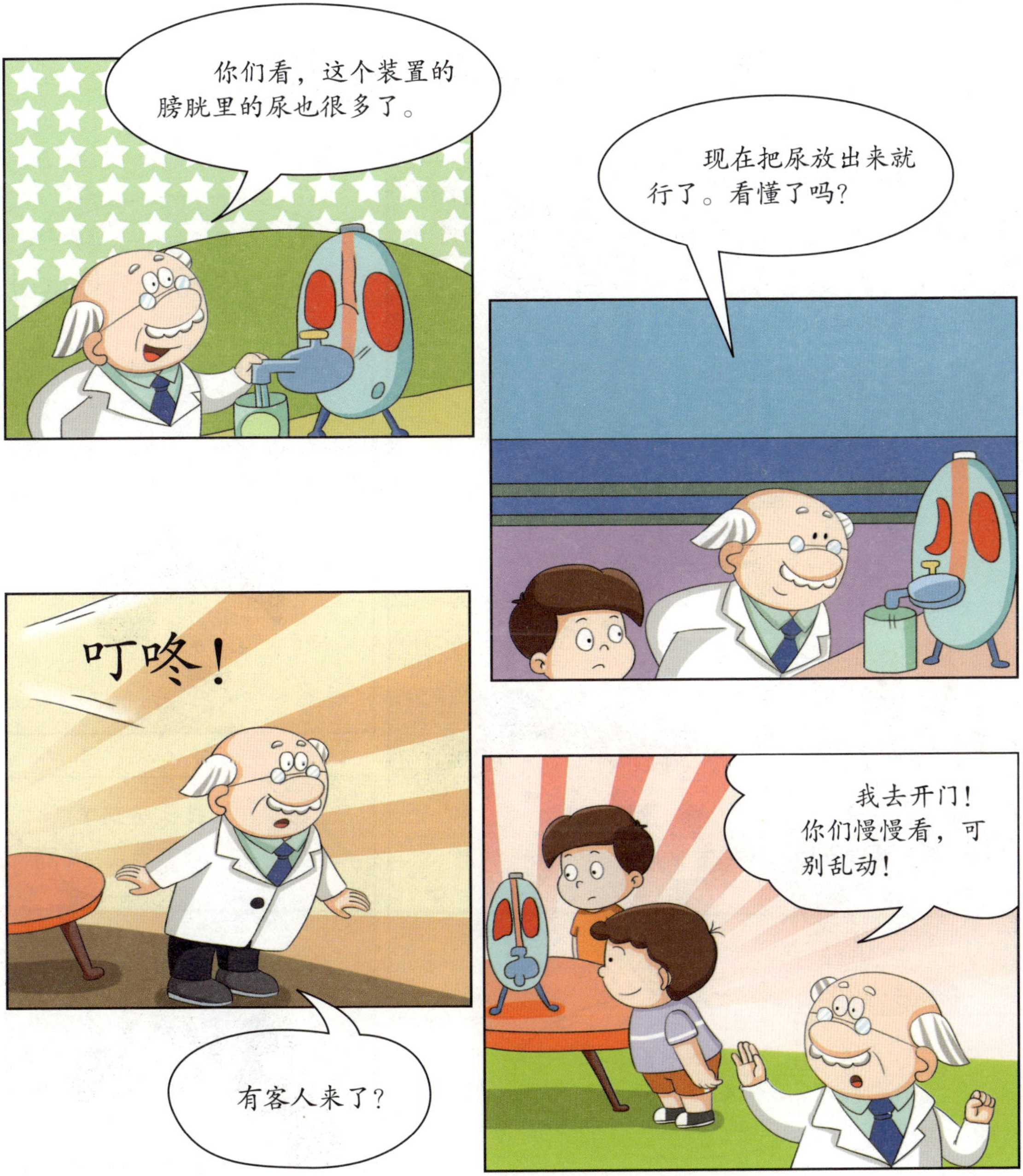
你们看，这个装置的膀胱里的尿也很多了。
现在把尿放出来就行了。看懂了吗？
叮咚！
有客人来了？
我去开门！你们慢慢看，可别乱动！

雷顿的“老毛病”又犯了

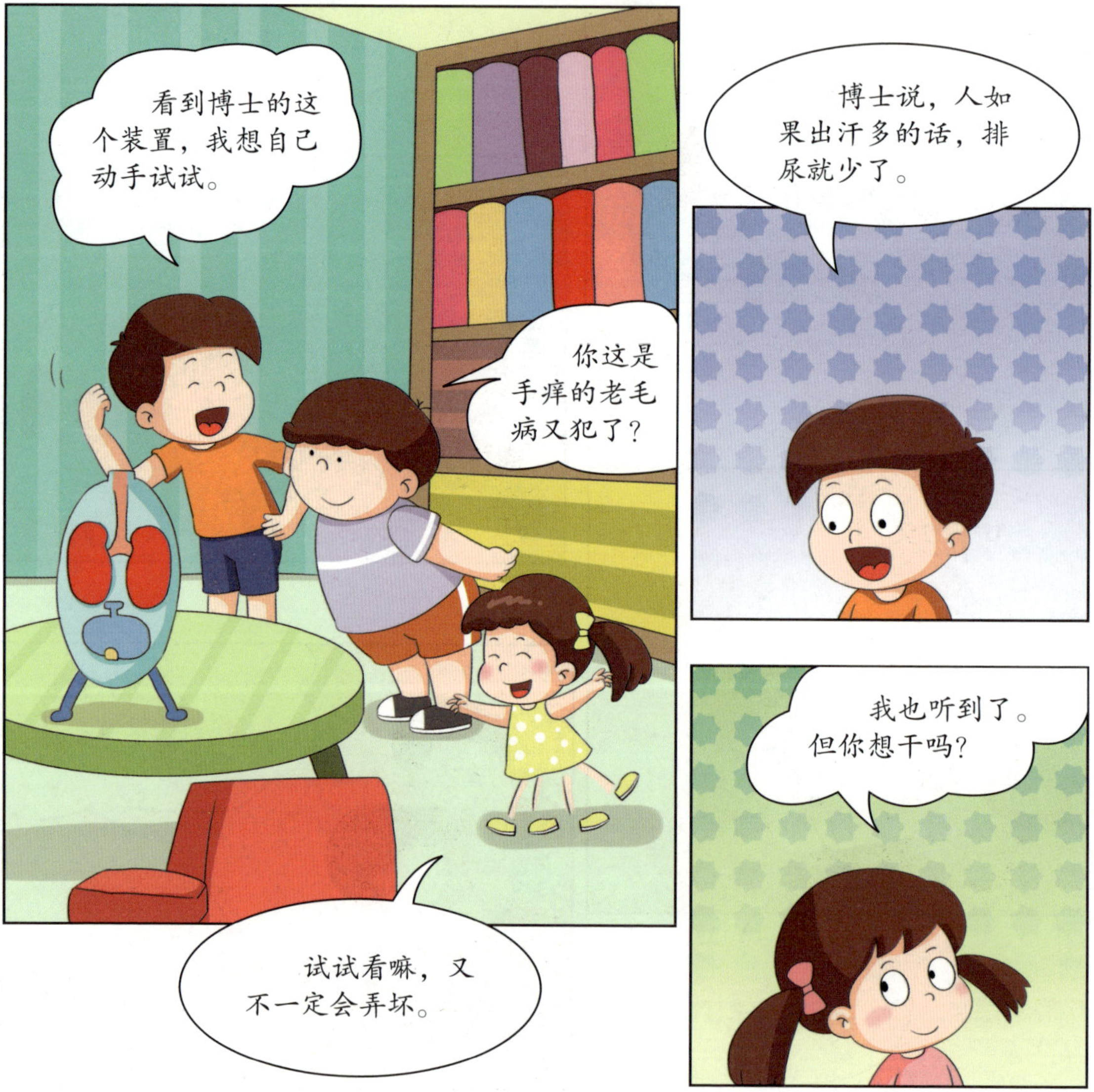
看到博士的这个装置，我想自己动手试试。
你这是手痒的老毛病又犯了？
试试看嘛，又不一定会弄坏。
博士说，人如果出汗多的话，排尿就少了。
我也听到了。但你想干吗？

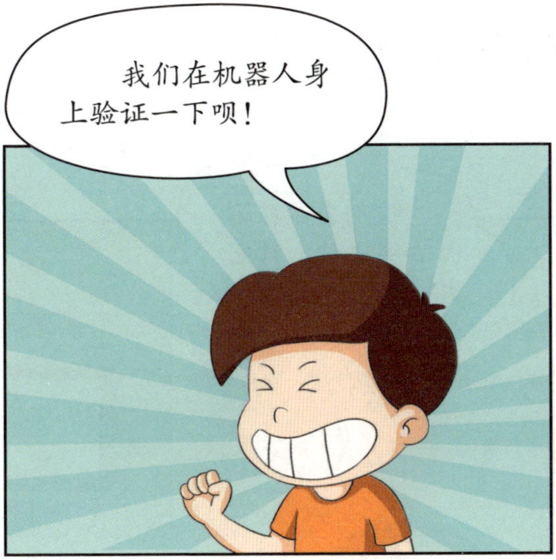

【人体冷知识】

人体内的水分约占人体体重的70%。人体内的水会通过汗腺分泌汗液、呼吸呼出水汽、消化道排便、肾脏排尿等多种方式排出体外，成年人每日排出水分总量可达2000毫升左右。

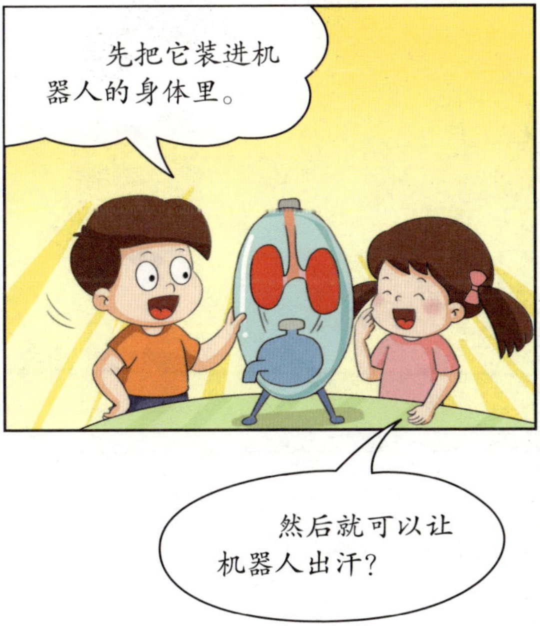

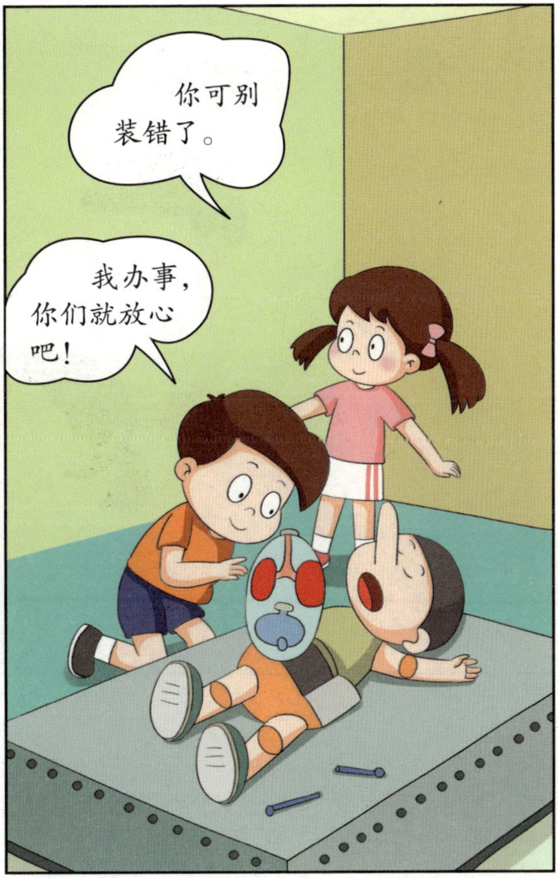

机器人的热身运动

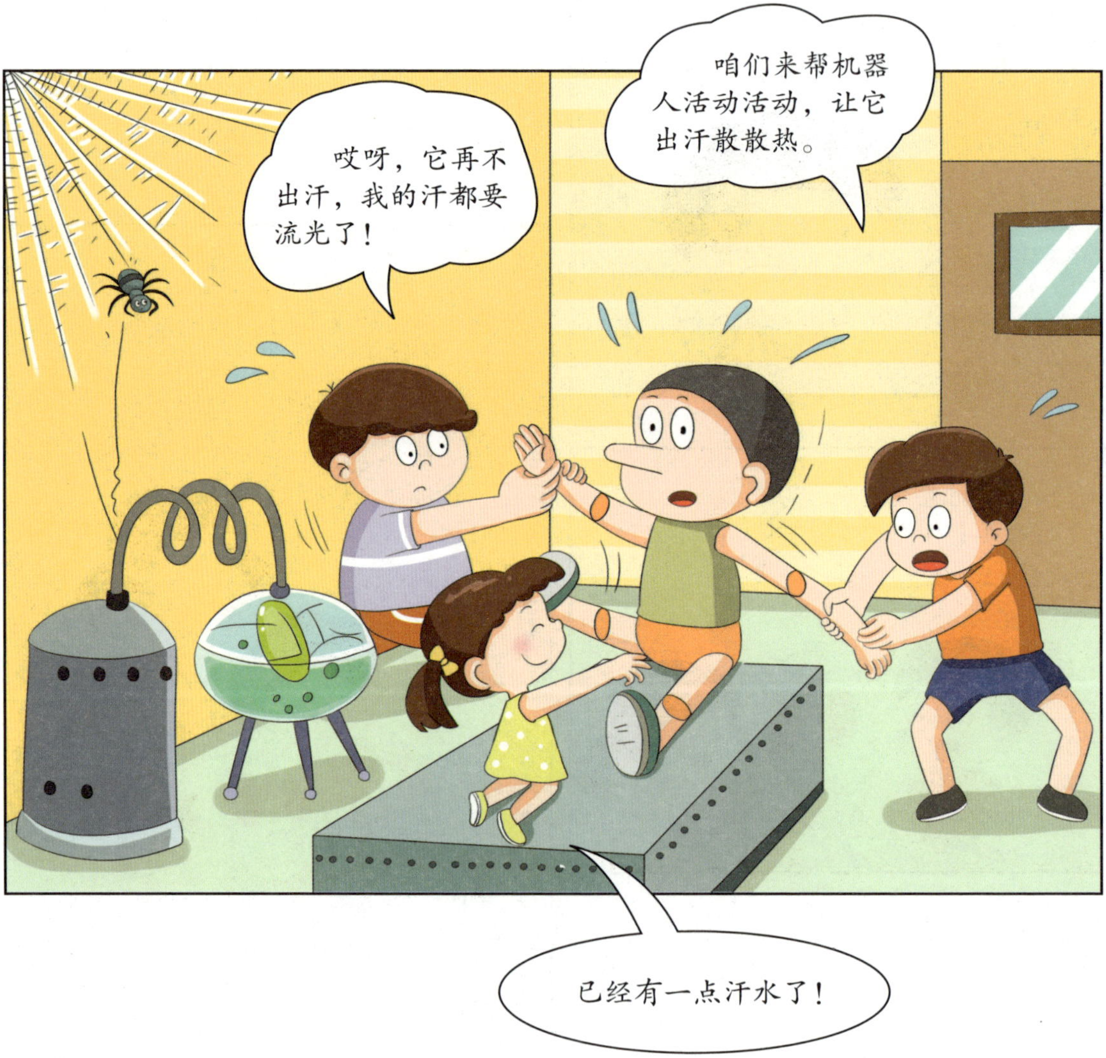

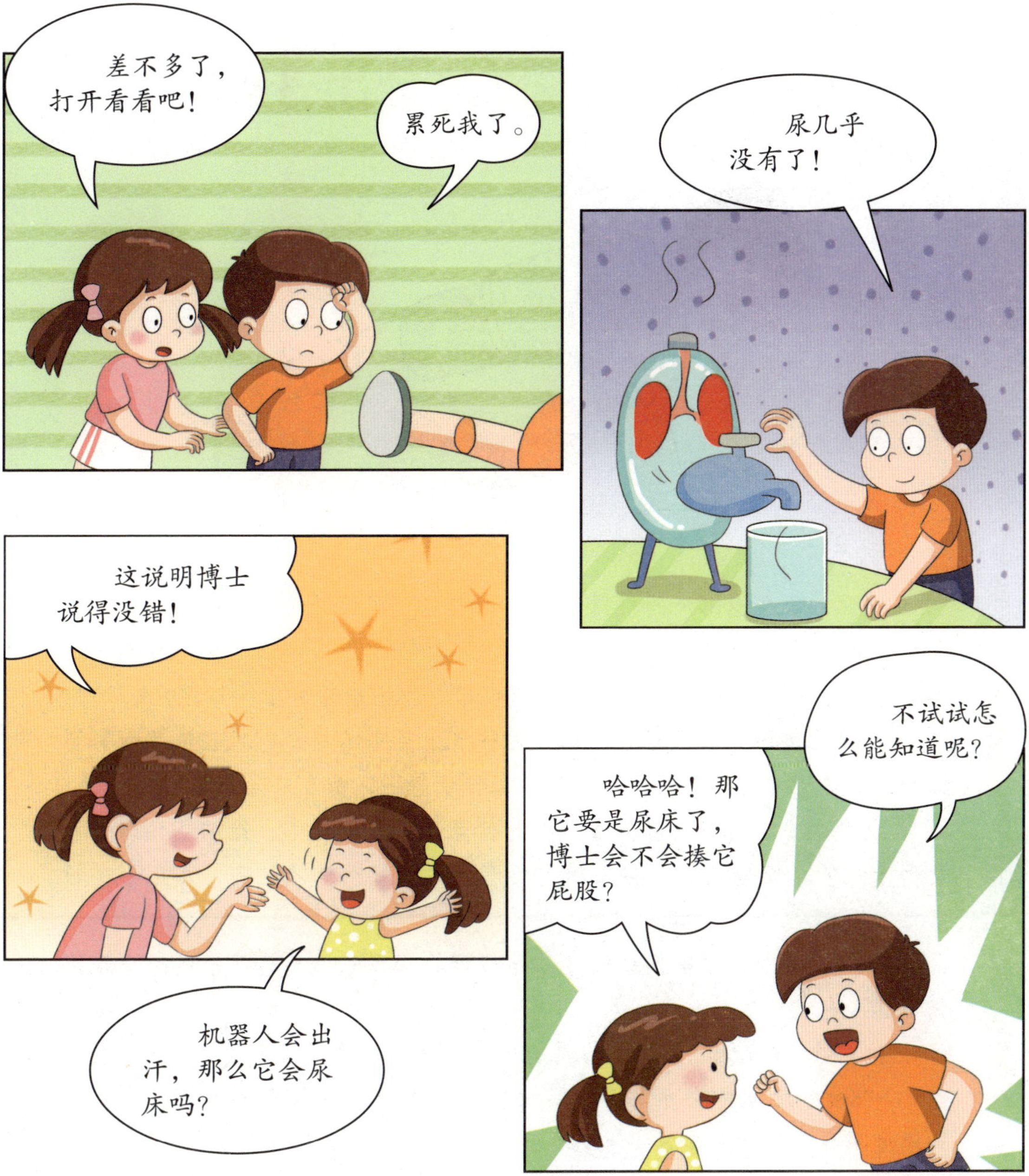
差不多了，打开看看吧！
累死我了。
尿几乎没有了！
这说明博士说得没错！
机器人会出汗，那么它会尿床吗？
哈哈哈！那它要是尿床了，博士会不会揍它屁股？
不试试怎么能知道呢？

人体
小百科

机器人真的会出汗吗

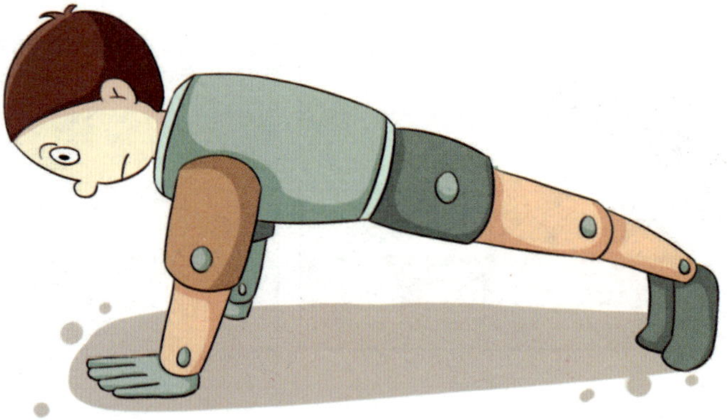

别说，真有能出汗的机器人！日本东京大学的科学家研究发明的机器人“Kengoro”就会“出汗”。

出汗，是人体最好的散热办法。机器人能不能通过出汗降温呢？

一般的仿真人形机器人，体内往往有上百个芯片、电机、线路板和累计长达十几千米的线路，这些设备在工作状态下，都会产生热量。

别看这些电机个头都很小，有的甚至只有厘米大小，最细的线路甚至是微米级的。但是它们合在一起，所产生的热量温度就很高，足以影响设备正常运转。

所以，日本科学家们就想办法给机器人降温，试着将类似的原理应用到机器人身上。

他们给“Kengoro”安上仿真的皮肤外套，配备了模拟人工汗毛孔！

“Kengoro”真的可以像人一样出汗，出汗后的效果还很好，设备内的温度明显下降，工作效率也有很大的提高。

美国康奈尔大学的科学家们进一步改进了日本科学家的研究成果，让机器人的降温效果提高了三倍！

研究机器人出汗的问题，为的是提高机器人工作性能和效率，同时，还给仿生机器人的研究提供了方向。

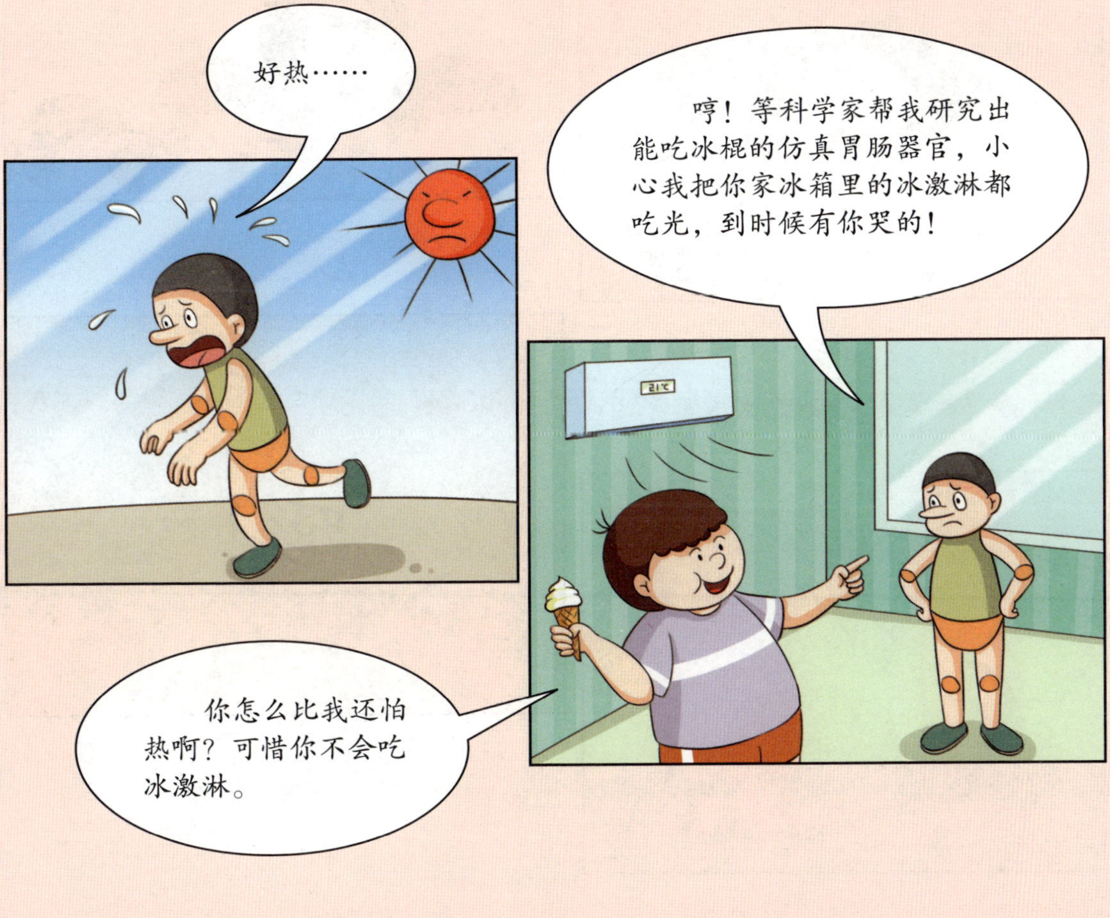

这个祸闯大了

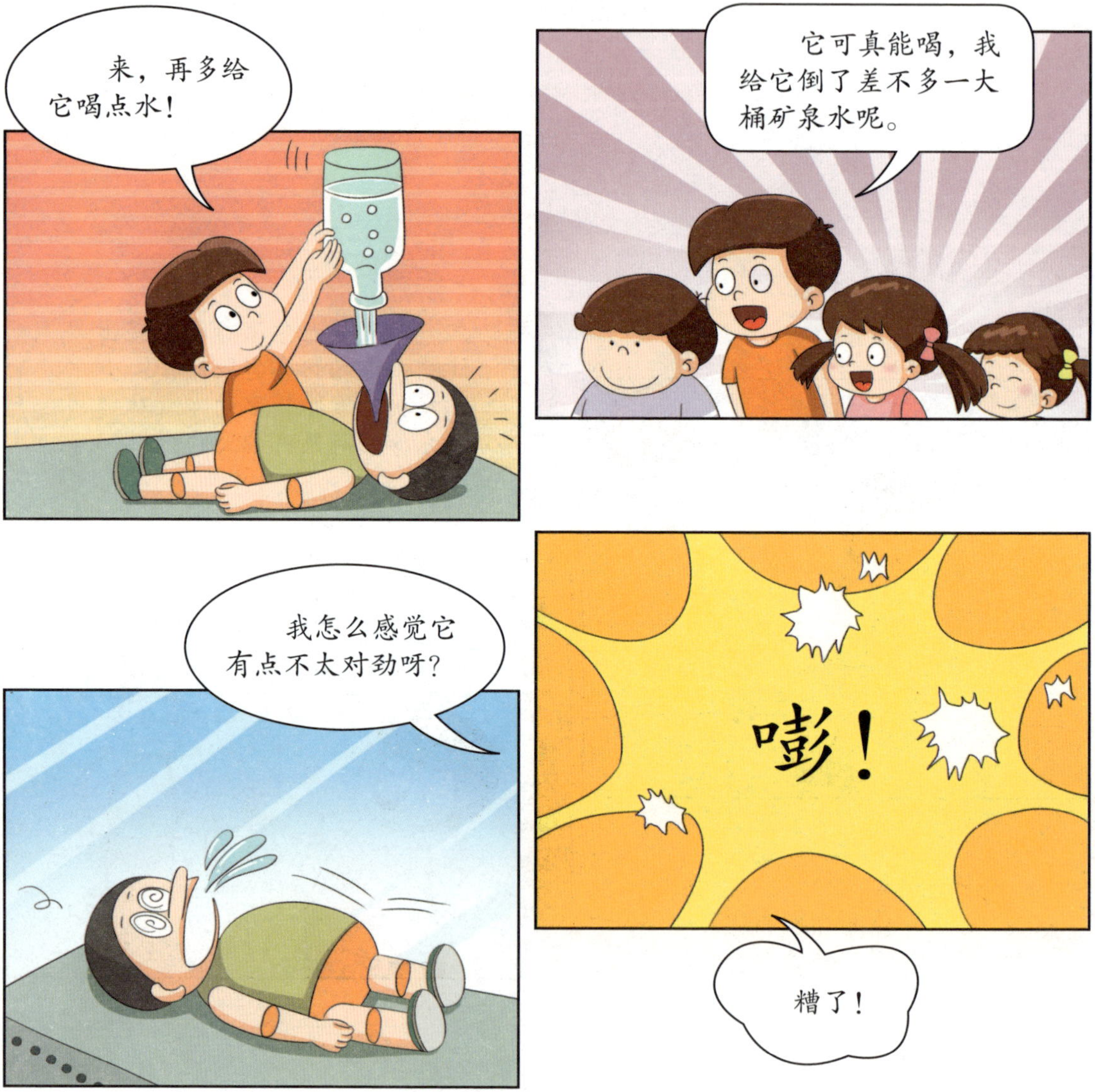

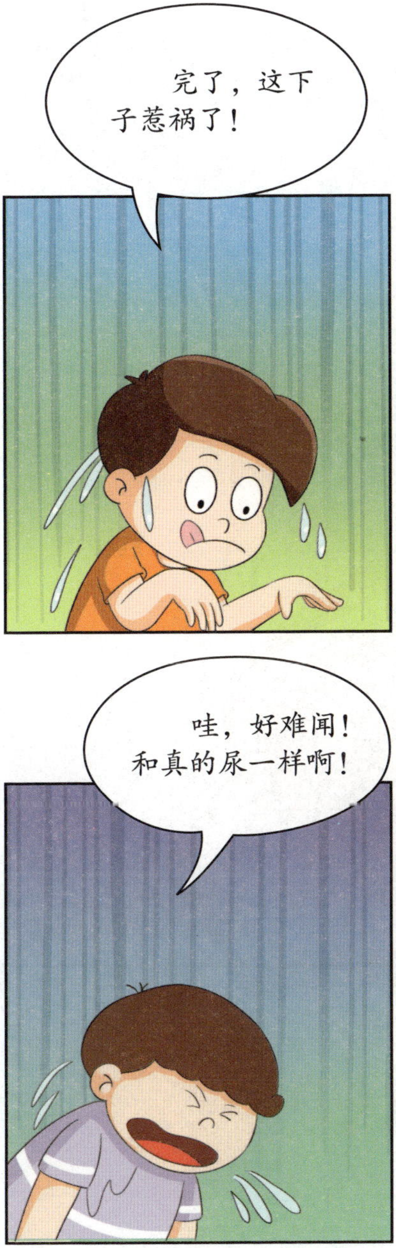

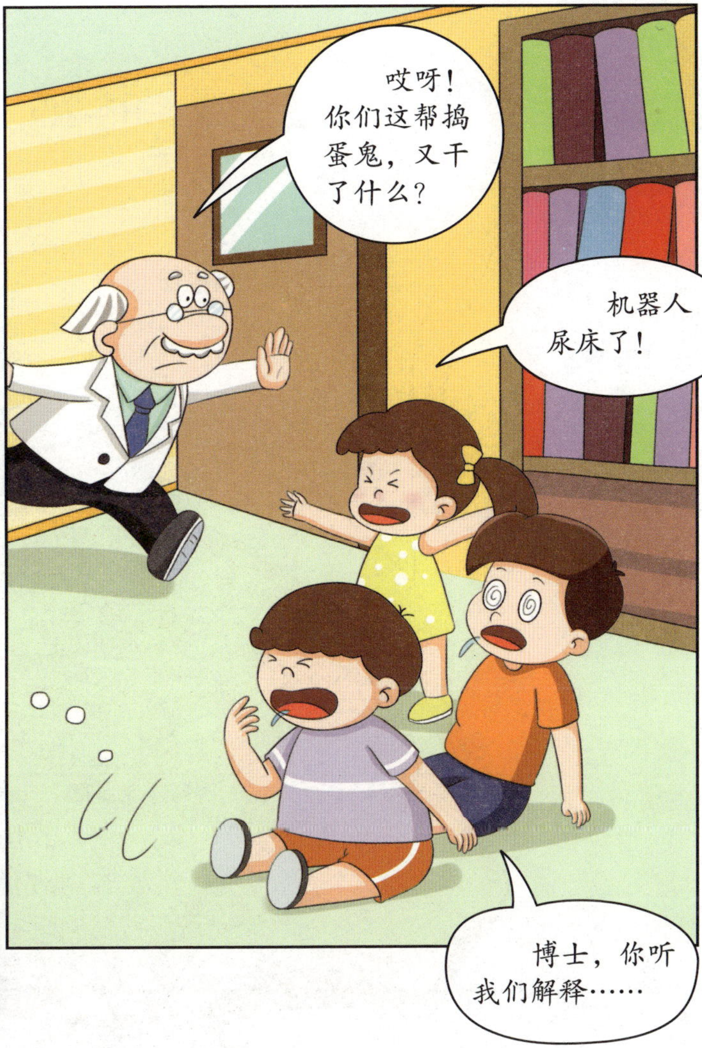

【人体冷知识】

正常的尿液味道是无味或者有弱芳香气，静置一段时间后才会有比较明显的氨臭味。

膀胱

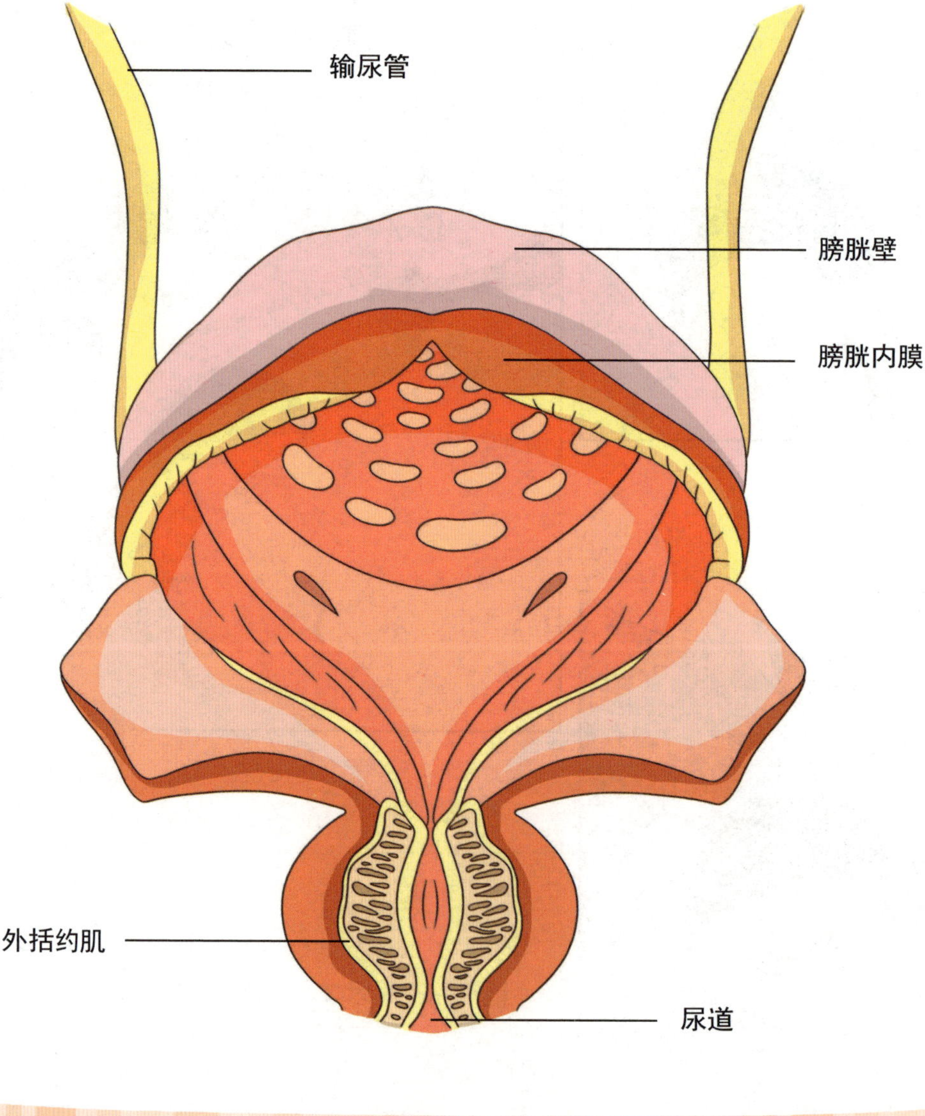

膀胱是人体储存尿液的器官。成人的膀胱容量为 350 ~ 500 毫升，最大容量为 800 毫升。

膀胱的出口有两块环形的肌肉：内括约肌和外括约肌闭合。我们的尿是一滴一滴产生的，直至膀胱被充满，人体产生尿意，膀胱壁上的肌肉收缩，尿液排出。

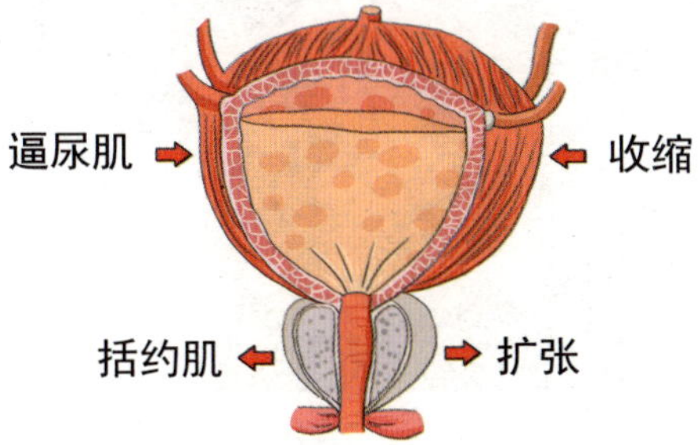

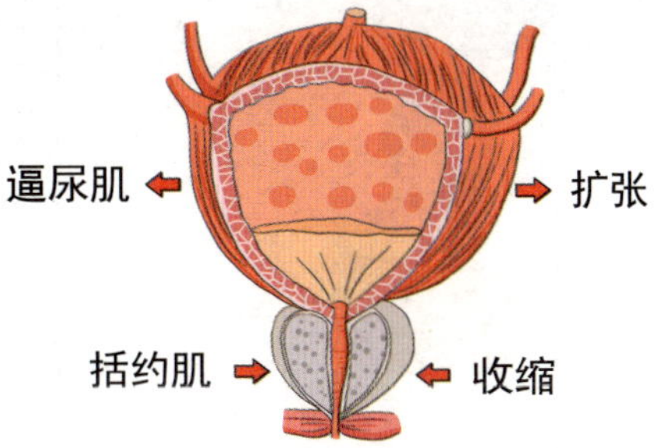

成年人每天饮水 1~2 升，另外吃的食物中含水 0.5~1 升，其他还有体内的氧化糖、脂肪、蛋白质产生的水 0.2~0.5 升，合起来人体每天需补水 2~3 升。

这些水少部分被吸收，大部分都又通过尿液、汗液等排出体外，人体每天排出水分也在 2~3 升，其中尿液排水占一半以上，每天排尿 1.3~1.5 升。

尿液主要通过膀胱收集，最后通过尿道排出体外。成年人的膀胱充盈下可以容纳 0.5 升尿液，极端情况下可达 0.8~1 升尿液，但是这时候膀胱壁已经受损。长时间憋尿的话，会对膀胱造成严重伤害，可能留下终身疾病。所以，有尿意了就应该去排尿，不能憋。

为什么有时人小便时会颤抖

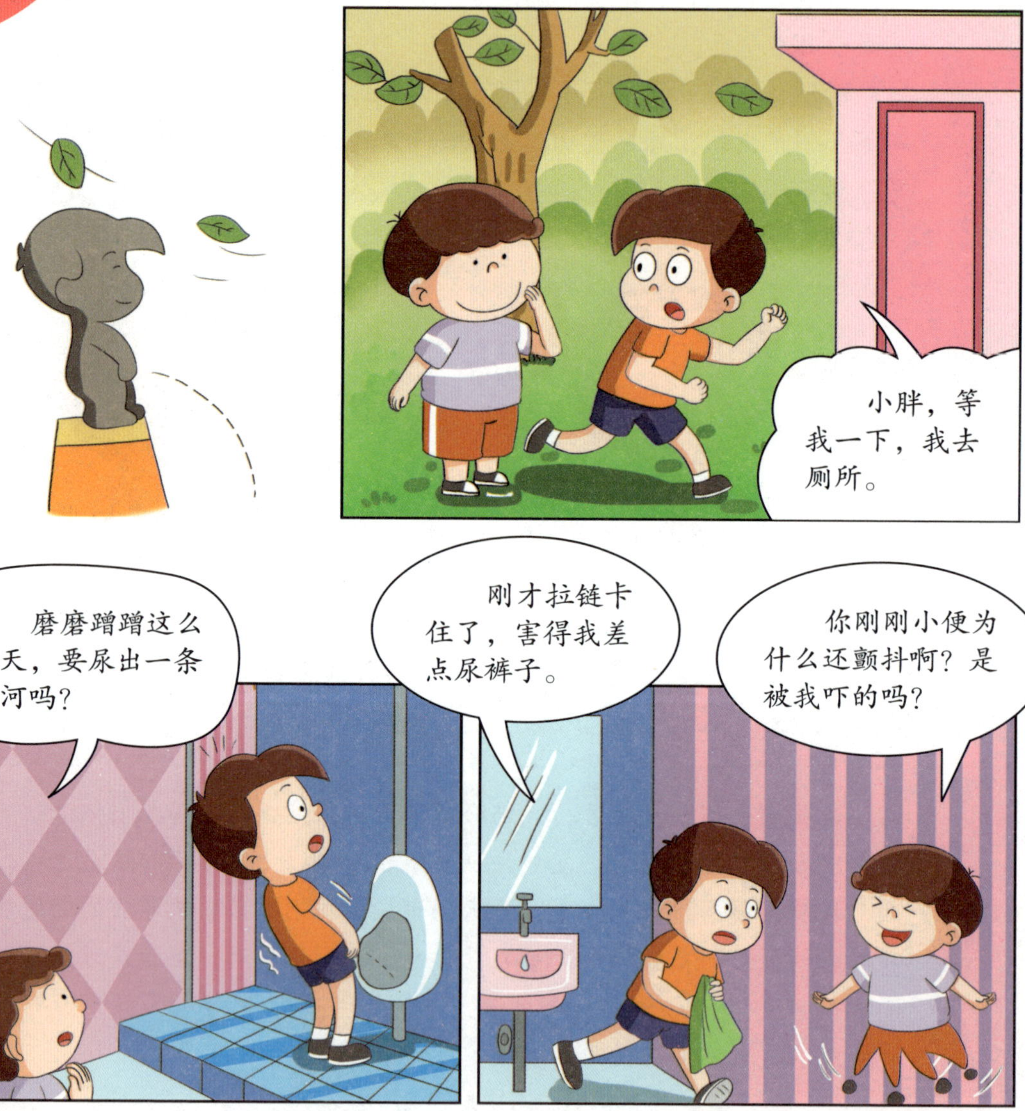

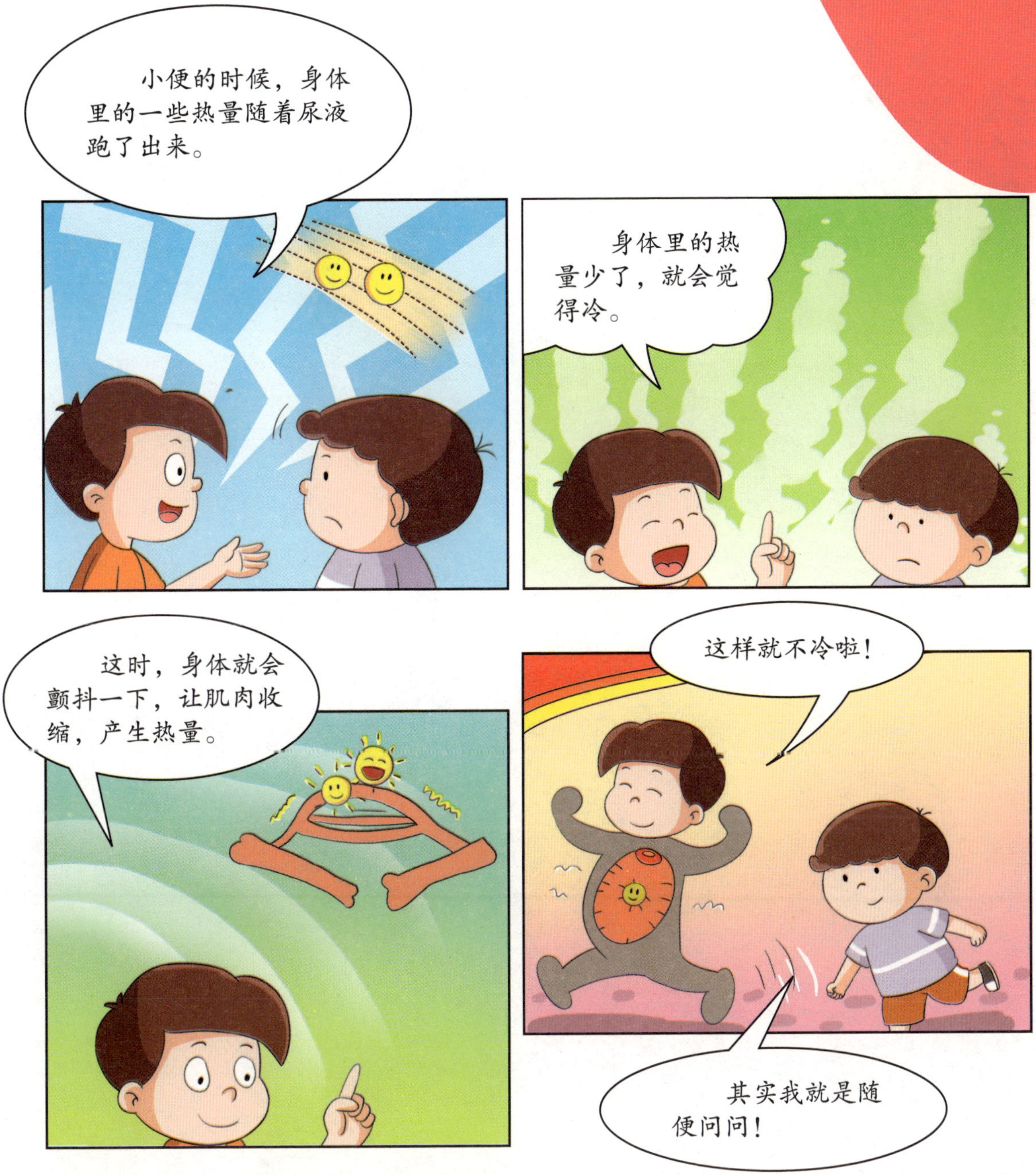

小便的时候，身体里的一些热量随着尿液跑了出来。
身体里的热量少了，就会觉得冷。
这时，身体就会颤抖一下，让肌肉收缩，产生热量。
这样就不冷啦！
其实我就是随便问问！

赵学强 遗传学博士，毕业于中国科学院，芬兰赫尔辛基大学博士后，现为中国科学院遗传与发育生物学研究所副研究员，中国遗传学会会员。长期从事植物分子遗传学方面相关科研工作，先后主持或参与多项国家自然科学基金、国家重点研发计划及国家重点专项等省部级项目，在国内外核心期刊发表学术论文20余篇，授权国家专利10件。

身体运转的秘密

全案策划：杨丽丽
责任编辑：张世昌
执行编辑：秦锦霞
封面设计：周　飞

彩虹糖童书馆
Rainbow Candy Kids' Book House

越看
越想看的
科普
漫画书

身体运转的秘密

THE SECRETS OF HUMAN BODY

赵学强◎编著

4 超级接收器

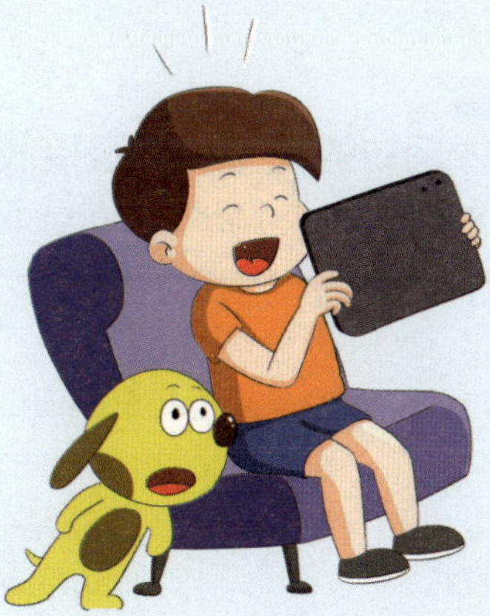

航空工业出版社
北京

内容提要

本书通过讲述雷顿、艾米、小胖、布丁参观博士的智能机器人，并与智能机器人发生小冲突的故事，揭示了人体神经系统工作的原理。又通过小伙伴一系列的小故事，介绍了眼睛、耳朵、鼻子、皮肤的构造。小读者们将在这些有趣的故事中，发现人体这些超级接收器的神奇作用。

图书在版编目（CIP）数据

身体运转的秘密．超级接收器 / 赵学强编著．-- 北京 : 航空工业出版社， 2022.1
ISBN 978-7-5165-2850-1

Ⅰ．①身… Ⅱ．①赵… Ⅲ．①人体－少儿读物 Ⅳ．①R32-49

中国版本图书馆 CIP 数据核字（2021）第 273672 号

身体运转的秘密·超级接收器

Shenti Yunzhuan de Mimi. Chaoji Jieshouqi

航空工业出版社出版发行
（北京市朝阳区京顺路5号曙光大厦C座四层　100028）
发行部电话：010-85672688　010-85672689

天津创先河普业印刷有限公司印刷　　全国各地新华书店经售
2022 年1 月第1 版　　2022 年1 月第1 次印刷
开本：889×1194　1/24　　字数：34千字
印张：3.5　　定价：120.00元（全4册）

目 录 CONTENTS

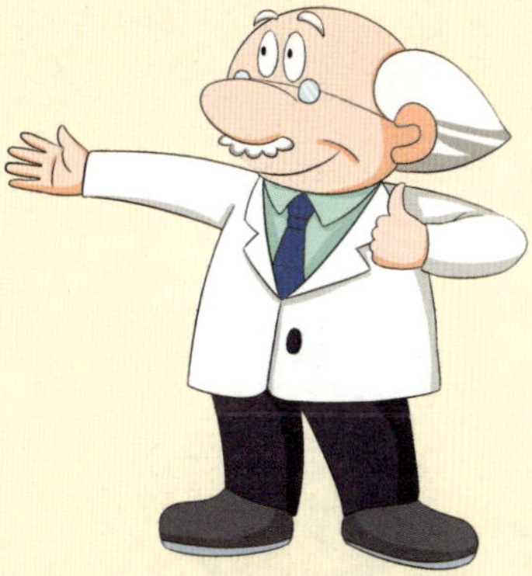

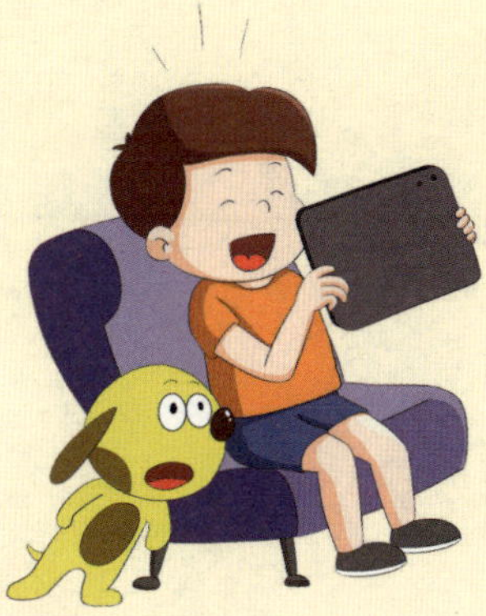

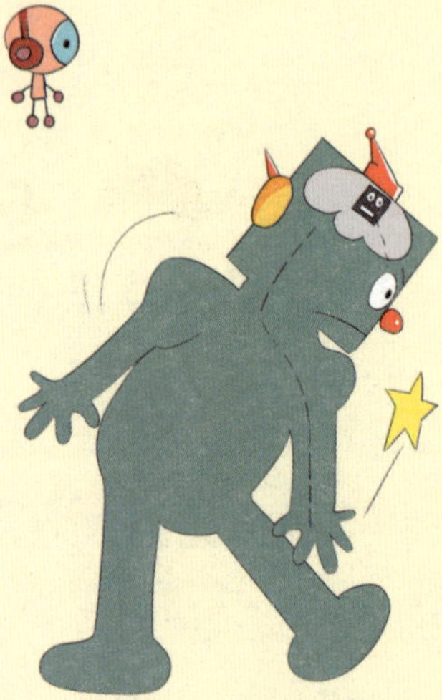

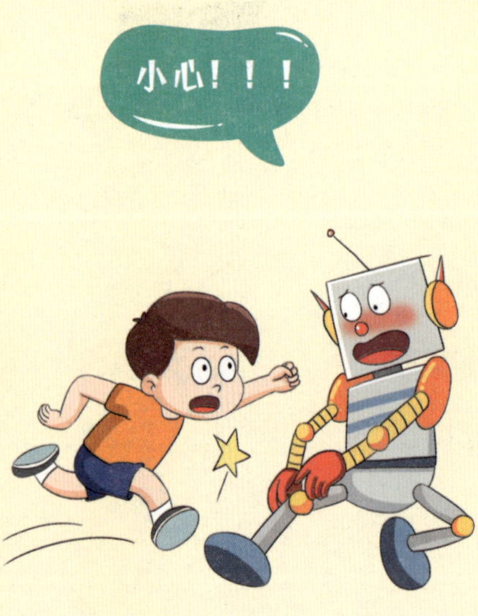
小心！！！

人物介绍

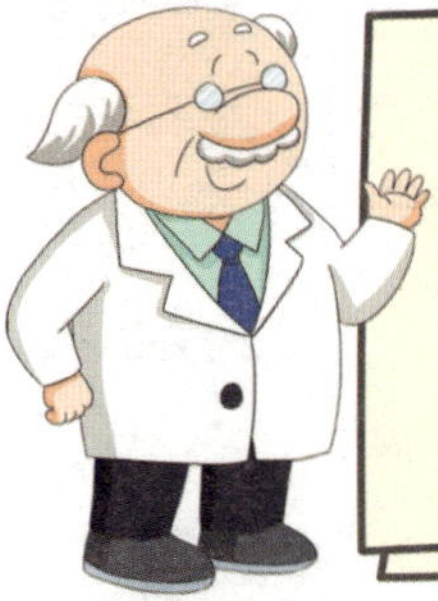

自称00后（00后退休）万能博士，年龄保密，科普网红达人，网络江湖人称“有事问博士”，有问必有答，有答偶有失。

博士

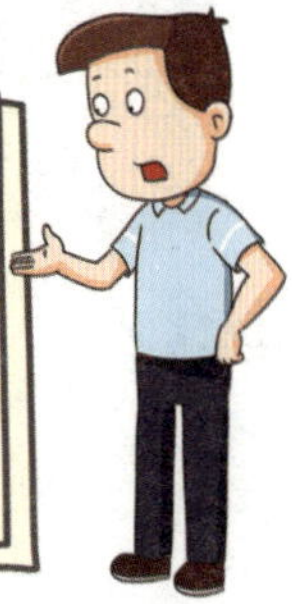

25岁，生物研究员，健身达人，户外爱好者，深受孩子们的崇拜。

达哥

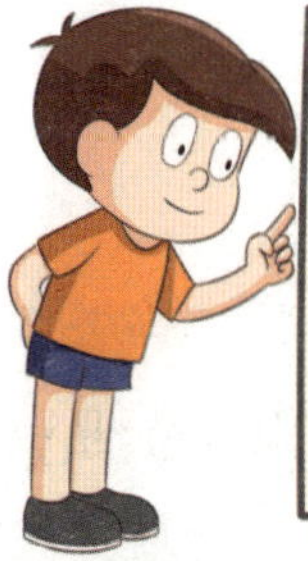

11岁，小学生，百科小达人，聪明调皮，好奇好问也好答，人送外号“牛小顿”。

雷顿

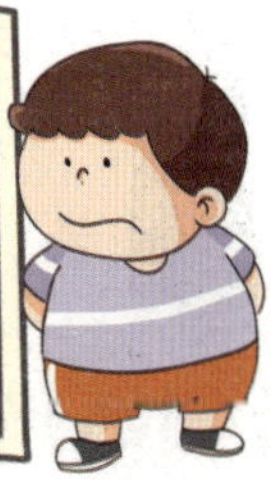

11岁，小学生，贪吃爱玩，反应总是慢半拍，食量如海牛，胆小如松鼠。

小胖

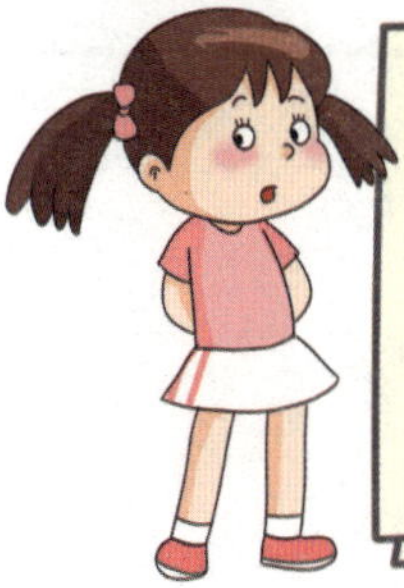

11岁，雷顿同班同学，神算小仙女，多事精，经常跟雷顿抬杠，雷顿背后称她“学霸掉点渣”。

艾米

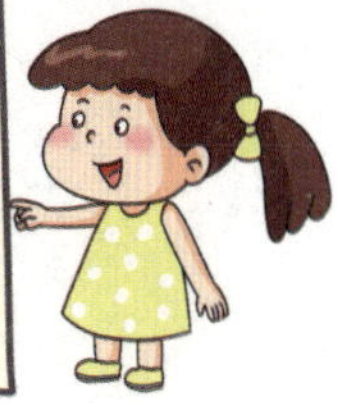

5岁，好奇心强，人小胆子大，是其他孩子的小跟班。

布丁

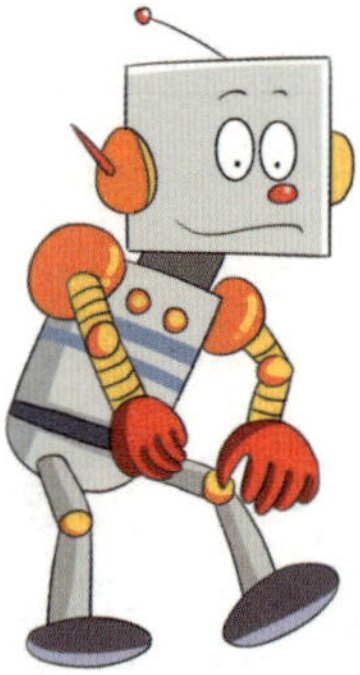

博士发明的智能机器人，拥有发达的脑神经系统。

机器人 3.0

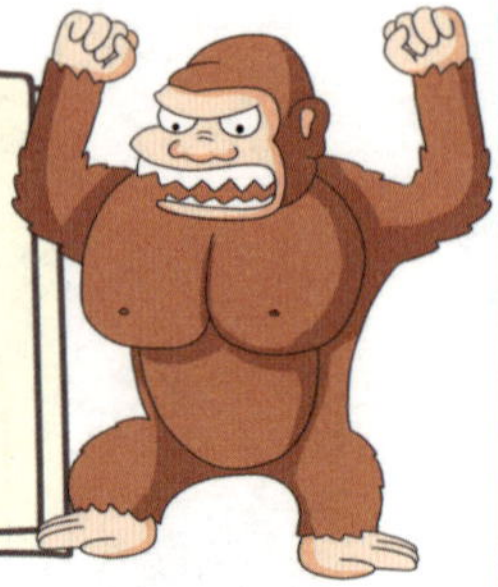

从江川动物园离“园”出走，后被雷顿、小胖等人找到，回到动物园。

大猩猩

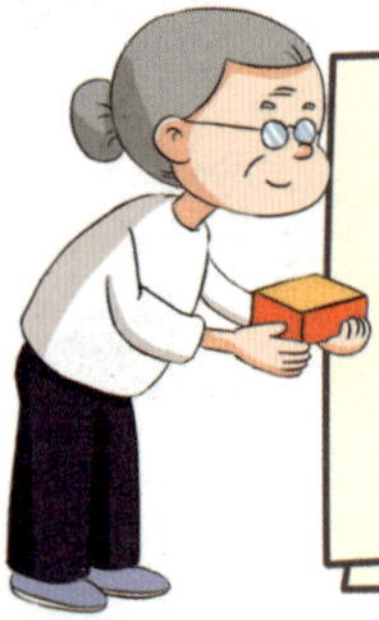

65 岁，退休老教师。和雷顿一家住在一起，爱给家人普及养生保健知识。

雷顿奶奶

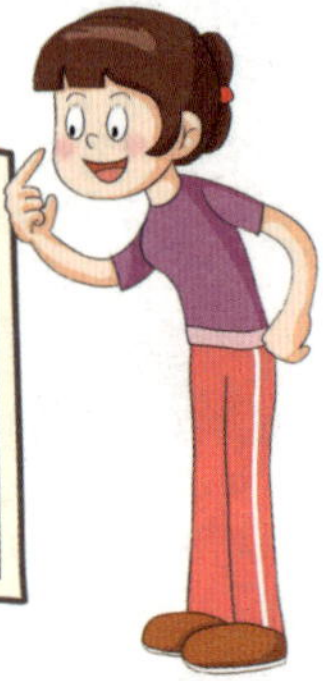

32 岁，爱美、爱逛街。对雷顿的态度：除了学习，其他都好说。

雷顿妈妈

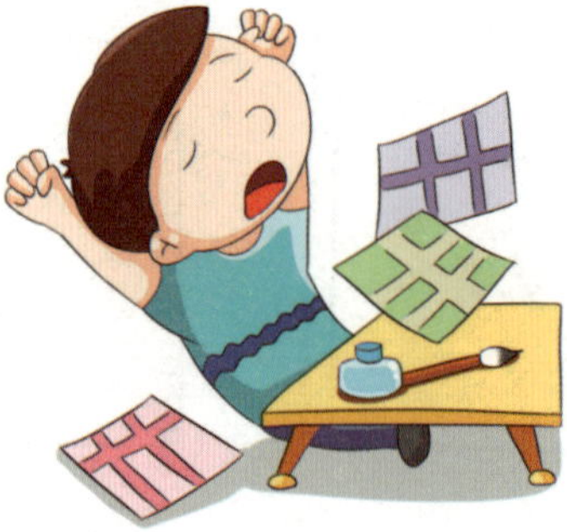

博士的新机器人3.0版

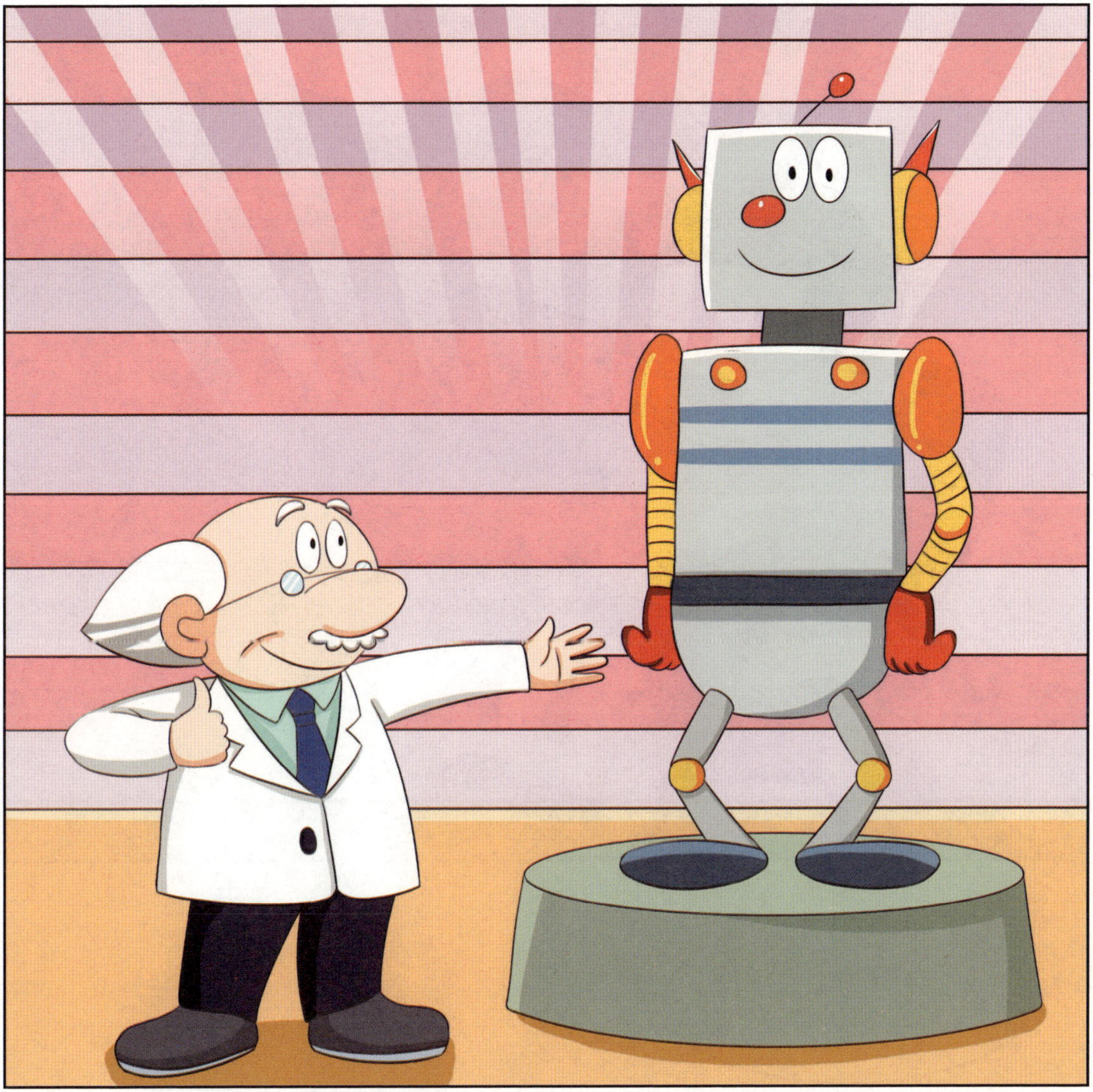

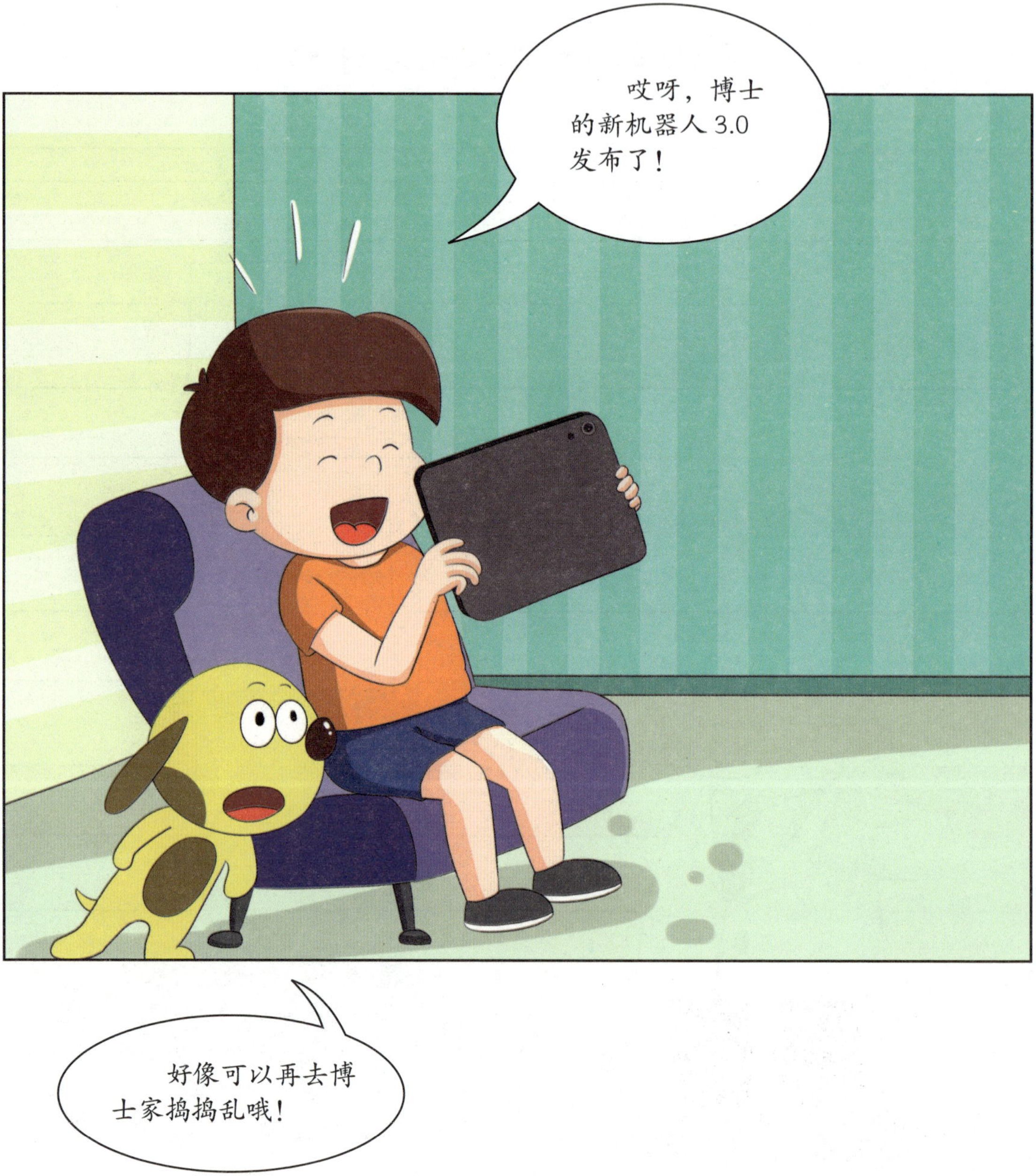
哎呀，博士的新机器人 3.0 发布了！
好像可以再去博士家捣捣乱哦！

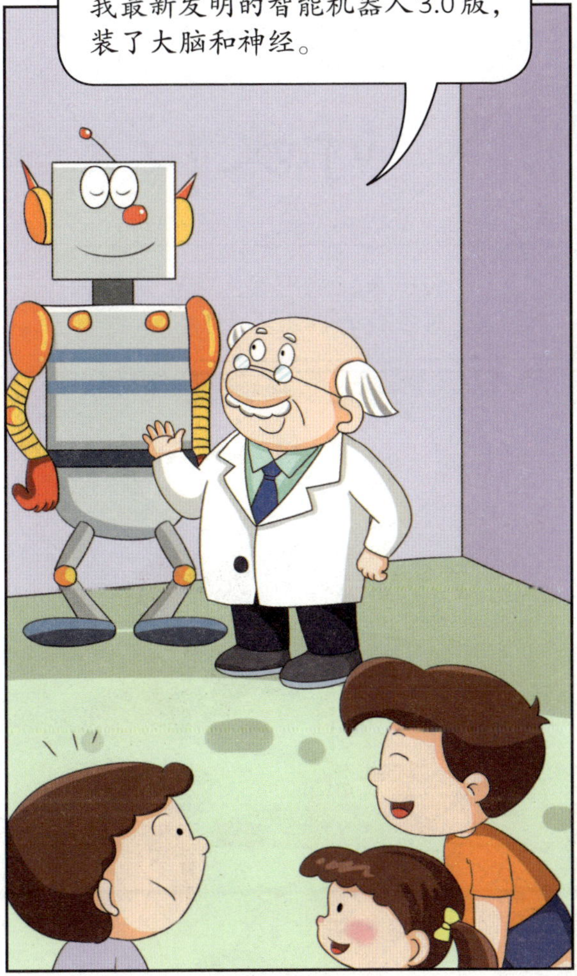

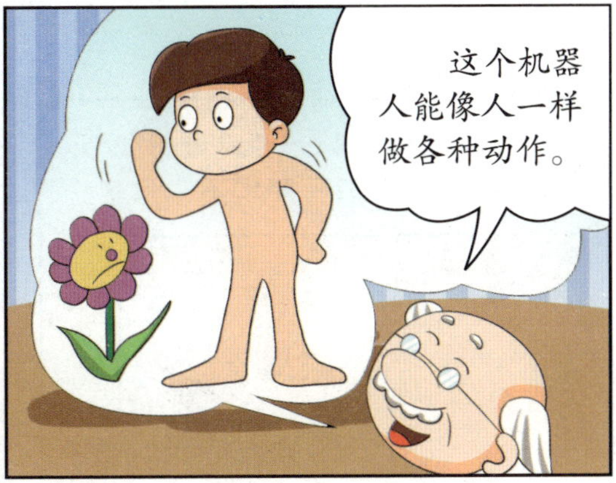

看，举手、握拳的动作完成了。机器人大脑发出的命令经过神经会传达到肌肉，肌肉便会带动骨骼运动。

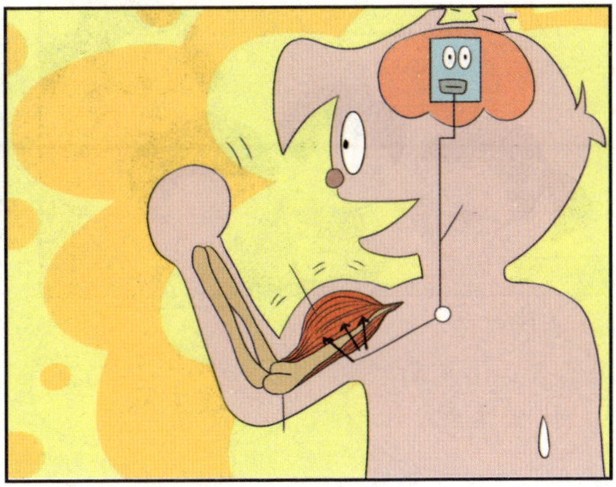

机器人也会喊“疼”

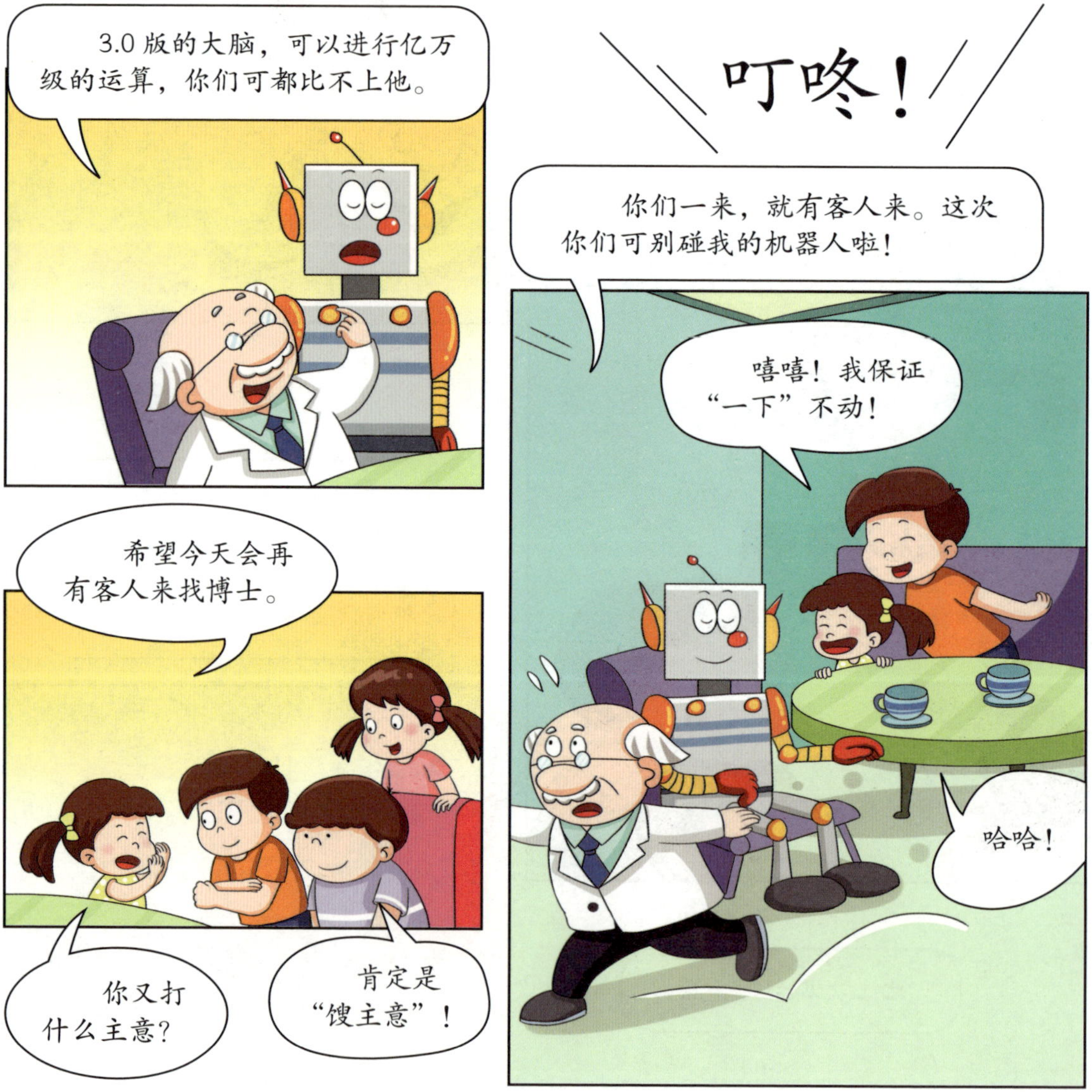
3.0 版的大脑，可以进行亿万级的运算，你们可都比不上他。
叮咚！
你们一来，就有客人来。这次你们可别碰我的机器人啦！
嘻嘻！我保证“一下”不动！
希望今天会再有客人来找博士。
哈哈！
你又打什么主意？
肯定是“馊主意”！

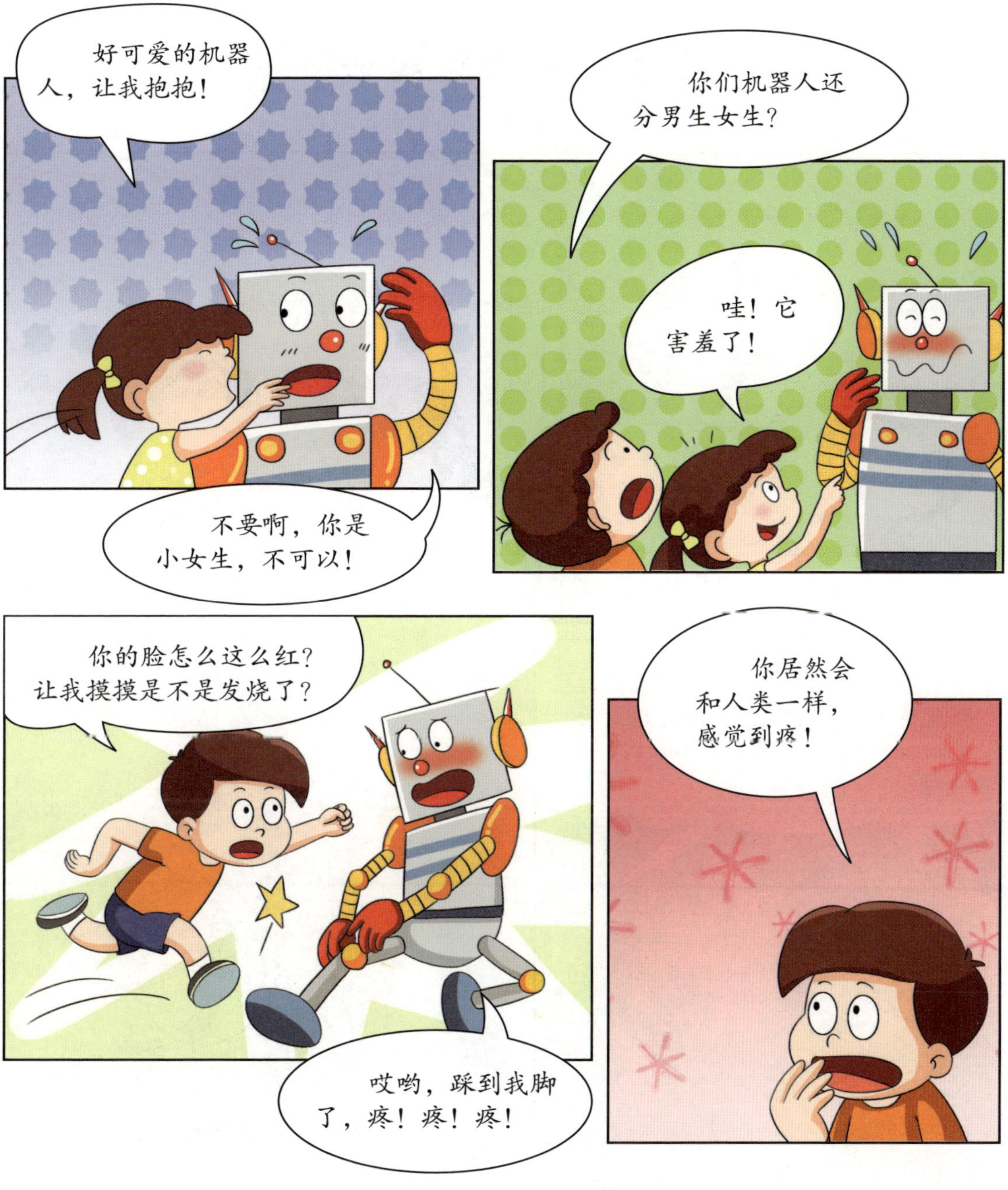

好可爱的机器人，让我抱抱！
不要啊，你是小女生，不可以！
你们机器人还分男生女生？
哇！它害羞了！
你的脸怎么这么红？让我摸摸是不是发烧了？
哎哟，踩到我脚了，疼！疼！疼！
你居然会和人类一样，感觉到疼！

害羞时会脸红的秘密

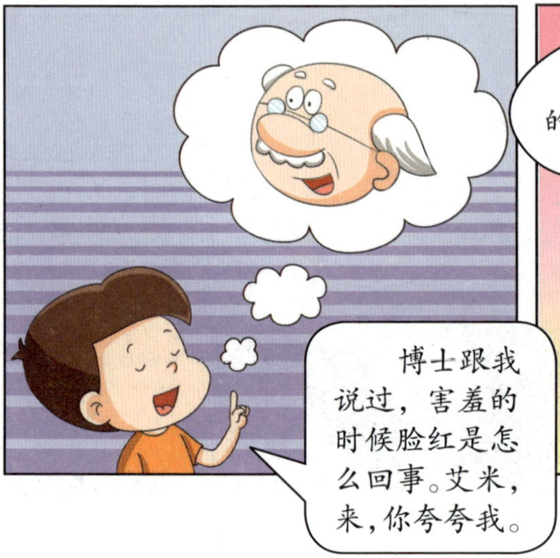

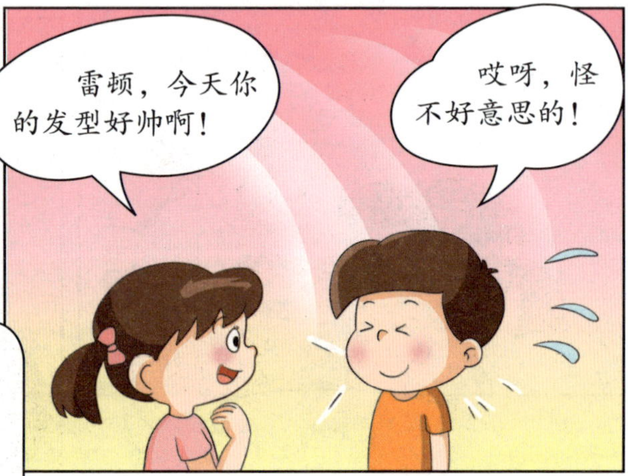

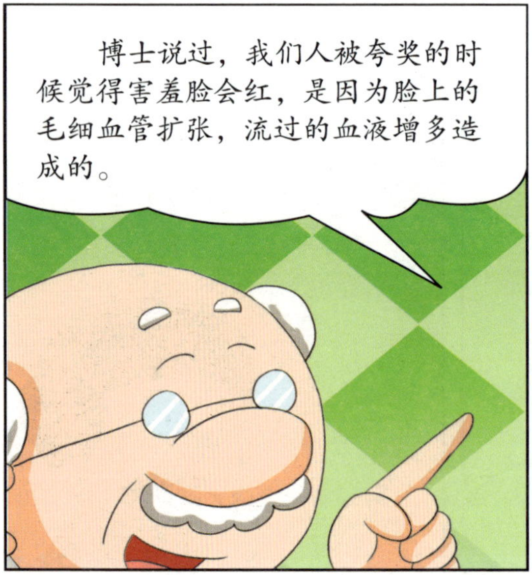

负责血管扩张和收缩的神经叫植物神经，我们不能随意控制它们。

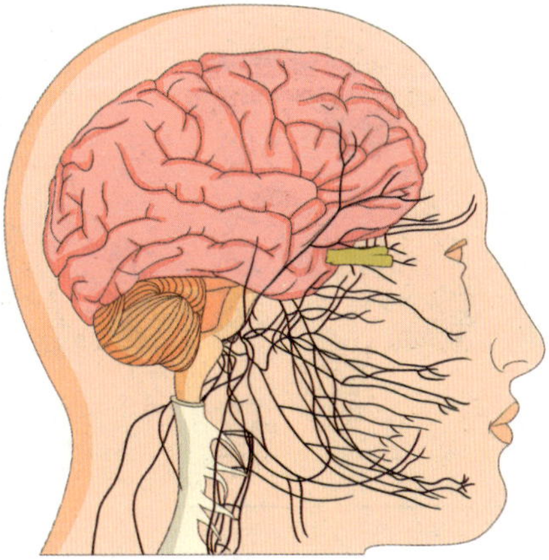

神经与面部毛细血管

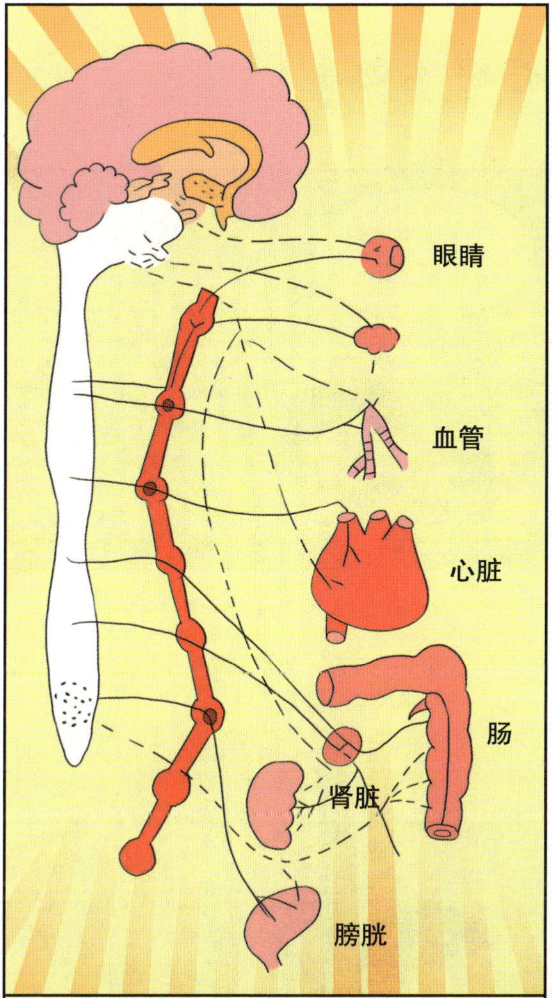

人类的植物神经分为交感神经和副交感神经两种。害羞时是副交感神经兴奋，血管扩张，血液流速加快，流量也增多。脸会红，也会感觉到热。

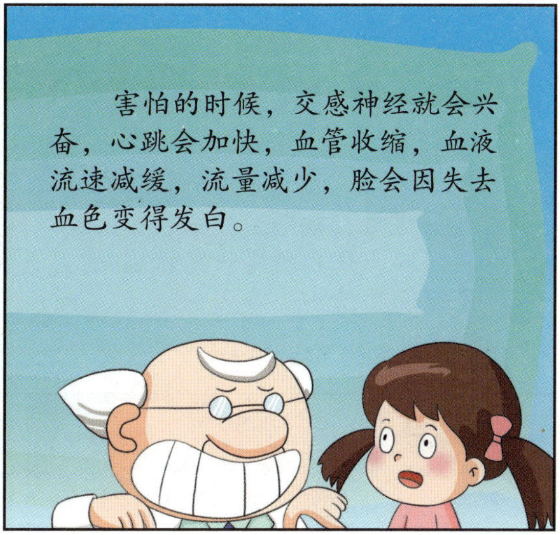

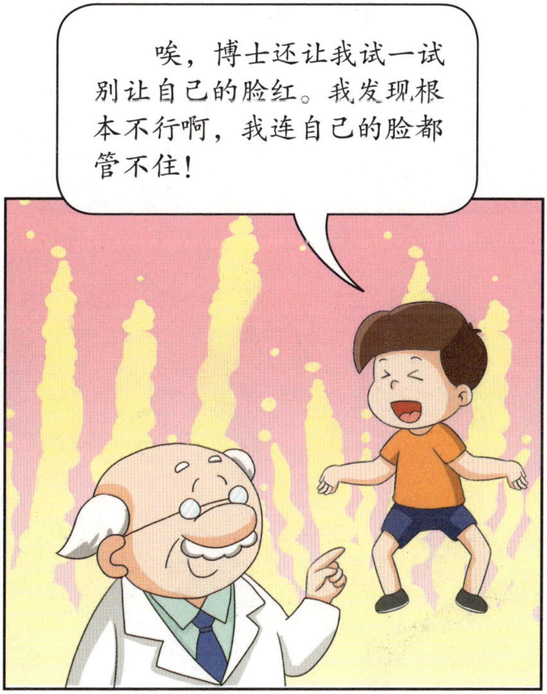

机器人也有脾气的

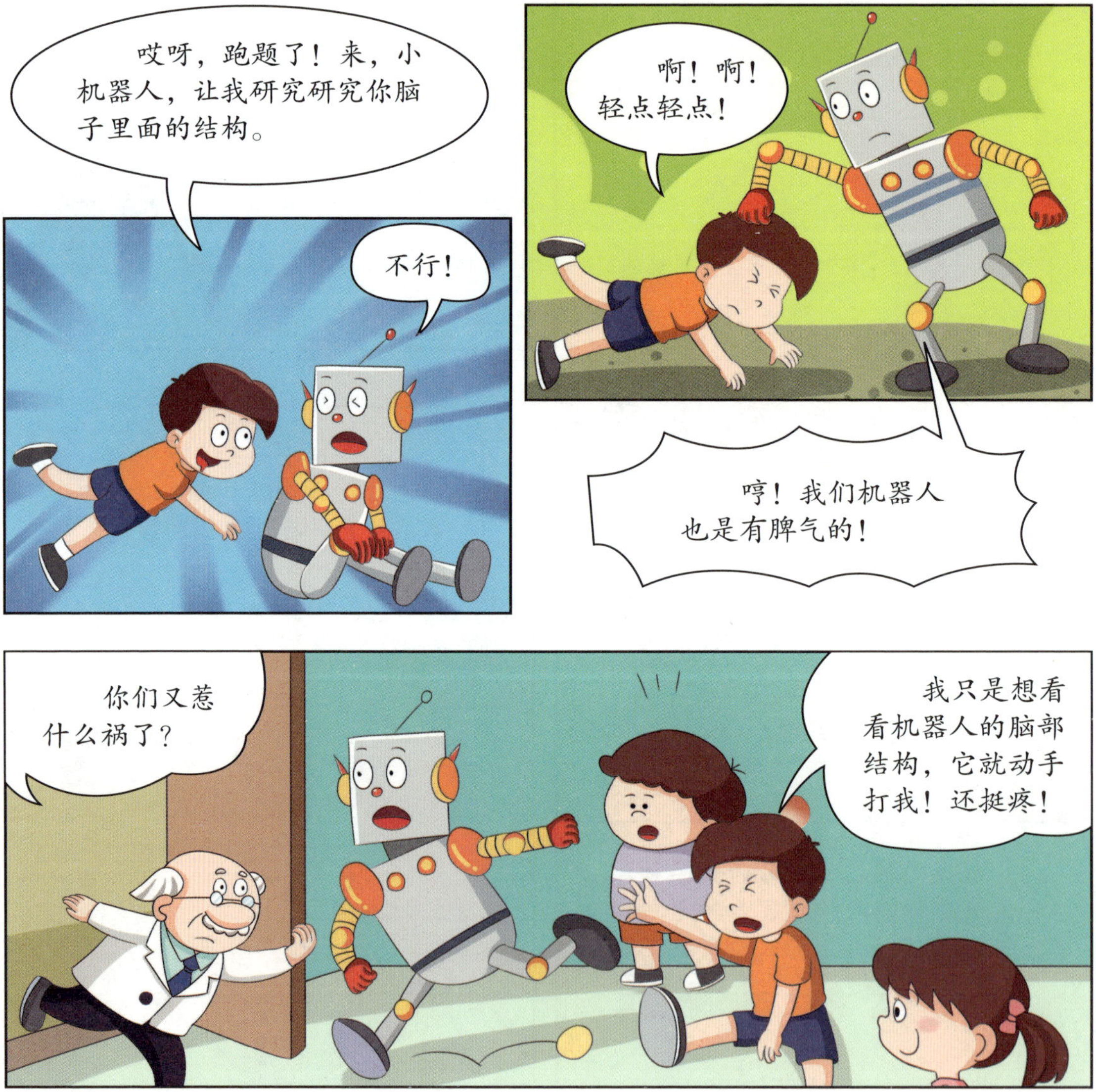
哎呀，跑题了！来，小机器人，让我研究研究你脑子里面的结构。
不行！
啊！啊！轻点轻点！
哼！我们机器人也是有脾气的！
你们又惹什么祸了？
我只是想看看机器人的脑部结构，它就动手打我！还挺疼！

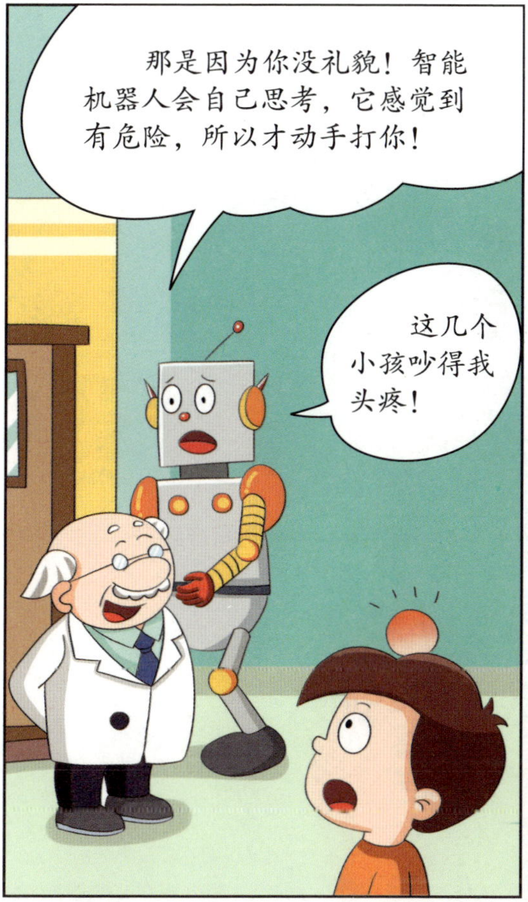

【人体冷知识】

人的大脑是没有痛觉的，所以脑外科手术可以在患者保持清醒的状态下进行。

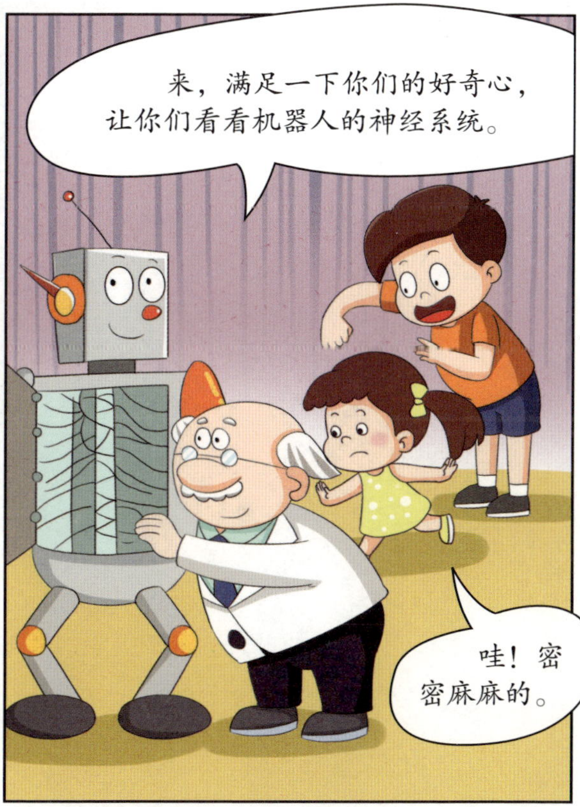

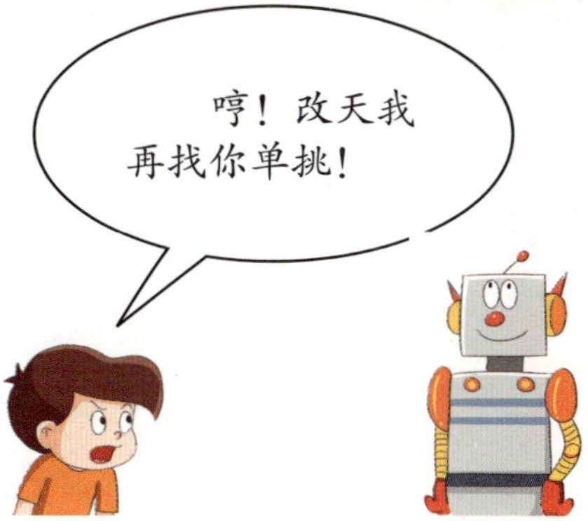

人体的神经系统

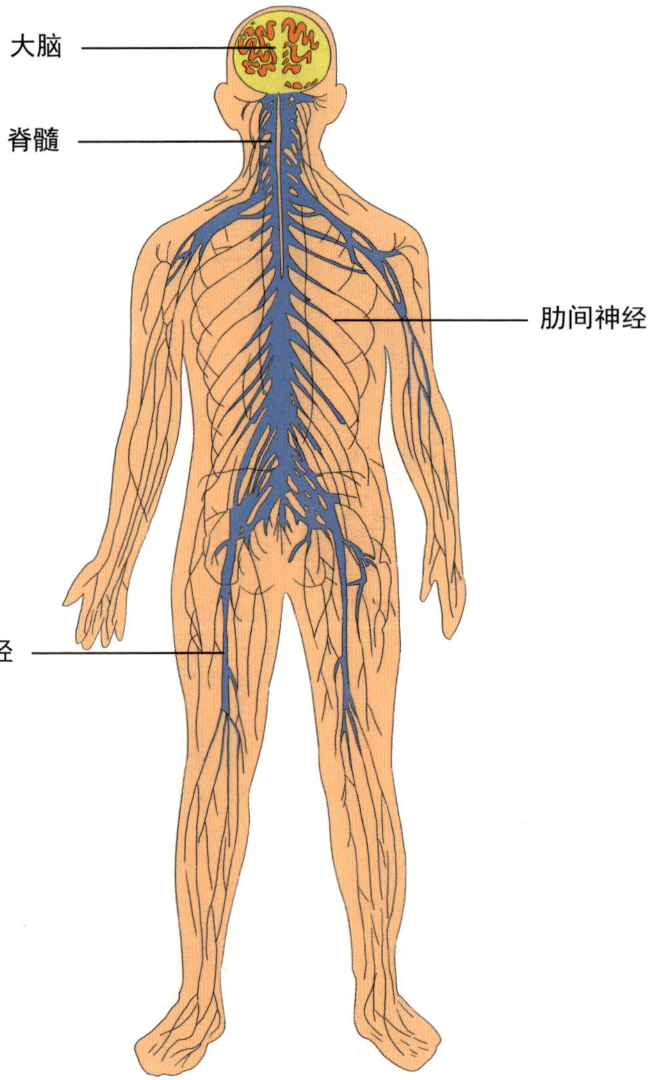

人的神经像树枝一样，从脑部和脊髓发出，越分越细，布满全身。

脑和脊髓的神经称为中枢神经，负责指挥人的一举一动。坐骨神经和肋间神经等这样的神经叫周围神经，它们的任务是传达感觉信息或中枢神经发出的命令。

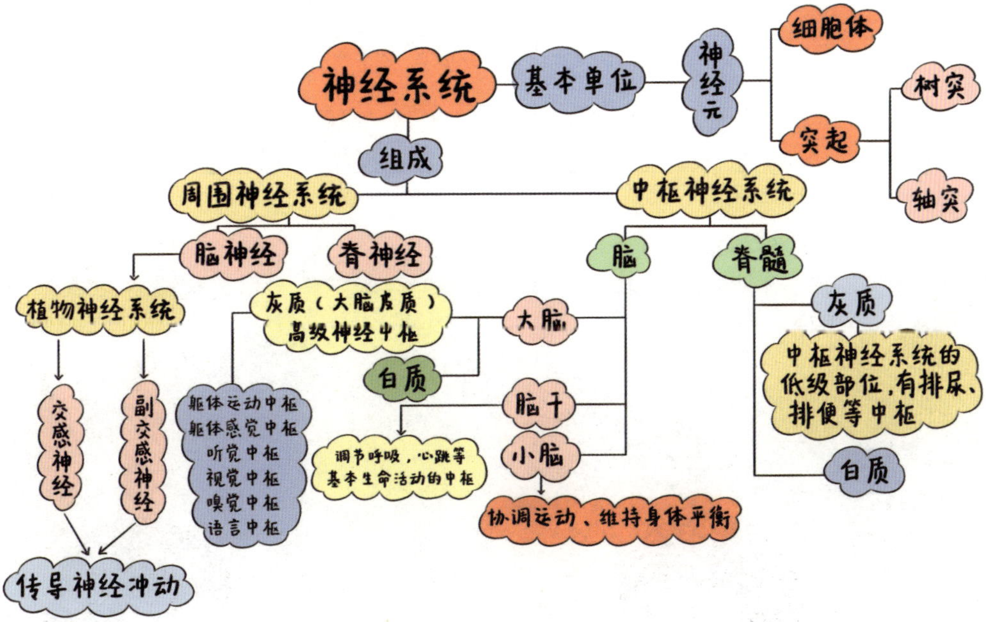

神经系统概念关系图

思考用脑还是用心

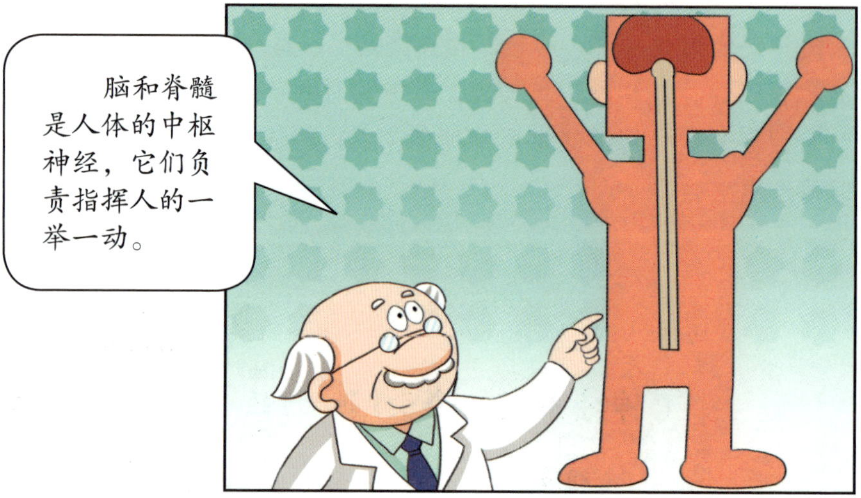
脑和脊髓是人体的中枢神经，它们负责指挥人的一举一动。

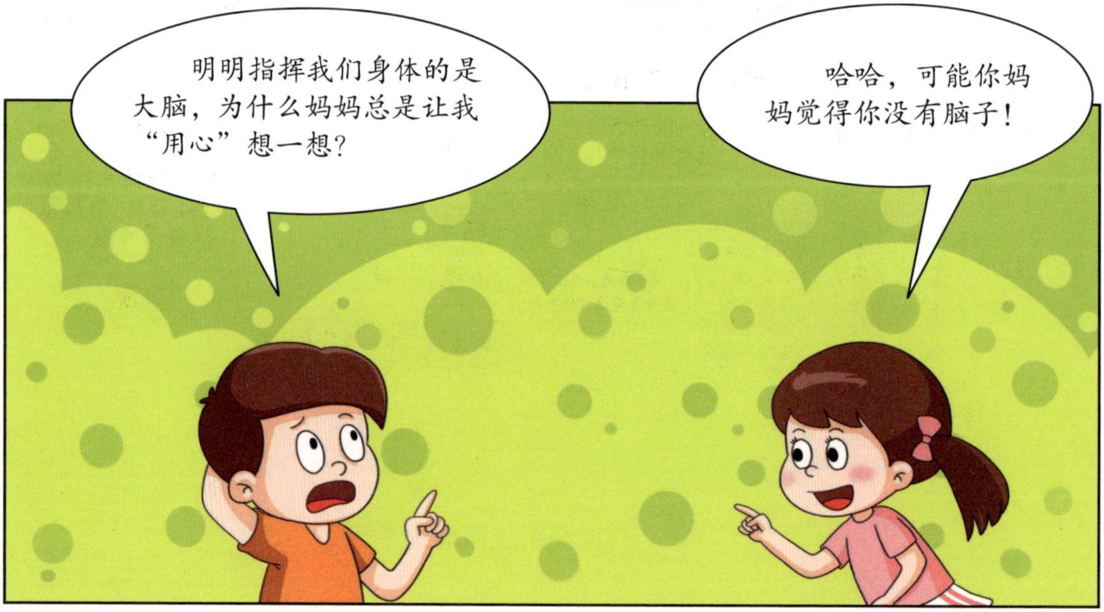
明明指挥我们身体的是大脑，为什么妈妈总是让我“用心”想一想？
哈哈，可能你妈妈觉得你没有脑子！

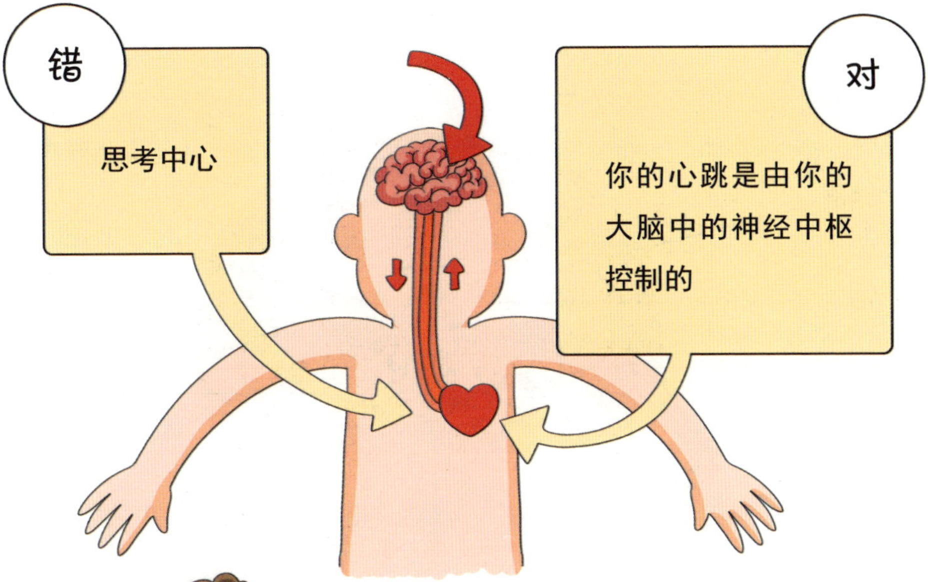

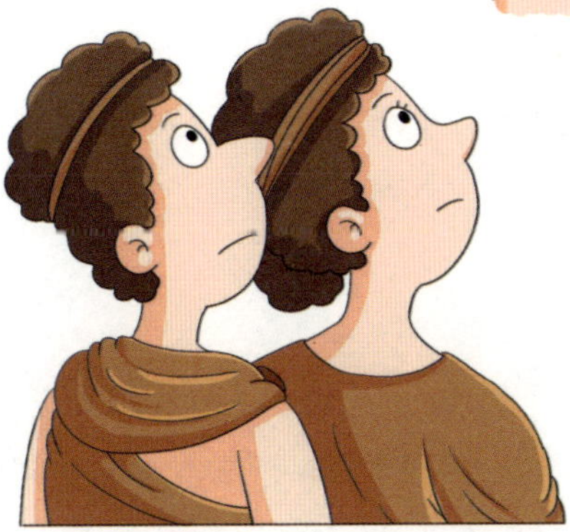

古代的人认为心是思考的器官，因为人兴奋或紧张的时候心跳会加快。而且，心脏一旦停止跳动，人就死了。古人觉得心脏才是生命的载体，是精神与灵魂的所在。古埃及人在制造木乃伊时，最先把大脑抽出来扔掉，而把心脏和其他器官小心取出并保存好。直到古希腊“科学解剖学之父”——希罗菲卢斯多次对死囚进行解剖，第一次发现了大脑的分区以及神经，并且认为大脑才是思想产生的部位，人们才开始认识到大脑才是真正的思维器官。

人脑与脑神经

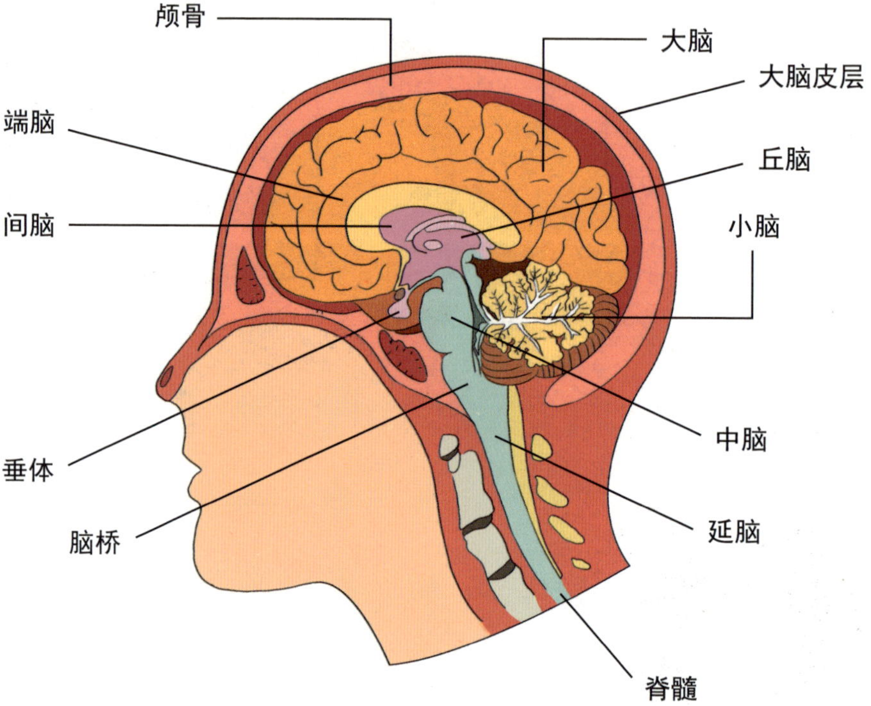

人脑结构

人脑由大脑、小脑、间脑、脑干组成，是人体的“司令部”，让人能思考、想象、记忆。间脑位于两个大脑半球之间，其中最大的部分丘脑是人体除嗅觉外一切感觉的中转站。脑半球表面有一层神经，也叫灰质或大脑皮层。

脑干包括中脑、脑桥、延脑，连接着大脑半球和脊髓，我们的心跳、呼吸、消化、体温、睡眠等重要生理功能都是它在维持。

小脑位于大脑下面，就像人体的调节器一样，主要负责维持人体的平衡。小脑萎缩是一种小脑受损的脑部疾病，主要症状就是走路不稳、语言不清、动作不够灵活。

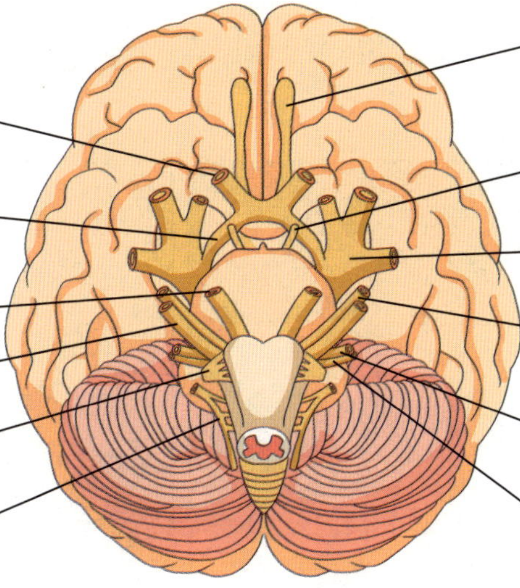

脑神经

脑神经是从脑发出左右成对的神经，主要负责人五官的自由运动和内部器官的运动，共12对，分为嗅觉神经、视觉神经、动眼神经、滑车神经、三叉神经、外展神经、面部神经、位听神经、舌咽神经、舌下神经、迷走神经、副神经。

12对脑神经功能各异。嗅觉神经主要负责鼻子的嗅觉；视觉神经主要负责眼睛的视物功能；动眼神经主管眼球向上、向下、向内的转动以及瞳孔的收缩；滑车神经主管眼球向外下方运动；三叉神经一部分负责面部的痛、温、触觉，一部分主管吃东西时的咀嚼动作；外展神经主管眼球向外方向的运动；面部神经主要负责面部表情肌的运动和一部分唾液的分泌以及舌前的味觉感觉；位听神经主要负责耳朵对声音的感受；舌咽神经与迷走神经共同主管咽喉部黏膜的感觉，迷走神经还负责心脏、血管、胃肠道平滑肌的运动；舌下神经主管舌肌运动；副神经主要负责转颈、耸肩等运动。

人体的第二司令部

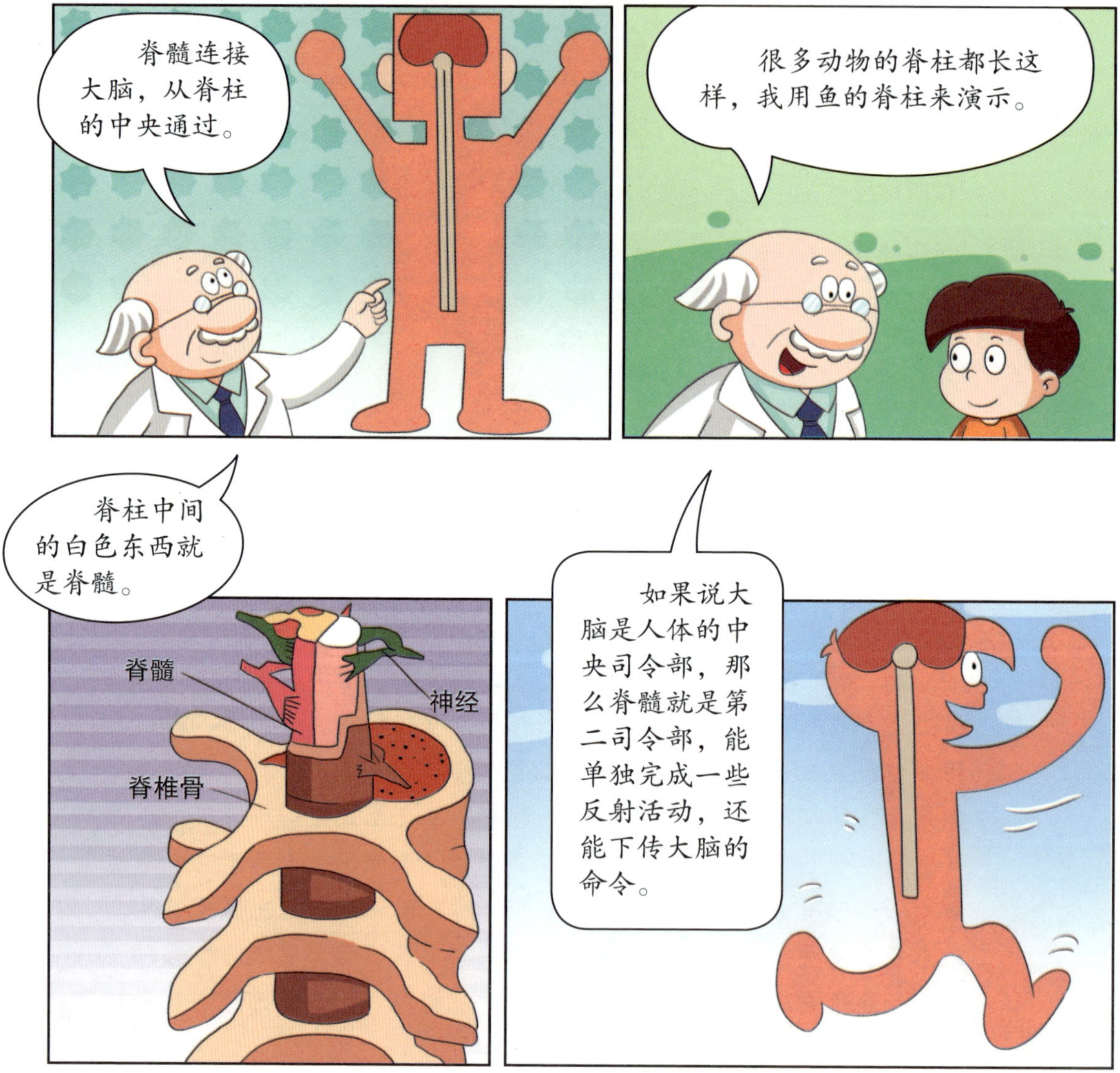
脊髓连接大脑，从脊柱的中央通过。
很多动物的脊柱都长这样，我用鱼的脊柱来演示。
脊柱中间的白色东西就是脊髓。
脊髓
神经
脊椎骨
如果说大脑是人体的中央司令部，那么脊髓就是第二司令部，能单独完成一些反射活动，还能下传大脑的命令。

脊神经

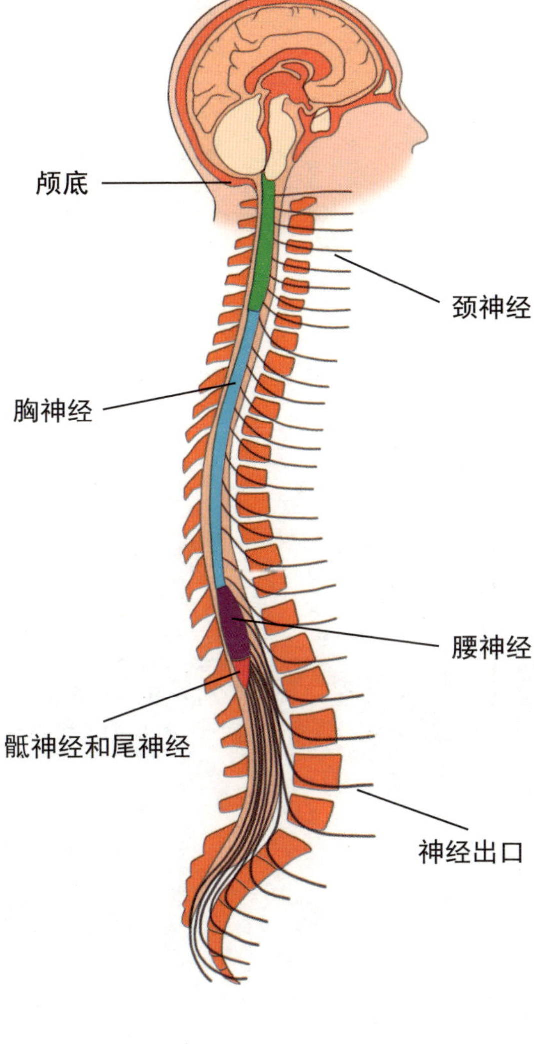

脊神经也叫脊髓神经，人体共有31对。其中，有8对颈神经，12对胸神经，5对腰神经，5对骶神经，1对尾神经，分别形成颈丛、臂丛、腰丛和骶丛。

脊神经是混合神经，含有躯体运动、躯体感觉、内脏运动、内脏感觉四种纤维成分。

脊神经从椎间孔出来后分为前支、后支，一般细小的后支分布在脊柱附近较小区域内的皮肤和肌肉，粗大的前支分布到颈部以下其余各部位的皮肤和肌肉。

神经系统是怎么工作的

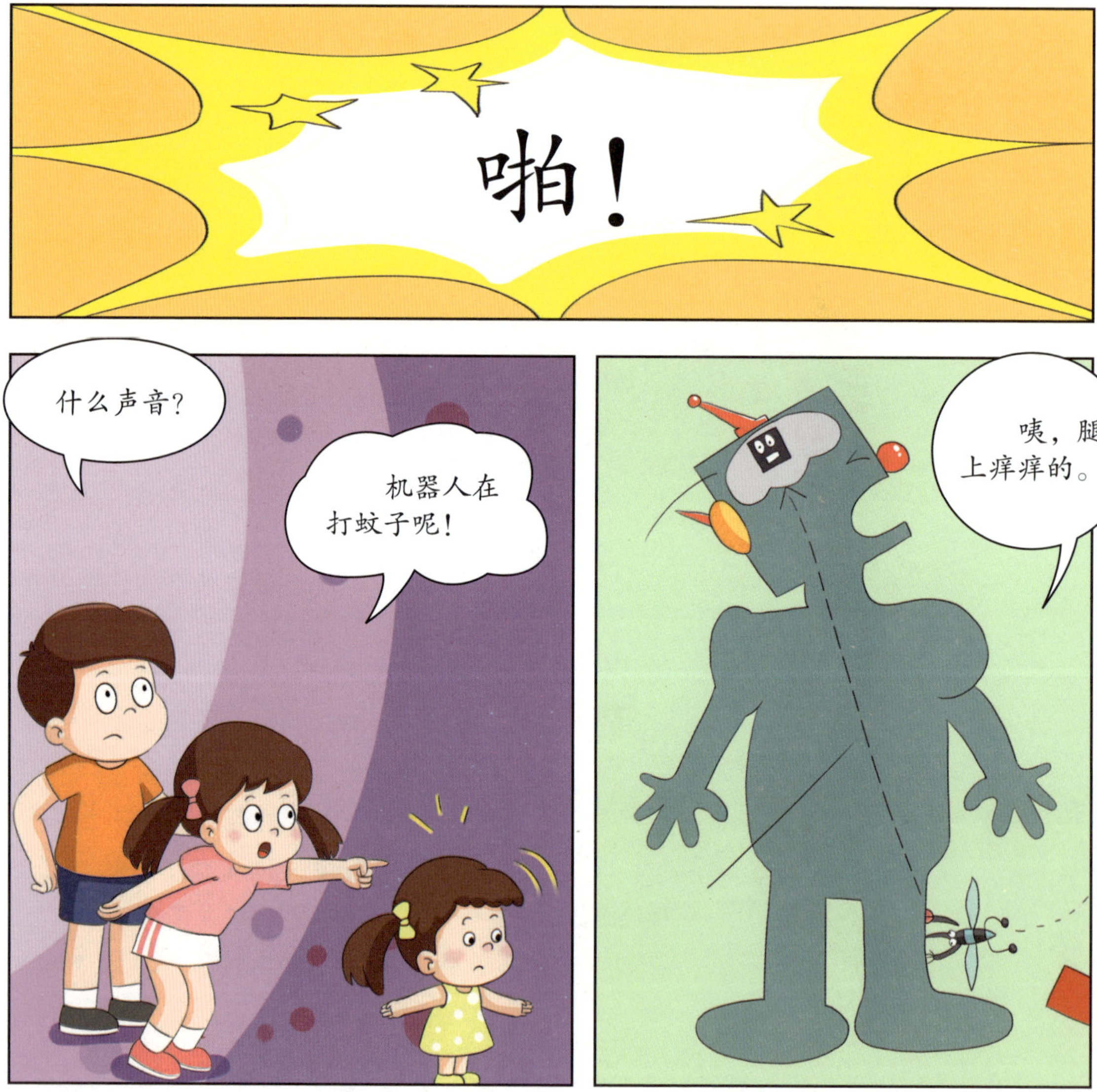

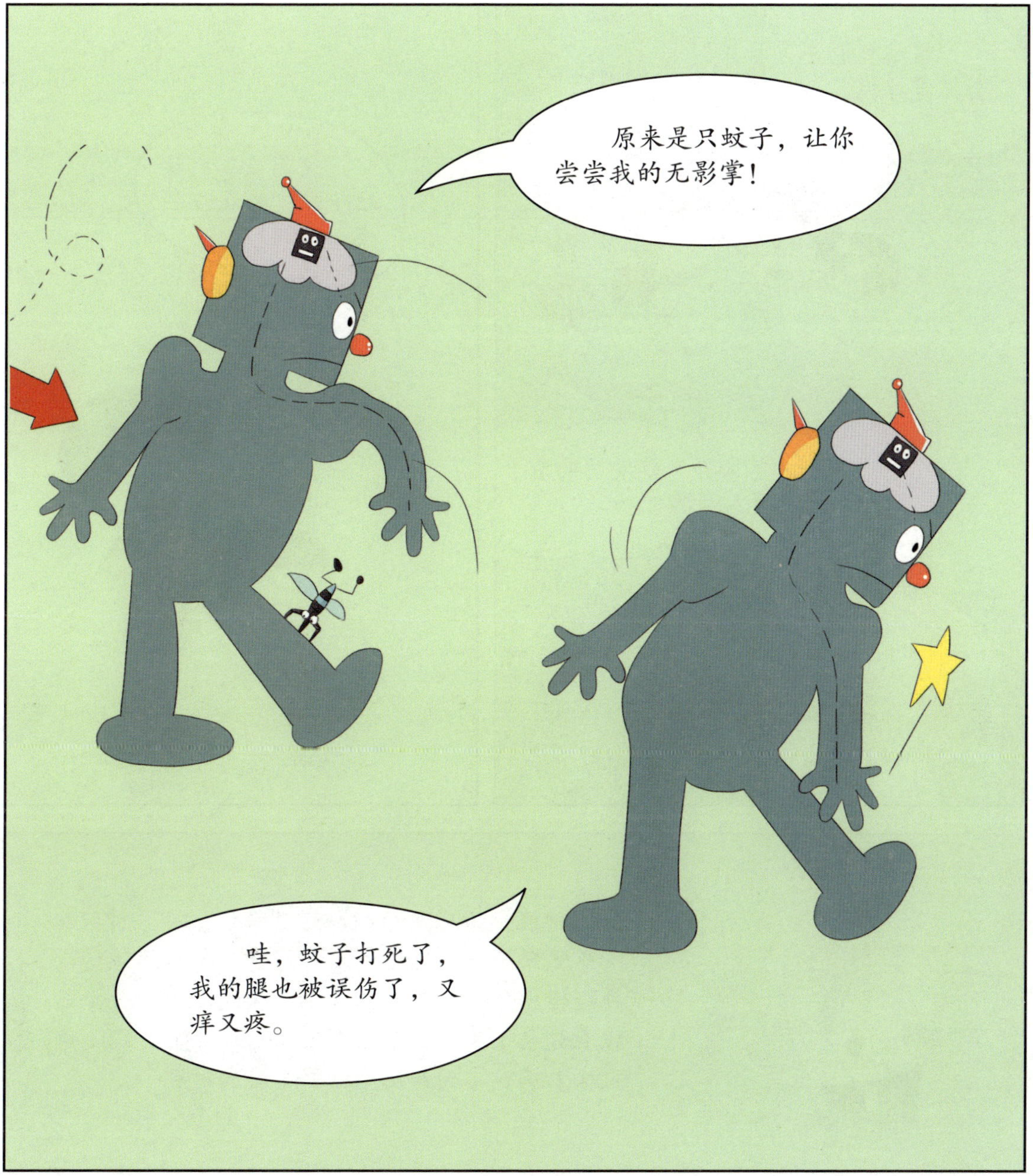
原来是只蚊子，让你尝尝我的无影掌！
哇，蚊子打死了，我的腿也被误伤了，又痒又疼。

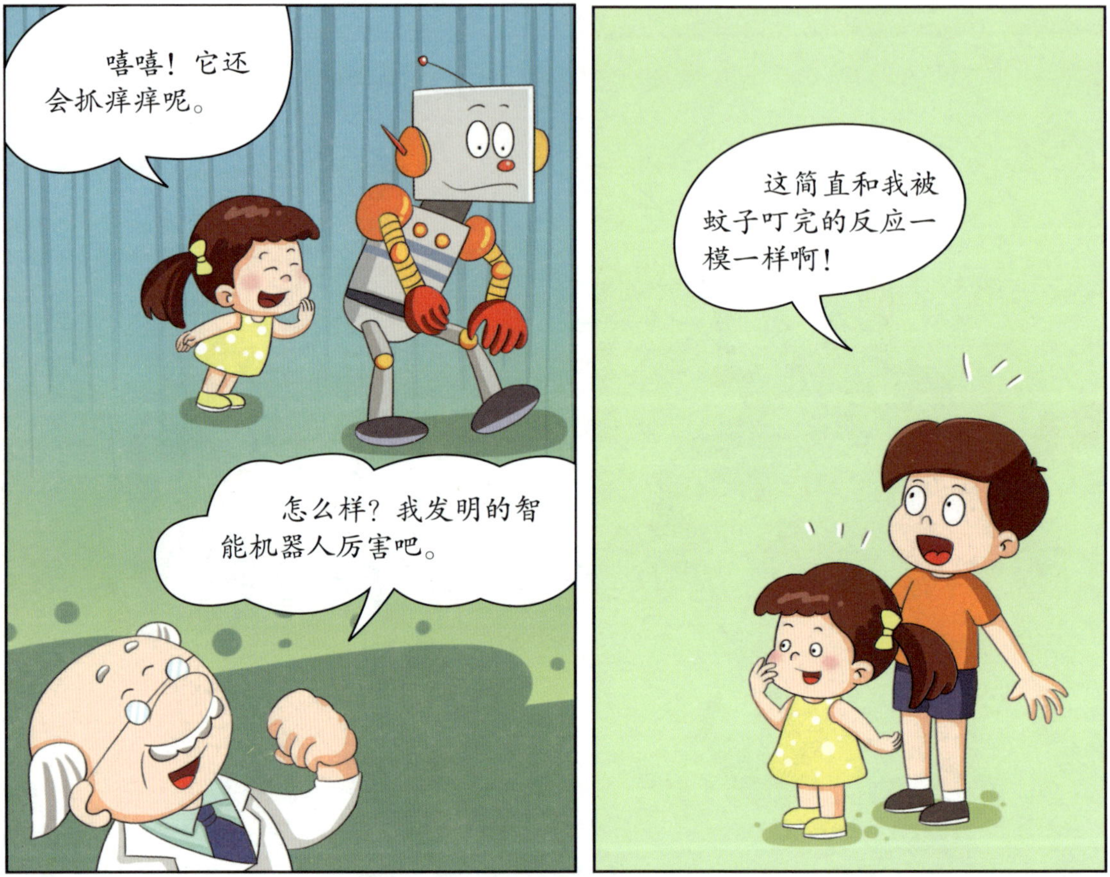

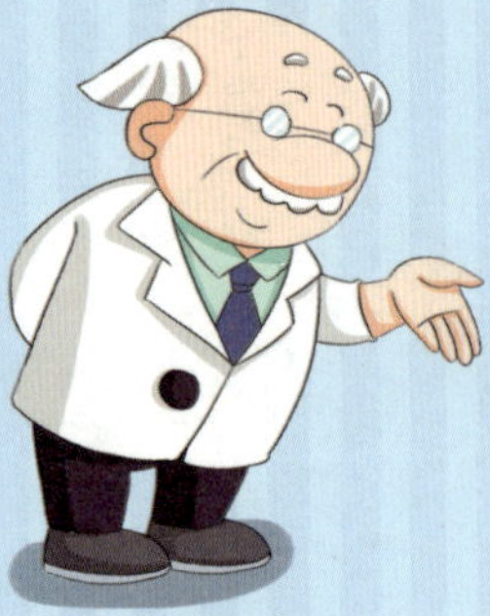

神经分为感觉神经和运动神经。感觉神经把所感觉到的信号传给大脑，经过分析再通过运动神经传出命令，让身体作出相应的动作。整个过程看起来很长，实际上是在很短的时间内完成的，人根本感觉不到经历了这么复杂的过程。

神经元

人体影像馆

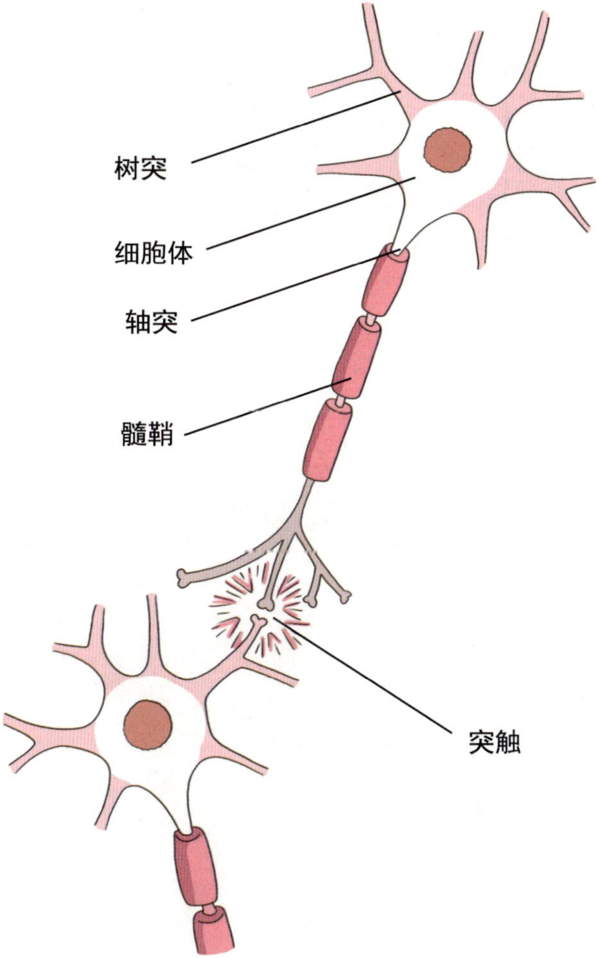

神经元，又叫神经细胞，是神经系统的基本单位，由细胞体和细胞突起构成。突起又分树突和轴突两种。一般情况下，神经元树突数量多且短，有很多树状的分支；轴突则往往很长，在其离开细胞体一定距离后获得髓鞘，成为神经纤维。神经元之间在结构上并没有原生质相连，只是互相接触，它们互相接触的部位叫作突触。

神经元的基本功能是通过接收、整合、传导和输出信息，实现信息交换。按照各自的用途，可以分为三种：输入神经、传出神经和连体神经。

为什么有的人是左撇子

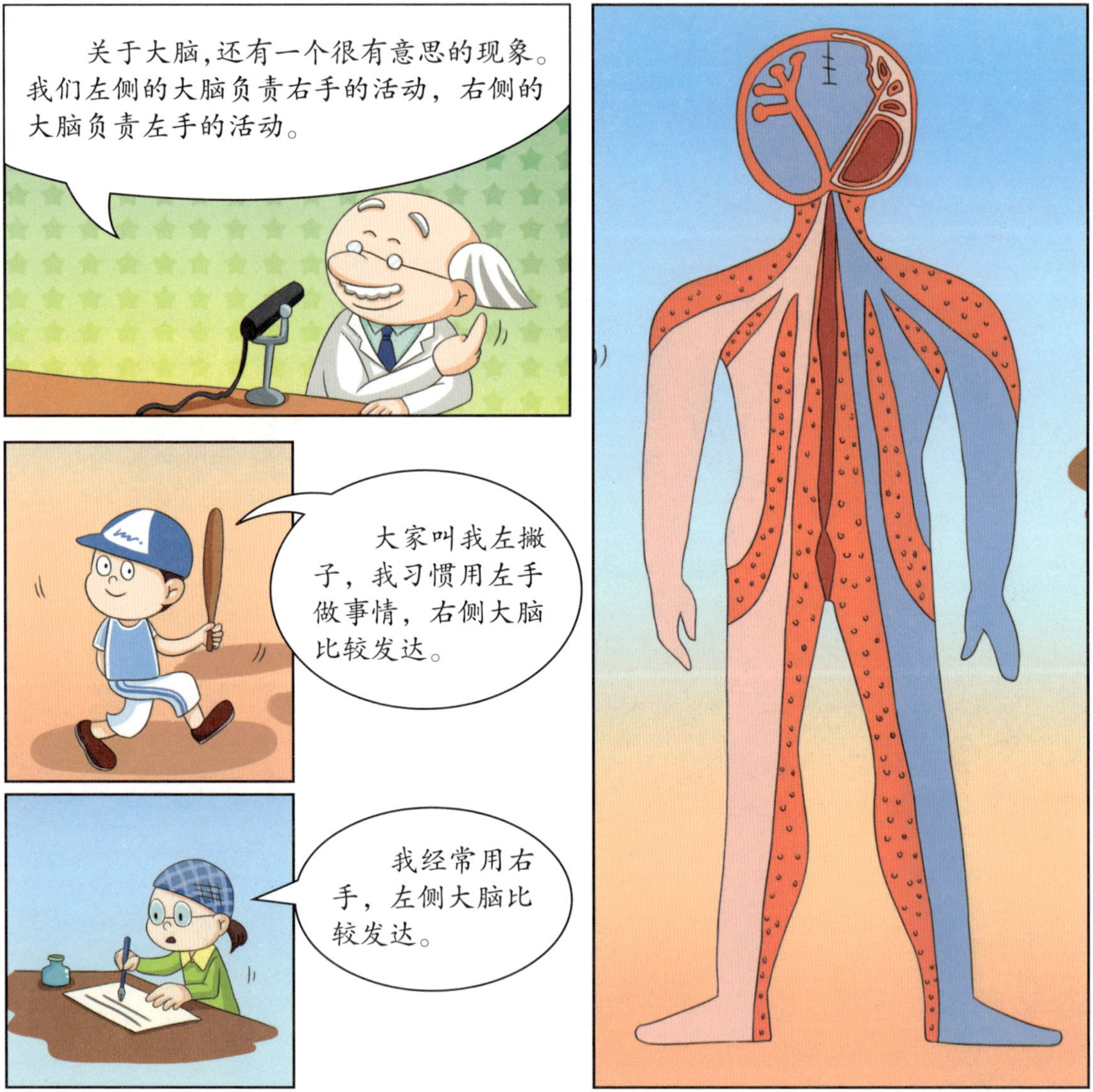
关于大脑，还有一个很有意思的现象。我们左侧的大脑负责右手的活动，右侧的大脑负责左手的活动。
大家叫我左撇子，我习惯用左手做事情，右侧大脑比较发达。
我经常用右手，左侧大脑比较发达。

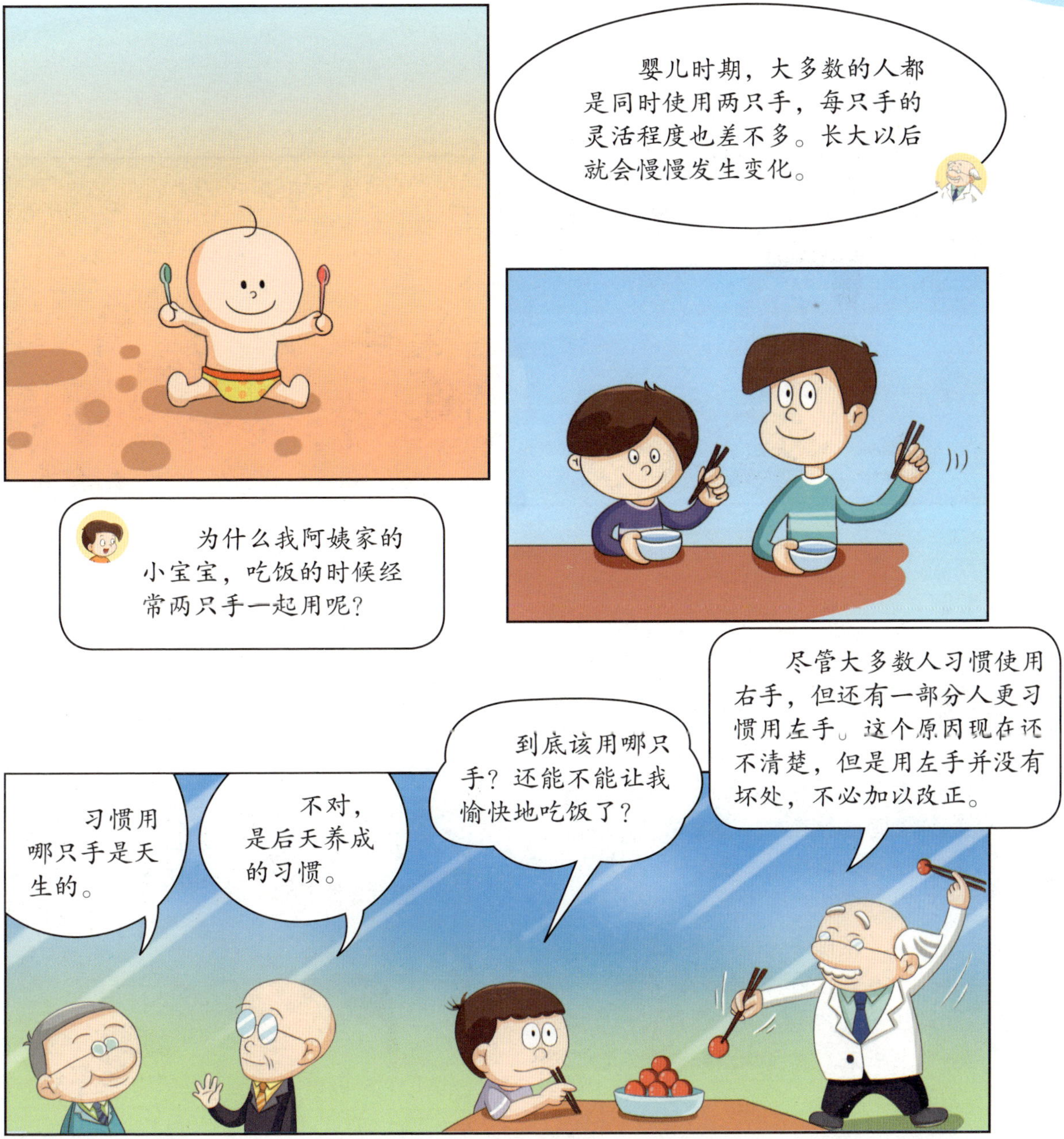
婴儿时期，大多数的人都是同时使用两只手，每只手的灵活程度也差不多。长大以后就会慢慢发生变化。
为什么我阿姨家的小宝宝，吃饭的时候经常两只手一起用呢？
习惯用哪只手是天生的。
不对，是后天养成的习惯。
到底该用哪只手？还能不能让我愉快地吃饭了？
尽管大多数人习惯使用右手，但还有一部分人更习惯用左手。这个原因现在还不清楚，但是用左手并没有坏处，不必加以改正。

人为什么会打哈欠

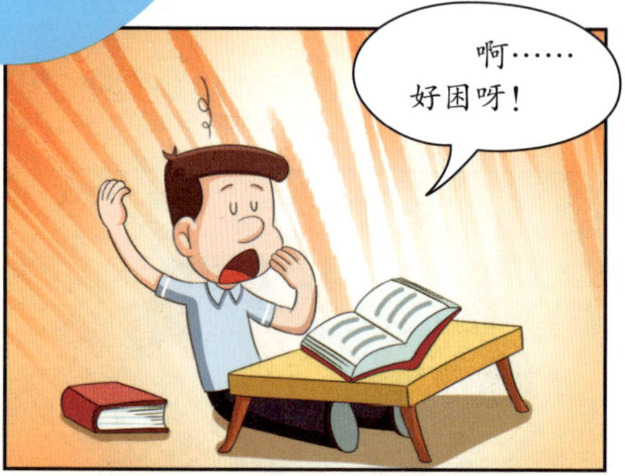

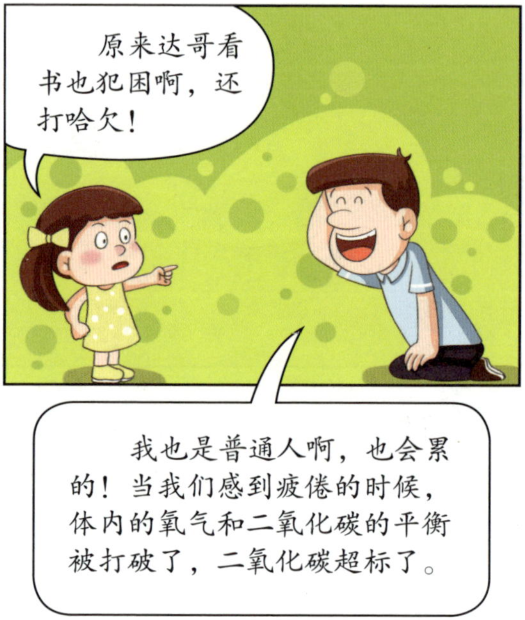

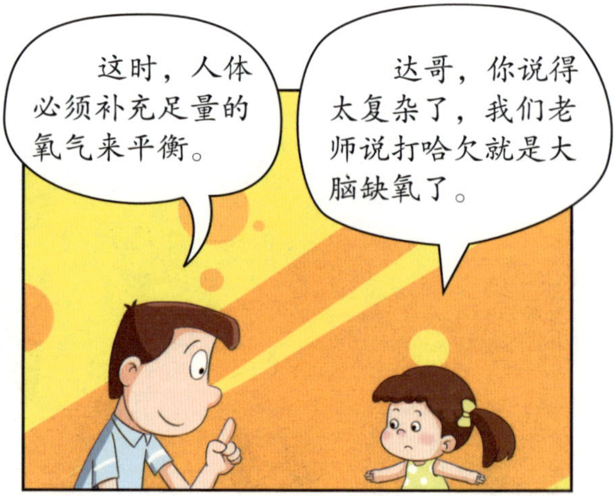

你知道吗

打哈欠的时候为什么还会流眼泪？

人的眼泪是时时刻刻都在分泌的，但正常情况下分泌的少，而且是紧贴的眼球表面流动，在眨眼的时候，泪水会很快排到鼻泪管里，所以我们几乎感觉不到它们的存在。

但人在打哈欠的时候，张大嘴巴，面颊、舌头、咽喉的肌肉会收缩，口腔和鼻腔的压力增大，鼻泪管就会被堵，眼泪下不去，就会从眼眶溢出，造成流泪的样子。

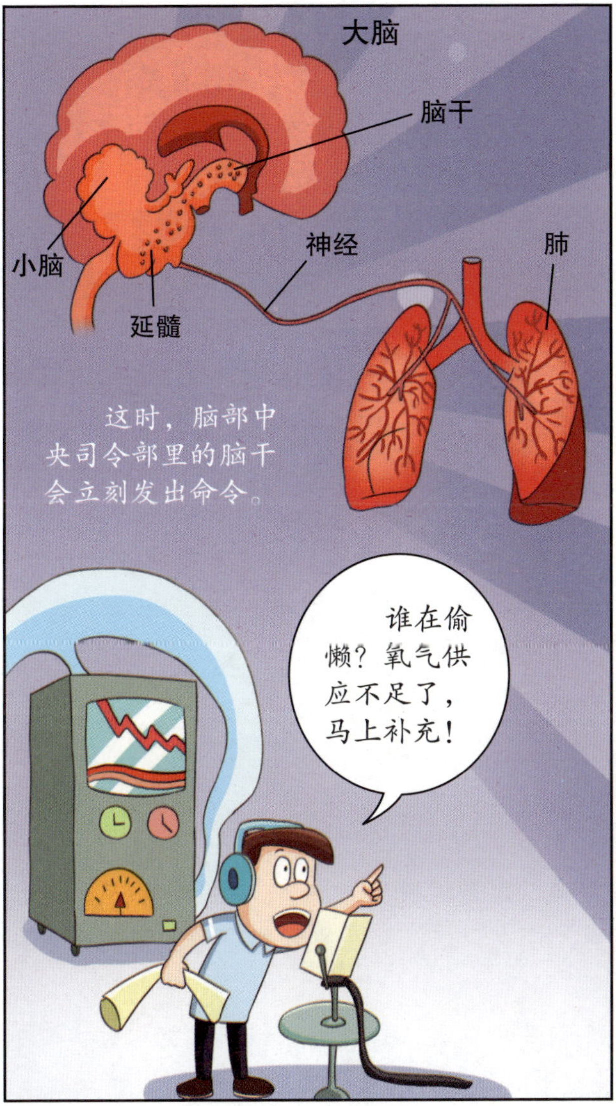
大脑
脑干
小脑
神经
肺
延髓
这时，脑部中央司令部里的脑干会立刻发出命令。
谁在偷懒？氧气供应不足了，马上补充！

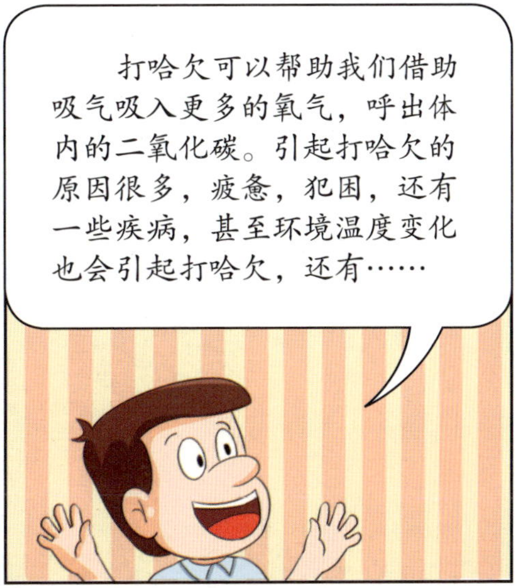
打哈欠可以帮助我们借助吸气吸入更多的氧气，呼出体内的二氧化碳。引起打哈欠的原因很多，疲惫，犯困，还有一些疾病，甚至环境温度变化也会引起打哈欠，还有……

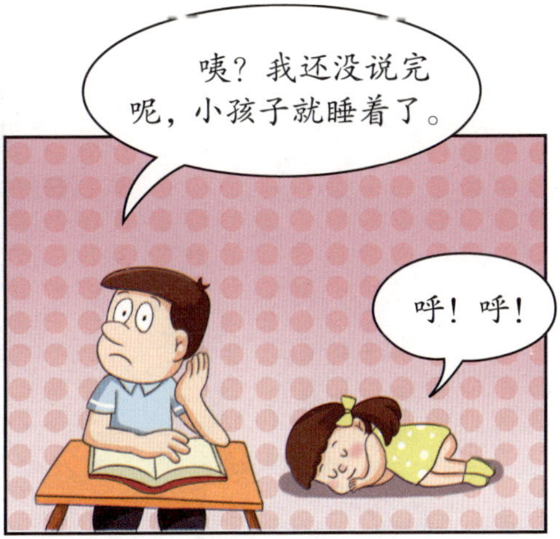
咦？我还没说完呢，小孩子就睡着了。
呼！呼！

人体影像馆

人体司令部里的灰白双侠

我们在提到神经的时候，总是听到灰质和白质。它们是什么呢？

其实，它们是大脑司令部里的灰白双侠。灰质是神经中枢，下命令、做决定就是这里，是司令官；白质是负责传导作用，是通讯官。

灰质是一种神经组织，由许许多多的神经元细胞和它们的树突聚集在一起形成。灰质主要分为：脊髓灰质、脑干灰质、大脑皮层灰质。

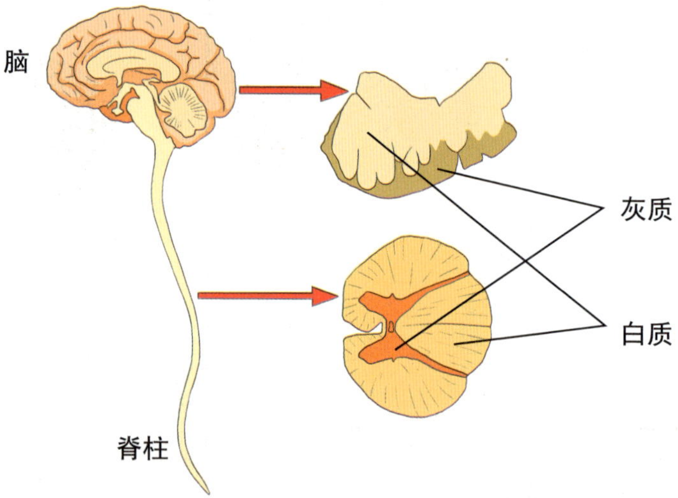

人的脑半球被一层薄神经覆盖，就是大脑皮层灰质。我们能感觉到周围的事情，听到声音，看到画面，能有记忆，有想象，能思考，都是因为有大脑皮层灰质。

脑干灰质是脑干里分散成个别的细胞群，这些细胞群通常被称为“神经核”。这些神经核的存在，让脑干成为重要的低级反射中枢。

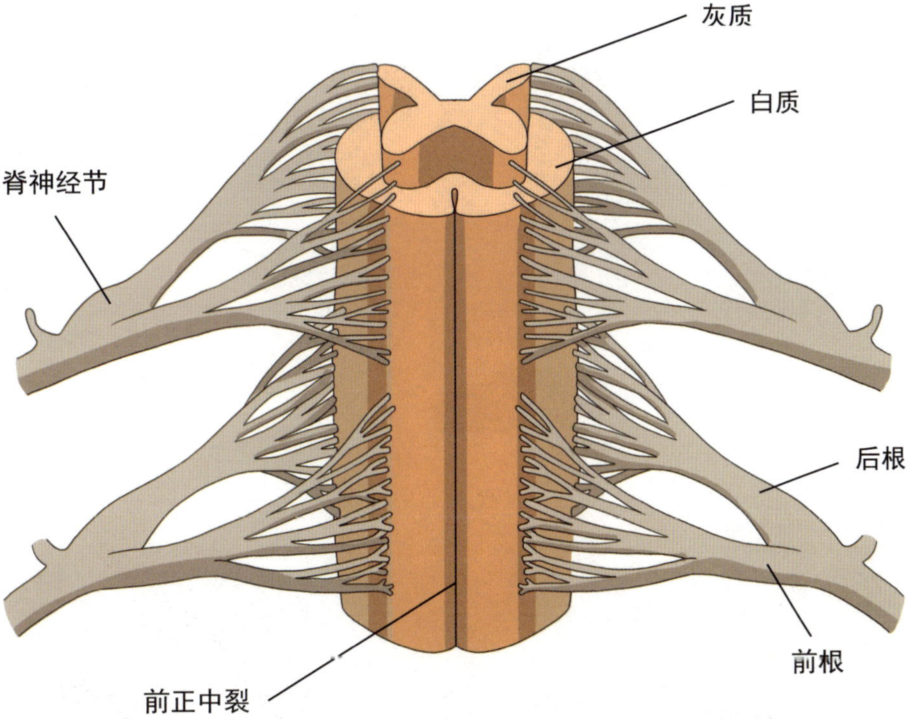

脊髓和脊神经根

还记得第二司令部吗？对，就是脊髓！脊髓灰质和白质就在这里上班。

脊髓灰质有另一个名字，叫作脊髓髓质。脊髓灰质主要是脊髓神经元细胞聚集的地方。在脊髓的横切面上可看见的中央部较暗的部分叫“灰质”，白质包围在灰质外面。

我们熟知的小儿麻痹症，就是一种叫作脊髓灰质炎的病毒破坏了脊髓前角运动细胞，导致儿童出现肢体瘫痪的症状。

遭遇小偷

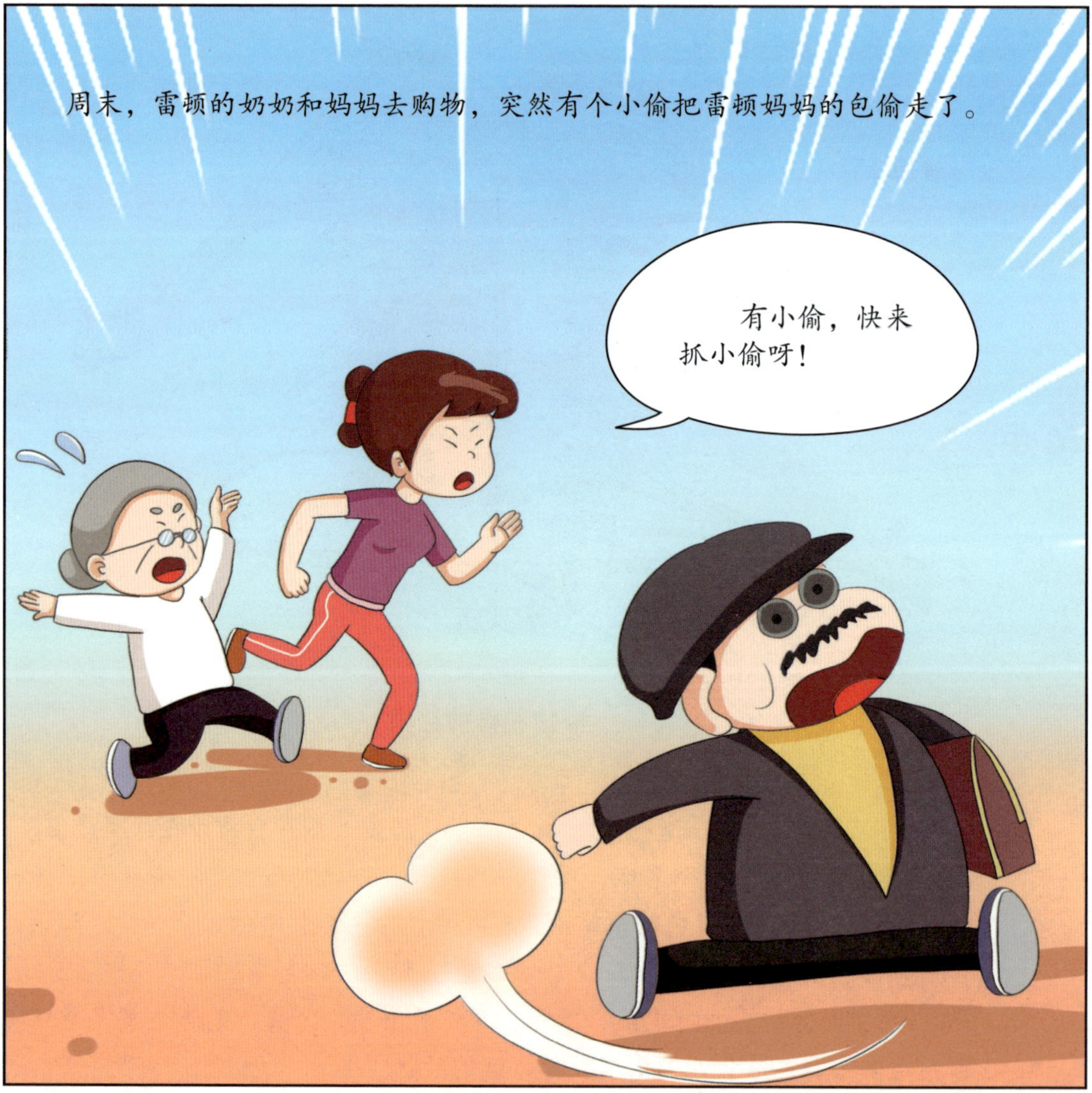

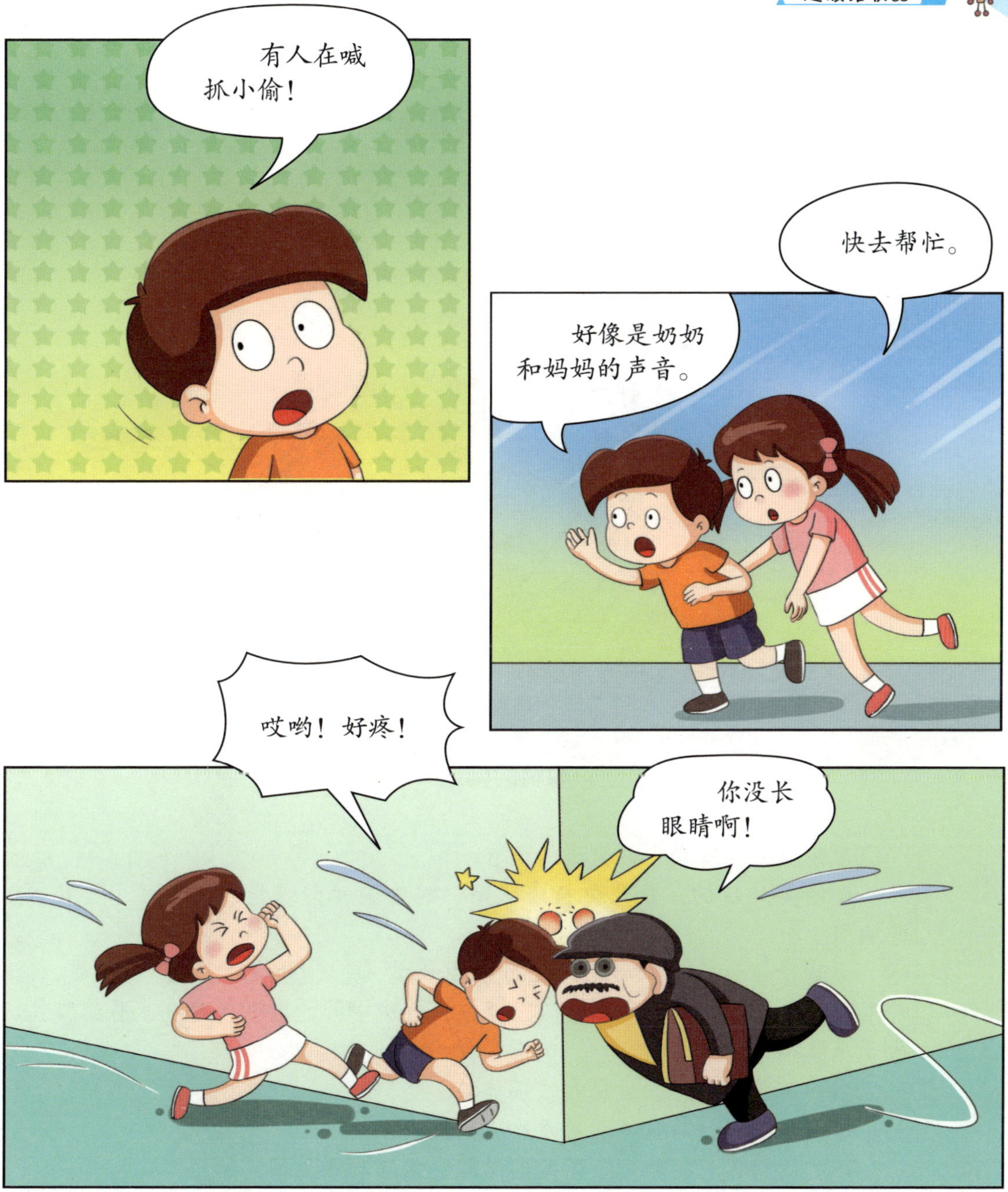
有人在喊抓小偷！
好像是奶奶和妈妈的声音。
快去帮忙。
哎哟！好疼！
你没长眼睛啊！

眼睛

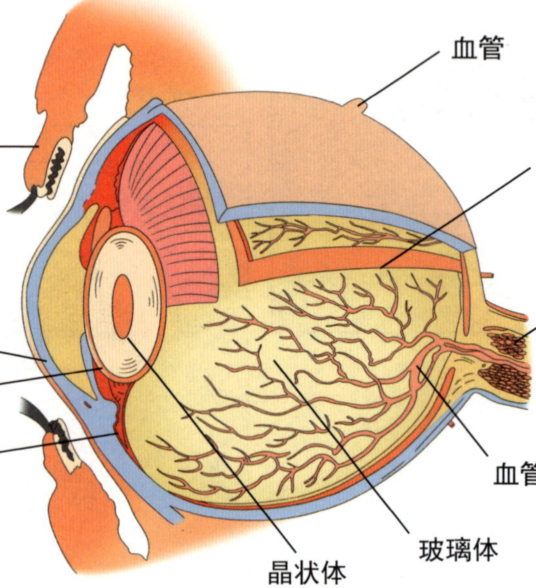

眼睛的构造

眼睛是人类感官中最重要的器官。

眼睛是球状的，眼球包括眼球壁、眼内腔和内容物、视神经、血管等组织。

眼球壁分为外、中、内三层，外层由角膜、巩膜（俗称“眼白”）组成，中层包括虹膜、睫状体和脉络膜三部分，虹膜中间的圆孔叫瞳孔，脉络膜位于巩膜和视网膜之间。

眼内腔包括前房、后房和玻璃体腔。

眼内容物包括晶状体、房水和玻璃体。

眼的附属器包括眼眶、眼睑、结膜、泪器和眼外肌。

眼睛是怎么看到东西的？

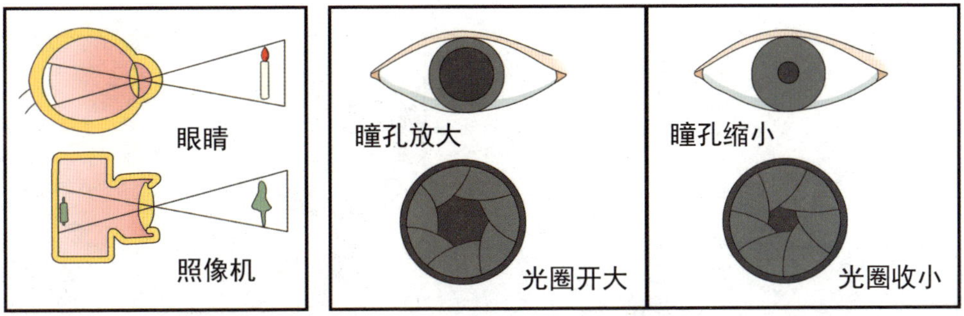

人的眼睛就像一台小巧精密的照相机。晶状体好似照相机的透镜，视网膜好像底片，虹膜就是光圈。虹膜根据光线的强弱来开大或者缩小，晶状体通过膨胀或者变平来调节焦距，这样，就能保障视网膜上的影像清晰。

现在很多青少年是近视眼，看不清远处的东西，这是因为远处物体的画面不能聚焦到视网膜上。

很多的老年人却正好相反，不能聚焦于近处，所以他们往往看不清近处的物体，连近距离的阅读都很难做到。这种现象通常称为“老花眼”。

近视眼和远视眼

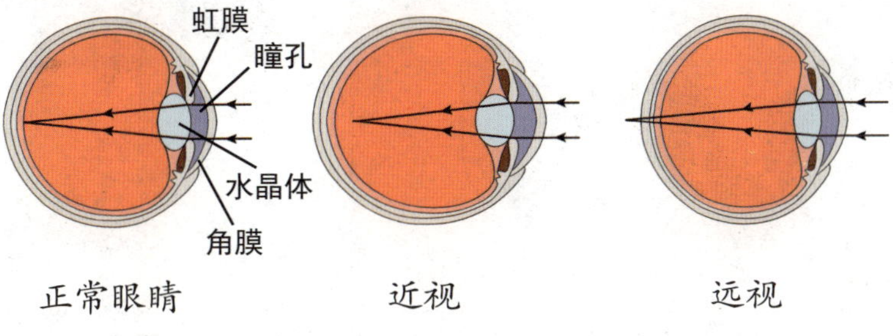

跟踪追击

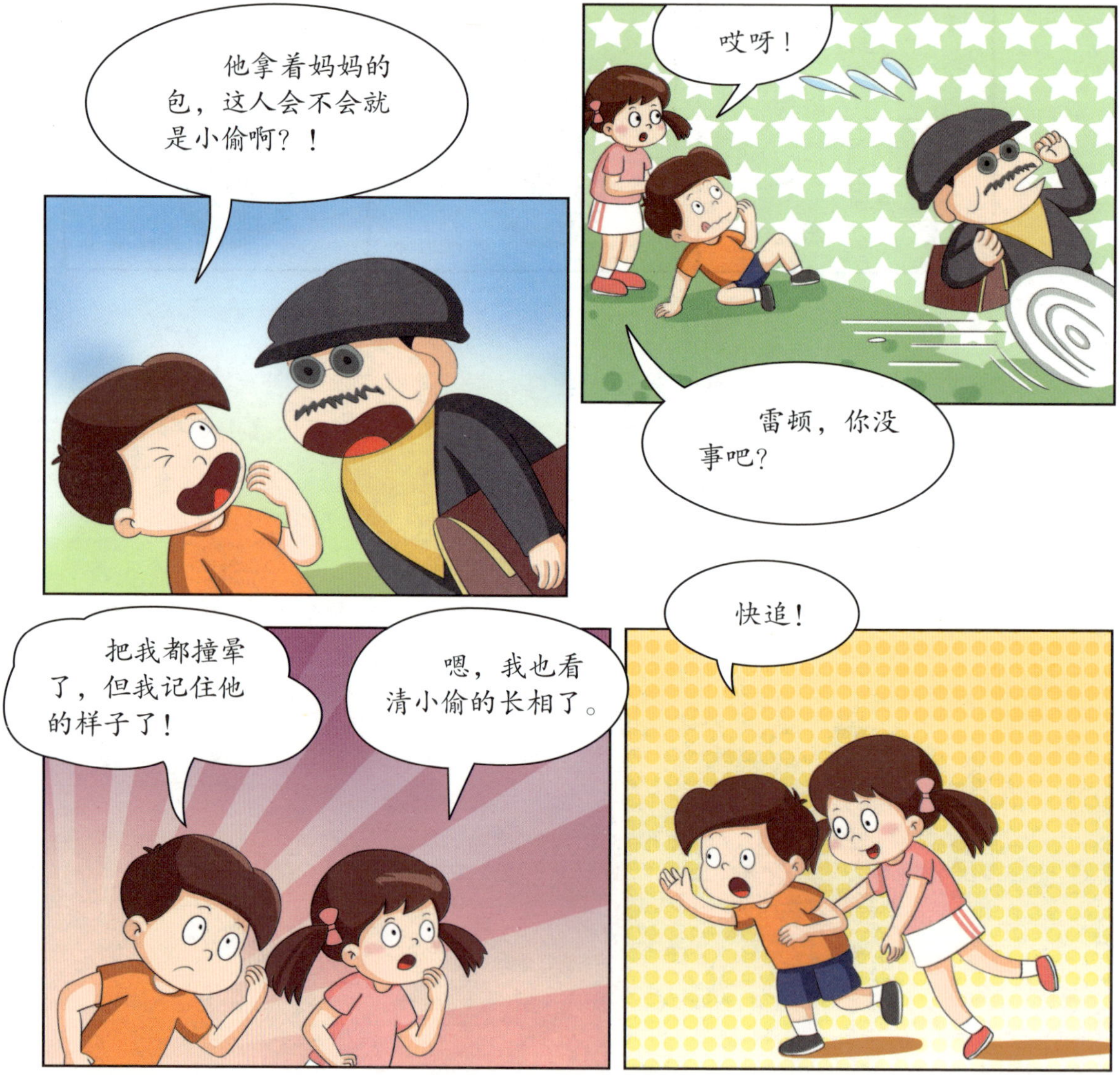
他拿着妈妈的包，这人会不会就是小偷啊？！
哎呀！
雷顿，你没事吧？
把我都撞晕了，但我记住他的样子了！
嗯，我也看清小偷的长相了。
快追！

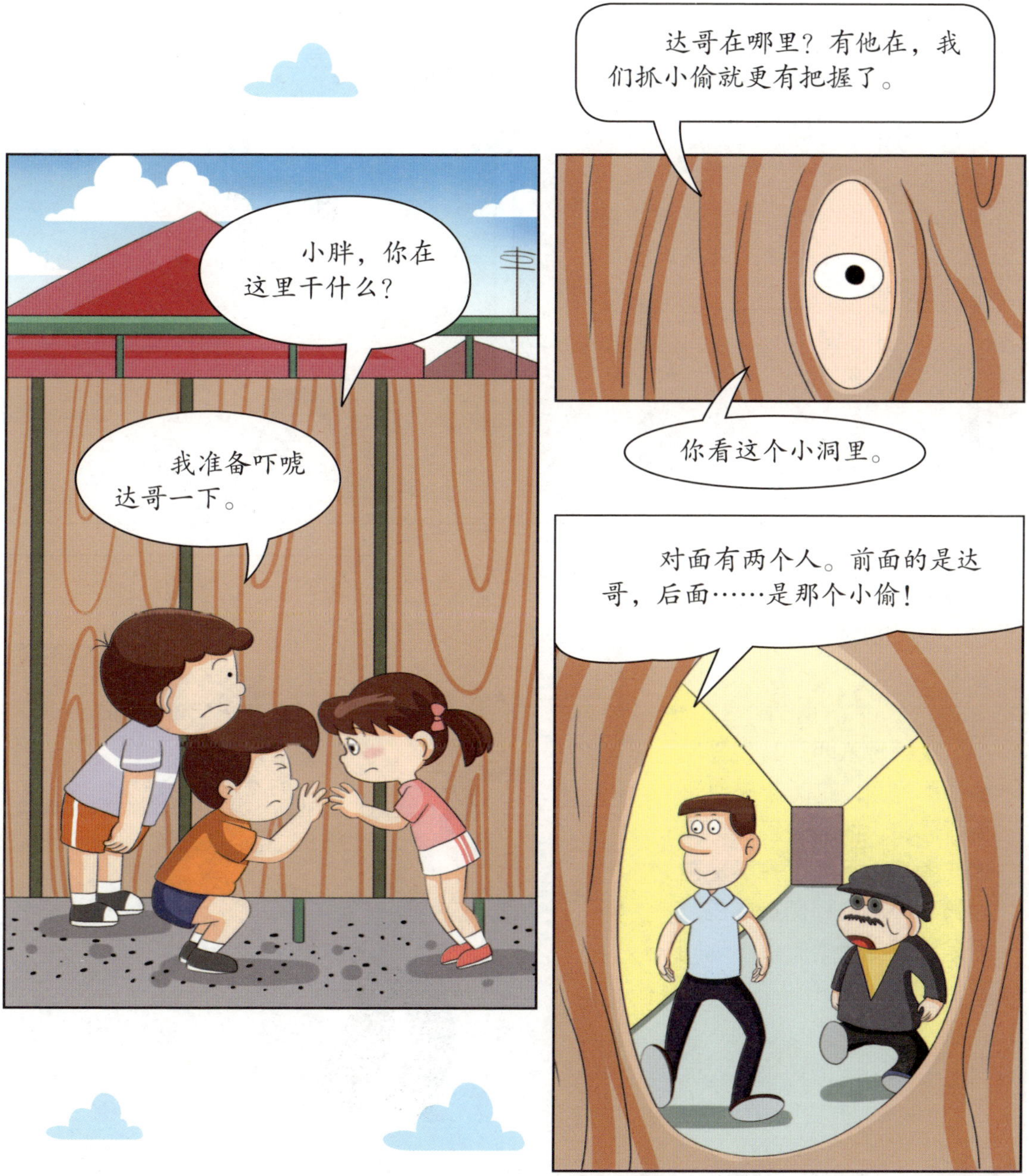
小胖，你在这里干什么？
我准备吓唬达哥一下。
达哥在哪里？有他在，我们抓小偷就更有把握了。
你看这个小洞里。
对面有两个人。前面的是达哥，后面……是那个小偷！

达哥分不清前后吗

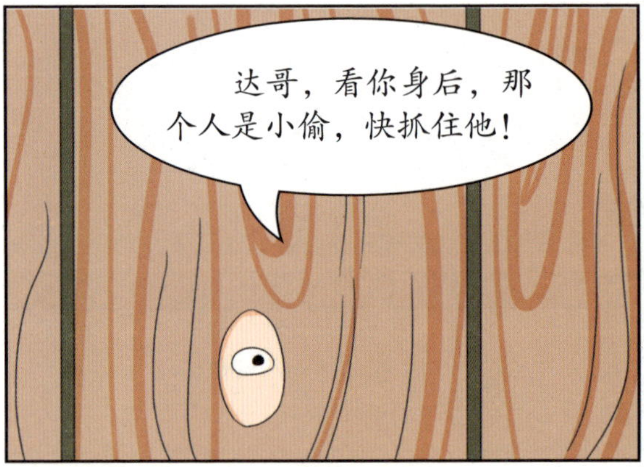

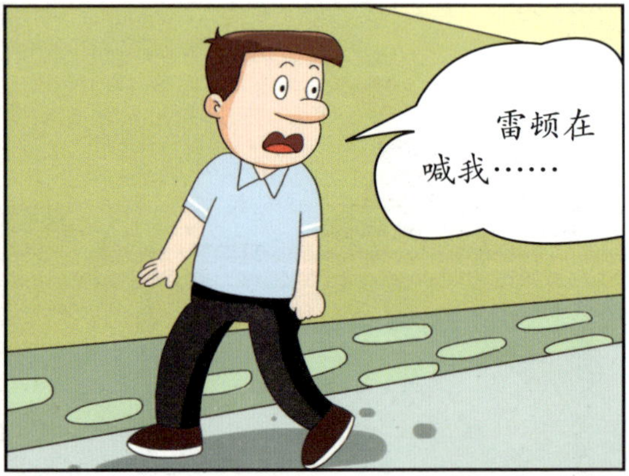

你知道吗

看东西不用眼？

我们看东西，其实是用脑而不是眼，这听起来似乎不可思议。很多时候视力模糊或者视力下降，并不是由眼睛某个部位损伤造成的，而是脑部的视觉皮质出现问题引起的。

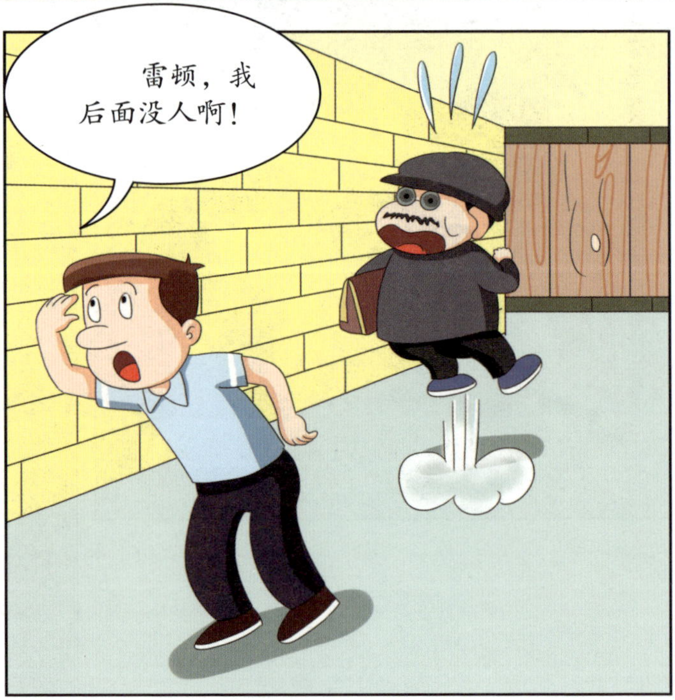

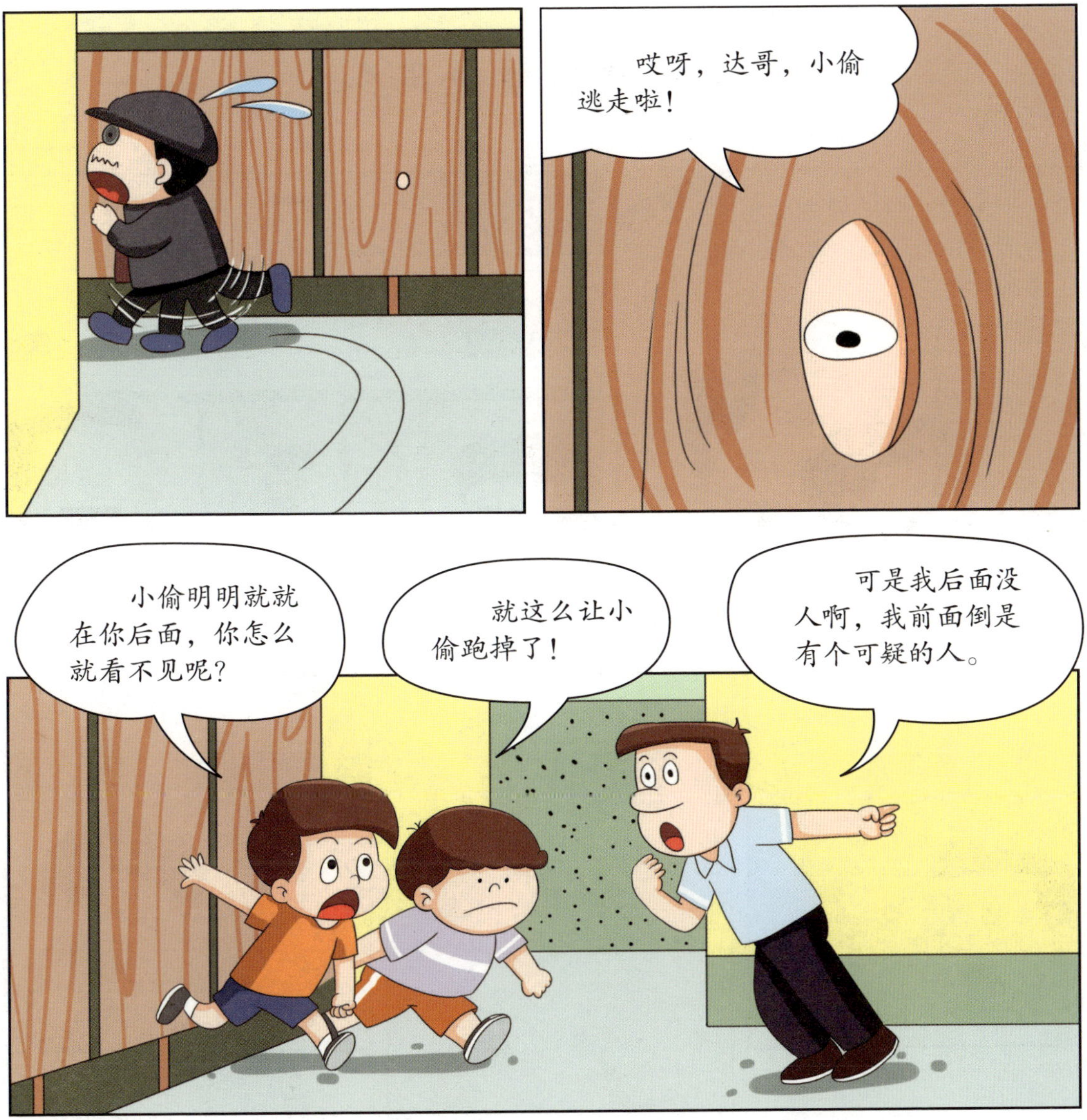
哎呀，达哥，小偷逃走啦！
小偷明明就就在你后面，你怎么就看不见呢？
就这么让小偷跑掉了！
可是我后面没人啊，我前面倒是有个可疑的人。

雷顿的眼睛会骗人

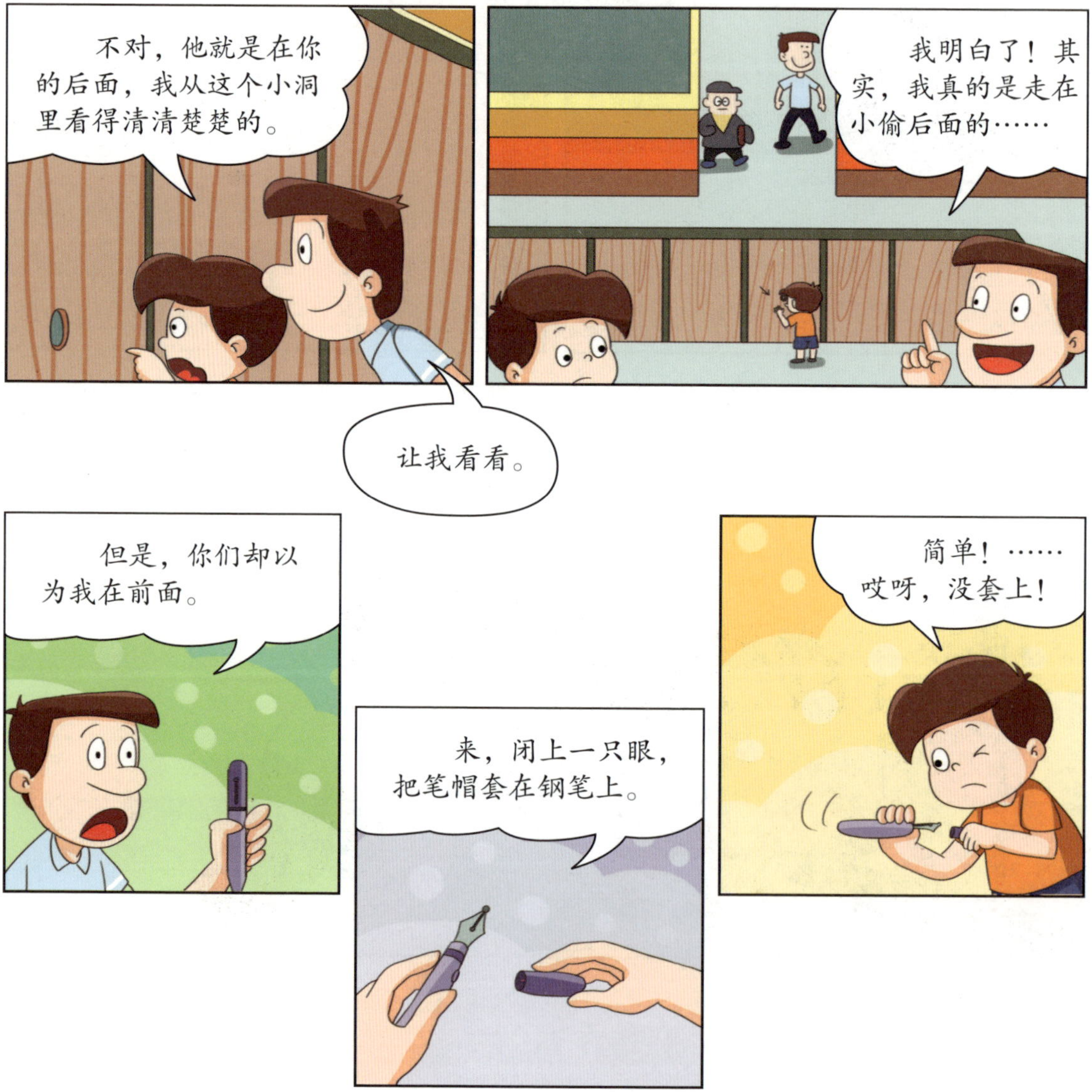
不对，他就是在你的后面，我从这个小洞里看得清清楚楚的。
让我看看。
我明白了！其实，我真的是走在小偷后面的……
但是，你们却以为我在前面。
来，闭上一只眼，把笔帽套在钢笔上。
简单！……哎呀，没套上！

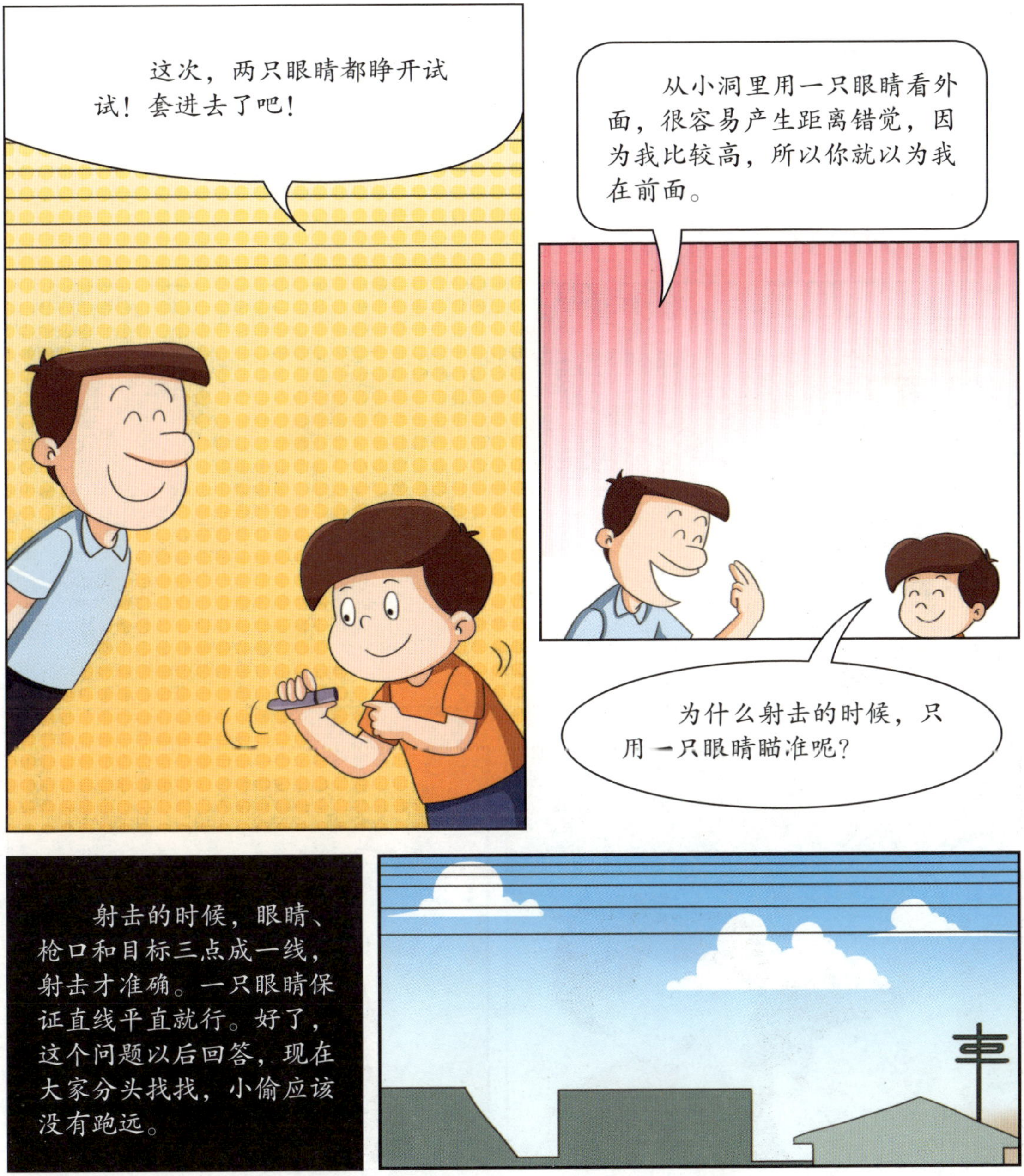
这次，两只眼睛都睁开试试！套进去了吧！
从小洞里用一只眼睛看外面，很容易产生距离错觉，因为我比较高，所以你就以为我在前面。
为什么射击的时候，只用一只眼睛瞄准呢？
射击的时候，眼睛、枪口和目标三点成一线，射击才准确。一只眼睛保证直线平直就行。好了，这个问题以后回答，现在大家分头找找，小偷应该没有跑远。

人体
小剧场

为什么两只眼睛看东西仍然是一个

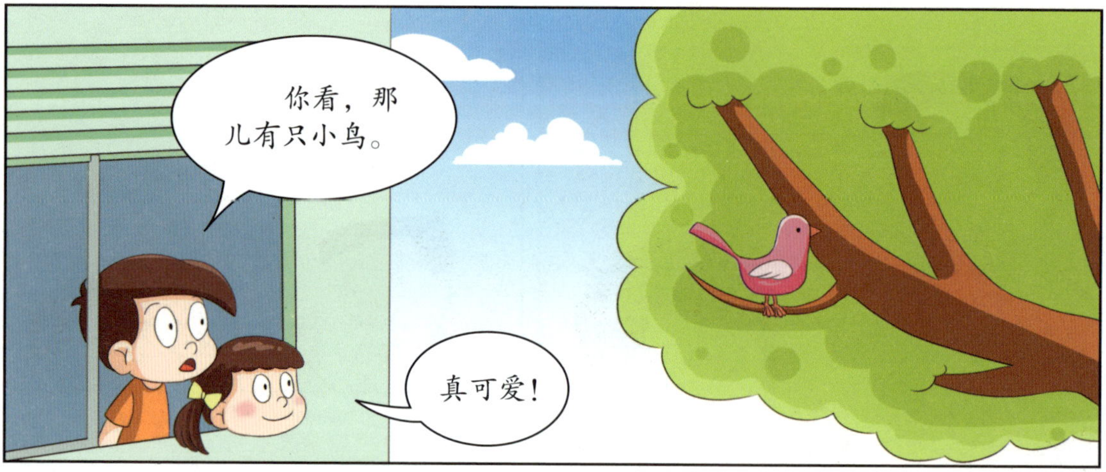

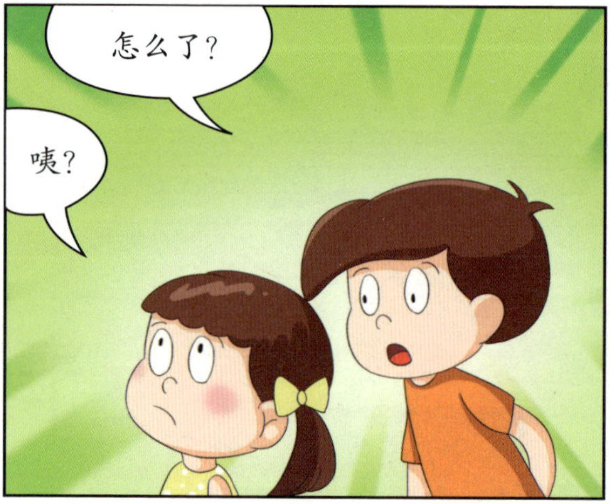

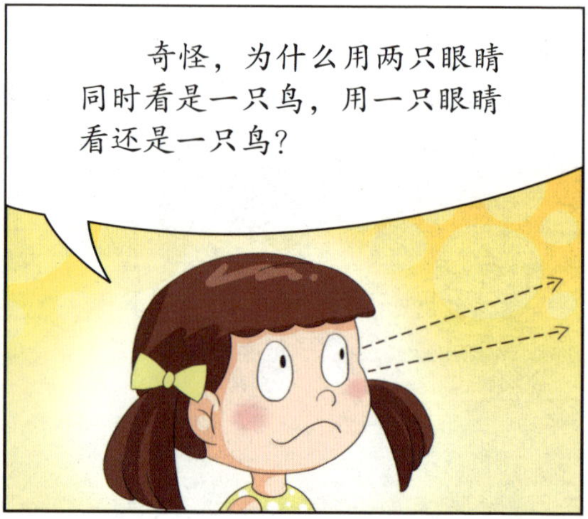

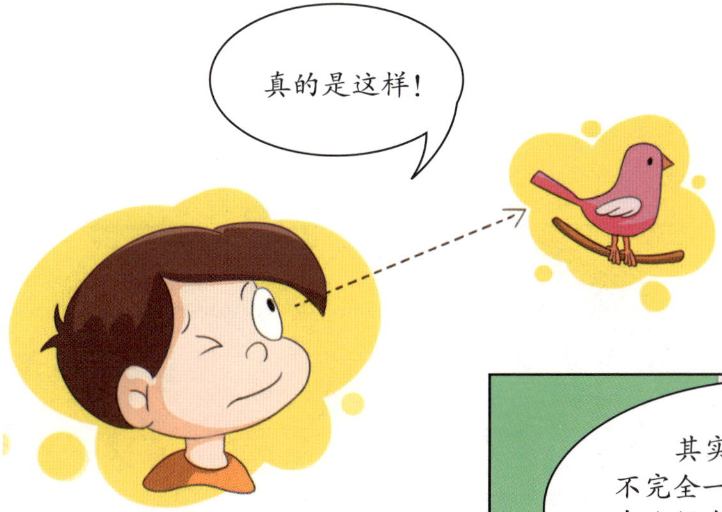
真的是这样！

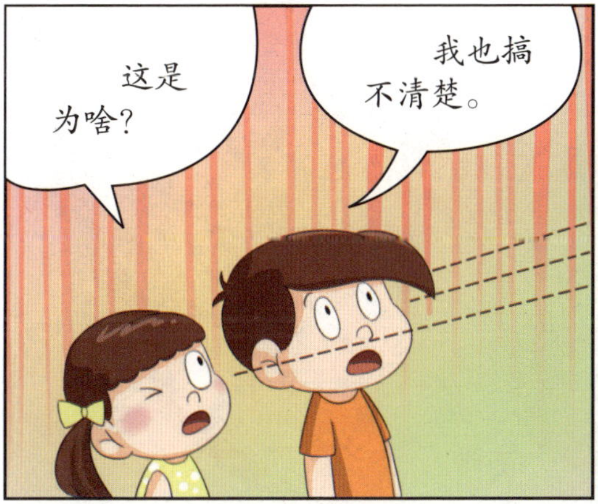
这是为啥？
我也搞不清楚。

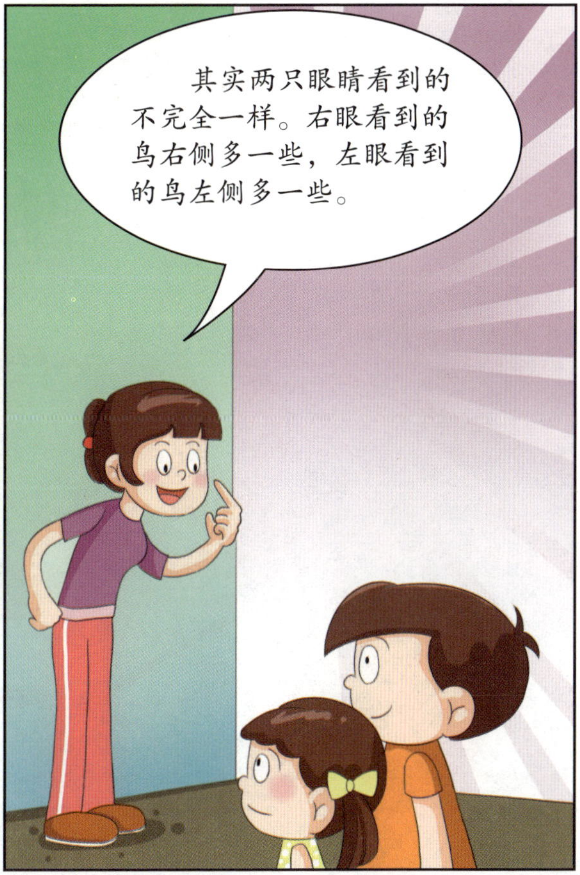
其实两只眼睛看到的不完全一样。右眼看到的鸟右侧多一些，左眼看到的鸟左侧多一些。

两只眼睛同时看一个物体，由于位置和角度不同，就会产生一定的视差。眼睛把各自看到的影像分别传到大脑，经过大脑的分析，就呈现出一个完整的立体影像。

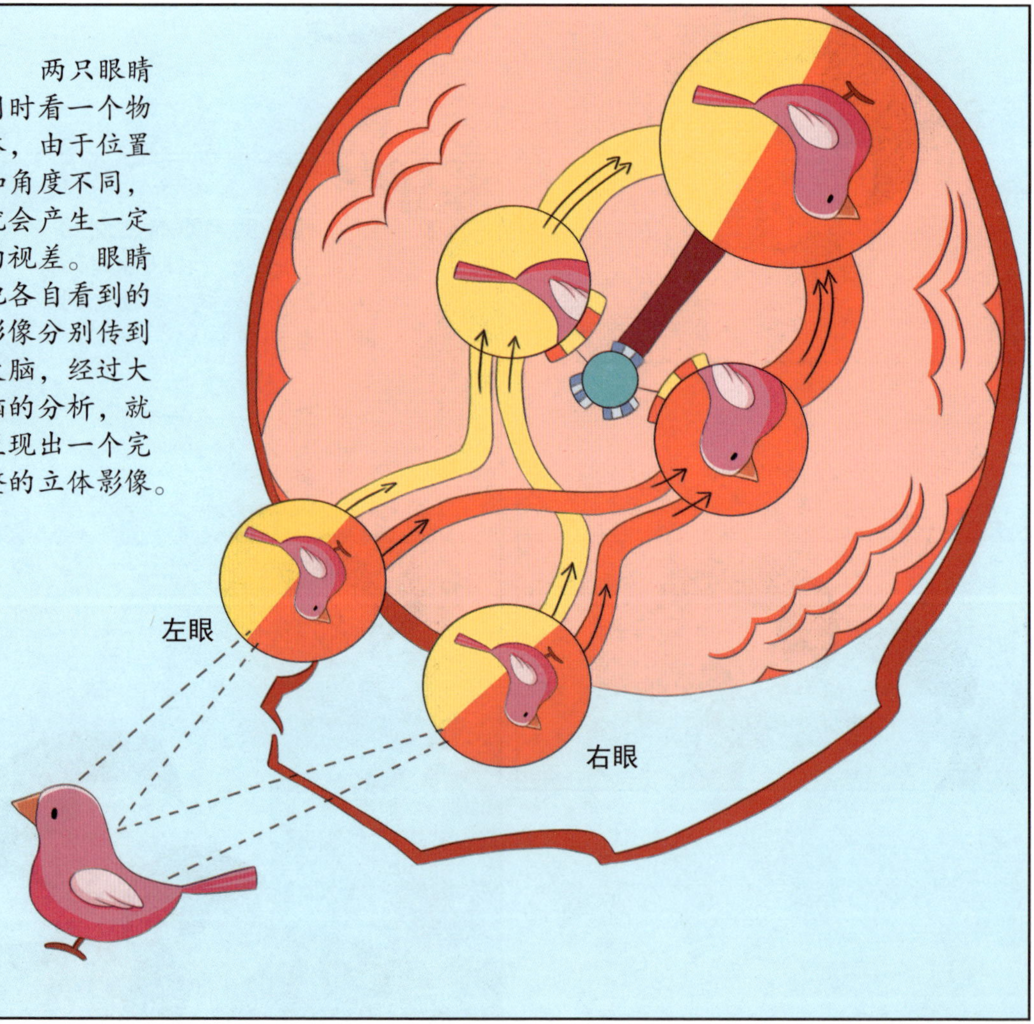

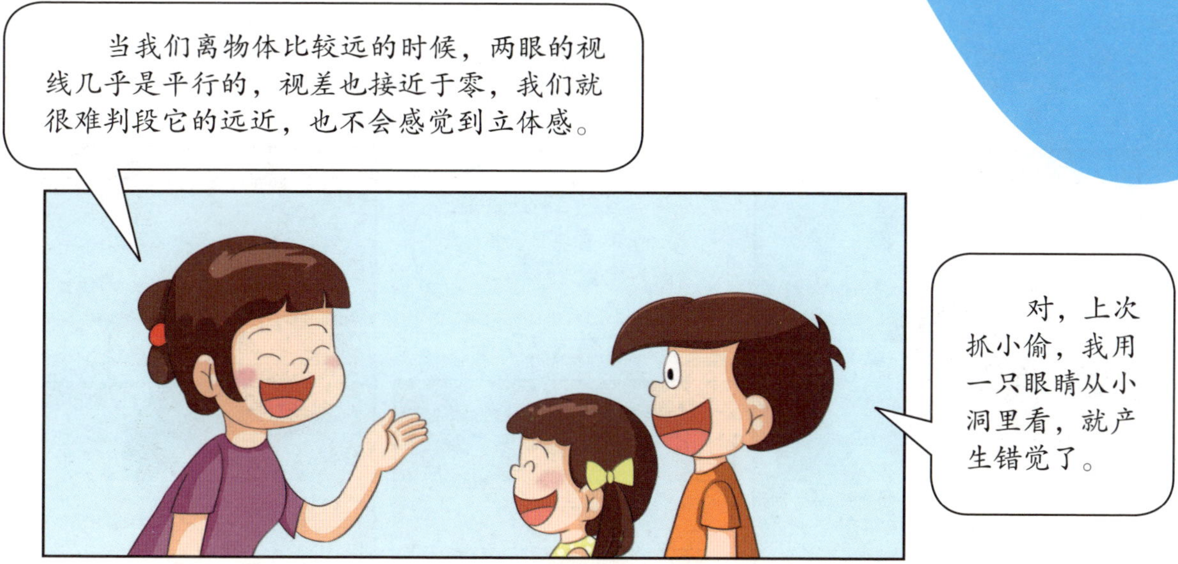

你知道吗

双眼单一视功能

两只眼睛却只能看到一个相同的影像，这是视觉的一种高级功能，在医学上被称为双眼单一视功能。

这个功能涉及眼睛、大脑及相关的神经，所以很多眼部或身体的疾病都会让人的眼睛失去这种功能，产生重影。

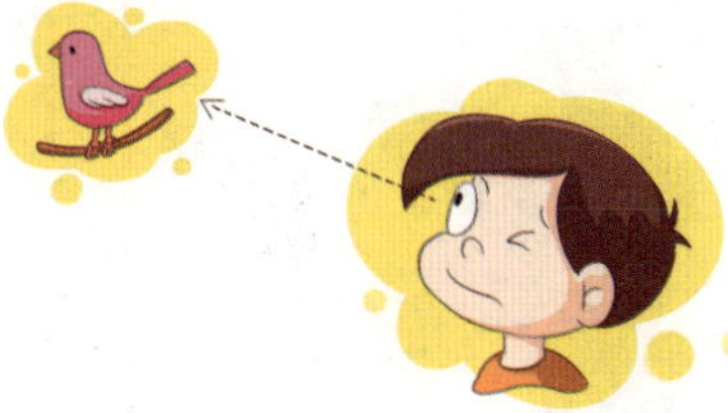

重影最主要的症状是把一个物体看成两个。看东西重影的人，往往视力模糊，或者往某个方向看的时候感到困难。

小胖的耳朵也骗人

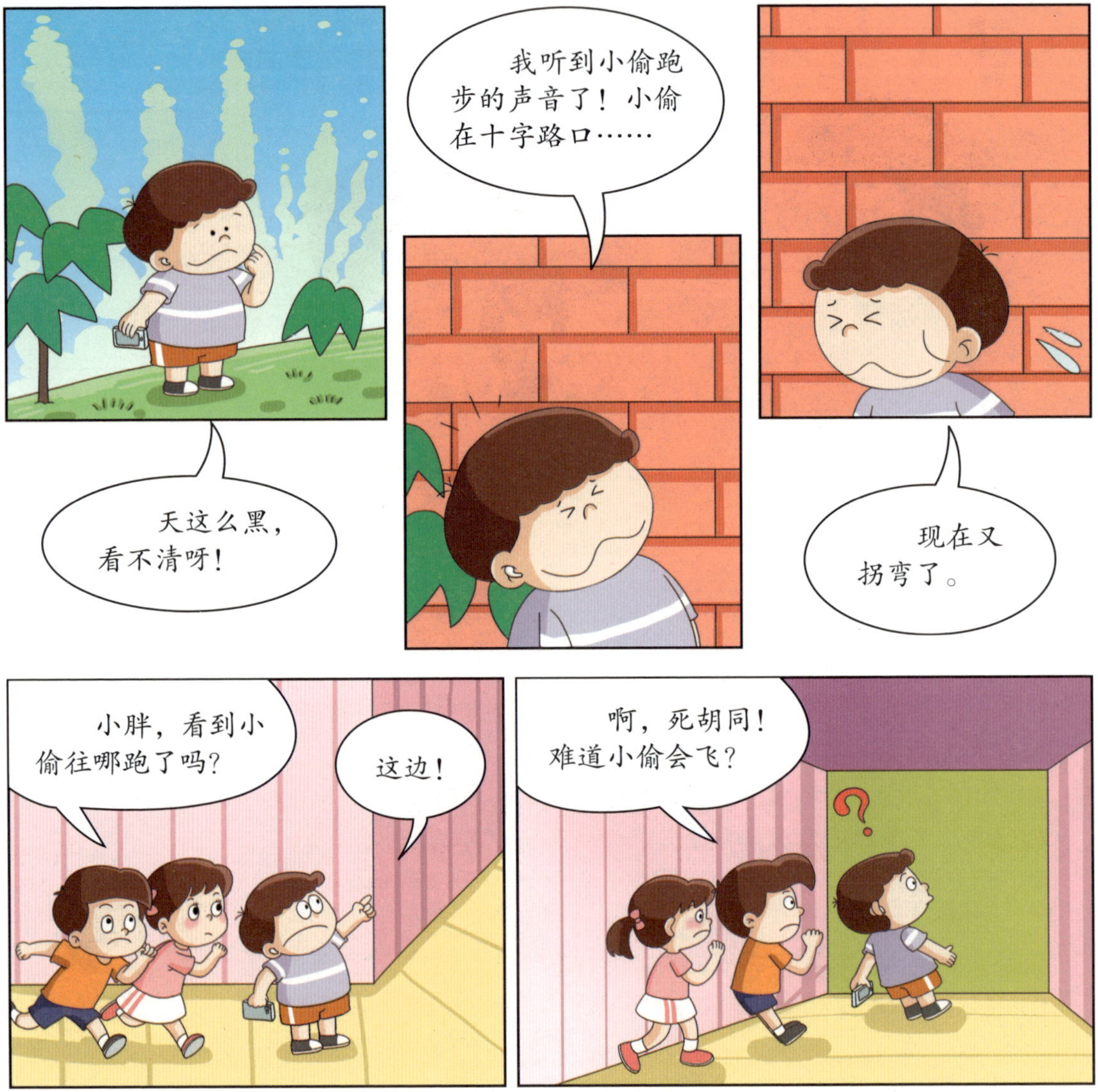
天这么黑，看不清呀！
我听到小偷跑步的声音了！小偷在十字路口……
现在又拐弯了。
小胖，看到小偷往哪跑了吗？
这边！
啊，死胡同！难道小偷会飞？

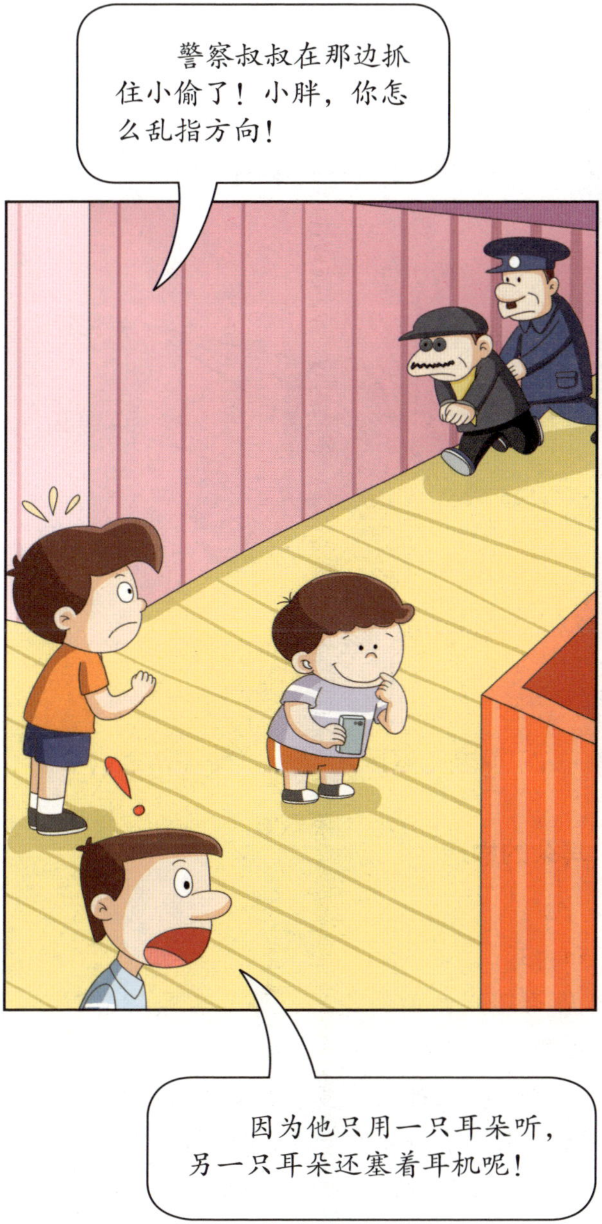
警察叔叔在那边抓住小偷了！小胖，你怎么乱指方向！
因为他只用一只耳朵听，另一只耳朵还塞着耳机呢！

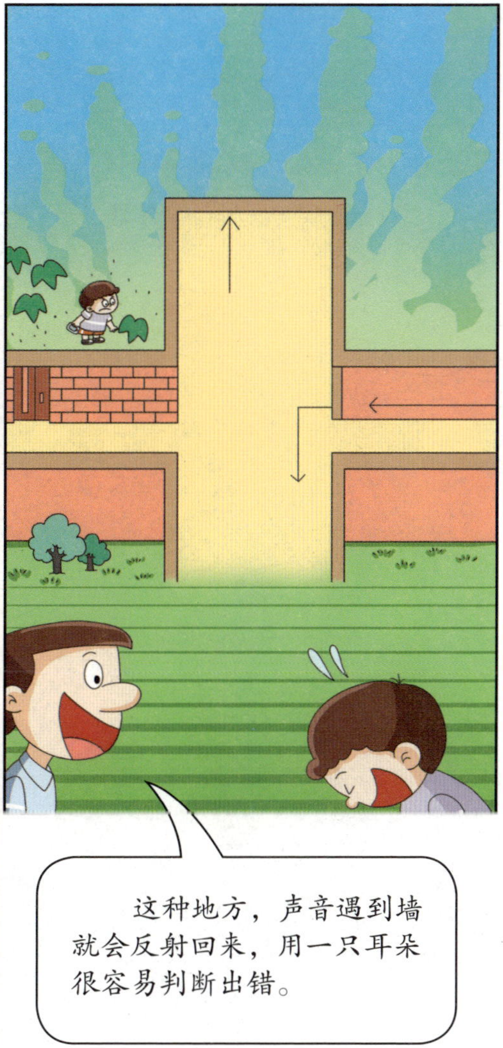
这种地方，声音遇到墙就会反射回来，用一只耳朵很容易判断出错。

耳朵

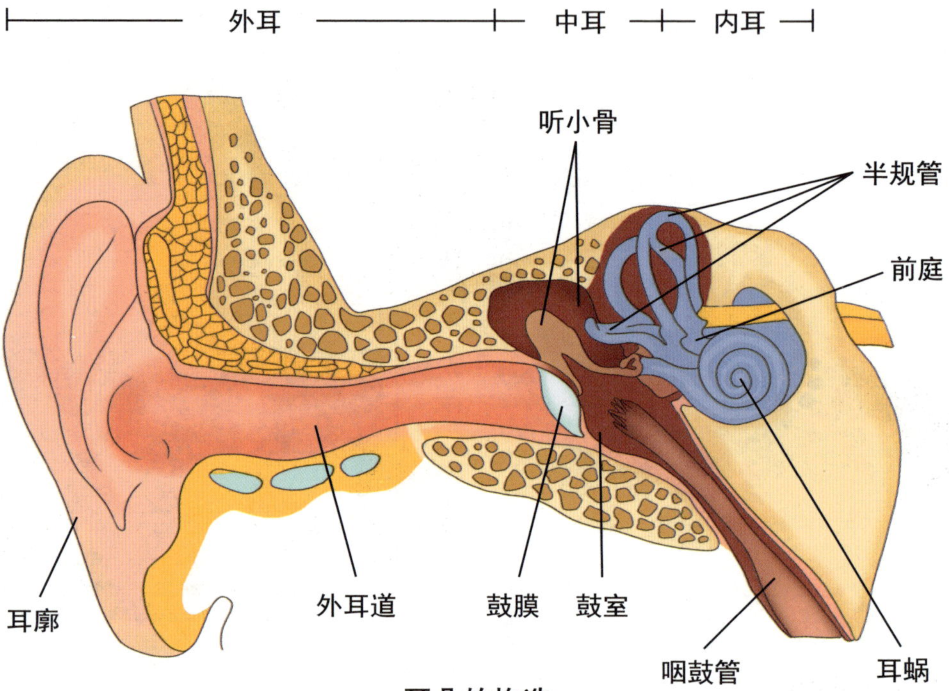

耳朵的构造

耳朵是怎么工作的?

人类的耳朵分为外耳、中耳和内耳。

外耳包括耳廓及外耳道，耳廓为不规则的漏斗形；外耳道是一个圆形封闭管腔，负责把声音传进耳朵里。

中耳包括鼓室、鼓窦、乳突及咽鼓管，主要负责把声音变成机械振动。

内耳包括前庭、耳蜗及半规管三部分，主要负责听力和身体平衡。耳蜗把中耳传来的机械振动变成电信号，经神经传给大脑，使我们听见声音；半规管则是感觉平衡的地方。

双耳效应

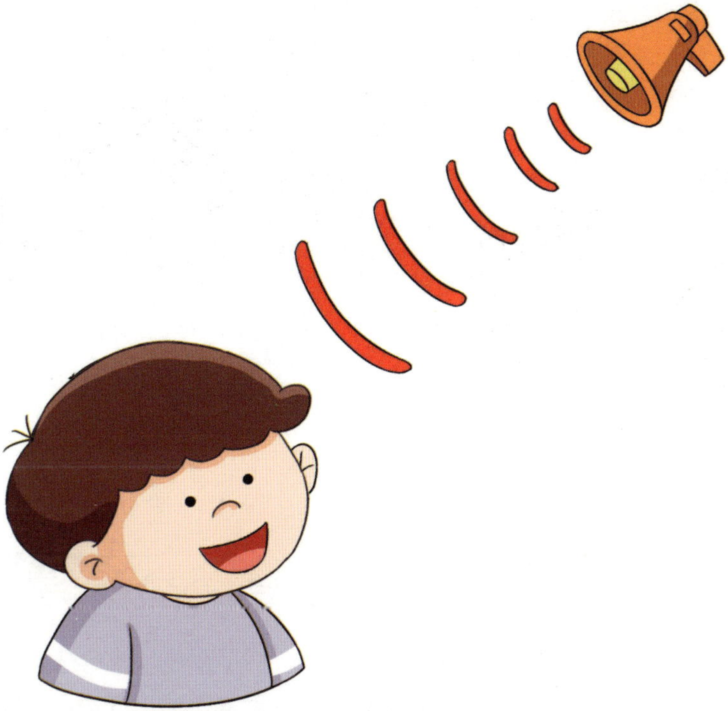

双耳效应是人们根据两只耳朵听到声音的时间差、音量差和音色差来判断声音方位的效应。

由于左右耳之间有一定的距离，所以，除非声源在我们脑袋的正前方或者正后方，由其他方向来的声音到达双耳的时间会有先后，从而造成时间差；声音到达双耳的音量、到达双耳的音色都会有一定的差别，这些差别正是人们判断方位的有效依据。所以，堵住一只耳朵，是无法准确判断出声源的位置的。

火车上遭罪的耳朵

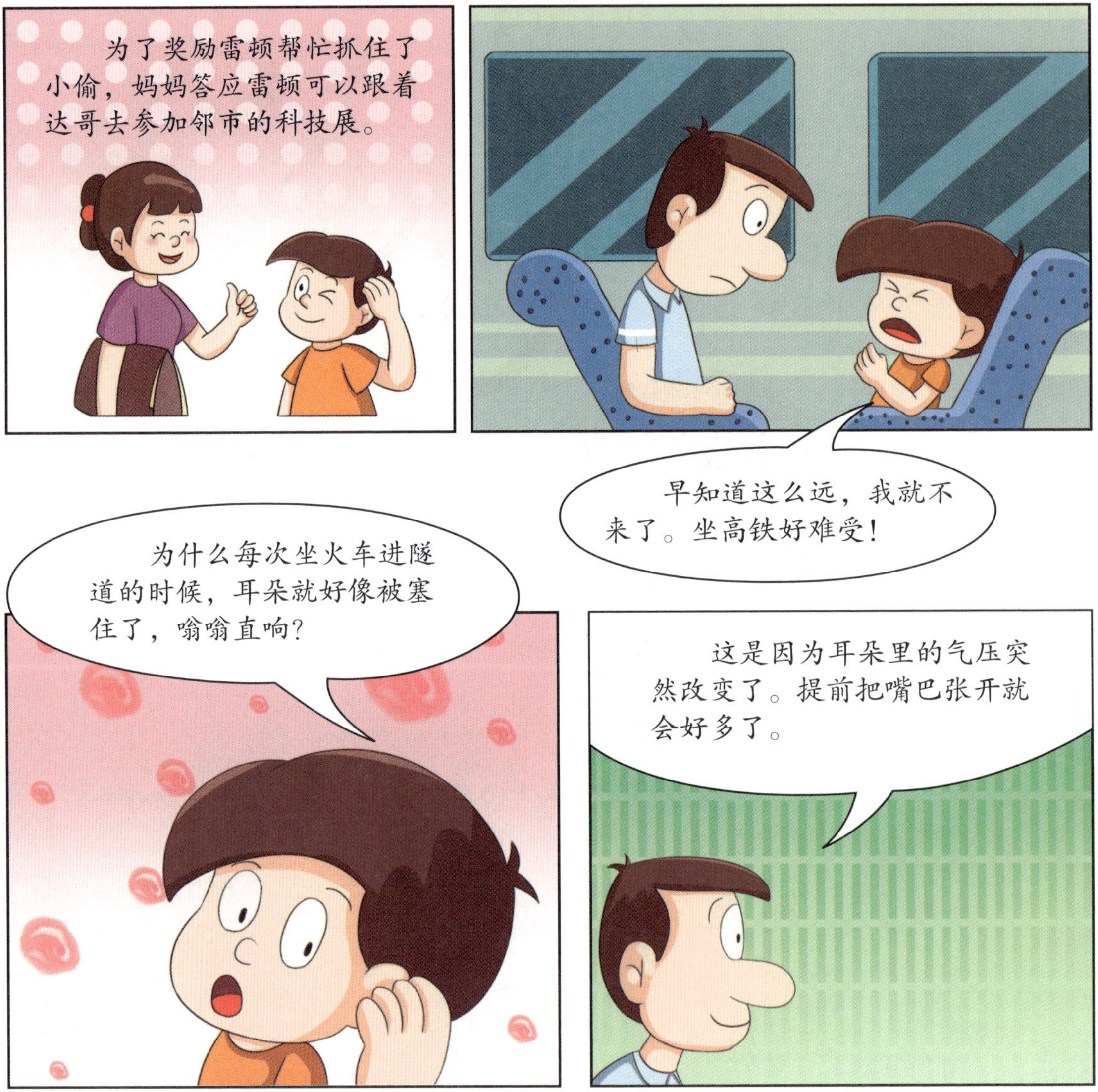
为了奖励雷顿帮忙抓住了小偷，妈妈答应雷顿可以跟着达哥去参加邻市的科技展。
早知道这么远，我就不来了。坐高铁好难受！
为什么每次坐火车进隧道的时候，耳朵就好像被塞住了，嗡嗡直响？
这是因为耳朵里的气压突然改变了。提前把嘴巴张开就会好多了。

里外的气压不一样，鼓膜就会被压得凸向一边。

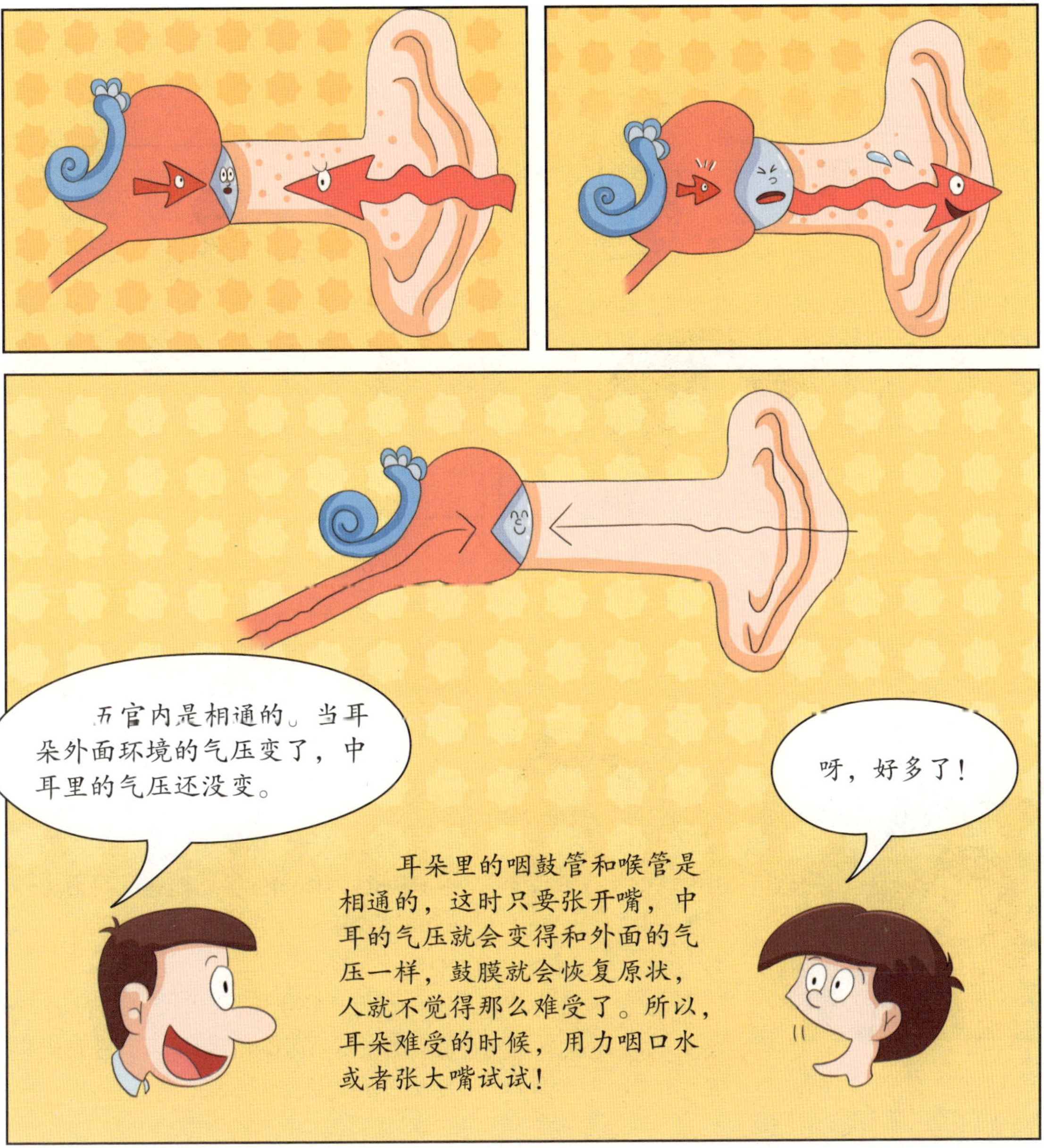

为什么旋转时头会晕

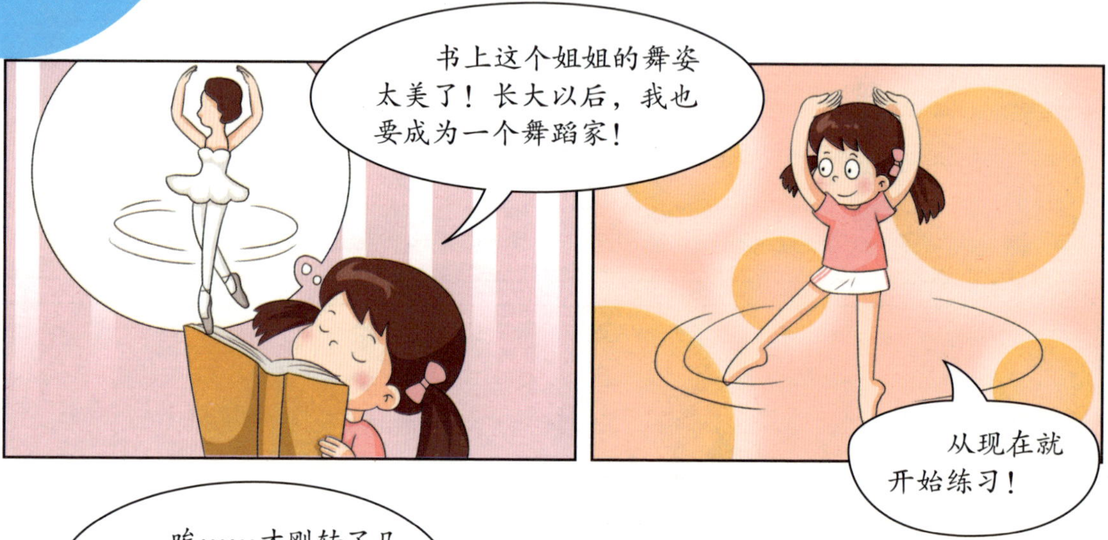

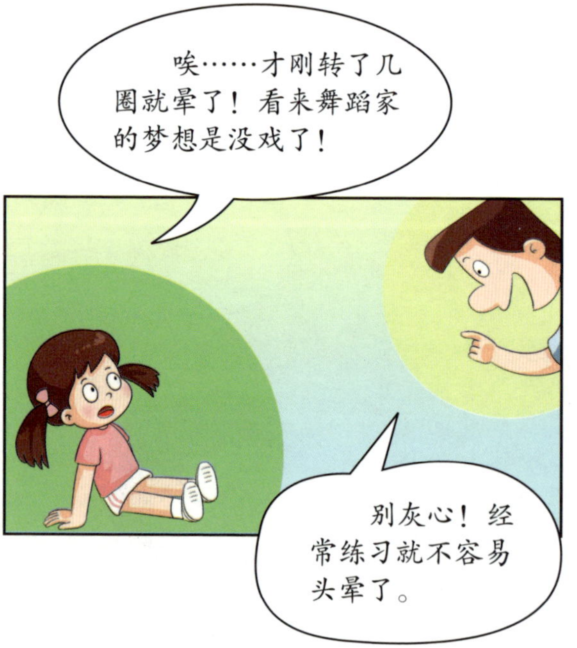

你知道吗

为什么舞蹈演员旋转不会头晕？

舞蹈演员和体操运动员，经常做旋转训练，体内的各项器官已经适应这类高速旋转又急停的动作。所以，他们不头晕。

飞行员和宇航员，这方面的训练更加严格，所以，他们可以战胜难度更大的旋转运动。

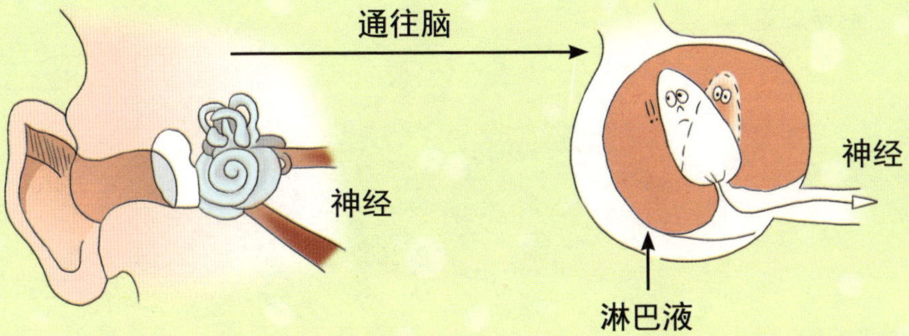

耳朵里有调节平衡的器官——前庭器官。

旋转时，平衡器前庭器官内的淋巴液流动，刺激神经。

突然停止转动时，淋巴液还在流动，神经仍然通知大脑身体在旋转。

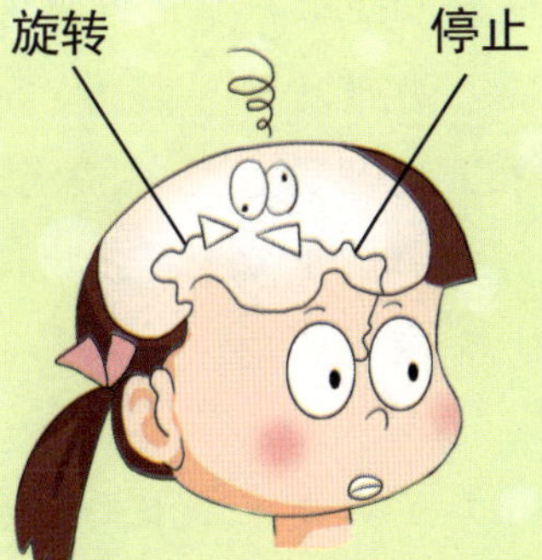

但是，这时眼睛却通知大脑旋转已经停止了。

由于到达大脑的信号不一致，所以，我们就会觉得头晕了。

人体小百科

神奇的半规管

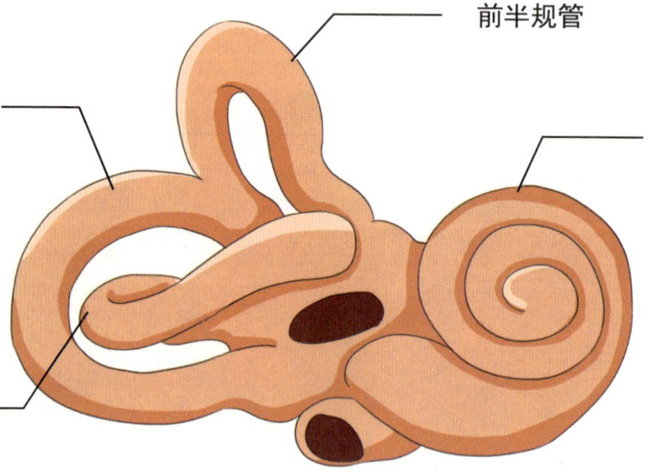

我们的耳朵内部有一个神奇的装置——半规管，掌管着我们身体的平衡感。

半规管是前庭器官，椭圆囊和球囊也是前庭器官。

半规管包括前半规管、后半规管和外半规管，这三个管子里面都是中空的，充满了内淋巴液。它们相互之间垂直存在，当我们的身体失去平衡时，半规管就会“发出信号”，通过大脑的平衡中枢作出反应，使人体恢复平衡。

半规管能感受到旋转加速运动、直线加速运动，准确测定头部任何时候的空间位置及运动方向。

生活中常见的晕车，是半规管等前庭器官感知信号和神经中枢接收信号不匹配等原因，造成人体感觉不舒服。

离“家”出走的大猩猩

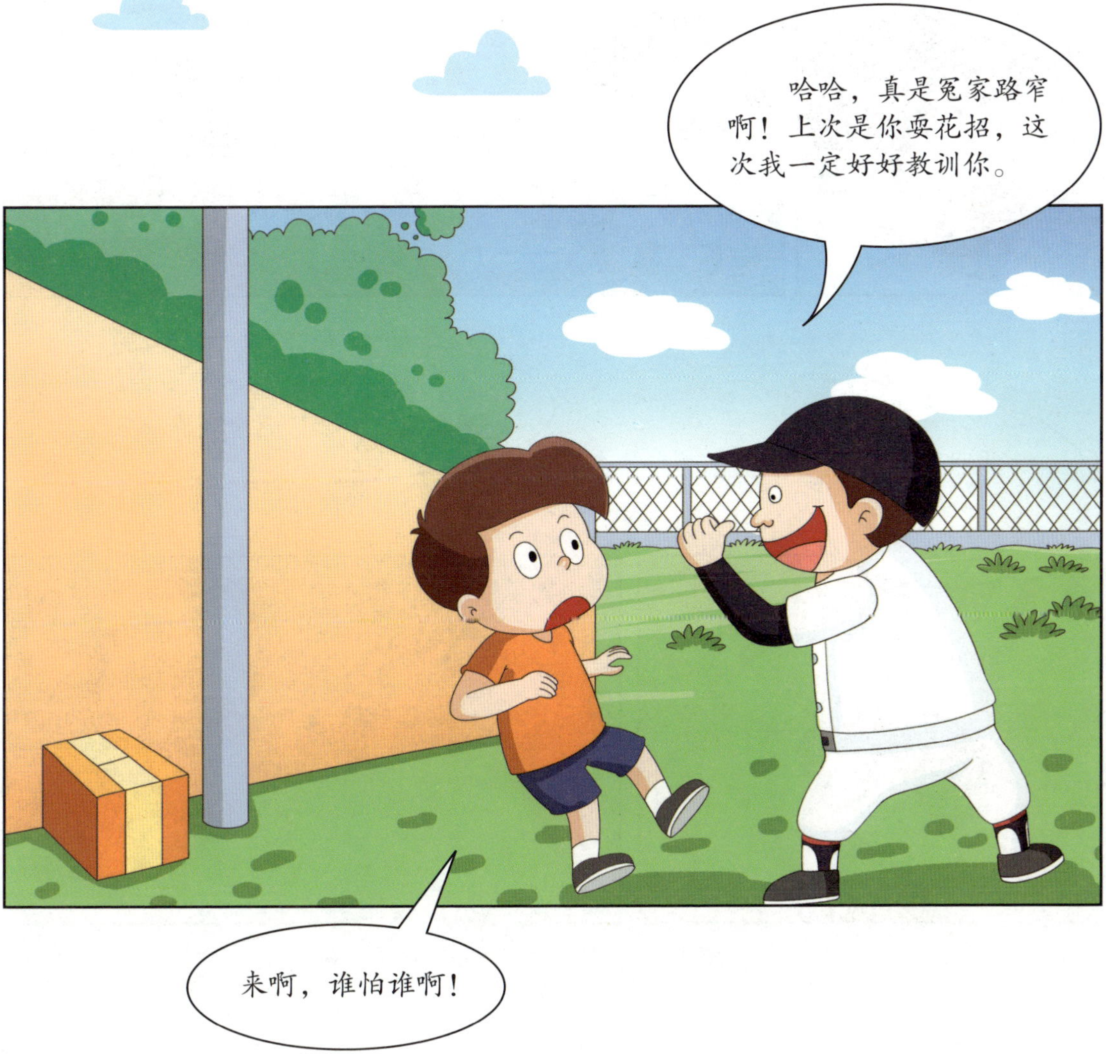

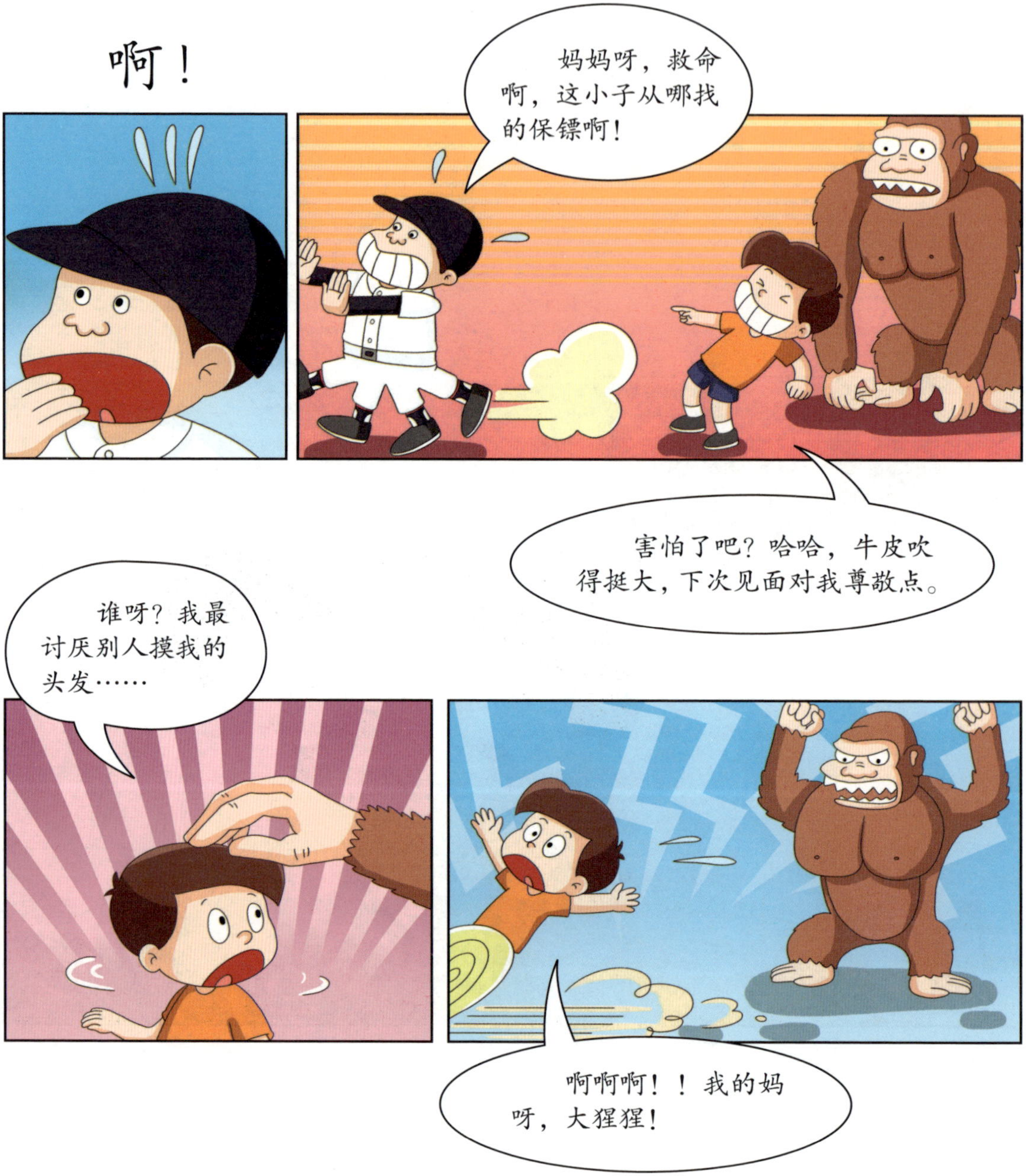
啊！
妈妈呀，救命啊，这小子从哪找的保镖啊！
害怕了吧？哈哈，牛皮吹得挺大，下次见面对我尊敬点。
谁呀？我最讨厌别人摸我的头发……
啊啊啊！！我的妈呀，大猩猩！

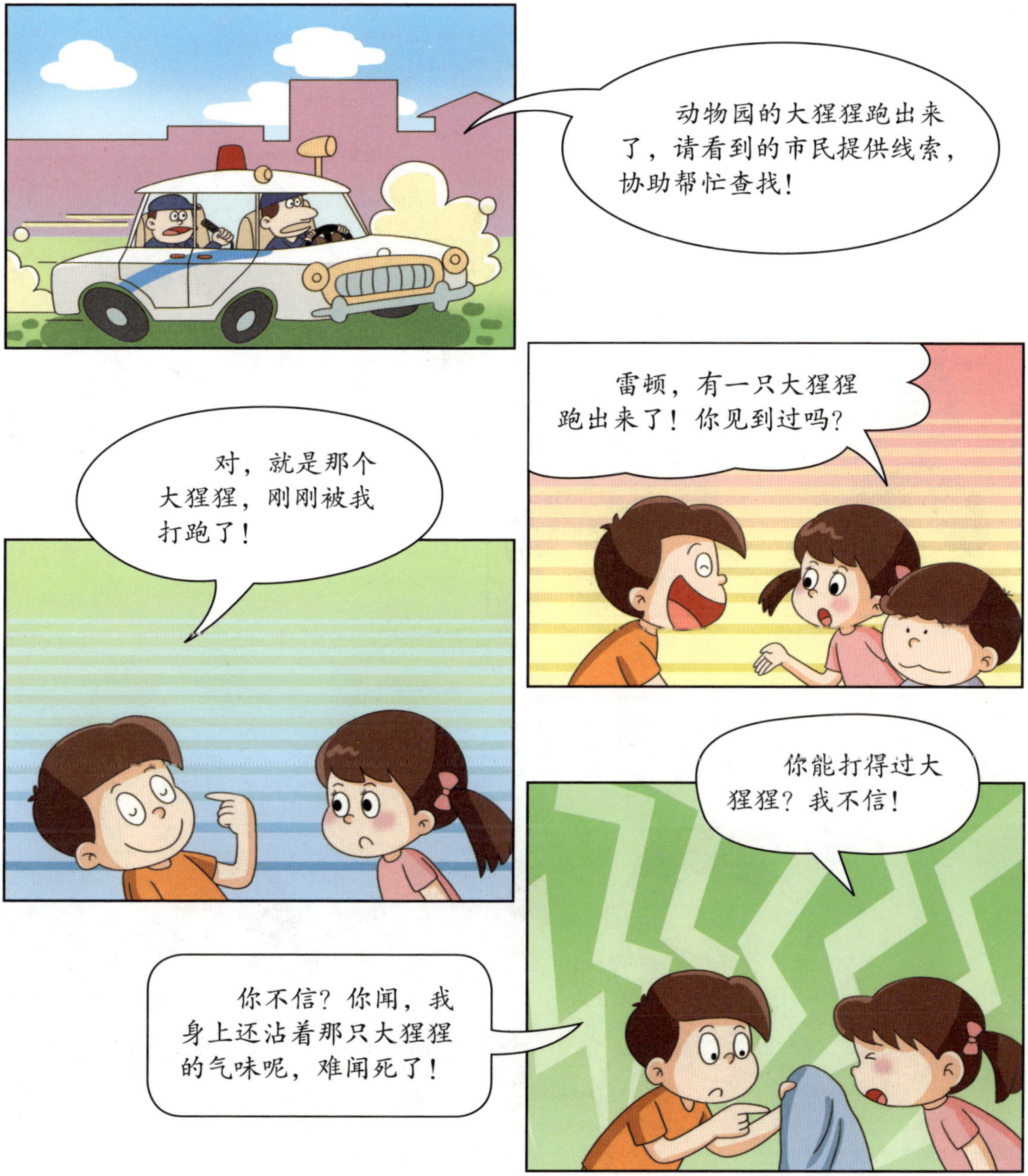
动物园的大猩猩跑出来了，请看到的市民提供线索，协助帮忙查找！
雷顿，有一只大猩猩跑出来了！你见到过吗？
对，就是那个大猩猩，刚刚被我打跑了！
你能打得过大猩猩？我不信！
你不信？你闻，我身上还沾着那只大猩猩的气味呢，难闻死了！

奇怪的味道

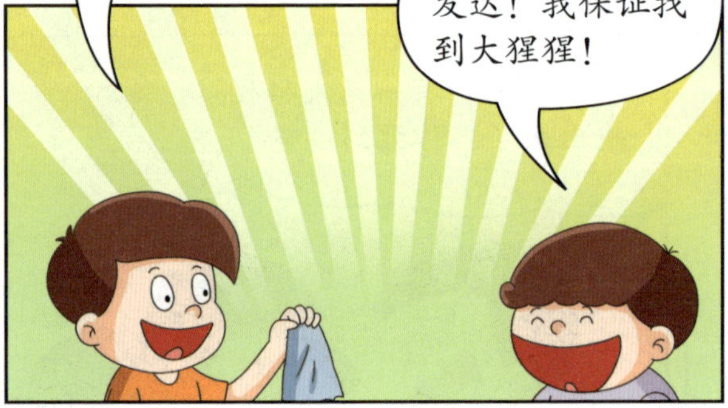
只要闻到这个味道，就说明大猩猩在附近。
我的嗅觉最发达！我保证找到大猩猩！

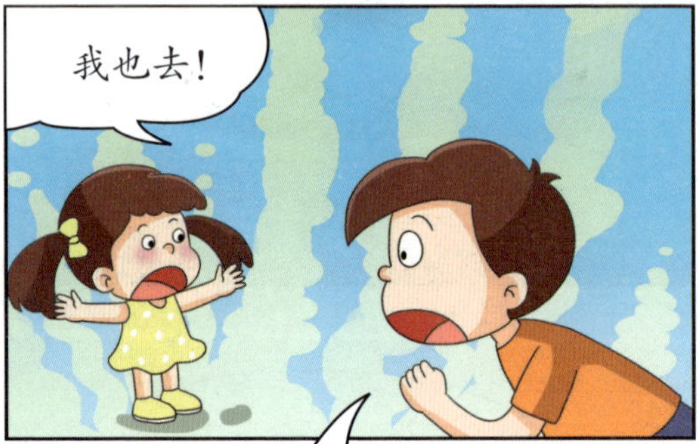
我也去！
不行！你留在这里。

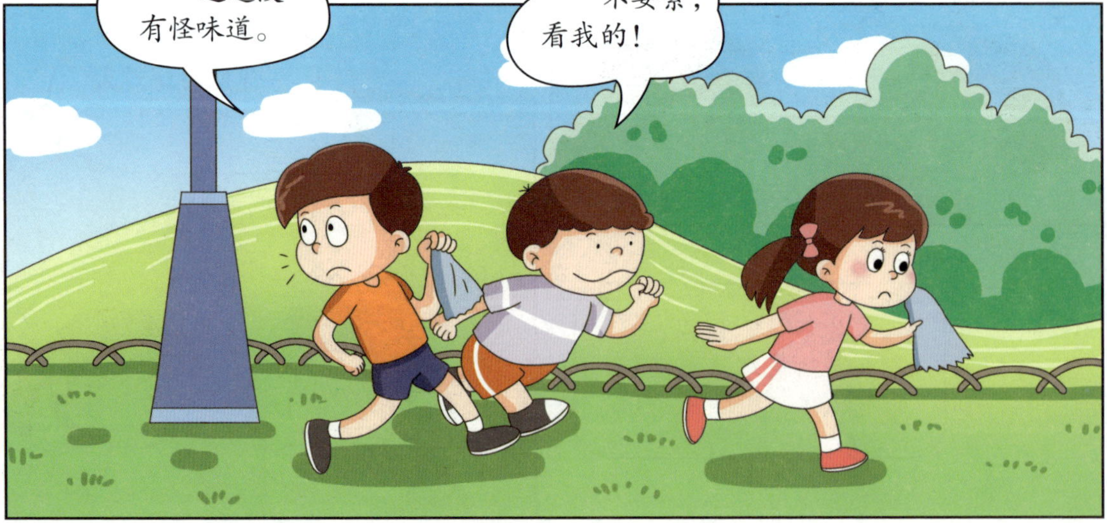
这边没有怪味道。
不要紧，看我的！

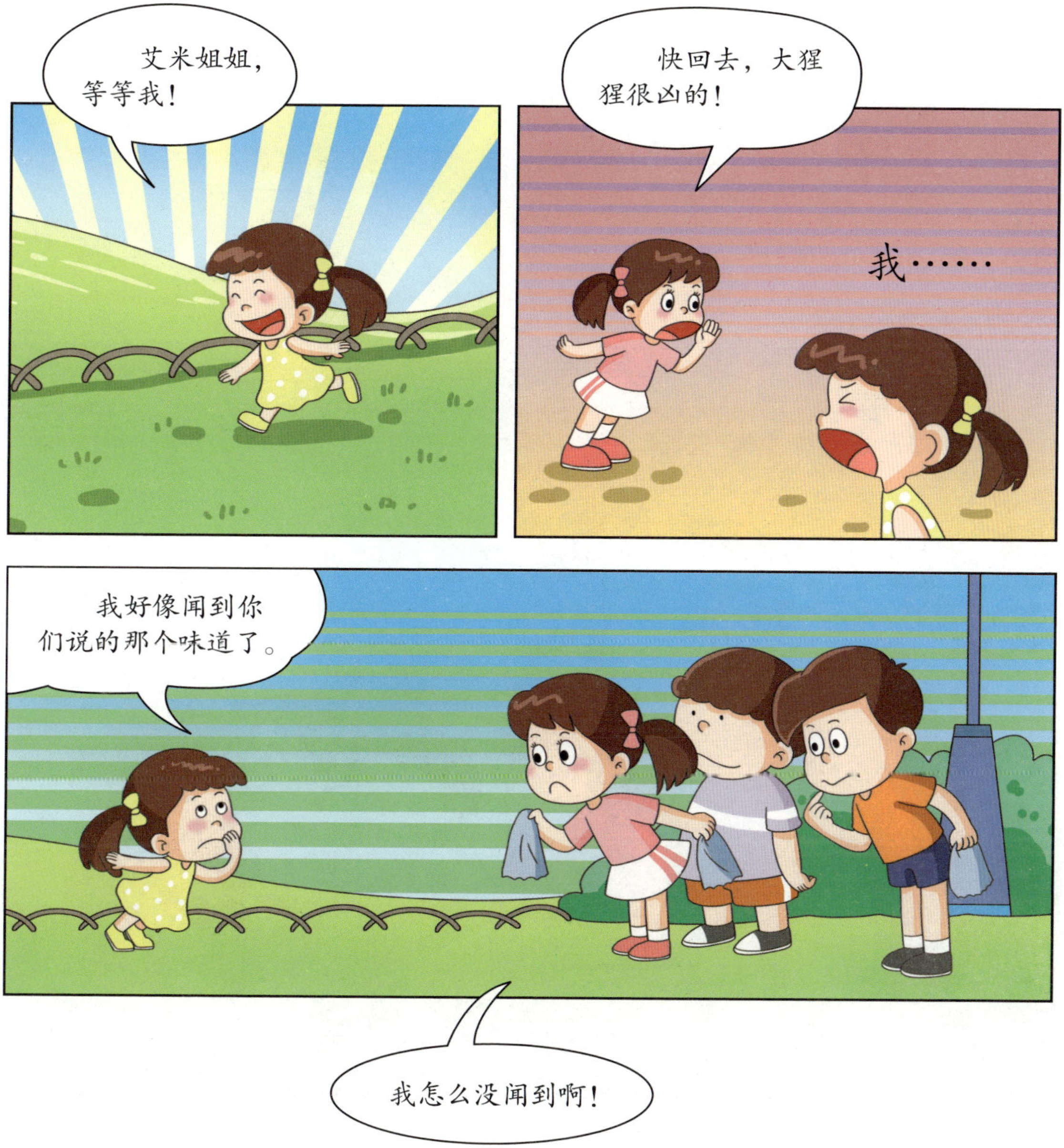
艾米姐姐，等等我！
快回去，大猩猩很凶的！
我……
我好像闻到你们说的那个味道了。
我怎么没闻到啊！

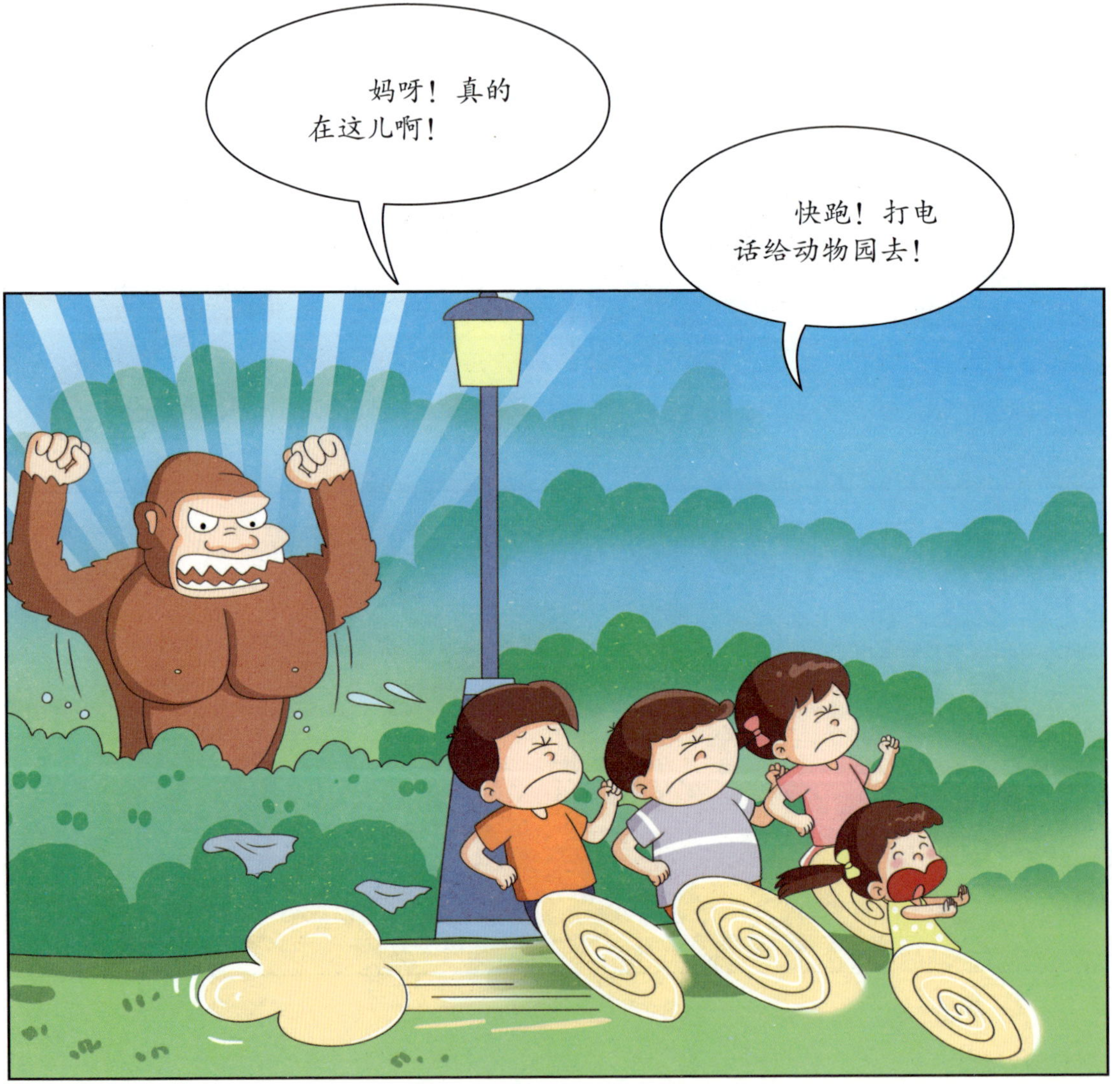
妈呀！真的在这儿啊！
快跑！打电话给动物园去！

鼻子

鼻子是人体的嗅觉器官，分为外鼻、鼻腔及鼻旁窦三部分，由鼻骨、鼻软骨、鼻肌及被覆皮肤组成。

外鼻像一个三边锥体，突出于面部，从上到下分别为鼻根、鼻梁、鼻背、鼻翼和鼻尖。鼻腔从鼻孔开始一直通到咽腔，里面覆盖着一层黏膜，黏膜上有一种棕黄色的嗅觉细胞。

当附有味道的微粒随着空气一起进入鼻孔时，会和嗅觉细胞接触，再通过嗅觉神经传到大脑，就感觉出气味了。鼻腔分为左右两腔，每侧可分为鼻前庭和固有鼻腔两部分。鼻前庭内生有鼻毛，可阻挡灰尘进入呼吸道。

鼻旁窦是鼻腔周围，颅骨与面骨内的含气空腔。鼻旁窦提供了发声时的共鸣腔，也能协助调节吸入空气的温度和湿度。

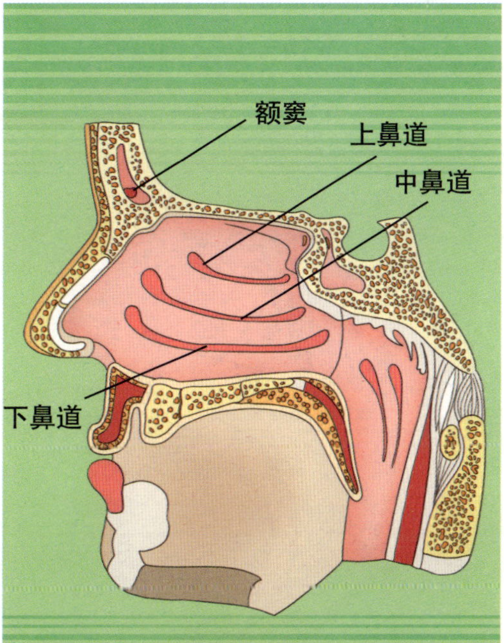

鼻子的构造

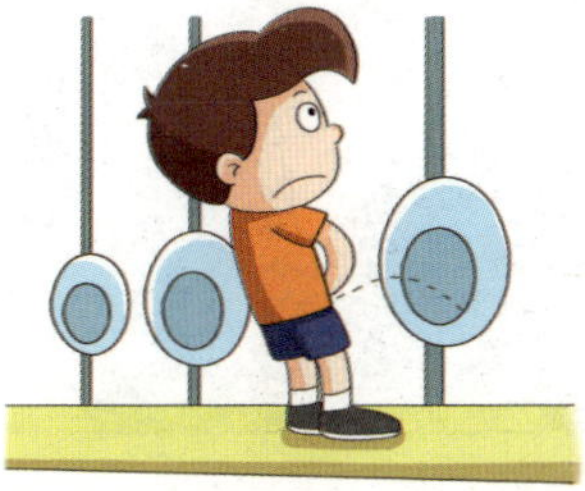

鼻子长时间闻相同的味道，嗅觉细胞就会变得疲劳而感觉不出来气味。就像人在厕所呆久了，就闻不出来臭味一样。

海滨浴场的“豌豆公主”

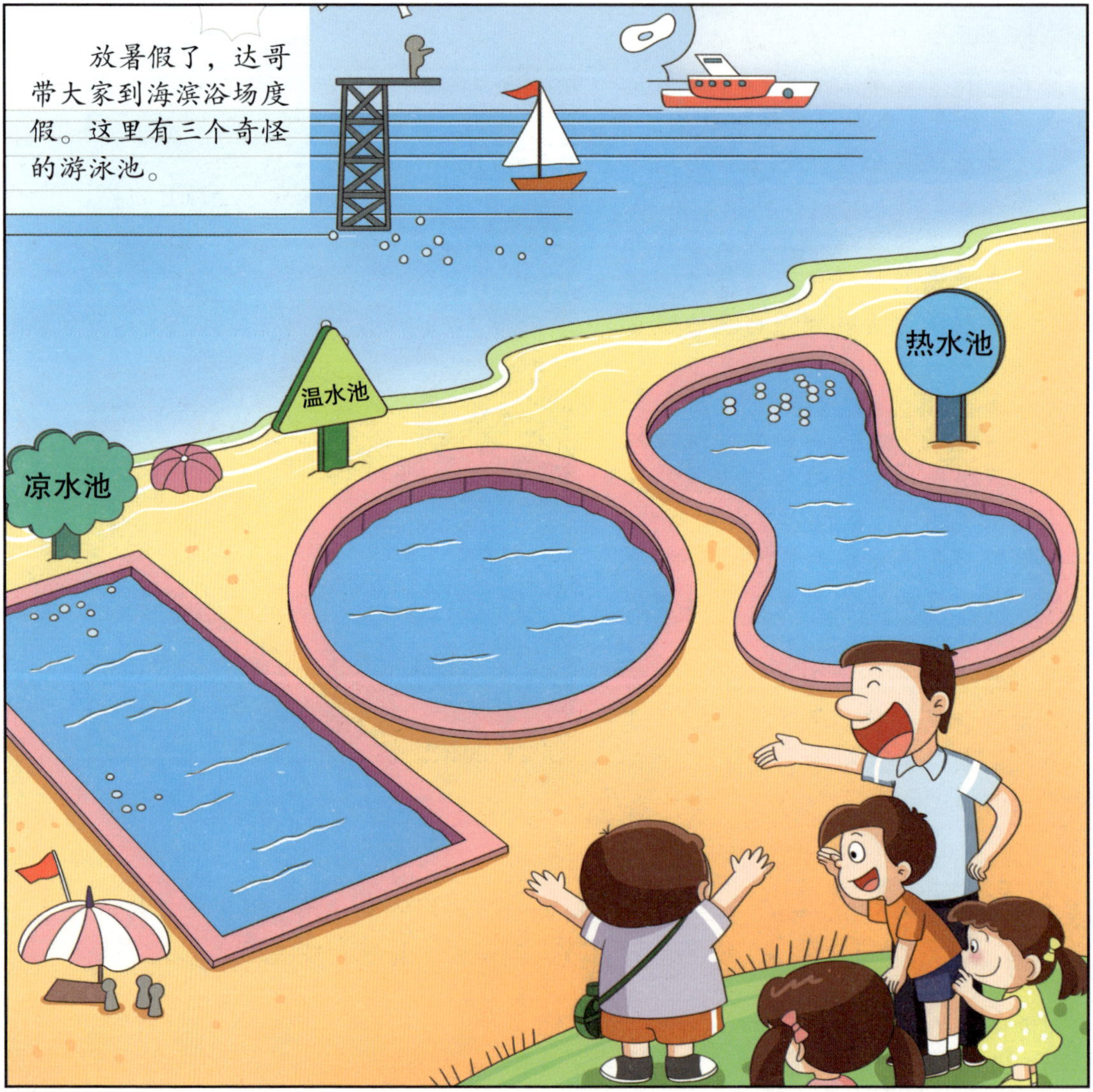

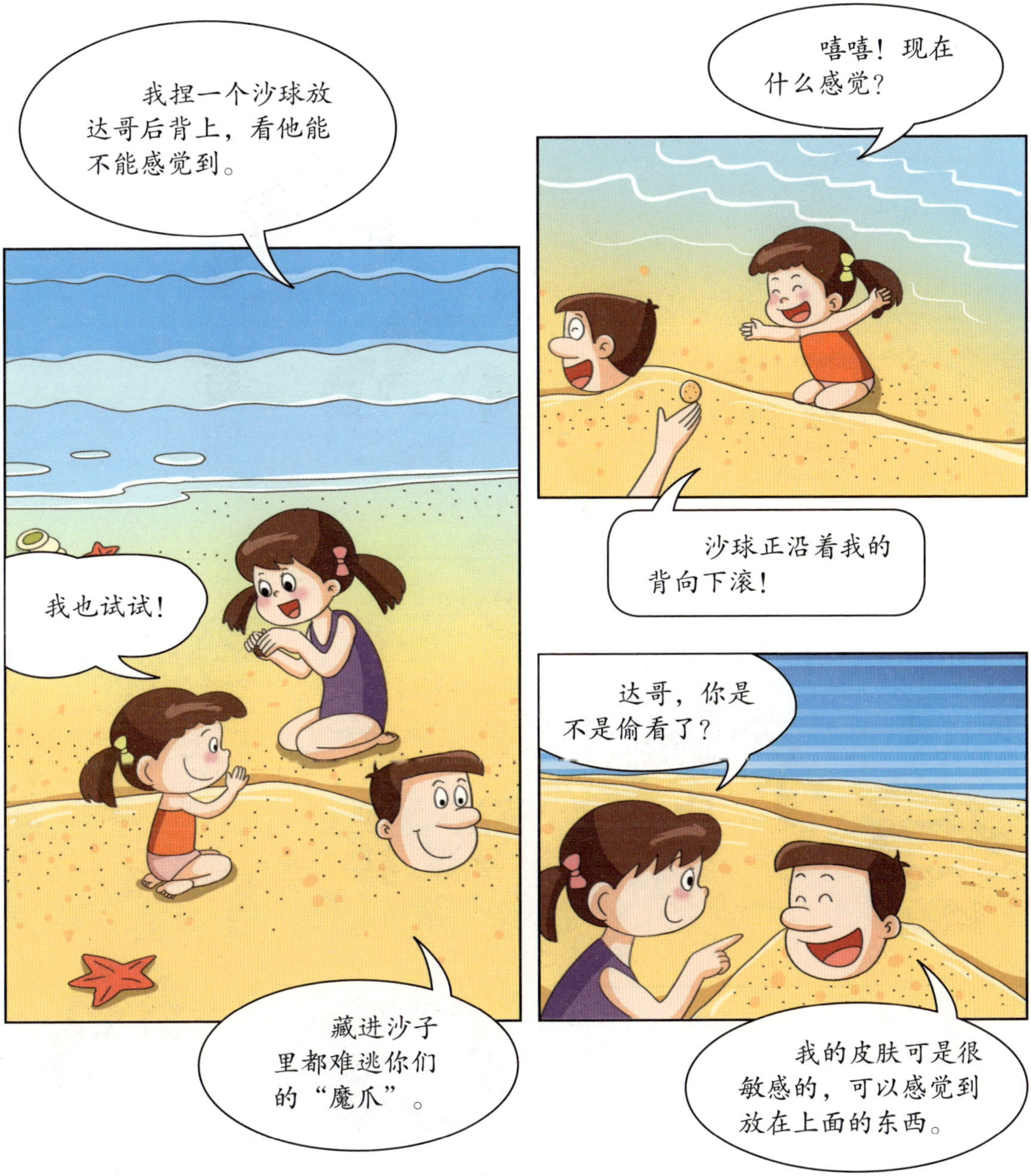
我捏一个沙球放达哥后背上，看他能不能感觉到。
嘻嘻！现在什么感觉？
沙球正沿着我的背向下滚！
我也试试！
藏进沙子里都难逃你们的“魔爪”。
达哥，你是不是偷看了？
我的皮肤可是很敏感的，可以感觉到放在上面的东西。

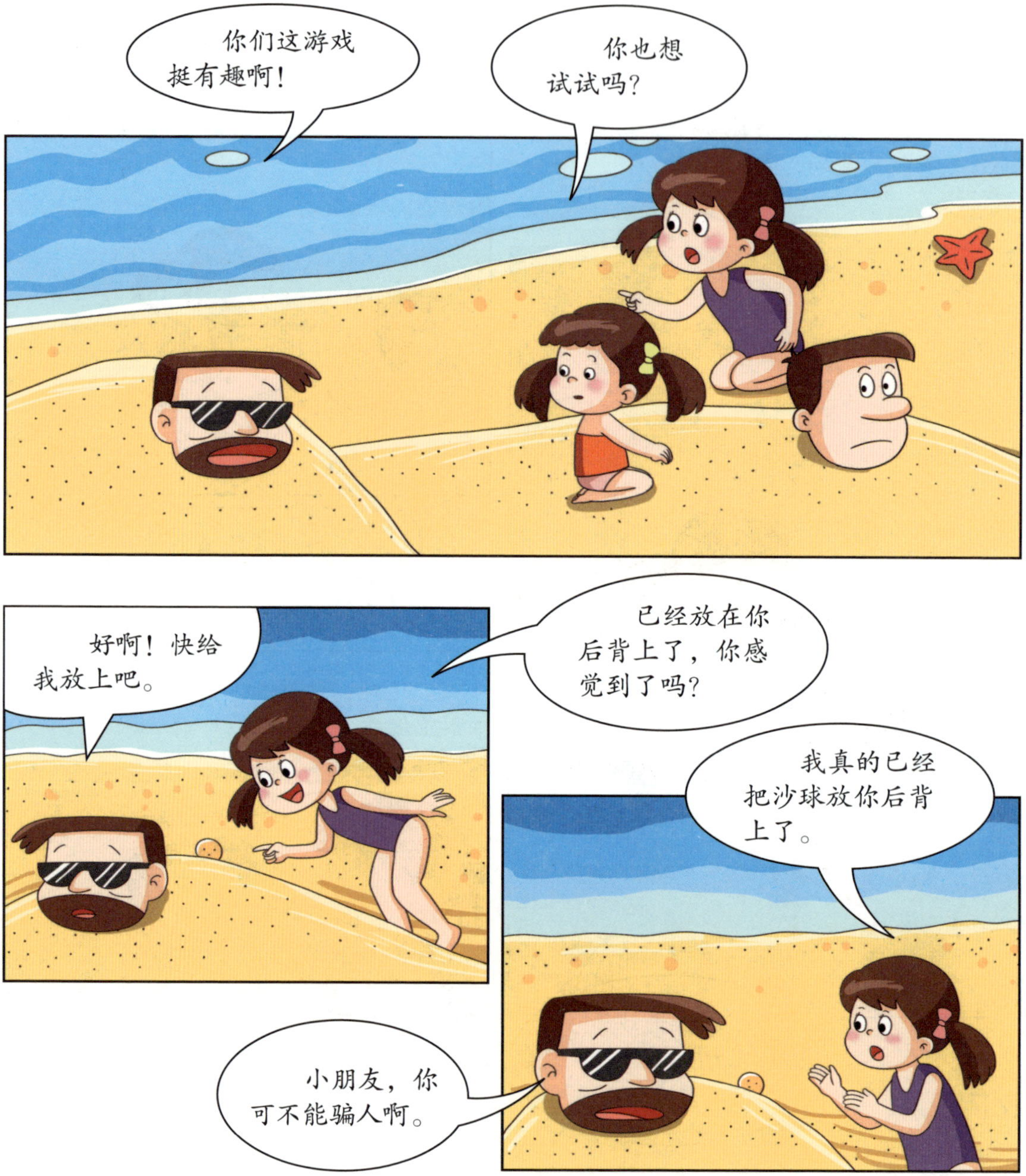
你们这游戏挺有趣啊！
你也想试试吗？
好啊！快给我放上吧。
已经放在你后背上了，你感觉到了吗？
我真的已经把沙球放你后背上了。
小朋友，你可不能骗人啊。

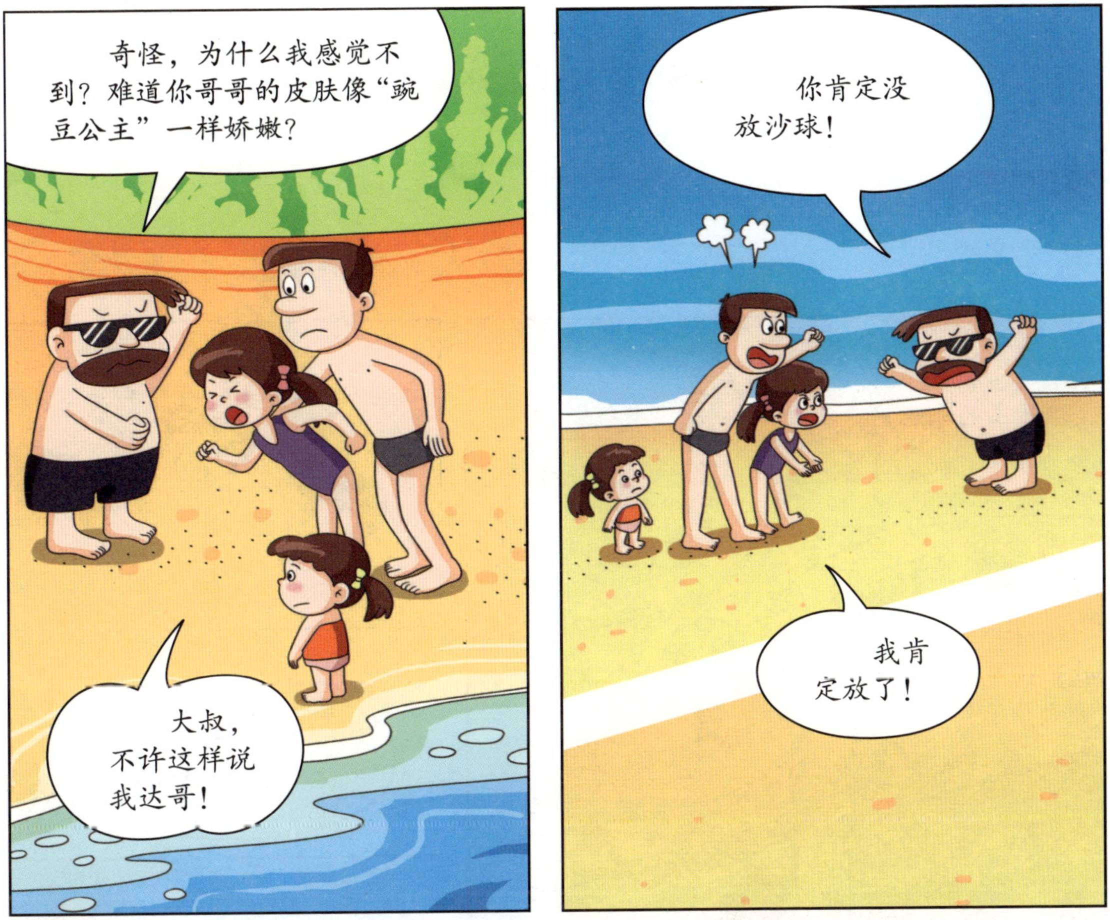

你知道吗

皮肤的敏感度

皮肤有感觉冷、热、痛和触压的能力，但是每个人对这些感觉的变化敏感度却不一样。达哥的皮肤敏感，所以能感觉到放在自己后背上的沙球。沙滩大叔的皮肤敏感度不够，就没感觉到。

奇怪的游泳池

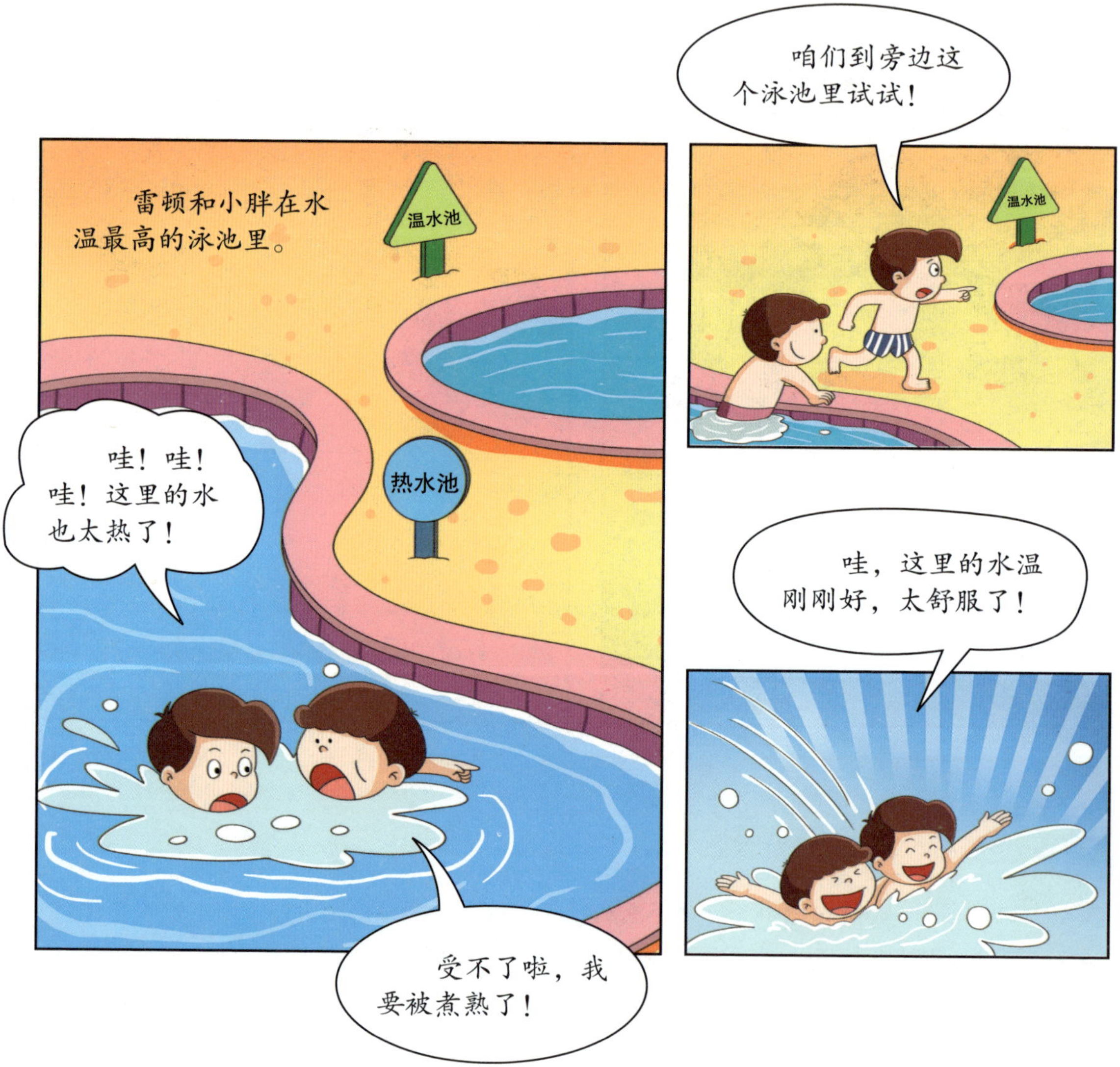
雷顿和小胖在水温最高的泳池里。
温水池
热水池
哇！哇！哇！这里的水也太热了！
受不了啦，我要被煮熟了！
咱们到旁边这个泳池里试试！
温水池
哇，这里的水温刚刚好，太舒服了！

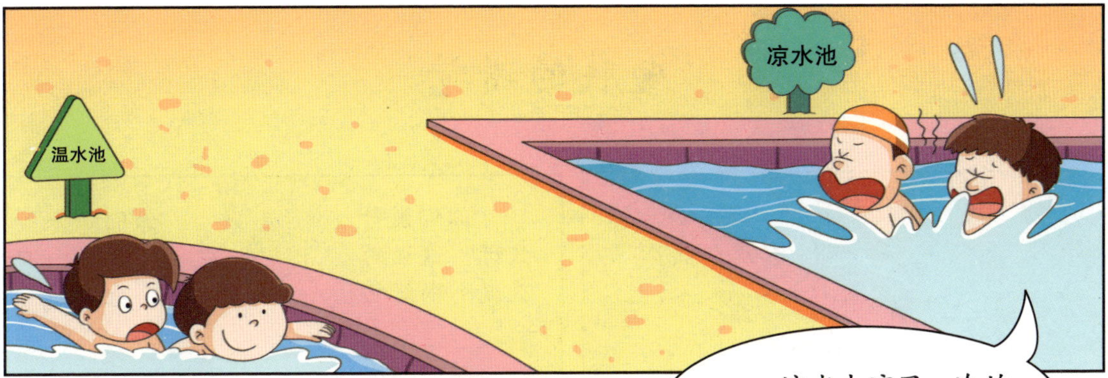

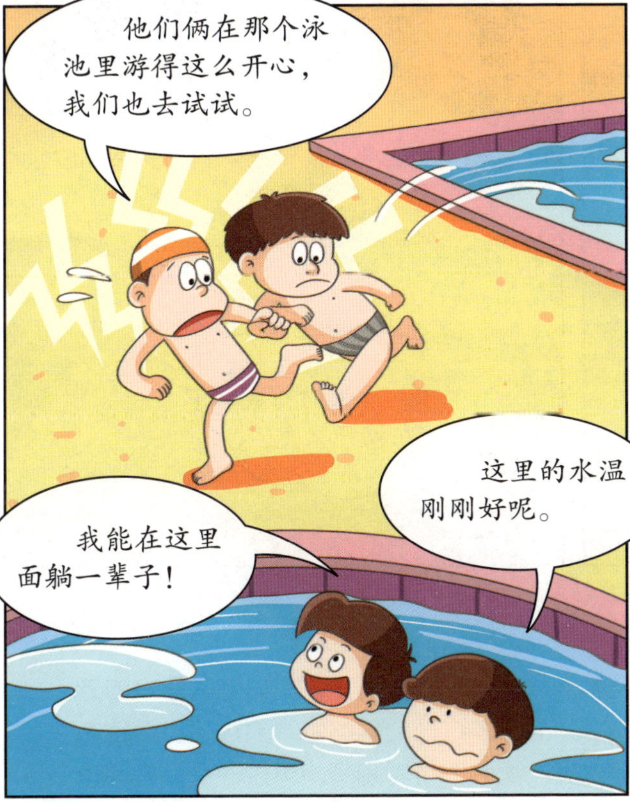

【人体冷知识】

据生理学家测定，人体最喜欢的环境温度在20~28℃之间。环境温度低于4℃时，人的抗病能力会变差，死亡率增高；温度在15~18℃时，人的思维活跃、记忆力最强；温度在30~35℃时，如果热量排出不及时，人会感觉疲乏、烦躁不安；温度若高于35℃，人体热量将大量增加，体内部分调节功能或失效，严重者甚至会危及生命。

皮肤的错觉

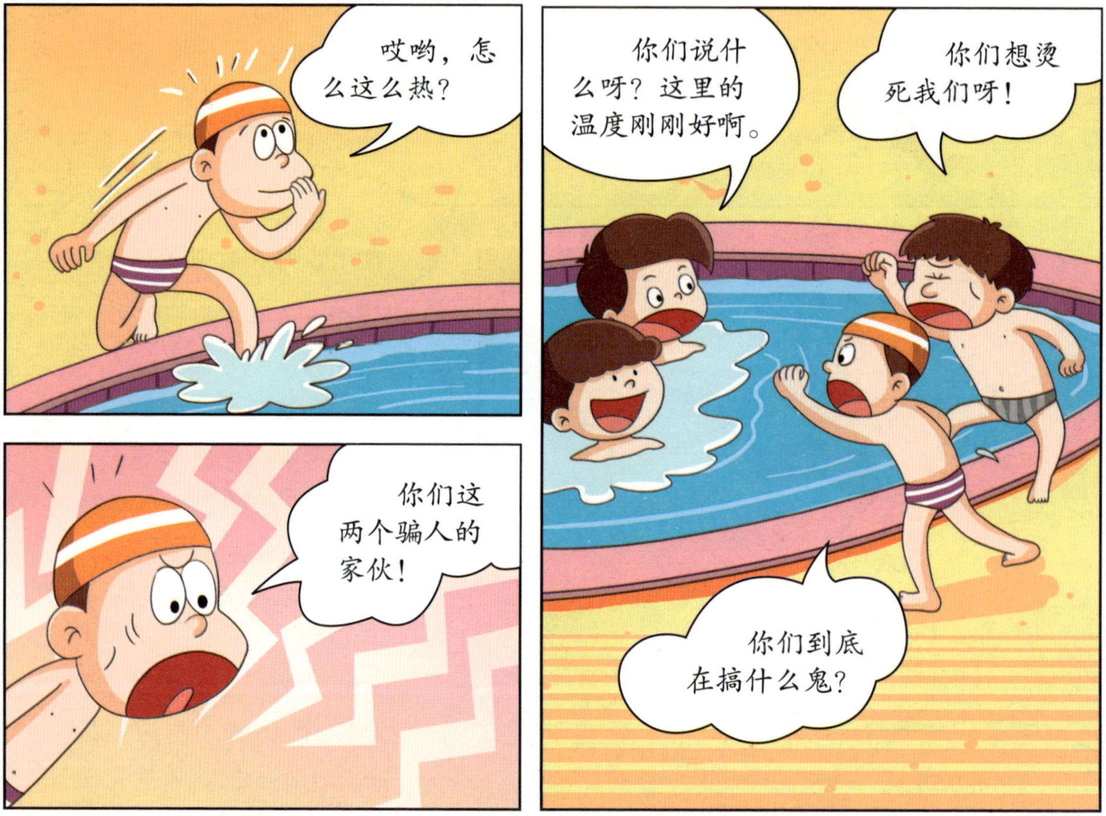

你知道吗

皮肤的感知错觉

皮肤的感觉有时候会发生变化，让人产生错觉。比如刚从寒冷的外面回来，会感到屋内的热气扑面而来，过一会就感觉不到热了；而待在温暖的屋里的人走到寒冷的室外，就会觉得特别冷，再过一会，好像也不是那么冷了。

皮肤

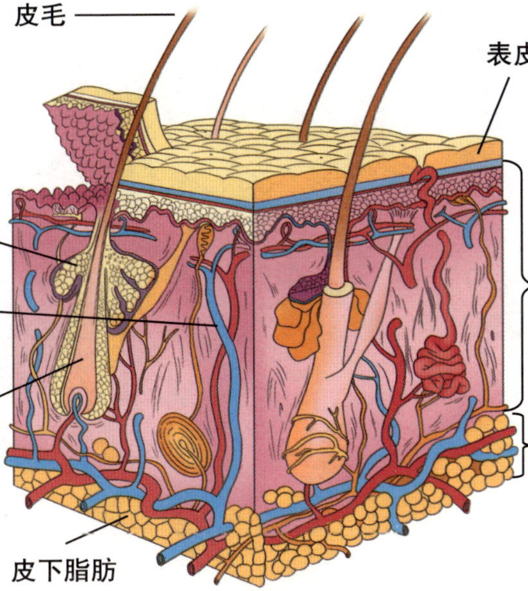

皮肤的结构

皮肤是由表皮和真皮组成的。

表皮在外，比较致密，有12~15层细胞。可分成角质层和生发层两部分。角质层的细胞不断脱落，形成皮屑。生发层的细胞不断分裂，组成新的角质层。生发层还有黑色素细胞，其产生的黑色素可以让皮肤免受紫外线的伤害。

表皮的下面是真皮，里面有神经、血管、汗腺、皮脂腺和毛囊。真皮结缔组织细密，有很多弹力纤维和胶原纤维，所以弹性和韧性比较好。

皮肤是人体的第一道纺线，能防止细菌和有害物质进入到身体里。

皮肤还能调节体温。当身体里的热量过多时，皮肤里的汗腺通过排汗，将多余的热量散发出去。

皮肤里还有很多感觉神经，所以皮肤能感觉到痛、冷、热和触觉。

人体小剧场

手上为什么会起水泡

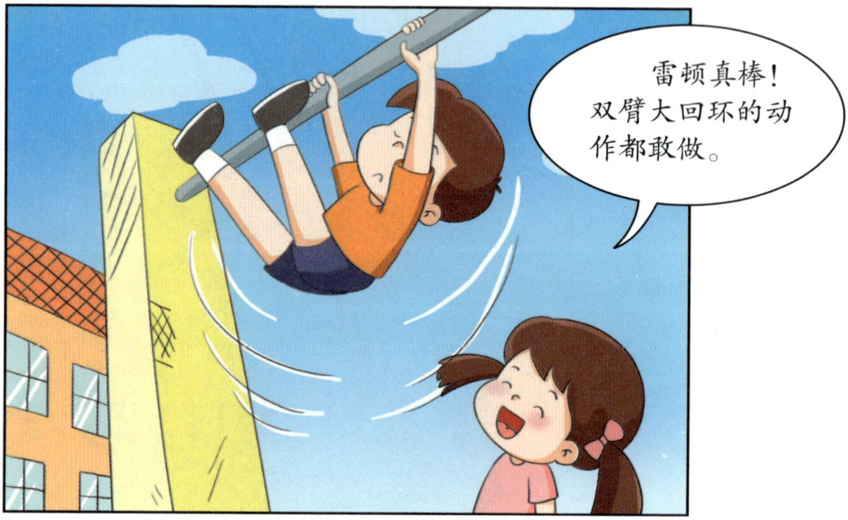

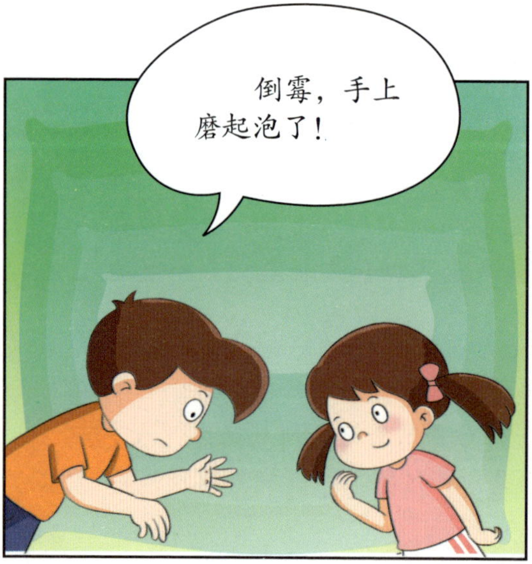

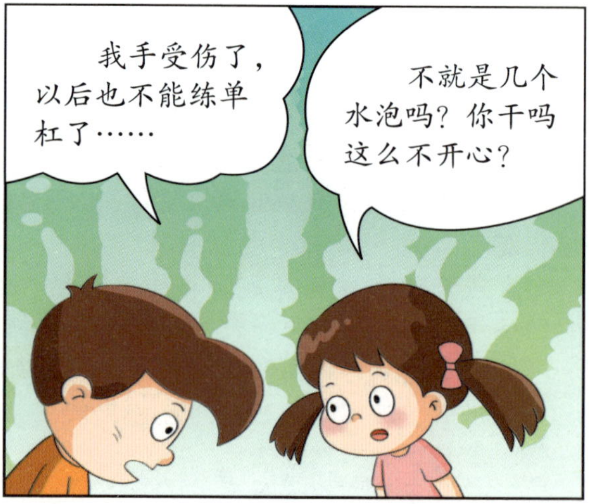

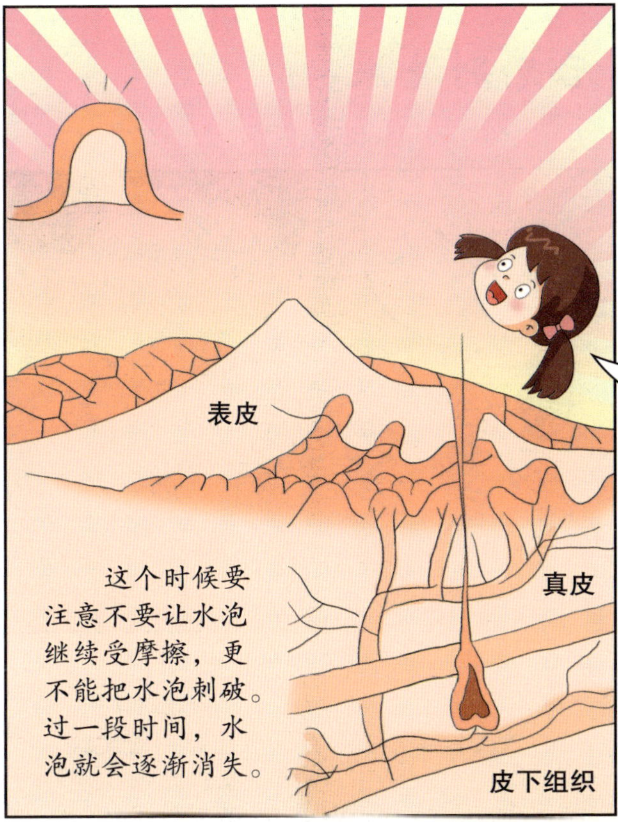
表皮
真皮
皮下组织
这点水泡算什么伤？人的皮肤有表皮和真皮两层，当受到剧烈摩擦时，这两层分开，淋巴液渗到里面，就会形成水泡。
这个时候要注意不要让水泡继续受摩擦，更不能把水泡刺破。过一段时间，水泡就会逐渐消失。

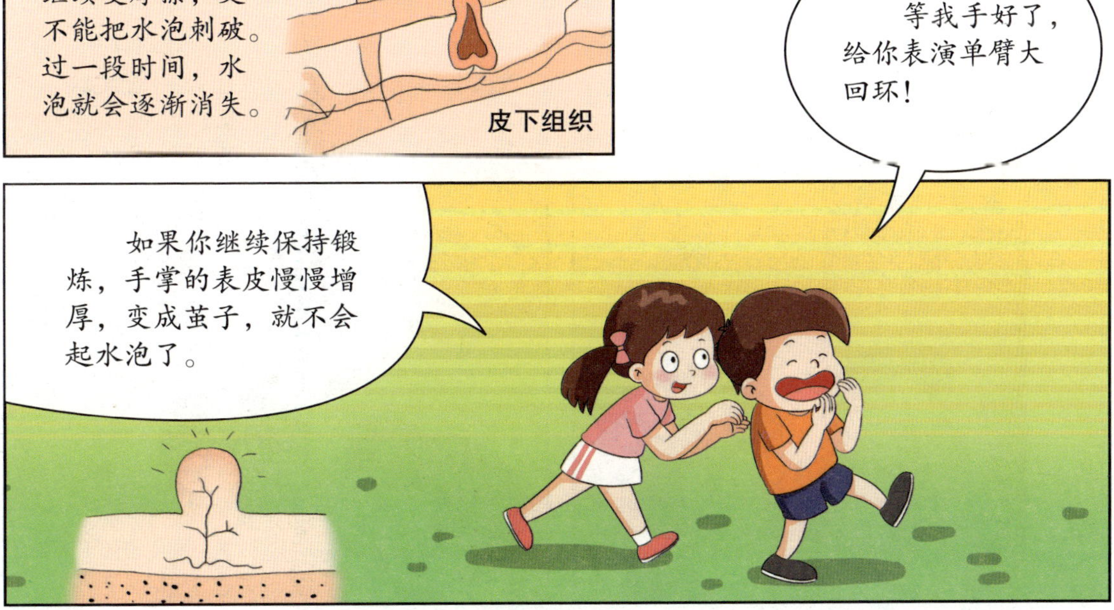
等我手好了，给你表演单臂大回环！
如果你继续保持锻炼，手掌的表皮慢慢增厚，变成茧子，就不会起水泡了。

打针以后先别洗澡

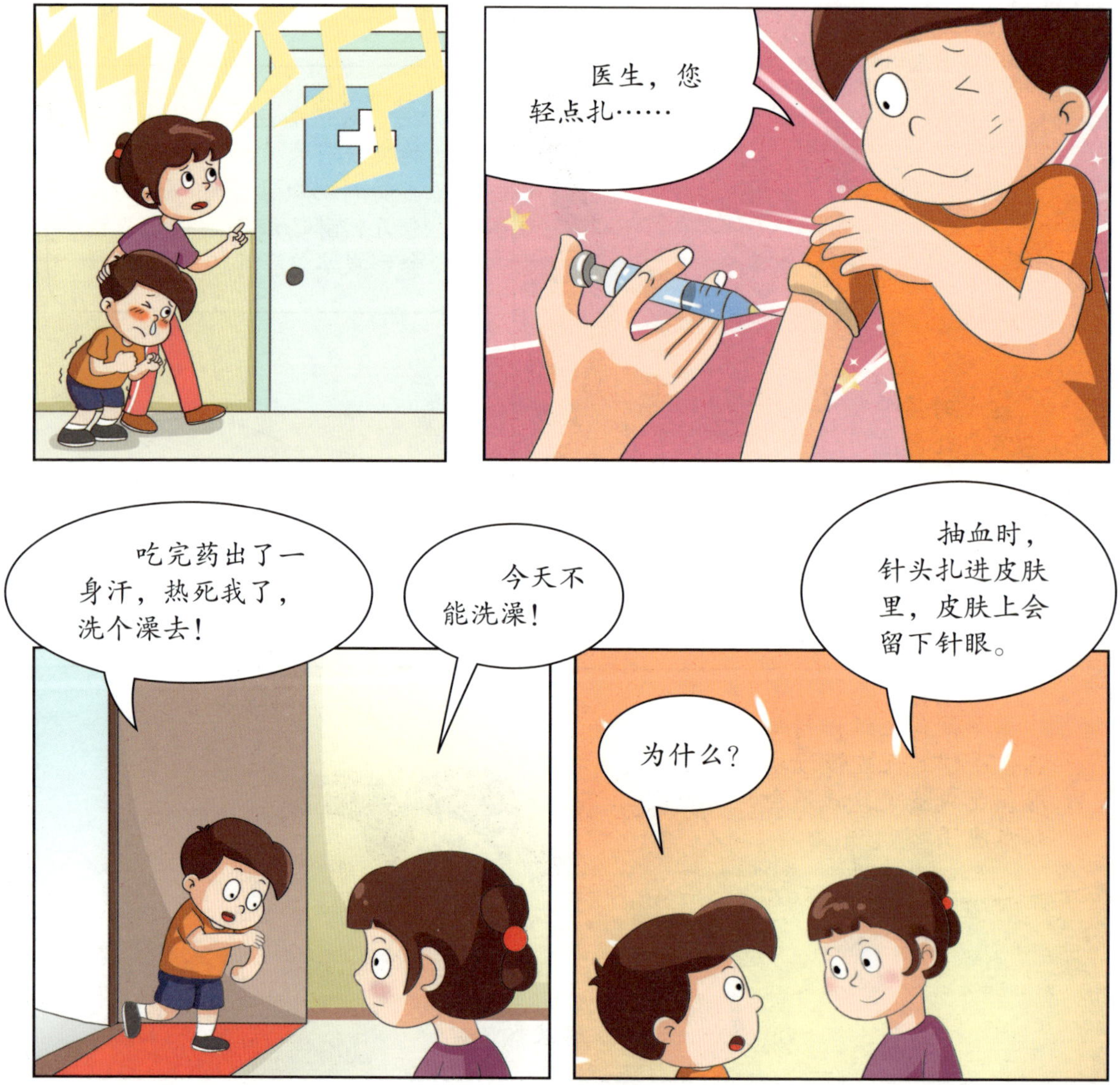

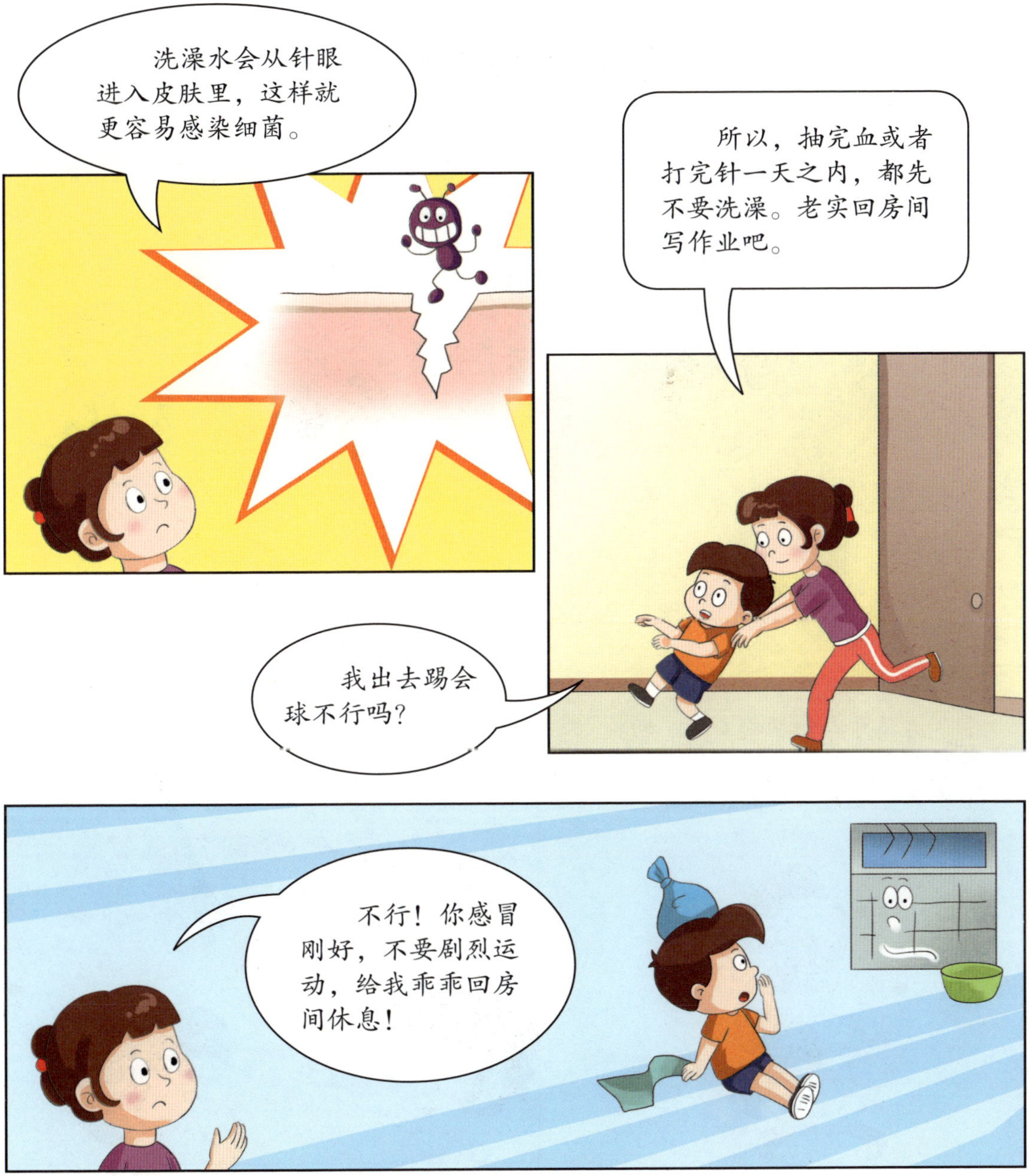
洗澡水会从针眼进入皮肤里，这样就更容易感染细菌。
所以，抽完血或者打完针一天之内，都先不要洗澡。老实回房间写作业吧。
我出去踢会球不行吗？
不行！你感冒刚好，不要剧烈运动，给我乖乖回房间休息！

身上的鸡皮疙瘩

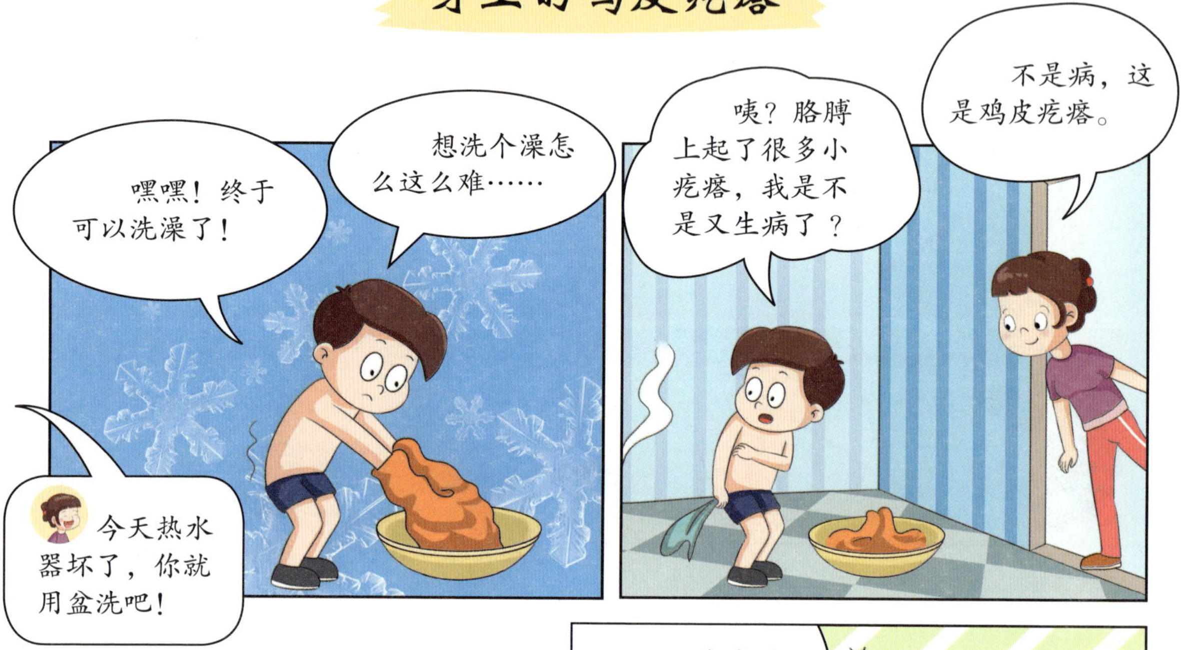

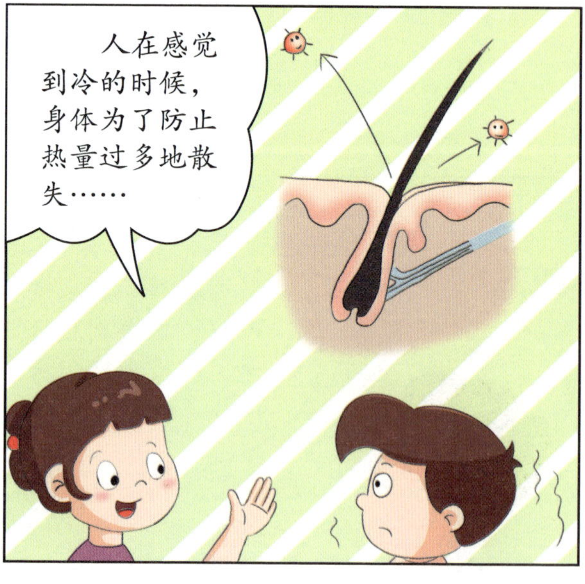

这属于人的动物本能。动物竖起毛发、羽毛或棘刺，可以调节体温、求偶或攻击。

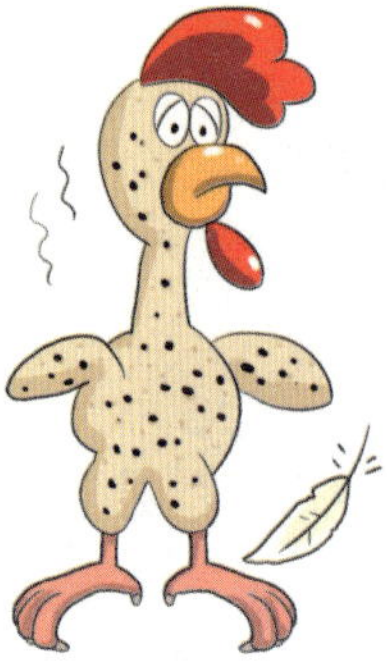

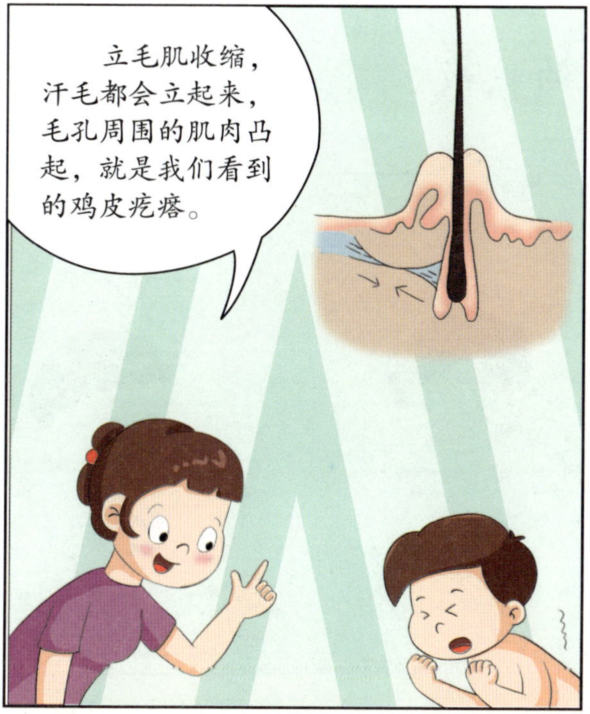

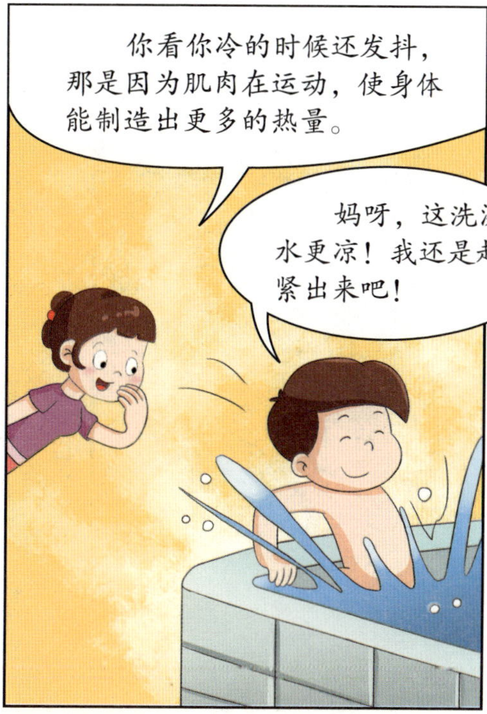

你知道吗

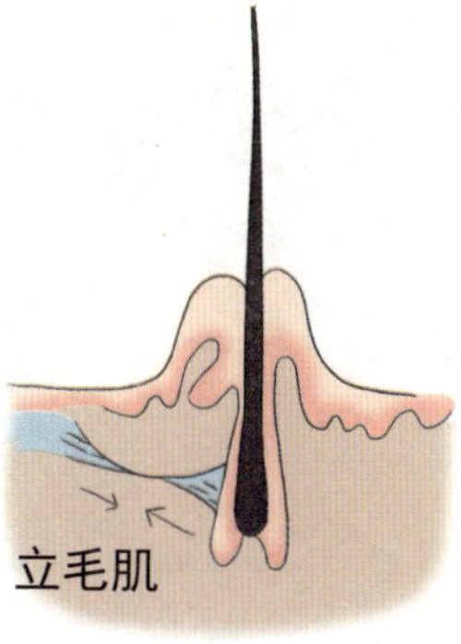

鸡皮疙瘩是怎么来的？

人的毛发和鸟类的羽毛，都植根在表皮层下面的真皮层里。毛发的根部被毛囊包裹，斜着插入皮肤，让毛发斜立在皮肤表面。毛囊上，连接着被称为立毛肌的肌肉纤维，一端连着真皮表层，一端固定在毛囊的侧面。

我们在放松状态下，立毛肌柔软细长，隐藏在皮下看不出来。除了寒冷，我们在感到恐惧、生气的时候，立毛肌也会绷紧，把毛囊拉扯成垂直状态，汗毛也会随之“站”起来，并形成鸡皮疙瘩。

手上的皱纹

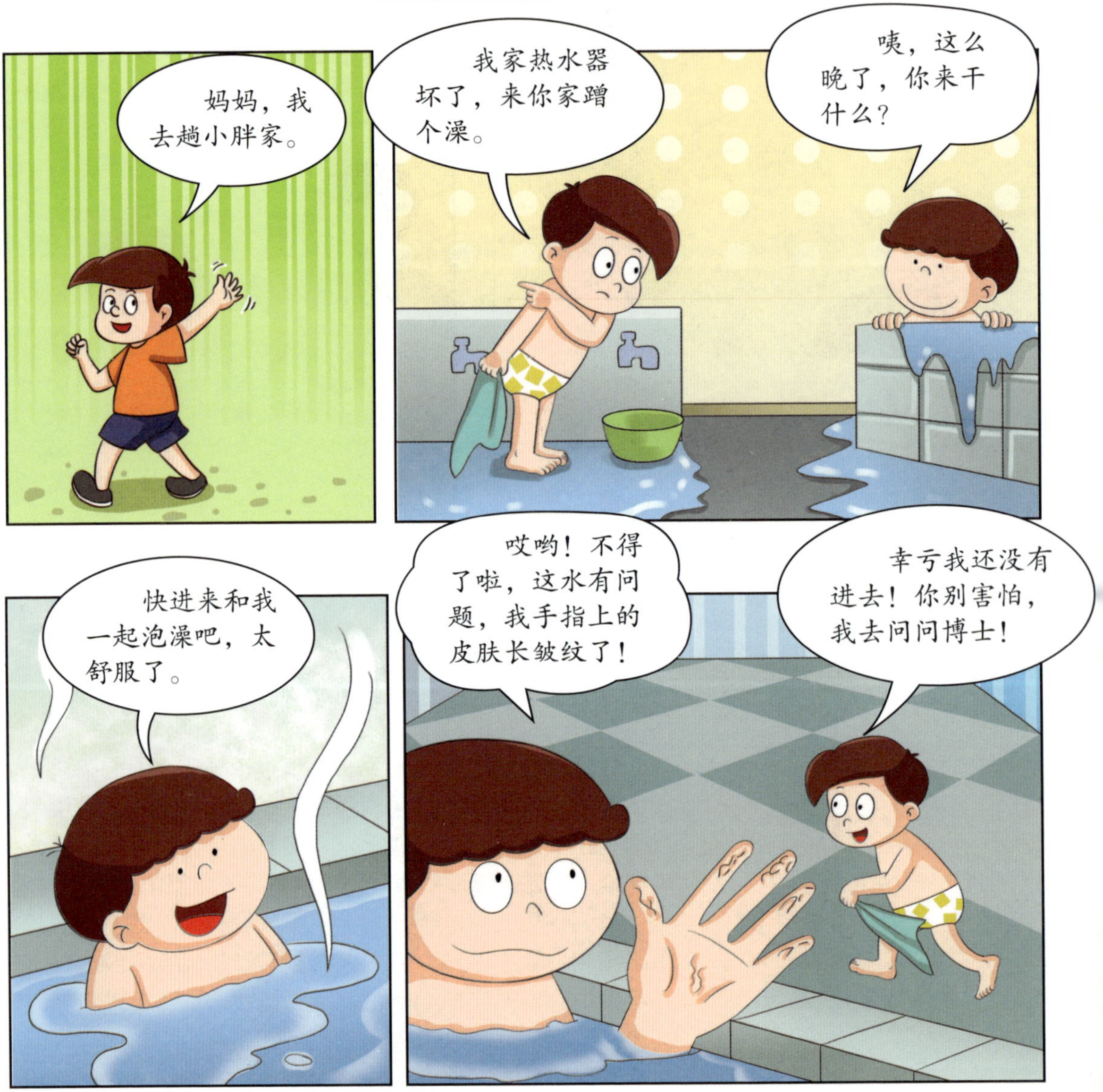
妈妈，我去趟小胖家。
我家热水器坏了，来你家蹭个澡。
咦，这么晚了，你来干什么？
快进来和我一起泡澡吧，太舒服了。
哎哟！不得了啦，这水有问题，我手指上的皮肤长皱纹了！
幸亏我还没有进去！你别害怕，我去问问博士！

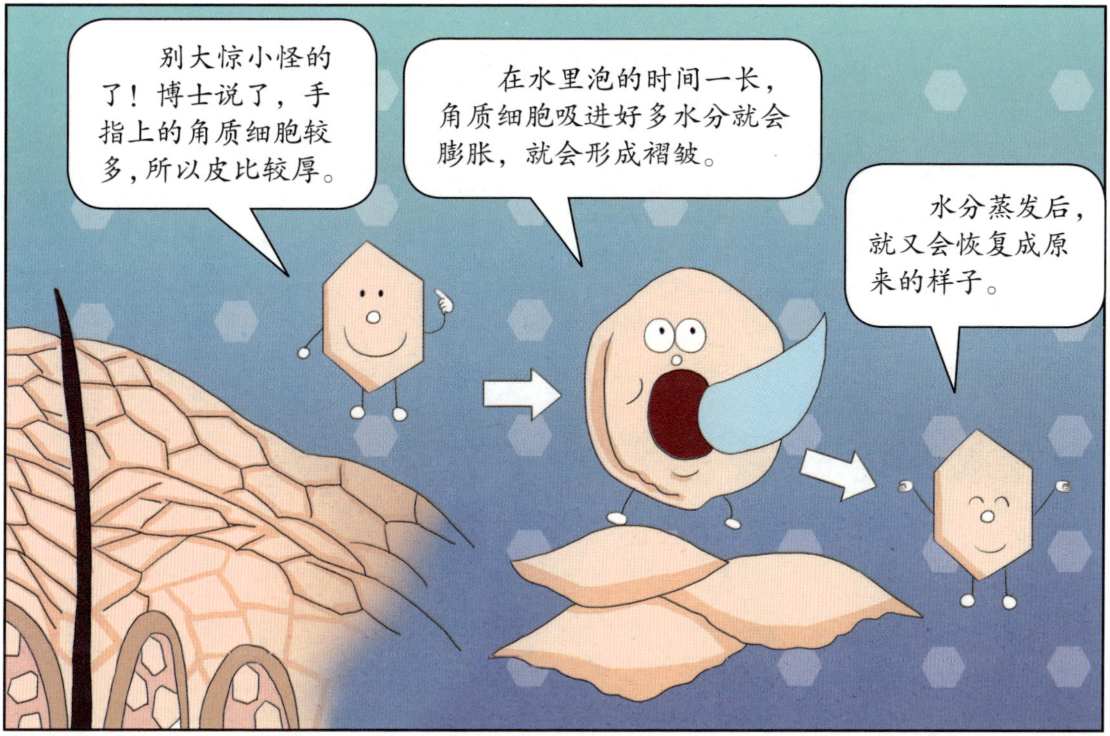

你知道吗

角质细胞是什么？

角质细胞也叫角质形成细胞，是构成皮肤表皮层的主要细胞成分。根据角质细胞分化阶段和特点，可将皮肤表层分为五层：基底层、棘层、颗粒层、透明层、角质层。角质细胞主要对表皮起屏障功能和吸收功能等。

肚脐眼儿里的污垢

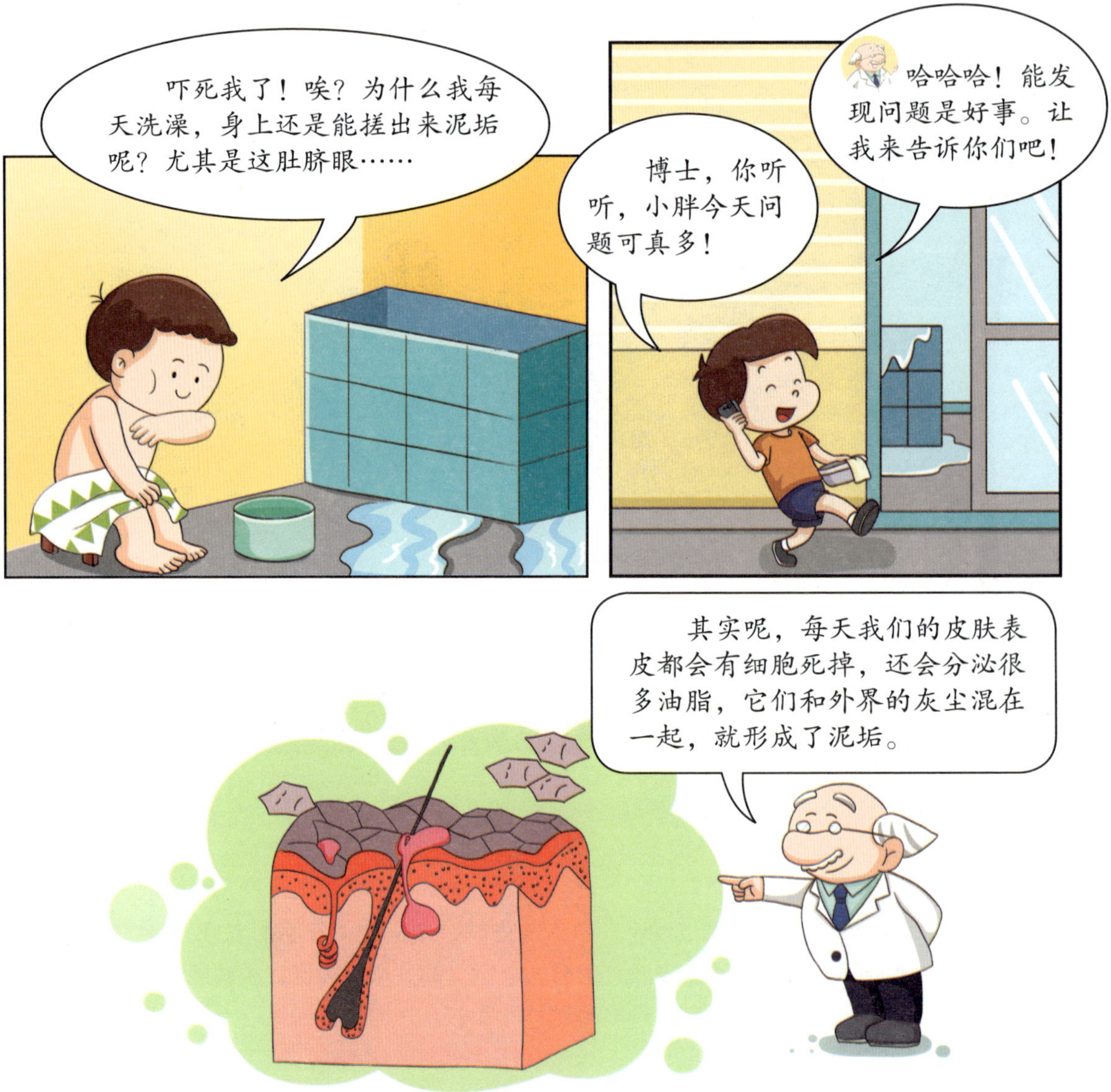
吓死我了！唉？为什么我每天洗澡，身上还是能搓出来泥垢呢？尤其是这肚脐眼……
博士，你听听，小胖今天问题可真多！
哈哈哈！能发现问题是好事。让我来告诉你们吧！
其实呢，每天我们的皮肤表皮都会有细胞死掉，还会分泌很多油脂，它们和外界的灰尘混在一起，就形成了泥垢。

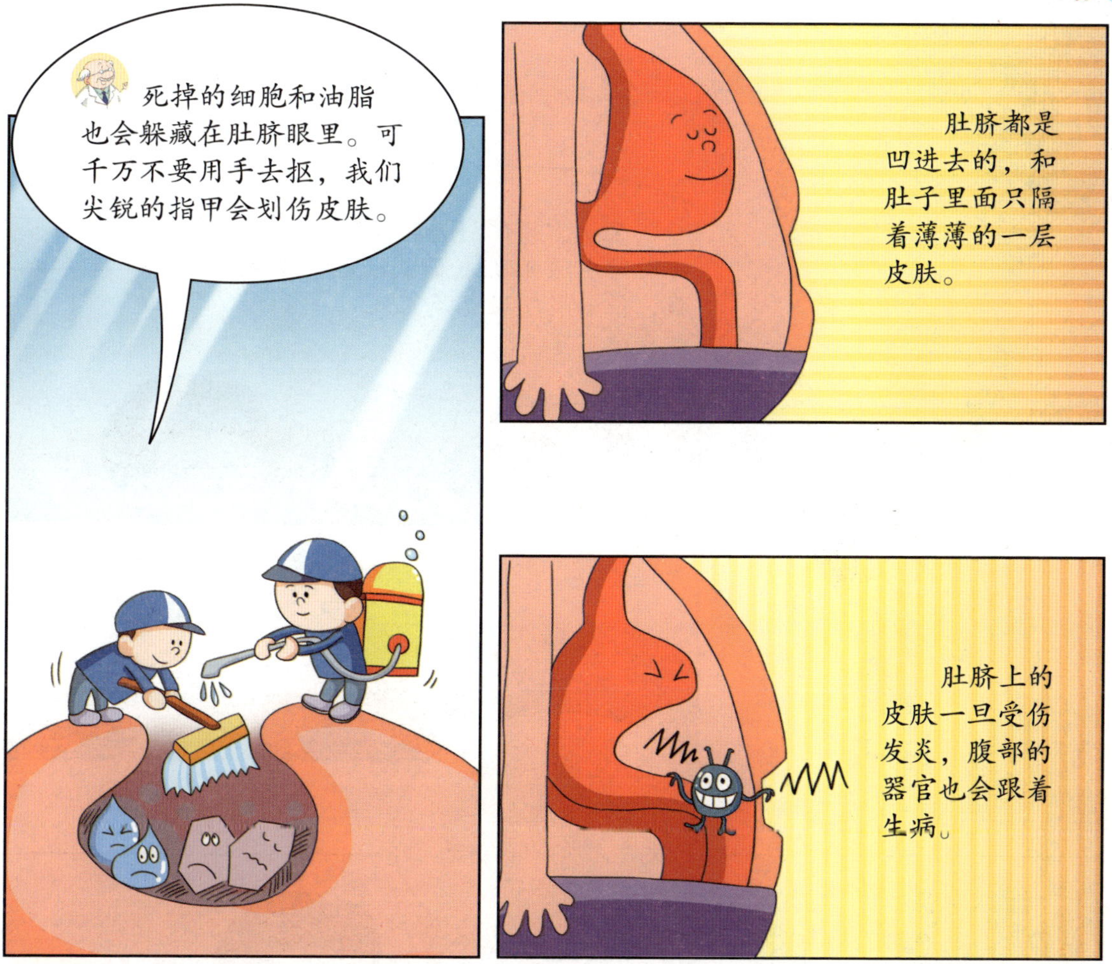

你知道吗

肚脐眼里的污垢怎么清理？

先用肥皂水把肚脐眼里浸湿润，然后用棉签轻轻擦拭去污垢，最后再用清水冲洗就行了。

人体小剧场

为什么气温像洗澡水那么热人会受不了

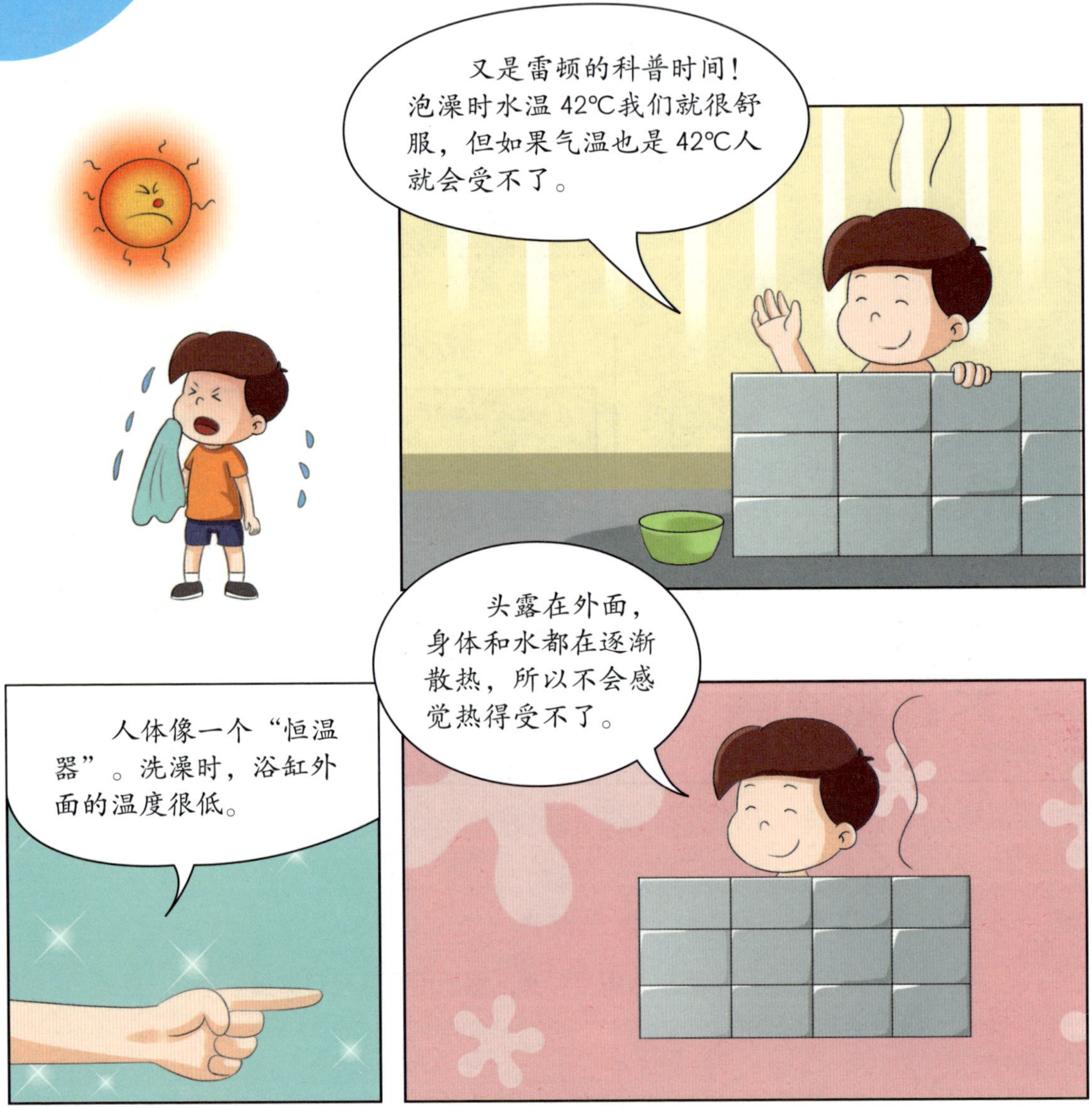

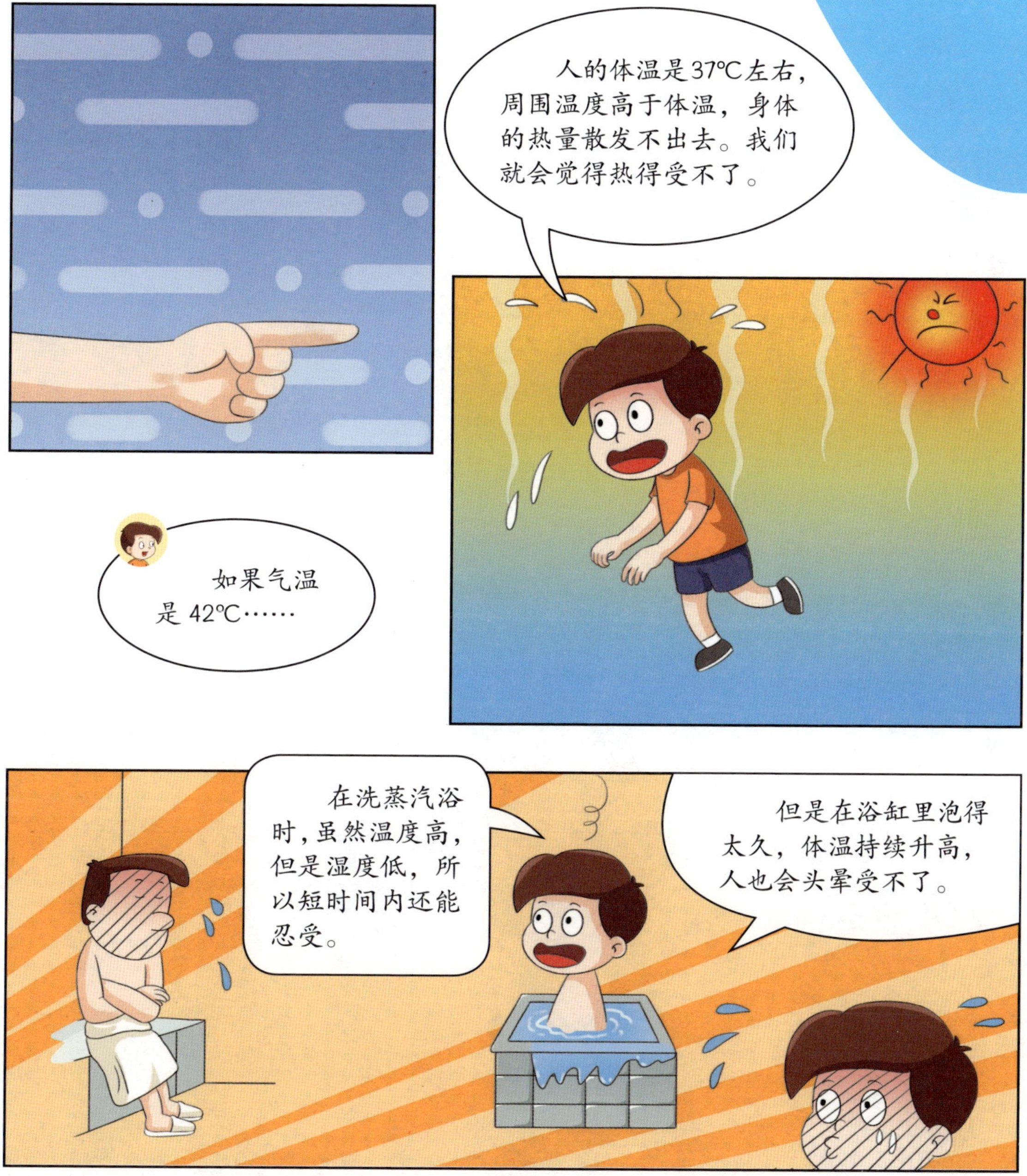
如果气温是42℃……
人的体温是37℃左右，周围温度高于体温，身体的热量散发不出去。我们就会觉得热得受不了。
在洗蒸汽浴时，虽然温度高，但是湿度低，所以短时间内还能忍受。
但是在浴缸里泡得太久，体温持续升高，人也会头晕受不了。

彩虹糖童书馆
Rainbow Candy Kids' Book House